GRUNDRISS DER MYKOLOGISCHEN DIAGNOSTIK

EIN HILFSBUCH FÜR DAS LABORATORIUM

VON

PROF. DR. C. BRUHNS UND DR. A. ALEXANDER

DIREKTOR   DIRIGIERENDER ARZT

DER DERMATOLOGISCHEN ABTEILUNG DES
CHARLOTTENBURGER KRANKENHAUSES

MIT 138 ABBILDUNGEN

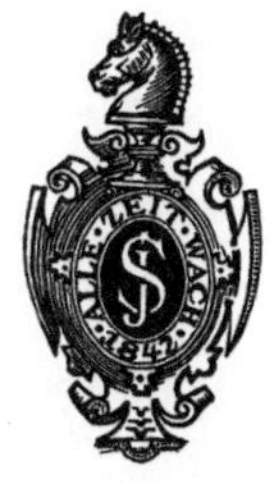

BERLIN

VERLAG VON JULIUS SPRINGER

1932

ISBN-13:978-3-642-89263-9   e-ISBN-13:978-3-642-91119-4
DOI: 10.1007/978-3-642-91119-4

Vorwort.

Ein kurz gefaßter *Grundriß der mykologischen Diagnostik* hat bisher in der deutschen Literatur gefehlt, obwohl sich von Jahr zu Jahr immer zahlreichere Autoren und Kliniken dem Studium der pathogenen Hautpilze zugewandt haben. Das hier vorliegende Buch soll in erster Linie zur Hilfe im Laboratorium dienen, es soll die Handhabe bilden zur Erkennung der hautpathogenen Pilzarten im frischen Präparat, soweit dies möglich ist, und soll für die Herstellung der Kultur, sowie für die Diagnose der letzteren die Anleitung geben. Der große, inhaltreiche Band der Dermatomykosen im JADASSOHNschen Handbuch der Haut- und Geschlechtskrankheiten, Bd. XI, ist zu umfangreich und zu kostspielig, um in jedem Laboratorium zur Hand zu sein, hier soll dieses kleinere Buch den Ersatz bieten und dabei zugleich einen orientierenden Überblick geben über das jetzt so groß gewordene Gebiet der Pilzkunde. Die Klinik der Pilzerkrankungen zu schildern, war hier nicht beabsichtigt, deshalb finden sich nur ganz kurze Angaben darüber bei der speziellen Beschreibung der einzelnen Pilzspezies. Die Vollständigkeit, wie sie für das Handbuch erstrebt wurde, war für dieses kleinere Buch nicht möglich, manche Pilzart, die nur in einmaliger, später nicht wiederholter Beobachtung des Autors vorliegt, auch verschiedene, nicht allzuhäufig vorkommende tropische Pilze mußten wegen des nur beschränkt zur Verfügung stehenden Raumes als weniger wichtig wegfallen oder konnten nur ganz kurz erwähnt werden, alle wesentlichen Spezies von hautpathogenen Pilzen aber wurden in ihren Eigenschaften geschildert.

Noch einige Worte über die *Sammlung des Stoffes*: Da wir selbst die allgemeine Mykologie der Fadenpilze in dem erwähnten Handbuch vor wenigen Jahren bearbeitet haben, so haben wir natürlich unsere für jene Arbeit gemachten Studien auch hier zu Grunde gelegt und sie bis auf den heutigen Tag ergänzt, ebenso haben wir die Pilzarten, die im Handbuch von anderen Autoren besprochen wurden, durch das Studium der ursprünglichen und späteren Arbeiten nach dem neuesten Stande der Kenntnisse darzustellen uns bemüht. Es sind ja nicht wenige Forschungen, speziell auch auf dem Gebiet der Biologie der Pilze, die erst in den letzten Jahren hinzugekommen sind. Wir haben verschiedentlich auf das Handbuch oder die einzelnen neuen Arbeiten verwiesen. Für die eingehende und restlose Durcharbeitung eines Pilzthemas ist natürlich die ausführliche Darstellung des Handbuches und der Einzeldarstellungen nicht zu entbehren. Im Handbuch ist auch die ganze *Literatur* auf vielen Seiten gesammelt, deshalb war es überflüssig, sie in dem vorliegenden Buch noch einmal abzudrucken, für die letzten Jahre sind in dem ausgezeichneten „Zentralblatt für Haut- und Geschlechtskrankheiten" die neuesten Arbeiten leicht einzusehen.

Das *Bildermaterial* ist zum größten Teil dem erwähnten Handbuchband entnommen, für das ja erst vor ganz kurzem in reichhaltiger Weise die möglichst besten Vorlagen hergestellt und gesammelt wurden, zum großen Teil von uns selbst. Einige Bilder sind neu hinzugekommen, einige wenige durch bessere ersetzt. Aber mit Absicht ist das vorhandene Material, soweit es einwandfrei erschien, verwendet, um den Preis des Buches erschwinglich zu gestalten. Aus diesem gleichen Grunde mußte hier von farbigen Reproduktionen abgesehen werden, von denen im Handbuch eine Anzahl in sehr guter Darstellung gegeben werden konnte. Auf diese sei deshalb verwiesen für die Fälle, wo eine Kenntnisnahme eines Farbbildes besonders notwendig erscheint.

Schließlich sei noch auf die *Einteilung des Stoffes* hingewiesen: Die in neuerer Zeit gemachten Versuche, die SABOURAUDsche Klassifikation der pathogenen Fadenpilze durch ein auf rein botanischen Gesichtspunkten aufgebautes System zu ersetzen, verdienen sicherlich große Beachtung. Aber diese botanischen Systeme sind doch noch zu wenig feststehend, sie werden auch von ihren Urhebern selbst verschiedentlich immer wieder variiert. Die SABOURAUDsche Einteilung ist dagegen die am weitesten bekannte und läßt auch heute noch am leichtesten eine klare Diagnose stellen. Wir sind daher in der Anordnung des Stoffes dem SABOURAUDschen System gefolgt, haben aber die Grundzüge der botanischen Klassifizierung auch kurz geschildert und die betreffenden botanischen Bezeichnungen neben der SABOURAUDschen Nomenklatur meist mit aufgeführt.

Möge das Buch seinen Zweck erfüllen, denen, die in die weite Materie der Pilzkunde eingeführt sein wollen, für ihre Arbeit ein möglichst guter Wegweiser zu sein.

Berlin, im August 1931.

C. BRUHNS und A. ALEXANDER.

Inhaltsverzeichnis.

Erster Teil.
Allgemeine Diagnostik und Technik.

Zweiter Teil.
Spezielle Mykologie.

    Mikrosporon Audouini S. 58. — Mikrosporon depauperatum S. 61. —
Mikrosporon pertenue S. 62. — Mikrosporon tardum S. 62. — Mikrosporon
velveticum S. 63. — Mikrosporon umbonatum S. 63. — Mikrosporon Iris S. 63. —
Mikrosporon ferrugineum S. 64. — Mikrosporon lanosum S. 66. — Mikro-
sporon felineum S. 68. — Mikrosporon xanthodes S. 69. — Mikrosporon fulvum
S. 69. — Mikrosporon equinum S. 70. — Mikrosporon tomentosum S. 70. —
Neue Mikrosporonart in Sardinien S. 71. — Mikrosporon villosum S. 71. —
Mikrosporon pubescens S. 71. — Mikrosporon niveum S. 71. — Mikrosporon
scorteum S. 72.

    Trichophyton acuminatum S. 75. — Trichophyton crateriforme S. 75. —
Trichophyton pilosum S. 76. — Trichophyton effractum S. 76. — Trichophyton fumatum S. 76. — Trichophyton umbilicatum S. 77. — Trichophyton

Dritter Teil.

Biologie der Pilze.

Geschichtliche Vorbemerkungen.

Die Kenntnis *des Favuserregers, des Achorion Schönleinii.* stammt, wie aus dem Namen hervorgeht, von JOHANN LUKAS SCHÖNLEIN, der im Jahre 1839 in Müllers Archiv für Anatomie und Physiologie von Zürich aus, wo er damals wirkte, seine Entdeckung ganz kurz beschrieb, nachdem REMAK seine schon 1837 erfolgte Mitteilung, daß die Favussubstanz im Gegensatz zu den Impetigoborken aus verzweigten Fäden und rundlichen Körperchen bestände, vielleicht aus Rücksicht auf seinen Lehrer SCHÖNLEIN nicht weiter ausgebaut hatte. Etwa 1 Jahr später publizierte DAVID GRUBY, der keine Kenntnis von SCHÖNLEINs Befunden hatte, eine eingehende Beschreibung der Morphologie des Favuserregers sowie eine Darstellung der histologischen Struktur des Favusscutulums, die beide mustergültig waren und die ganze Favusfrage definitiv klärten. Die SCHÖNLEIN-GRUBYsche Entdeckung rang sich, wenn auch nicht ohne Widerspruch, allmählich durch, doch sprechen noch 1853 WUNDERLICH, 1850 CAZENAVE, 1855 VEIEL, 1864 WILSON sich zurückhaltend resp. ablehnend aus, und noch 1866 verfiel HALLIER in den Irrglauben, durch Impfen von Mucor Mucedo und Aspergillussporen Favus auf der Haut erzeugen zu können und diese beiden Pilze als Endstufen der parasitären Hautpilze zu betrachten. Immerhin schien die Sachlage um das Jahr 1870 und weiterhin eigentlich ziemlich zugunsten des *Achorion Schönleinii* entschieden, da publizierte in den Jahren 1886/87 und 89 QUINCKE drei Arbeiten, in denen er auf Grund umfassender Untersuchungen für die *Pluralität* der Favuspilze eintrat und damit das ganze mühsam errungene Gebäude der Favusfrage, allerdings wie sich später erwies, berechtigterweise, wieder umwarf. QUINCKE differenzierte im Anfange beim Favus drei Erreger, den α-, β-, und γ-Pilz, später nur noch zwei, den α- und γ-Pilz. Der α-Pilz hat als ausschließliches Feld seiner pathologischen Tätigkeit beim Menschen die Lanugo tragende Haut, er ruft dort trichophytoide Erkrankungsformen mit zuweilen favusartigem Charakter hervor, bei Tieren tritt er nur in der Scutulumform auf: Es ist das der später als Mäusefavus (Achorion Quinckeanum) bezeichnete Pilz, dessen Priorität übrigens neuerdings SABOURAUD für BODIN, den französischen Forscher, in Anspruch nimmt. Der γ-Pilz QUINCKEs ist der langsam wachsende ausschließlich den behaarten Kopf des Menschen befallende Achorion-Schönleinii-Pilz. QUINCKEs Untersuchungen wurden von zahlreichen Autoren nachgeprüft, von denen ein Teil (FABRY, MUNNICH, ELSENBERG, MIBELLI, MARIANELLI, SABRAZÈS, PLAUT u. a.), obwohl sie neben den Kopffavusfällen auch Körperfavus in den Bereich ihrer Untersuchungen zogen, doch nur den γ-Pilz fanden: der α-Pilz wurde stets vermißt. Sehr hinderlich waren dem Fortschritt auf diesem Gebiet auch UNNAs Untersuchungen, insofern, als dieser Forscher so zahlreiche Arten unterschied, daß die Diskussion über diese ins Uferlose wuchs, auch BODIN unterschied noch 1893 nach Untersuchung von 19 Favusfällen 7, im Jahre 1894 nach Untersuchung von 50 Fällen noch 4 verschiedene Arten. Allerdings gab es demgegenüber eine andere Reihe von Autoren, die die Trennung in so viele Arten nicht billigten (MIBELLI, MARIANELLI, DUBREUILH, SABRAZÈS, SABOURAUD, FABRY, SCHOLTZ), aber auch sie erkannten den α-Pilz nicht an, weil sie ihn wegen der Seltenheit seines Vorkommens in ihrem Material vermißten. Der Hauptgrund für alle diese Unstimmigkeiten war sicherlich sehr einfach: Das Fehlen eines allgemein anerkannten Standardnährbodens. Jeder züchtete auf *seinem* Nährboden und bekam natürlich ganz andere Kulturbilder als der nächste, der wieder einen anderen Nährboden zur Verfügung hatte. Seit der Erfindung des SABOURAUDschen Milieu d'épreuve ist der ganze Streit verstummt. Der α-Pilz, den QUINCKE damals beschrieben hatte, wurde auch von anderen Autoren (CHAJES, BODIN, PLAUT, WANDEL, ADAM, W. FISCHER, TOMASZESWSKY, SOLTMANN u. a.), wenn auch nicht so sehr häufig, gefunden, und heute ist die Scheidung in den α-Pilz, der mit dem Achorion Quinckeanum, dem Erreger des Mäusefavus identisch ist, und den γ-Pilz, der sich mit dem Achorion Schönleinii, dem Erreger des Menschenfavus, deckt, eine allgemein anerkannte feststehende Tatsache, an der nicht zu rütteln ist; daneben gibt es noch weitere Arten von Tierfavi, die in nahem verwandtschaftlichem Verhältnis zum Mäusefavus stehen und über die im speziellen Teil berichtet werden wird (Achorion gypseum, gallinae usw.).

Noch schwieriger als beim Favus gestaltete sich die Erkenntnis der ätiologischen Verhältnisse bei der *Trichophytie,* deren erste orientierende Aufhellung wir ebenfalls DAVID GRUBY verdanken. In diesem Gebiet herrschte damals die größte Konfusion: Den Pariser Dermatologen z. B. war der Herpes tonsurans bis um 1840 unbekannt, trotzdem BIETTE WILLANs und BATEMANNs Lehre, daß der Ringworm sich mit Ausfall des Kopfhaares kombinieren könne, von England mitgebracht und nach Paris verpflanzt hatte, und trotzdem zwei Nichtärzte, wie wir RILLEs Lebensbeschreibung DAVID GRUBYs entnehmen, die Brüder MAHON, den Herpes tonsurans als teigne tondante bereits 1829 aufgezeigt und abgebildet hatten. In der vollkommensten Weise klinisch beschrieben wurde der Herpes tonsurans capillitii erst 1840 durch CAZENAVE und von dem gleichen Autor mit diesem Namen be·legt; die Sycosis parasitaria aber erst sehr viel später durch BAZIN und KÖBNER. GRUBY hat nun in den Jahren 1842—44 in drei Arbeiten selbständig zuerst den Pilz dieser *parasitären Bartflechte,* dann den Erreger der *Mikrosporie,* schließlich den Pilz des *Herpes tonsurans capillitii* genau in mustergültiger Weise beschrieben; obwohl er aus Mangel an klinischen Kenntnissen — er war kein Dermatologe und außerdem war damals die Sycosis parasitaria von der weit häufiger beobachteten Sycosis non parasitaria nicht genau abgegrenzt — die Affektion klinisch ganz falsch schilderte, beschrieb er doch den sie hervorrufenden kryptogamen Parasiten in der Scheide des Barthaares zwischen Haarwurzel und Follikel, der die Wurzelpartie des Haares umfaßt wie ein Handschuh die Finger, sehr zutreffend. Leider veranlaßte GRUBYs unzureichende klinische Beschreibung die Nachuntersucher nach dem von ihm angegebenen Pilze fälschlicherweise bei der Sycosis non parasitaria zu suchen. Natürlich vergeblich. So wurde durch negative Ergebnisse (SIMON, 20 Jahre später noch HEBRA) GRUBYs „Mentagrophyton" diskreditiert und geriet in Vergessenheit.

Noch schlimmer ging es seiner zweiten Entdeckung, dem *Mikrosporon Audouini,* wie er es nach dem berühmten Zoologen und Arzt JEAN VICTOR AUDOUIN benannte. Er fand diesen Pilz bei Mikrosporiekranken Kindern mit klinischer Mikrosporie, glaubte aber eine Alopecia areata, die man damals Porrigo decalvans nannte, vor sich zu haben und bezeichnete die Affektion dementsprechend, obwohl er bei der klinischen Beschreibung ganz zutreffend von runden, mit einem weißen Staube und kleinen grauen Schuppen bedeckten Herden mit Ausfall der Haare spricht. Eigentlich hätten demgemäß auch GRUBYs Kritiker und Nachuntersucher schließen können, daß eben tatsächlich eine Mikrosporie vorgelegen habe, aber das unterblieb; niemand fand natürlich bei der Alopecia areata die von GRUBY beschriebenen Pilze, und so versank GRUBYs schöne Entdeckung im Sumpfe der Vergessenheit, aus dem sie erst SABOURAUD im Jahre 1892 wieder hervorholte und zu Ehren brachte.

GRUBYs dritte Entdeckung bezieht sich auf den damals gerade erst von CAZENAVE so exakt beschriebenen Herpes tonsurans der Kinderköpfe, dessen pflanzlichen Erreger er ebenfalls in einer kaum 3 Seiten messenden Beschreibung glänzend schildert. Den zuletzt erwähnten Pilz fand er im Gegensatz zum ersten in der Substanz des Haares selbst.

Sehr bald nach GRUBY beschrieb auch MALMSTEN 1845 in schwedischer, 1848 in deutscher Sprache den Erreger des Herpes tonsurans, der von ihm diesen heute allgemein gebrauchten Namen erhalten hat. MALMSTENs ungenaue Beschreibung des Pilzes aber reicht, wie RILLE ausdrücklich hervorhebt, an die GRUBYsche mustergültige nicht heran.

Wir haben schon gesagt, daß GRUBYs Entdeckung teils in Vergessenheit geriet, teils unrichtig gedeutet wurde, aber die Tatsache, daß Favus und Trichophytie Pilzkrankheiten waren, stand doch fest, und so erschienen denn, besonders auch, nachdem durch ROBERT KOCHs Entdeckungen das Interesse an der Reinkultivierung von Mikroorganismen einen mächtigen Antrieb erhalten hatte, sehr zahlreiche Publikationen, die sich mit der Bedeutung der Pilze und deren Züchtung befaßten. Alle diese Abhandlungen sind durch SABOURAUDs systematische Arbeiten überholt und in den Schatten gestellt worden, der sich der Aufgabe einer definitiven Benennung und Klassifikation der Pilze in den neunziger Jahren und später mit der ihm eigenen Umsicht und Tatkraft unterzog, und, wie schon gesagt, durch Angabe seines Standardnährbodens, dessen Fehlen einen großen Teil der Unstimmigkeiten in den oben genannten Arbeiten verursacht hatte, sowie durch Schaffung eines auf klinischen und botanischen Kriterien aufgebauten Systems der Pilznomenklatur in glänzender Weise löste.

SABOURAUD hat, die Grundsätze der vervollkommneten bakteriologischen Technik benutzend und vertiefend, die alte allerdings schon erschütterte Lehre von der Unität vollkommen und definitiv über den Haufen geworfen, hat selbst eine Reihe von Pilzvarietäten neu entdeckt, beschrieben und in seinem klassischen Lehrbuch „Les Teignes" 1910 in mustergültiger Weise abgebildet und so weiteren Kreisen zu Vergleichsmöglichkeiten zugänglich gemacht. SABOURAUDs Forschungen haben dann weiter den großen Vorteil gehabt, daß eine internationale Verständigung über neu aufgefundene Pilze durch sie überhaupt erst ermöglicht wurde und daß die Neigung, sich mykologisch zu betätigen, in weiteren Kreisen der Dermatologen sich Bahn brach und dauernd einen gewaltigen Aufschwung erhielt.

SABOURAUDs heute ganz allgemein angenommenes System kann, unbeschadet der verschiedenen Stellung, die den Pilzen, wie wir in der „Botanik" sehen, die einzelnen Autoren zuerteilen, doch immer wieder im Vordergrunde bleiben, weil es ein in sich abgeschlossenes Ganzes ist, und weil es vor allem sich nicht nur auf botanische, sondern auch auf klinische Momente, das Verhalten der Pilze in und zu den Haaren stützt, Momente, die feststehend sind und, wie SABOURAUD neuerdings wieder mit Recht hervorhebt, eine Diagnose häufig schon zu einer Zeit gestatten, wo die Kultur, die ja oft erst nach 3—6 Wochen ablesbar ist, versagt und versagen muß.

Über die Einzelheiten von SABOURAUDs System erteilt der spezielle Teil Auskunft (s. dort). Seine Einteilung hat allerdings neuerdings von manchen Seiten (GRIGORAKIS, OTA und LANGERON) insofern Anfechtung erfahren, als diese Autoren bei der Einordnung der Myceten rein botanische Momente (die Reproduktionsorgane) mehr in den Vordergrund schieben wollen, ihre Ausführungen haben aber bisher keinen durchschlagenden Erfolg gehabt und das System SABOURAUDs bildet nach wie vor, wie man wohl mit Recht sagen kann, den Eckstein unseres mykologischen Gebäudes; ein Eckstein, auf den wir alle, die wir auf diesem Gebiet arbeiten, uns zu stützen uns gewöhnt haben.

Die eben erwähnte Klassifikation nun ist aber nicht nur eine klinisch-botanische, sie entspricht, wie die um das Jahr 1908/09 und später erfolgten Untersuchungen von BLOCH uns gelehrt haben, auch etwa dem biologischen Verhalten, das die Pilze in der kranken Haut zeigen. SABOURAUD hatte seinerzeit die *Achorionarten* geschieden in solche, die von Mensch zu Mensch übertragbar sind, und solche, die vom Tier auf den Menschen übergehen. Diese Trennung in menschliche und tierische Formen, die er auch für die *Mikrosporie* durchgeführt hat, will nun BLOCH auch bei den *Trichophytien* anwenden.

Er will auch hier einen humanen und einen Tiertypus unterschieden wissen. Der erstere entspricht, etwa den Endothrixarten SABOURAUDs, während der letztere im großen und ganzen dessen Ektothrixformen umfaßt. Erstere werden von Mensch zu Mensch übertragen und lösen daher, da sie an das Terrain gewohnt sind, nur relativ geringe Abwehrbewegungen auf ihm aus. Letztere stammen vom Tier und erzeugen auf den neuen Nährboden, nämlich auf den Menschen, übertragen, daselbst erhebliche Entzündungserscheinungen und lebhafte Reaktionen. Unsere ganze klinische Beobachtung am Menschen belehrt uns ja darüber, welche Veränderungen diese Pilze auf der Haut auslösen. Aber doch können wir beim Menschen nicht so alle Einzelheiten studieren, wie es notwendig ist, um in die Materie gründlich einzudringen. Hier setzen nun wieder BLOCHs Untersuchungen ein, der, überzeugt von dem spezifischen Charakter der entzündlichen Erscheinungen bei den Dermatomykosen, der Forschung über die biologischen Vorgänge bei der Trichophytieerkrankung durch seine von 1908 an veröffentlichten Arbeiten, die zahlreiche weitere Publikationen anderer Autoren veranlaßten, neue Impulse und wertvolle Aufklärungen gab. Sein Fortschritt bestand vor allem in der Methodik, indem er, zum ersten Male den natürlichen Infektionsmodus nachahmend, den Trichophytonpilz auf den ihm, wie er glaubte, allein adäquaten Nährboden, die Haut, impfte, und so bei den Tieren mit absoluter Regelmäßigkeit Krankheitsbilder zu erzeugen vermochte, die mit der spontanen Menschentrichophytie in allen wesentlichen Punkten identisch waren. BLOCHs sehr interessante Ergebnisse und die zahlreichen Untersuchungen der Autoren, die sich nach ihm mit dem uns beschäftigenden Thema abgaben, werden später im Kapitel „Tierimpfungen" besprochen, auf das hiermit verwiesen sei.

Neben der Erörterung der Biologie nehmen dann weiterhin die Frage der *Mikrosporieerkrankungen*, die der *Trichophytide* resp. *Mikrosporide* und *Favide*, der *Epidermophytien* und der *Trichophytine* in der Geschichte der Mykologie einen besonderen Platz ein.

Was zunächst die *Mikrosporie* anbetrifft, so sei hier, da der Gegenstand hauptsächlich *klinischer* Natur ist, nur soviel gesagt, daß von England und Frankreich aus, wo die menschliche Mikrosporie seit Jahrzehnten heimisch ist, auch das Festland mit Ausnahme, wie es scheint, von Rußland, wo die *tierischen* Mikrosporien vorherrschen, in Mitleidenschaft gezogen wurde, und daß bald hier, bald dort auch in deutschen Städten Epidemien aufloderten, die zum Teil wieder verschwanden, zum Teil, wie hier z. B. in Groß-Berlin, in ein sozusagen chronisches Latenzstadium übergingen, von dem aus wir nur einzelne Exemplare immer mal wieder zu sehen bekamen und noch bekommen. Diese Epidemien nahmen in den verschiedenen Gegenden, wo sie auftraten, einen zum Teil klinisch etwas differenten Charakter an, dessen Einzelheiten, Kerion celsi-Formen resp. Mitbeteiligung der unbehaarten Haut usw., jedoch nicht in unser Thema gehören.

Was das zweite der genannten Momente anbetrifft, nämlich die *Trichophytide*, so war es JADASSOHN, der 1912 zuerst auf ein im Verlaufe von Kerion Celsi bei Kindern auftretendes Exanthem aufmerksam machte, welches er als „*lichenoide Trichophytie*" bezeichnete. Dieses Exanthem, das sich der Trichophytie wie der Lichen scrophulosorum der Tuberkulose gegenüber verhält, kann man auffassen als „*Ausdrucksform der cutanen Allergie auf hämatogen zugeführte Pilze, resp. deren Toxine*". Es wurde zunächst ausschließlich bei tiefer Trichophytie, speziell beim Kerion der Kinder beobachtet. Histologisch handelte

es sich um eine entzündliche Erkrankung des Follikelapparates, welche, hauptsächlich
bei der spinulösen Form, zu starker follikulärer und perifollikulärer Hyper- und Parakeratose
führt. Später kamen übrigens auch Beobachtungen, bei denen diese *lichenoiden Trichophytien,* für die BLOCH dann, konform mit den *Tuberkuliden,* den Ausdruck *Trichophytide*
prägte, auch bei oberflächlichen oder scheinbar oberflächlichen Pilzdermatosen (Epidermophytien) gefunden wurden (ALEXANDER, DELBANCO, DREYER, JESSNER, RAJKA und SEE
MANN, RESS, KARRENBERG, CHARLES WILLIAMS). In gleicher Weise konnte man beim
Favus das Vorkommen von ,,Faviden" beobachten[1]. Der Nachweis von Pilzen im strömenden Blut ließ dann die hämatogene Natur dieser Trichophytide usw. erkennen, ebenso
der Befund von Pilzen im Gewebe. Übrigens kommen die Trichophytide offenbar in den
verschiedenen Ländern verschieden häufig zur Kognition, in Frankreich und England,
wie es scheint gar nicht.

Der dritte für die Geschichte der Pilzlehre wichtige Punkt, der an dieser Stelle noch
erwähnt werden muß, sind die *Epidermophytosen,* die in den letzten Jahren eine vorher
unbekannte Verbreitung gefunden haben. Die Reinzüchtung des Erregers des Eczema
marginatum, des Epidermophyton inguinale gelang, nachdem es vorher schon von
KRAL und WÄLSCH, wie es scheint, dargestellt worden war, in systematischer Arbeit
erst SABOURAUD im Jahre 1907. Diese Entdeckung wurde in den folgenden Jahren
von den verschiedensten Seiten bestätigt (PAPPAGALLO, ALEXANDER, NICOLAU, DUDUMI,
WILLI FISCHER u. a.) und nach der klinischen Seite dahin erweitert, daß nicht nur an den
bekannten Prädilektionsstellen des Eczema marginatum (Achseln, Regio inguinalis) der
Pilz sich ansiedeln könne, sondern auch zwischen den Zehen und Fingern (dyshidrotische
und pseudodyshidrotische Form von SABOURAUD) und an anderen beliebigen Stellen des
Körpers (ALEXANDER, FISCHER). Im Jahre 1914 entdeckte dann Frau KAUFMANN-WOLF
noch einen anderen Erreger der dyshidrotischen Finger- resp. Zehenmykosen, nämlich
einen Pilz, den sie dem Trichophyton equinum nahestellte, und der dann später von
PRIESTLEY in Melbourne als Epidermophyton interdigitale bezeichnet wurde. Dieser
KAUFMANN-WOLFsche, oder wie die Amerikaner ihn nennen, weiße Pilz, wurde
seither von den verschiedensten. Seiten (v. GRAFFENRIED, ALEXANDER, RAJKA und
anderen) bei den Hand- und Fußmykosen konstatiert und bildet heute bei uns in
Deutschland und überhaupt in den nördlichen Staaten der Welt den Haupterreger der
interdigitalen Mykosen (neben dem Soorpilz). Schon vorher, 1910, hatte BANG und zu
gleicher Zeit CASTELLANI das Epidermophyton rubrum gefunden, das in China und Japan,
jedoch auch in Amerika ein die interdigitalen Mykosen häufig verursachender Parasit ist.
Es waren also bei den interdigitalen Mykosen außer dem Soorpilz *drei pflanzliche Parasiten*
gefunden worden, *Epidermophyton inguinale, Epidermophyton interdigitale* und *Epidermophyton rubrum,* zu denen, wie im speziellen Teil ausgeführt wird, neuerdings noch einige
von MAC CARTHY in SABOURAUDs Laboratorium entdeckte (aber offenbar sehr seltene)
Myceten hinzugekommen sind.

Ein weiteres in der Geschichte der Mykologie Interesse erweckendes Thema sind dann
die *Trichophytine,* d. h. die Beschäftigung mit den von den Pilzen erzeugten Giftstoffen.
Mit ihnen wurde versucht, die Immunität und Überempfindlichkeit an Mensch und Tier
nachzuweisen. Der Erste, der mit Trichophytietoxinen arbeitete, war CALDERONE 1899. Er
hat das Filtrat alter auf Bouillon gewachsener Pilzkulturen und Pilzemulsionen Kaninchen
und Meerschweinchen eingespritzt und dabei gefunden, daß ersteren eine geringe, letzteren
eine stärkere Toxizität zukommt.

NEISSER und PLATO traten dann 1902 der Immunitätsfrage von einem anderen Gesichtspunkt aus näher. Sie suchten, ausgehend von der Wirkung des Tuberkulins, festzustellen,
ob sich vielleicht aus den Trichophytonpilzen ein Stoff gewinnen ließe, der eine ähnliche
Reaktion bei Trichophytikern zur Folge habe wie das Tuberkulin bei Tuberkulösen. Das
war tatsächlich der Fall, es gelang ihnen durch subcutane Injektionen des filtrierten Preßsaftes von 2—3 Monate alten zerriebenen Pilzkulturen, bei Menschen, welche an einer
Trichophytosis profunda litten, eine deutliche allgemeine und örtliche Reaktion auszulösen.
Bei Tieren kam PLATO zu negativen Resultaten, weil er keine Trichophytie bei Meerschweinchen zu erzeugen vermochte.

TRUFFI gelangte bald nachher zu ganz ähnlichen Ergebnissen. Er fand das Trichophytin bei normalen Individuen unwirksam, bei Trichophytie injiziert rief es bei tiefen
Herden regelmäßig, bei oberflächlichen nur, wenn sie durch Crotonöl zu stärkerer Entzündung gebracht wurden, spezifische Symptome im Sinne einer lokalen Reaktion an den
Einstichstellen, und (nicht immer) am lokalen Herd hervor.

Über die ganzen weiteren Forschungen über Immunität und Allergie, die nun weiterhin
teils aus klinischen Befunden, zum großen Teil aus experimenteller Arbeit gewonnen wurden,
und für die wiederum zunächst BLOCHs Untersuchungen die maß- und richtungsgebenden

---

[1] Ganz neuerdings ist auch über ,,Levuride" als Folgeerscheinung von Hefeerkrankungen
und von Aspergilliden bei Mycetomen berichtet.

waren, sei hier nicht weiter eingegangen. Sie sind im Kapitel Biologie zusammenfassend
erwähnt, ebenso, wie andere neuere biologische Untersuchungen über Wachstum und
Nährböden der Pilze, über ihr Vorkommen in der Natur usw.

Über die Geschichte der einzelnen, nicht zu den Dermatophyten im engeren Sinne
gehörenden Pilzaffektionen, wie Blastomykose, Sporotrichose, Aktinomykose usw. ist in
den betreffenden Kapiteln im speziellen Teil das Notwendige besprochen. Daselbst finden
sich auch die historischen Bemerkungen über die übrigen seltenen tiefen Mykosen, soweit
sie erwähnungswert sind.

Botanische Vorbemerkungen.

Wenn wir, um uns einen kurzen Überblick über unsere Dermatophyten und die differentialdiagnostisch in Betracht kommenden Schimmelpilze zu verschaffen, zunächst eine
kurze botanische Zusammenstellung des in Betracht kommenden Gebietes geben, so geschieht das in der Überzeugung, daß alle Einteilungs- und Klassifizierungsversuche rein
schematisch sind und vor allem, daß das angegebene System kein einheitliches von allen
Fachleuten anerkanntes Schema ist, sondern daß die Botaniker und die Mykologen manche
von den in Betracht kommenden einzelnen Formen je nach der Auffassung, die sie selbst
haben, bald hierhin und bald dorthin einrangieren. Immerhin hat doch gerade in neuerer
Zeit durch verschiedene Arbeiten (BRUMPT, CASTELLANI, OTA u. a.) eine gewisse Ordnung
sich wenigstens einigermaßen herauskrystallisiert, so daß wir, wie uns scheint, doch daran
gehen können, den Klassifizierungen der genannten Autoren im wesentlichen folgend, eine
systematische Übersicht über die hauptsächlich in Betracht kommenden Pilze, wie sie
dem heutigen Stande unserer Wissenschaft entspricht, in folgendem zu geben.

Allgemeine Einteilung.

Wir unterscheiden im Pflanzenreich 4 große Gruppen:
1. Spermatophyta oder Samenpflanzen,
2. Pteridophyta oder Farrenpflanzen,
3. Bryophyta oder Moospflanzen,
4. Thallophyta oder Fadenpflanzen.

Unsere Pilze gehören sämtlich zu den Thallophyten, d. h. den im großen ganzen aus
fädigen Gebilden zusammengesetzten Pflanzen mit einfach zelliger Struktur. Die Thallophyten zerfallen ihrerseits wieder in 2 Unterabteilungen:
1. Algen, die Chlorophyll besitzen,
2. die eigentlichen Fungi, die chlorophyllos sind.

Bei 2. unterscheiden wir wieder 3 Unterarten:
a) Bakterien,
b) die Eumyceten, die sich im Gegensatz zu den Bakterien durch sexuelle und asexuelle
Sporen vermehren.

c) Die Myxomyceten: Vielkerniges nacktes Plasmodium, beim Menschen nicht gefunden.

Wenn wir demnach die a) Bakterien, die nicht Gegenstand unseres Themas bilden,
sowie die c) Myxomyceten, die nicht parasitär für den Menschen sind, vernachlässigen, so
bleiben für unsere Betrachtung nur die *Eumyceten* übrig. Bei diesen können wir folgende
Unterklassen unterscheiden:
A. Hyphomyceten,
B. Ascomyceten,
C. Phycomyceten,
D. Basidiomyceten,
von denen uns als Parasitologen nur A, B und C interessieren.

A. Hyphomyceten (Fungi imperfecti).

Die Hyphomyceten sind Mycelpilze, welche sich durch freiliegende Sporen, auch Conidien
genannt, vermehren, die nicht in einer Hülse oder einem Fruchtkörper enthalten sind.
Sie werden häufig auch als Fungi imperfecti bezeichnet, weil einige von ihnen vielleicht
weiter nichts darstellen als die unvollkommene „Forme conidienne" von Pilzen, die zu
höheren Klassen gehören und eine vollkommenere Form der Fortpflanzung besitzen (Oo-
myceten, Ascomyceten usw.). Sie werden zuweilen auch Adelomyceten ($\dot{\alpha}\delta\eta\lambda o\varsigma$ = unsicher) genannt, ein Name, der am besten zeigt, daß in der Besprechung und Ausbreitung
dieser ganzen Klasse noch eine gewisse Unklarheit herrscht, die eben dadurch bewirkt
wird, daß die Fruchtkörperbildung bei den in Betracht kommenden Parasiten auf unseren
künstlichen Nährböden eine unvollkommene ist und daher ihre Träger von dem einen
so und von dem anderen anders bewertet werden.

Die **Hyphomyceten** teilen wir wieder in 2 Unterklassen:
a) **Deuteromyces** (SACCARDO 1886),
b) **Hyphales** (VUILLEMIN 1910).
Nur die Gruppe b) hat parasitologisches Interesse. Sie zerfällt, nach der VUILLEMINschen
Einteilung, die BRUMPT zur Grundlage seiner Darstellung gemacht hat, und der wir im
wesentlichen folgen wollen, in 4 Gruppen:
1. **Mikrosiphoneen,**
2. **Thallosporeen,**
3. **Hemisporeen,**
4. **Conidiosporeen** [1].
Zu 1. **Mikrosiphoneen.** Sie sind gekennzeichnet durch ein sehr feines Mycelium, ein
Mikron oder weniger im Durchmesser und durch die Abwesenheit von Kernen. Paradigma:
Actinomycespilz.
Zu 2. Die **Thallosporeen** sind gekennzeichnet dadurch, daß ihre Ausbreitung durch
Thallosporen geschieht, d. h. durch Zerfall des Thallus ohne besondere Differenzierung.
Diese Gruppe teilt sich in 2 Untergruppen:
a) Die *Arthrosporeen* oder *Arthromyceten.* Hier bestehen die Thallosporen aus Arthro-
sporen, d. h. aus Fragmenten, die zunächst in viereckiger Form sich aus den Mycelien
herauslösen. Die Stümpfe können sich abrunden und Wandverdickungen aufweisen. Die
Chlamydosporen sind Varianten der Arthrosporen. Paradigma sind Mycoderma, Madurella,
Indiella, Trichosporum.
b) *Blastosporeen* oder *Blastomyceten.* Hier sind die Thallosporen repräsentiert durch
Blastosporen, d. h. durch runde oder eiförmige Kügelchen, welche durch Knospung aus
den langen oder auf Kugelform reduzierten Mycelien entstanden sind und sich andauernd
durch weitere Knospung vermehren. Paradigma: Cryptococcus, Monilia, Enanthiothamnus
Hormodendron, Cladosporium. Malassezia, Pityrosporon.
An dieser Stelle sei gleich mitgeteilt, daß OTA, der sich neuerdings mit dem Studium
der Sproßpilze beschäftigt hat, die Familie der Thallosporeen, die er ebenfalls in Blastosporeen und Arthrosporeen scheidet, und die er auch als *asporogene Sproßpilze* oder *-Hefen*
bezeichnet, in folgender unseres Erachtens sehr zweckmäßiger Weise unterteilt.
Die *Blastosporeen* zerfallen in:
a) *Cryptococcus* (ohne Mycel), die BRUMPT zu den Ascomyceten rechnet.
b) *Myceloblastanon* (mit Mycel).
Letztere wieder teilen sich in 3 Untergattungen:
α) *Blastodendrion* (mit Sproßbäumchen) in der Kahmhaut oder in der Substanz der
Mohrrüben, soweit diese als Kulturmedium Anwendung finden.
β) *Mycelorrhizodes* (Fadenwurzler). Hefe mit Mycelanlage.
γ) *Monilia.* Monilia sind solche Pilze, die sich ausschließlich durch Sprossung vermehren, und wobei sich auf den Kulturen mehr oder weniger auffallende Sproßbäume
oder Sproßketten bilden, während in dem Substrat des Nährbodens auch Mycelien gefunden werden.
Die Abteilung *Arthrosporeen* dagegen teilt er ein in die Gattung: α) *Parendomyces.*
Sie zeigen (Hemispora rugosa, Parendomyces Balzeri) 2 Arten von Fortpflanzungen.
a) dadurch, daß sich zwischen Filamenten oder an der Spitze von Filamenten rosen-
kranzartig angeordnete Chlamydosporen (im Sinne von VUILLEMINs Arthrosporen) bilden,
und b) Fortpflanzung durch Sprossung. (GOUGEROT): Übergangsform zwischen Blastosporen und Arthrosporen β) die Gattung *Mycoderma* (OIDIUM), die eigentlich nur ganz
bedingungsweise hierher gehört, indem man neben der allerdings hauptsächlichen Fort-
pflanzungsart durch Zergliedern des Mycels (Arthrosporen) vereinzelt auch Vegetation
durch Sprossung konstatieren kann (Verkümmerung ?).
Zu 3. **Hemisporeen**, d. h. mit Neben- oder Halbsporen versehene Mycelien. Die Hemi-
sporen sind weniger gut vom Thallus differenziert als die Conidien. Es sind dünne hyaline,
septierte verzweigte Mycelfäden. Einige von ihnen zeigen eine ampulliforme Struktur
(Protoconidium), welches sich dann in mehrere sporenähnliche Segmente (Deuteroconidien)
teilt. Paradigma: Hemispora asteroides und rugosa.
Zu 4. **Conidiosporeen.** Die Angehörigen dieser Gruppe zeigen von Anfang an gut differenzierte Conidien. Sie zerfällt in 5 Unterabteilungen.
a) *Aleuriosporeen.* Die Conidien sind hier Aleurien, d. h. Sporen, die untrennbar mit den
Mycelien verbunden, gewissermaßen Bestandteile derselben sind. Sie ähneln sehr den

---

[1] Rein nach der Färbung des Thallus teilen manche Autoren mit BRUMPT und LINDNER
die Hyphomyceten auch in 2 Untergruppen, die *Mucedineen* mit weißem Thallus und die
Dematiaceen mit braunem oder rostbraunem Thallus und ebensolchen Sporen, doch führt
BRUMPT diese Klassifikation im weiteren Verlaufe nicht weiter mehr durch, während sie
bei LINDNER eine wesentliche Rolle spielt.

Chlamydosporen in Form und Verteilung. In alten Kulturen sind fast alle Mycelien in Aleurien umgewandelt, was ihnen einen eigenartigen mehlartigen Adspekt gibt.

Parasitäre Arten: Aleurisma, Glenosporon, Corethropsis, Scedosporium.

b) *Klosterosporeen* ($\varkappa\lambda\omega\sigma\tau\acute{\eta}\varrho$ = Spindel). Diese Unterfamilie unterscheidet sich von den anderen Conidiosporeen durch die große Mannigfaltigkeit der Reproduktionsorgane, Arthrosporen, Chlamydosporen, Spindeln, Organes nodulaires. *Sie ist es, zu der unsere Dermatophyten gehören*, die OTA und LANGERON und mit ihnen BRUMPT in folgende Klassen teilen:

1. Trichophyton,
2. Sabouraudites,
3. Bodinia,
4. Epidermophyton,
5. Grubyella,
6. Endodermophyton und
7. Ateleothylax ($\alpha\tau\varepsilon\lambda\acute{\eta}\varsigma$ = unvollkommen, $\vartheta v\lambda\alpha\xi$ = Sack), zu der nur ein Pilz, das Tr. Currii gehört.

Was die OTA-LANGERON-BRUMPTsche Einteilung im einzelnen anbetrifft, so entsprechen drei ihrer Ordnungen der alten Klassifikation, nämlich:

1. Trichophyten. 2. Endodermophyten. 3. Epidermophyten.

Drei Ordnungen sind neu geschaffen und zwar:

4. Sabouraudites, 5. Bodinia und 6. Grubyella, in welche aufgegangen sind die alten Ordnungen *Mikrosporon, Achorion* und ein Teil der *Trichophytonarten*. Die Ordnung Sabouraudites ist in 3 Unterordnungen geteilt: Aleurocloster, Closteramma, Aleuramma ($\breve{\alpha}\mu\mu\alpha$ = Organe nodulaire).

An diese 6 Ordnungen schließt sich noch als 7. die Ordnung Ateleothylax für das Tr. Currii an, bei dem Perithecien und wahrscheinlich auch Asken gefunden sind, und welche die Autoren daher in nahe Verwandschaft mit den Ascomyceten bringen.

c) *Sporotricheen*. Die echten Sporen sitzen direkt an den Mycelfäden. Der Pilz besteht nur aus diesen beiden Bestandteilen ohne irgendwelche Gebilde für die Produktion und Stütze der Sporen. Letztere sind bei den den Arzt interessierenden Arten gestielt, d. h. mit einem Spitzchen versehen. Parasitäre Arten: Rhinocladium, Sporotrichum.

d) *Sporophoreen*. Die Conidien werden am Ende der Mycelien an Sporophoren oder Conidiosporen genannten Haltern getragen. Parasitäre Arten: Akremonium und gewisse Arten von Scopulariopsis, Trichosporium.

e) *Phialideen*. ($\varphi\iota\alpha\lambda\acute{\eta}$ = Fläschchen.) Die Sporophore isoliert sich von den sie erzeugenden Mycelien durch eine Scheidewand an ihrer Basis. Die isolierten Elemente haben die Form eines Fläschchens mit mehr oder weniger zugespitztem Hals, an dessen Ende sich die Conidien ansetzen. VUILLEMIN hat ihnen, die die echten Conidien oder Aleurien sein können, den Namen *Phialideen* gegeben. Parasitäre Arten: Scopulariopsis (gewisse Arten Aspergillus, Sterigmatocystis und Penicillium). Letztere werden, da einige ihrer Mitglieder Asken und Perithecien produzieren, von manchen bei den Ascomyceten mit abgehandelt.

f) *Prophialideen*. Diese Gruppe ist ohne parasitologisches Interesse.

B. Ascomyceten.

Es sind das Pilze, die die Fähigkeit besitzen, Asken und daneben vielfach, besonders im parasitären Leben, Conidien zu produzieren. Asken sind Zellbehälter, die mit einer inneren und äußeren Zellulosemembran ausgestattet sind und in ihrem Innern 2—32, meist 8 Sporen beherbergen. Das Mycelium ist mit Scheidewänden versehen.

Die Ascomyceten teilen sich in 3 Familien:

1. **Saccharomyceten** oder **Exoasken** mit der Familie der **Schizosaccharomyceten**[1].
2. **Gymnoasken.**
3. **Perisporiaceen.**

Zu 1. Die **Saccharomyceten** sind charakterisiert durch nackte Asken, welche sich frei auf dem Mycelium bilden und nicht in einem Perithecium eingeschlossen sind, jedoch fehlt die Askenbildung bei manchen Arten. Manche Autoren bezeichnen diese letzteren provisorisch als Cryptokokken, die man, wie BRUMPT hinzufügt, vielleicht als pleomorphe Phasen höherer Pilze auffassen muß. Die Saccharomyceten zerfallen, soweit sie parasitologisches Interesse haben, in 3 Arten:

a) Endomyces,
b) Saccharomyces,
c) Cryptococcus.

Zu a). *Endomyces* zeigt Mycelien und Asken mit 4 hyalinen Sporen sowie Chlamydosporen und echte Sporen im Inneren der Mycelien. Parasitäre Arten sind z. B.: E. crateriforme und E. vuillemini Landrieu (E. albicans pro parte).

---

[1] Über den Schizosaccharomyces hominis siehe Näheres im speziellen Teil.

Zu b). *Saccharomyces*. Die zu dieser Gruppe gehörigen Pilze entbehren des Mycels, vermehren sich durch schnell sich ablösende Knospung. Die Asken sind rund oder elliptisch, oft 4 Sporen enthaltend. Letztere selbst rund oder nierenförmig, hyalin. Diese Parasiten rufen die als Saccharomykosen bezeichneten Affektionen hervor, welche wir mit den durch den Cryptococcus erzeugten Krankheiten zusammen *Blastomykosen* nennen. Die Familie[1] enthält 3 Genera:

α) *Saccharomyces* MEYEN 1837 mit glatten Sporen.

β) *Debaromyces* KŁÖCKER mit gebuckelten Sporen.

γ) WILLIA HANSEN 1904 mit citronen- oder hutförmigen Sporen.

Zu c). *Cryptococcus*. Dieses Genus gehört eigentlich nicht hierher und wird, wie schon oben dargelegt, auch von anderen Autoren, z. B. CASTELLANI sowie auch OTA, bei den Hyphomyceten (Ordnung der Thallosporales [Blastosporaceen]) abgehandelt. Es sind Pilze, die sich ausschließlich durch Knospung fortpflanzen und keine Asken produzieren. Auch BRUMPT selbst gibt zu, daß sie eigentlich in die Blastosporeen einzurangieren seien, setzt sie aber aus rein *praktischen* Gründen, da sie viel Berührungspunkte mit den Saccharomyceten haben, diesen zur Seite. Diese Pilze sind in der Natur sehr häufig und können in gewissen Fällen pathogen werden und Blastomykosen genannte Affektionen hervorrufen, auch ein großer Teil unserer Haut-Soorfälle hat sie zur Ursache. Hierher gehören vor allem der C. hominis, der Erreger der Blastomykose. Auch im Coecum des Menschen befinden sich zahlreiche Blastomyceten als Saphrophyten.

Zu 2. **Gymnoasceen.** Diese Pilze sind charakterisiert durch ein Perithecium in Form einer kugeligen mehr oder minder flockigen Masse, deren Wand gebildet ist von schwach miteinander verflochtenen oft differenzierten Filamenten, die jedoch niemals eine wirkliche Membran zeigen.

Die Asken entstehen aus den äußeren Verlängerungen der Fäden, welche die Wand des Perithecium bilden. Sie sitzen seitlich, haben annähernd Kugelform und schließen 8 einzellige Sporen in sich. Außer dieser Askenvermehrung weisen die meisten Gymnoasken noch eine 2. Form der Vermehrung auf, die „Forme conidienne". Bis vor wenigen Jahren faßten die Gymnoasken nur Saphrophyten (Gymnoaskus und Ctenomyces) in sich. Die Entdeckung eines hierher gehörigen Pilzes, der imstande war, eine Mykose beim Hunde zu erzeugen, durch MATRUCHOT und DASSONVILLE, veranlaßte seinerzeit diese Autoren, zur Gruppe der Gymnoasken unsere sämtlichen Dermatophyten hinzuzurechnen, die BRUMPT, wie wir gesehen haben, unter die Closterosporeen klassifiziert. Die Einreihung unter die Gymnoasken billigt übrigens auch CASTELLANI. Für BRUMPT selbst ist die Gruppe der Gymnoasken sehr klein. Er führt nur eine Art Bargellinia an, die im äußeren Gehörgang des Menschen in Mexiko einmal gesehen wurde.

Zu 3. **Perisporiaceen.** Diese Pilze sind charakterisiert durch ein Perithecium von kleiner Gestalt, welches durch eine Wand von Fäden völlig abgeschlossen ist. Bei der Reife werden die Ascosporen in Freiheit gesetzt durch Zerstörung der Wand des Perithecium. Unter den parasitologisch interessierenden Arten dürften hier eigentlich nur diejenigen Mitglieder der Arten Allescheria, Aspergillus, Sterigmatocystis und Penicillium, welche Perithecien und Asken besitzen, abgehandelt werden, aber da für eine gegebene Art das Bestehen der Perithecien inkonstant ist, glaubt BRUMPT auch die unvollkommenen Formen der ebengenannten Pilze, zu denen auch noch die Gattung Scopulariopsis zuzurechnen ist, hier mit in den Bereich der Erörterung ziehen zu wollen. Eigentlich gehörten ja diese Pilze zu den Hyphomyceten (Conidiosporés), wenn man sich auf den rein morphologischen Standpunkt stellt. Aber ihr biologischer Charakter und ihre pathologische Rolle weisen sie zu den Perisporiaceen.

Gattung *Allescheria* ist charakterisiert durch kuglige Perithecien, ovale Ascosporen, die Conidien entstehen am Ende von einfachen Sporenträgern. Gattung *Aspergillus* ist durch seine Gießkannenbrausenähnlichen Conidienformen charakterisiert, Gattung *Sterigmatocystis* ausgezeichnet durch Conidiophoren, welche in ein ovoides oder kugeliges Bläschen enden. Von letzteren gehen kurze zylindrische Zweige, Phialiden genannt, ab, von denen sich wiederum sekundäre Phialiden abschnüren. Jede sekundäre Phialide trägt eine Kette von Conidien. Genus *Penicillium* ist charakterisiert durch endständige pinselförmige Fruchtbehälter, bestehend aus vertikalen Zweigen, an deren Ende Phialiden sitzen, von denen die runden Conidien abgehen.

Gattung *Scopulariopsis* (von CASTELLANI zu den Conidiosporeen gerechnet), ist nahe verwandt dem Genus Penicillium, unterscheidet sich von diesen durch seine unregelmäßigen Pinsel mit sehr kurzer Sporophore, aber langen Zweigen und Phialiden. Keine Perithecien, große Conidien, glatt oder stachlig von runder Form, teils mit spitzem Gipfel versehen, teils mit verstümmelter Basis oder citronenförmig.

---

[1] Wir folgen hier der Einteilung von CASTELLANI, die auch OTA in seiner Darstellung der sporogenen Hefen billigt.

C. Phycomyceten.

Die Phycomyceten sind charakterisiert durch ihren weißen oder schwarzen Thallus, welcher keine Transversalsepten bildet, oder doch nur bei der Bildung von Fortpflanzungsorganen. BRUMPT setzt in einer Anmerkung aber sofort hinzu, daß diese klassische Definition nicht durchweg stimmt, daß vielmehr eine große Anzahl von hierher gehörenden Mukorarten in älteren Mycelien Septen aufweisen, manche sogar von Beginn der Entwicklung an. Die Phycomyceten pflanzen sich auf asexuellem und sexuellem Wege fort. Im ersten Falle produzieren sie zuweilen Conidien und gewöhnlich bewegliche Sporen „Zoospores", die in einer „Zoosporange" entstehen. Im zweiten Fall vereinigen sich zwei gleiche (Isogomie) oder ungleiche (Heterogomie) Elemente, um eine Zygospore resp. Oospore zu ergeben. Nur die Ordnung der Chytridineen schließt für den Menschen pathogene Arten ein. Die Ordnung der Oomyceten enthält pflanzen- und tierpathogene Arten.

1. Unterordnung der *Chytridineen.* Sie hat als Gattung das Genus Coccidioïdes, in dem uns besonders der Typus Coccidioïdes interessiert und ferner die Unterart Rhinosporidium, deren Hauptmitglied das früher für eine Coccidie gehaltene Rhinosporidium Seeberi ist.

2. Zweite Unterordnung sind die *Zygomyceten.* Nur die Familie der Mucoraceen enthält parasitäre Arten. Die Mucoraceen sind in der Natur sehr verbreitet. Sie produzieren ihre typischen Reproduktionsorgane [durch 2 isogome (ähnliche) Zellen erzeugte Eier oder Zygosporen (Isogomie)] und den Sporenbehälter und können außerdem noch Chlamydosporen, Oidien und Conidien hervorbringen. Die uns besonders interessierenden Arten gehören zur Unterfamilie der Mucoraceen, welche sich charakterisieren durch die Gegenwart eines „Columella" benannten Gebildes in dem Sporenbehälter. Die Mucoraceen enthalten 4 Arten, die für den Menschen parasitär sind:

a) Mucor,
b) Lichtheimia,
c) Rhizomucor,
d) Rhizopus.

D. Basidiomyceten.

Sie seien der Vollständigkeit halber noch angeführt. Fortpflanzung findet durch Basidio-Sporen statt, d. h. eine keulenförmige Hyphe, von deren distalem Ende 2 oder 4 kurze zarte Fäden abgehen, von denen jeder eine Spore (Basidio-Spore) trägt. Für die menschliche Pathologie sind sie belanglos.

Soweit die etwas modifizierte BRUMPTsche Einteilung, die auf, wenn auch nicht ganz allgemein anerkanntem, aber doch immerhin durchaus plausiblem und als Arbeitshypothese brauchbarem Fundamente aufgebaut ist.

Eine andere ebenfalls rein botanische Einteilung der Pilze verdanken wir CASTELLANI. Sie kann aber hier nicht in ihren Einzelheiten wiedergegeben werden, weil wir insbesondere an den Schimmelpilzen und deren Klassifikation sowie auch an manchen Hefepilzen kein so hervorragendes Interesse besitzen, daß deren genaue Systematisierung, die sich übrigens nicht gar so sehr von der BRUMPTschen unterscheidet, außer der letzteren anzugeben hier' ebenfalls notwendig wäre. Für diejenigen Leser, die besonderes Interesse an dieser Einteilung haben, sei auf Bd. XI des JADASSOHNschen Handbuches (S. 9—11) verwiesen[1].

Das eben geschilderte System BRUMPTs und seine Ergänzungen von OTA und CASTELLANI stellen ein weites nach wissenschaftlich-botanischen Grundsätzen durchgearbeitetes Gebiet in zusammenfassender Weise dar. Diejenige botanische Einteilung jedoch, die *praktisch* noch immer am meisten benutzt wird, und die wir deswegen am Schluß als auch für uns maßgebend noch anführen, ist die des Altmeisters SABOURAUD. Sie umfaßt nur die eigentlichen Dermatophyten, stammt ursprünglich von MATRUCHOT und DASSONVILLE und ist von SABOURAUD in seinem Werke „Les Teignes" der Besprechung zugrunde gelegt. MATRUCHOT und DASSONVILLE leiten die *Hyphomyceten,* wie sie unsere pathogenen Pilze benennen, von den Ascomyceten ab.

Letztere scheiden sie in *Perisporiaceen* mit *gut ausgebildetem* und in *Exoasceen* mit *fehlendem Perithecium* und stellen zwischen diese beiden eine „Gymnoasken" genannte, hauptsächlich aus Schimmelpilzen und Mistschmarotzern bestehende Gruppe, in die sie die Dermatophyten einordnen. Die „Gymnoasken" haben ein *unvollständiges, gefenstertes Perithecium, das keine kontinuierliche Hülle um die Frucht bildet,* und außerdem weisen

---

[1] Ganz kurz hingewiesen sei dann noch auf eine rein praktischen Zwecken dienende Einteilung der *Sprosspilze,* die von CASTELLANI und CHALMERS stammt und von A. JÄNKE nach rein botanischen Prinzipien erweitert und vervollständigt worden ist. (Einzelheiten siehe bei URBACH und ZACH, Arch. f. Dermat. **162**, 412—413.)

sie noch eine zweite Fortpflanzungsform: *„Forme conidienne"* genannt auf, welche ebenfalls diese Gruppe charakterisiert und ihre Arten zu diagnostizieren gestattet. Diese „Forme conidienne" besteht bei den Gymnoasken aus lateral an den Hyphen sitzenden Sporen gestielter oder nicht gestielter Art, welche die Form einer Ampulle annimmt, in welche das Protoplasma ihres Trägers einmündet. Einer der Hauptvertreter, ein *„Ctenomyces serratus"* genannter Schimmelpilz, zeigt außer diesen lateralen Sporen noch Chlamydosporen und spindelähnliche Gebilde, die ganz den bei unseren Dermatophyten sich findenden gleichnamigen Gebilden ähneln.

Weiterhin ist noch sehr bemerkenswert, daß MATRUCHOT und DASSONVILLE aus einer Flechte eines Hundes einen von ihnen als Eidamella bezeichneten Pilz isolieren konnten, den sie als besondere Gymnoaskengattung auffassen. Dieser „Eidamella spinosa" genannte Erreger bildet Perithecien und Asken mit acht Ascosporen, und steht also auf diese Weise unter den Dermatophyten als Anlehnung an die höheren Pilze einzig da.

Die Gymnoasken haben also in ihrer „Forme conidienne" eine so weitgehende Ähnlichkeit mit unseren Dermatophyten, daß die genannten Autoren nicht zögern zu sollen glaubten, unsere Hautpilze in nahe Verwandtschaft mit ihnen zu bringen, und sie gewissermaßen als *Gymnoasken aufzufassen, welche die Fähigkeit verloren haben, Asken zu produzieren*: Die genannten Autoren teilen also die Familie der *Gymnoasken* in drei Untergruppen ein.

a) die eigentlichen *Gymnoasken,*

b) die Art *Ctenomyces* und

c) die *Trichophytonpilze*, zu denen sie auch die *Mikrosporieerreger* und *Favuspilze* rechnen.

Es besteht eine gewisse Verwandtschaft mit der CASTELLANIschen Nomenklatur, bei der ebenfalls unsere Hautpilze in eine eigene Familie, die Gymnoasken BARANETZKY, eingereiht sind, eine Auffassung, die auch NANNIZZI teilt.

Wir selbst, so sehr wir die oben genannten wissenschaftlich begründeten botanische Gesichtspunkte verwertenden Einteilungsprinzipien als geeignetes Fundament anerkennen, und so sehr wir daher geneigt sind, für die *allgemeine* Einteilung der Dermatophyten, Schimmelpilze und der Hefen diese Systeme zur Grundlage unserer Besprechung zu machen, werden doch aus gleich zu erörternden Gründen in der speziellen Darstellung unserer *pathogenen* Dermatophyten uns eines anderen nach botanisch-klinischen Methoden von SABOURAUD geschaffenen Einteilungsprinzipes bedienen [1 u. 2]. Wir tun das deshalb, weil überall in der Welt, wo von Dermatologen Mycologie getrieben wird, diese alte bewährte SABOURAUDsche Einteilung, auf die er sein Buch nicht nur, sondern, wie man wohl ohne Übertreibung sagen kann, die ganze moderne Mycologie aufgebaut hat, zugrunde gelegt wurde und noch wird, und weil sie eine vorzügliche Arbeitshypothese darstellt, in die neu gefundene Pilze einzutragen jederzeit die Möglichkeit besteht. Trotzdem wollen wir, da die mehr botanisch orientierte Einteilung von OTA und LANGERON (BRUMPT) wie es scheint, allmählich an Boden gewinnt und auch von SABOURAUD selbst nicht völlig verworfen wird, neben den von SABOURAUD gewählten Namen der von den genannten Autoren bevorzugten Nomenklatur ebenfalls Rechnung tragen. Es sei übrigens darauf hingewiesen, daß SABOURAUD selbst auch heute noch, seine eigene Einteilung durchaus aufrecht erhalten wissen will, und den auf rein botanischen Prinzipien aufgestellten Systemen, abgesehen vielleicht von dem von OTA und LANGERON, das er nur indirekt bekämpft, sehr skeptisch, ja ablehnend gegenübersteht.

---

[1] Vgl. den speziellen Teil.

[2] Wie sehr wir mit dieser unserer Reserve im Recht sind, beweist die Tatsache, daß LANGERON selbst ganz neuerdings (1930) in einer mit MILOCHEVITCH gemeinsam publizierten Arbeit seine eigene Klassifikation aufgibt: Er will nur noch 4 Genera unter den De matophyten unterschieden wissen, nämlich 1. Ctenomyces, 2. Sabouraudites, 3. Epidermophyton floccosum, 4. Trichophyton, letzteres mit der Unterteilung in a) Endothrix, b) Megaspor, c) die übrigen Epidermophytonarten mit Ausnahme von E. floccosum, d) Achorion Schönleinii und Mikrosporon ferrugineum. Die früheren Genera Mikrosporon, Endodermophyton, Bodinia, Grubyella verschwinden nunmehr ganz aus LANGERONs Nomenklatur.

Erster Teil.

Allgemeine Diagnostik und Technik.

Einleitung.

Wie aus der oben gegebenen geschichtlichen Übersicht hervorgeht, müssen wir heute durchaus daran festhalten, daß wir eine größere Zahl von einzelnen Pilzstämmen zu unterscheiden haben. SABOURAUD hat in seinem bahnbrechend gewordenen Werk „Les Teignes", die vier großen Klassen „*Mikrosporon, Trichophyton, Epidermophyton, Achorion*" aufgestellt, jede der vier Gruppen zerfällt wieder in eine große Zahl einzelner Arten. Letztere sind nun seit SABOURAUDS Aufstellung noch erheblich vermehrt, allerdings wird man nicht jedem von den betreffenden Autoren als neue Art hingestellten Pilzstamm, der öfters nur aus einem einzigen beobachteten Fall gezüchtet wurde, bei kritischer Betrachtung seine Sonderstellung einräumen können, vielmehr handelt es sich bei so manchen dieser als neue Spezies angekündigten Stämme sicherlich nur um eine Variante einer schon bekannten Art.

Aber auch bei dem SABOURAUDschen System mit seiner genauen Schilderung der einzelnen Arten sehen wir doch öfters, daß ein Pilzstamm, den wir gezüchtet haben, sich nicht eingliedern läßt, er kann zunächst oder in bestimmten Punkten eine gewisse Ähnlichkeit mit einem bekannten Stamm zeigen, aber doch sind dann wieder ausgesprochene Abweichungen vorhanden, die eine Rubrizierung nicht erlauben. Es ist zweifellos, daß jeder mykologisch Arbeitende solchen im Wachstum und Befund ganz unregelmäßigen Arten von Zeit zu Zeit begegnet. Und da auch zugegeben werden muß, daß es nur bis zu einem gewissen Grade zutrifft, daß einem bestimmten klinischen Bilde ein regelmäßig wiederkehrender Pilzbefund entspricht, und da die Klassifizierung nach SABOURAUDS System sich gerade auf diese Übereinstimmung mit gestützt hatte, so haben verschiedene Autoren, wie schon oben erwähnt wurde, vorgeschlagen, daß man von der SABOURAUDschen Einteilung abließe und an ihrer Stelle eine auf rein botanischen Merkmalen basierte Klassifizierung einführe. Als solche botanische Eigenschaften werden die mikroskopischen Befunde in den einzelnen Kulturen angegeben. Von diesen gilt aber, daß im ganzen nur eine spärliche Auswahl differenter Einzelheiten besteht, die als Spindeln, Chlamydosporen, Aleurien, Mycelfäden usw. bezeichnet werden, daß die wenigen Arten von diesen botanischen Erscheinungen sich bei den zahlreichen Kulturen oft wiederholen, und daß sie auch, wenn die Kulturen älter werden und etwas degenerieren, zum großen Teil noch verschwinden. Daher reicht die Einteilung nach diesen wenigen botanischen Merkmalen nicht entfernt aus, um eine genügend auseinander zu haltende Differenzierung der Genera aufzustellen, sie bedeutet zweifellos einen Rückschritt gegenüber der SABOURAUDschen Einteilung, die außer diesen mikroskopischen Merkmalen noch eine andere Anzahl von Faktoren zur Identifizierung der Kultur zu Hilfe nimmt, und die wir deshalb vorläufig beibehalten.

Die Prinzipien, nach denen wir vorgehen, um einen Pilz zu bestimmen, sind folgende:

1. Wir überlegen zunächst, ob die klinische Form der Pilzerkrankung einen Anhaltepunkt geben kann für die Art des Pilzes. Das wird freilich nur in einer beschränkten Zahl der Fälle möglich sein.

2. Wir sehen uns die Form und Lagerung der Pilze in den Schuppen und Haaren an (Nativpräparat).

3. Wir prüfen die Form, Oberfläche und Farbe der Kultur auf unseren speziellen Nährböden und verfolgen auch die Schnelligkeit ihres Wachstums.

4. Das mikroskopische Bild der Kultur ist festzustellen.

5. Es muß geprüft werden, ob sich die Kultur auf unsere Versuchstiere, bei den Fadenpilzen in erster Linie Meerschweinchen, überimpfen läßt.

Auf Grund dieser verschiedenen Untersuchungsphasen werden wir meist zu einem Ergebnis, um welche Pilzart es sich im vorliegenden Falle handelt, kommen. Zunächst seien nun die einzelnen Methoden geschildert, die wir bei der Pilzuntersuchung anwenden.

1. Direkte Untersuchung der Pilzelemente in den Schuppen und im Haar (Nativpräparat).

Das Präparat wird *meist ungefärbt*, nur in Kalilauge aufgehellt, untersucht, *andere Male* aber nimmt man die *Färbung* zu Hilfe.

A. Das ungefärbte Präparat.

Hier muß unsere erste Sorge sein, das zu prüfende Material in zweckmäßiger Weise zu gewinnen. Bei Herden der unbehaarten Haut kratzen wir am besten die eventuell vorhandenen Schuppen mit einem scharfen Löffel ab und fangen sie in einer untergehaltenen sterilen Petrischale zur weiteren Bearbeitung auf. Bei tiefer Trichophytie und Kerion celsi-Herden an behaarten Stellen halten wir uns zweckmäßigerweise an die in den Infiltraten noch vorhandenen Haare und ziehen diese mit einer Cilienpinzette aus oder zerquetschen ein kleines Stückchen des mit der Pinzette entfernten Gewebes zwischen 2 Objektträgern. Auf diese Weise gelangen wir in dem sonst relativ keimarmen Material — keimarm, weil oft die Pilze durch das Infiltrat bereits zum großen Teil abgebaut sind — am ersten zu brauchbaren Resultaten. In den Haaren halten sich die Pilze relativ am längsten. Bei oberflächlicher Kopftrichophytie (Mikrosporie und glatter Trichophytie der Kinderköpfe) kann man das Material ähnlich wie auf der unbehaarten Haut durch Abschaben mit dem scharfen Löffel oder natürlich auch durch Haarausreißen gewinnen. In den abgekratzten Massen findet man dann massenhaft mit Pilzen vollgespickte Haarstümpfchen, die man schon bei schwacher Vergrößerung als solche erkennen kann. Beim Favus ist die Technik noch einfacher. Man verwendet ein Stückchen des Scutulums, das man mit einer Pinzette abnimmt, resp. das in ihm enthaltene Haar, zur Prüfung.

Das auf diese Weise gewonnene Material untersucht man dann direkt, indem man auf den Objektträger ca. 33 %ige Kalilauge zufließen läßt und ein Deckglas aufdrückt, zunächst bei schwacher dann bei starker Vergrößerung, allerdings möglichst erst, nachdem man es etwa eine Stunde sich selbst überlassen und der Kalilauge Gelegenheit gegeben wurde, die Epithelzellen und Hornmassen zum Quellen zu bringen und die Pilze auf diese Weise besser sichtbar werden zu lassen. In manchen Fällen, d. h. wenn man bei der Untersuchung nach einer Stunde nichts findet, tut man gut, die Prüfung am nächsten Morgen zu wiederholen (Präparat in feuchter Kammer aufheben!), weil dann manchmal noch

Pilze dort zum Vorschein kommen, wo man vorher keine gesehen hat. Auch kurzes leichtes Erwärmen des fertigen Präparates über dem klein gestellten Bunsenbrenner begünstigt das Hervortreten der Myceten.

1. Der Favus. Wir unterscheiden hier die Untersuchung des *Scutulums* und des *Haares*:

Ein *Scutulum* stellt ein Mycelagglomerat dar, daß in einem bedeutend erweiterten Haar und darum herum sitzt. Man kann bei der Untersuchung solcher Schildchen außerhalb des Haares 3 Zonen unterscheiden, eine innere direkt an das Haar angrenzende, die aus Haufen und Inseln von aneinander gedrängten Mycelien besteht, eine mittlere Zone aus Filamenten zusammengesetzt, die durch Lacunen getrennt sind, und eine äußere, deren Einzelglieder zusammengeknäuelte radiär der Oberfläche zustrebende Hyphen darstellen, zwischen die polynukleäre Leukocyten eingestreut sind.

Was das von diesem Scutulum eingeschlossene *Haar* anbetrifft, so ist es bei der Untersuchung mit Kalilauge zunächst einmal viel gebrechlicher als die Trichophytiehaare. Es zerfällt daher leichter als diese in einzelne Fragmente. Ferner ist bemerkenswert, daß vielfach die Favushaare von länglichen und runden Luftblasen besetzt sind, die ihr Dasein wahrscheinlich dem Umstande verdanken, daß an Stelle absterbender Mycelfäden die Kalilauge in das Haar dringt und die durch letztere vertriebene Luft dann die Außenseite des ersteren besetzt (s. Abb. 1). Nach einiger Zeit verschwinden sie aus den Präparaten.

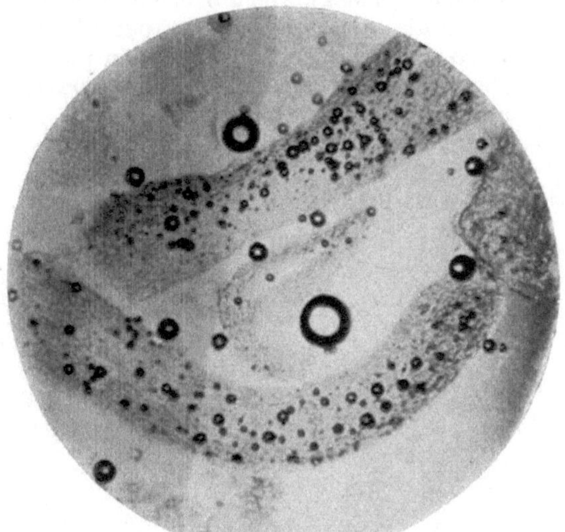

Abb. 1. Favushaar mit Luftblasen.

Das favöse Haar zeigt gebogene in kleinere und größere Segmente zerfallende Mycelien, die meist nicht sehr zahlreich sind und die Struktur des Haares im ganzen nicht so sehr zerstören wie die Trichophytiemycelien das ihrige.

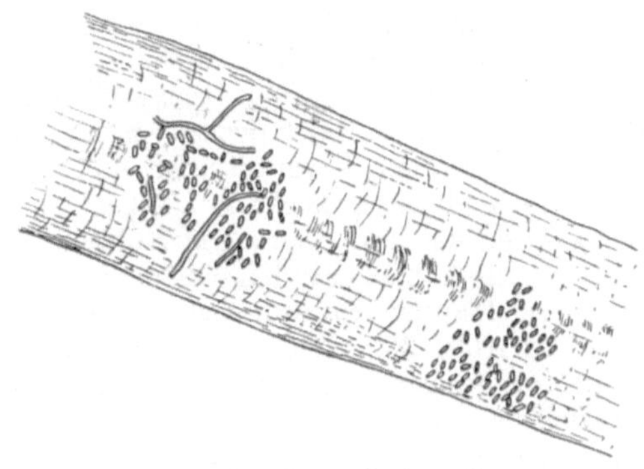

Abb. 2. „Tarses faviques".

Sehr bemerkenswert und charakteristisch ist für das Favushaar auch noch ein Bestandteil, der aus kubischen und subkubischen wie Mosaiksteine zusammengesetzten Elementen besteht, die dem Haar entlang angeordnet sind. SABOURAUD hat diesen Gebilden den Namen „Tarses faviques" gegeben, weil die einzelnen Elemente wie die Tarsalknochen des Fußes aneinander gelagert sind (s. Abb. 2). Sie sind sehr wichtig für die Diagnose Favus, die übrigens, wenn man nur auf die mikroskopische Untersuchung des Haares angewiesen ist, wegen der Vielgestaltigkeit des mikroskopischen Bildes des Favushaares nicht immer leicht ist.

In manchen Fällen hat dieses eine gewisse Ähnlichkeit mit dem Bilde, das wir bei den mikroiden Trichophytien finden, nur daß wir beim Favus die feinen Ektothrixsporenketten vermissen.

2. Befunde bei den übrigen oberflächlichen Pilzerkrankungen. Welche Schlüsse können wir hier aus dem Nativpräparat ziehen? Sind sehr reichlich Pilze vorhanden, so sehen wir deren Geflecht in manchen Fällen bereits bei schwächerer Vergrößerung angedeutet. Für die *Soormyceten*, deren Fäden oft sehr fein sind, und für das *Erythrasma*, dessen Mycelien noch dünner sind und dessen Sporen sich ebenfalls durch äußerste Kleinheit auszeichnen, trifft das Ge-

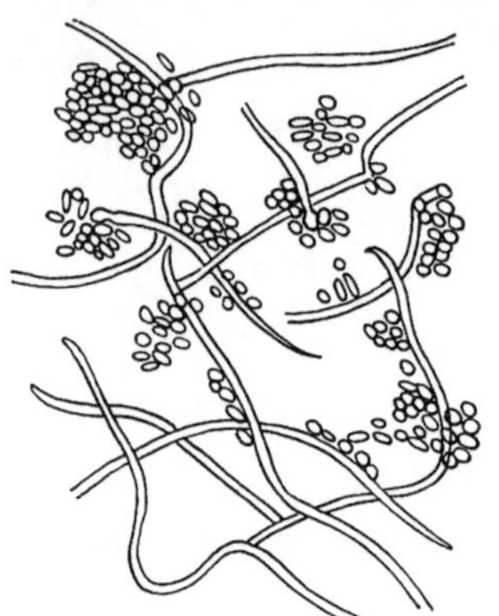

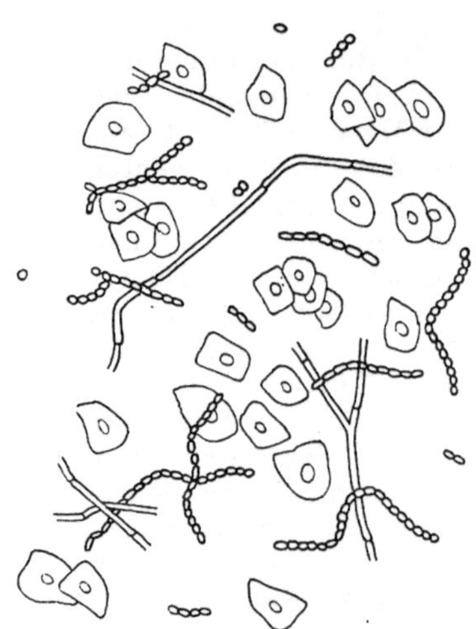

Abb. 3. Soor, Schuppenpräparat.
Sporen in Maulbeerhaufenform.

Abb. 4. Trichophytie-Pilze in Hautschuppen.

sagte natürlich nicht zu. Hier können von vornherein nur starke Vergrößerungen die Entscheidung bringen. Die schwachen Systeme belehren uns auch bereits darüber, ob die Haare erkrankt sind oder nicht. Im ersten Fall erscheinen sie als dunkle kurze undifferenzierte Stümpfe, im letzteren können wir deutlich Mark und Rinde unterscheiden. Stellen wir nun die als pilzhaltig vermuteten Stellen bei starker Vergrößerung ein, so sehen wir Mycelfäden und Sporen in den verschiedensten Dicken, Längen und Anordnungen, verzweigter und unverzweigter Art, mit oder ohne Segmentierung, je nach dem Material, mit dem wir es zu tun haben. Finden wir nur *feine Fäden* und in maulbeerartig zusammengeballten Haufen zusammenstehende *kleine* Sporen, so handelt es sich um Soor (s. Abb. 3). Sehen wir Hyphen mit in Reihen angeordneten Sporen (sog. Mycelsporen) so liegt Trichophytie, resp. Epidermophytie vor (Abb. 4). Handelt es sich um massenhaft kleine das Haar völlig umgebende Sporen, so haben wir es mit Mikrosporie (s. Abb. 23) oder auch eventuell mikroider Trichophytie zu tun. Für die weiteren Feststellungen müssen wir nun unterscheiden, je nachdem wir ein Schuppenpräparat oder Haarmaterial vor uns haben.

a) Aus den *Schuppen* können wir konstatieren, ob ein großsporiger oder kleinsporiger Pilz oder ein Epidermophyton vorliegt, wobei aber zu bemerken ist, daß wir die Differentialdiagnose zwischen mikroider Trichophytie und Mikrosporie auf diesem Wege meist nicht werden stellen können. Allerdings kommen derartige Erwägungen bei Schuppenmaterial wenig in Betracht, weil die reine isolierte Mikrosporie der glatten Haut selten ist, und wenn es sich nicht gerade um die nicht allzuhäufigen tierischen Mikrosporien handelt, meist mit Mikrosporie des behaarten Kopfes vergesellschaftet vorkommt, die Diagnose wird dann hier durch das klinische Bild vereinfacht.

Verhältnismäßig leicht ist die Beurteilung, ob wir es mit Epidermophyton inguinale zu tun haben: große rechteckige Sporen zu Ketten geformt ermöglichen die Diagnose (s. Abb. 74 auf S. 102).

Was die großsporigen Pilze anbetrifft, so kann es sich hier um Epidermophyton interdigitale, um Endothrixarten, um Neoendothrix- oder um großsporigen Ektothrix handeln. Was im Einzelfall vorliegt, kann auf diese Weise nicht eruiert werden, sondern muß der Kultur vorbehalten bleiben.

b) Etwas größere Aufschlüsse ergibt die Prüfung der *Haare*. Hier können wir — allerdings sind stets mehrere Präparate zu durchmustern — meist unschwer feststellen, ob ein großsporiger Ektothrix oder ein Neoendothrix oder ein Endothrixparasit vorliegt, und weiterhin, ob die spezielle Unterscheidung zwischen mikroider Trichophytie oder Mikrosporie vonnöten ist. Von ersteren drei genannten Arten kommen für unsere Breiten hauptsächlich Trichophyton violaceum, Trichophyton rosaceum, Trichophyton cerebriforme in Betracht. Die Differentialdiagnose zwischen mikroider Trichophytie und Mikrosporie können wir leicht durch die Erwägung zur Entscheidung bringen, daß wir es bei der kleinsporigen Trichophytie mit *Mycelsporenketten* (s. Abb. 57 auf S. 86) zu tun haben, während diese bei der Mikrosporie in der Gegend der Haarwurzel zunächst fehlen und durch zahllose *rundliche, keine bestimmte Anordnung erkennen lassende Sporen* (s. Abb. 23 auf S. 57) ersetzt sind, die das Haar umgeben, wie der Sand einen in ihm gerollten mit Leim bestrichenen Glasstab. Hierbei ist allerdings zu bemerken, daß bei *lange* in Kalilauge liegenden Präparaten, auch bei der Mikrosporie schließlich in manchen Fällen, die in der Tiefe liegenden Mycelsporenketten ans Tageslicht kommen.

Fassen wir kurz zusammen, so ist das wichtigste Ergebnis, das wir aus der Nativuntersuchung von Haar und Schuppen bei den Fadenpilzerkrankungen ziehen müssen, das, daß wir einmal überhaupt feststellen, ob Pilze vorhanden sind, und daß wir ferner in manchen Fällen schon mit einiger Sicherheit schließen können, um welche Pilze es sich handelt. Praktisch am wichtigsten ist in dieser Hinsicht die durch diese Methode gegebene Möglichkeit, bei Kopfherden abgesehen von Favus, der ja meist schon makroskopisch die Diagnose gestattet, sehr schnell zu unterscheiden zwischen der hochinfektiösen Mikrosporie, die sofort Gegenmaßregeln erforderlich macht, einerseits und der weniger infektiösen Trichophytie andererseits. Übrigens sei hier noch bemerkt, daß die mikroskopische Untersuchung, wenn die Fälle vorbehandelt sind, relativ häufig versagt [1], und wir dann einige Tage warten müssen, bis sich wieder Pilzmaterial in den betreffenden Herden angesammelt hat, und daß es Fälle gibt, in denen bei negativem Ausfallen des Nativverfahrens die gleich zu besprechende Kulturprüfung noch ein positives Resultat erzielt. Es ist also nicht angebracht, einen Fall, bei dem die mikroskopische Untersuchung versagt, definitiv als negativ zu bezeichnen. Man muß dann jedenfalls noch das Kulturverfahren heranziehen.

Angeschlossen werden müssen ferner noch die Befunde bei *Pityriasis versicolor* und das *Erythrasma*, bei denen wir wegen Mangels der Kulturmöglichkeit nur auf Grund des Nativpräparates unsere Entscheidung treffen müssen. Das ist bei beiden relativ einfach: bei der Pityriasis versicolor haben wir es mit *großen, kurzen, dicken,* gekrümmten 7—13 Mikren langen, 3—4 Mikren breiten Hyphen und mächtigen Sporenhaufen zu tun (s. Abb. 101 auf S. 124), welche

---

[1] Bei der Mikrosporie ist das wohl nie der Fall.

aus großen runden Einzelexemplaren bestehen und immer leicht zu finden sind. Beim Erythrasma sehen wir *sehr feine eben erkennbare* S- und V-förmig gekrümmte Mycelien und in Ketten und Haufen angeordnete *sehr kleine* Sporen, die *schwer* erkennbar zu machen sind und in gefärbtem Zustande viel besser hervortreten als im Kalilaugenpräparat (s. Abb. 102 auf S. 126).

Der Nachweis der *Spalthefe,* die von BENEDEK als Ursache gewisser dem seborrhoischen Ekzem ähnlicher Krankheitsbilder angesprochen wird, ist in den Schuppen praktisch unmöglich. Sie ist hier entweder gar nicht oder nur in ganz uncharakteristischer Form konstatierbar. Eine sichere Diagnose ist nur durch die einwandfrei gewonnene Kultur möglich.

3. Pilzerkrankungen der Haut, die vorwiegend tiefe, oft gummiartige Herde zeigen (Sporotrichose, Aktinomykose, Blastomykose und andere seltene Formen).

Zu erwähnen ist hier eine bei uns in Deutschland recht selten vorkommende Dermatose, die *Sporotrichose,* die aber z. B. in Frankreich und in gewissen Gegenden von Amerika ziemlich verbreitet ist. Bei diesen Fällen ist nun der Nachweis der Pilze durch das Nativpräparat — es handelt sich zumeist um Ausstrichpräparate von Eiter — außerordentlich schwierig. Es erklärt sich das daher, daß die sporotrichotischen Sekrete im allgemeinen nur so spärliche Pilzelemente führen, daß man eben nur durch Zufall solche findet. Aus diesem Grunde kommt das Nativpräparat für den Nachweis der Sporotrichonpilze praktisch überhaupt nicht in Betracht.

Etwas besser als mit der Nachweisbarkeit der Sporotrichose steht es mit einer anderen ebenfalls hierher gehörenden Affektion, der *Aktinomykose.* Das klinische Aussehen dieser mit ihren brettharten meist in der Kiefergegend lokalisierten Infiltraten ist ja bekannt, und ebenso bekannt sind auch die im Eiter erscheinenden mit unbewaffnetem Auge sichtbaren gelben Körnchen, die den Actinomycesdrusen entsprechen. Letztere bestehen aus Pilzelementen, deren Zentrum aus eng verfilzten Pilzfäden zusammengesetzt ist, die nach dem Rande zu radiär verlaufen und kolbige Endanschwellungen aufweisen. In dem Fadengeflecht liegen die Actinomycessporen in Form von Körnchen wie Staphylokokken. Der Pilz ist bei Gramfärbung grampositiv.

Auch der fast nur in den Tropen heimische *Madurafuß* — aus Deutschland ist nur ein Fall 1910 in Bad Kissingen (SCHMINCKE) und einer 1915 in Basel (MIESCHER) zur Evidenz gekommen — sei an dieser Stelle kurz erwähnt. Hier finden wir bei vorgeschrittenen Fällen den Tumor von schwarzen, gelben oder roten Körnern durchsetzt, die aus Zelldetritus, Chlamydosporen und einem dichten Mycelfilz bestehen, der nur in den Randpartien radiär angeordnet ist. Diese mit dem unbewehrten Auge leicht wahrnehmbaren Körner sind das entscheidende diagnostische Moment beim Madurafuß und differenzieren die Mycetome von den Pseudomycetomen, z. B. Sporotrichose, sowie auch von den Paramycetomen, welche letztere durch Pilze vom Typus „Leptothrix" hervorgerufen werden. Über die Art des Parasiten aus der Untersuchung der Körner etwas auszusagen, so, wie wir es bei den Dermatophyten zum Teil können, dürfte kaum möglich sein, da eine sehr große Anzahl von Erregern beim Madurafuß beschrieben worden sind, und es fast unmöglich ist, ohne Kultur festzustellen, was für Pilze die Körner enthalten.

Über die Erreger sei hier nur soviel gesagt, daß man neuerdings (CHALMERS und ARCHIBALD) die Mycetome in zwei Hauptgruppen einteilt: Aktinomykosen und Maduromykosen. 1. Die Aktinomykosen sind Formen der Mycetome mit Körnern, bestehend aus dünnen, unsegmentierten Mycelfäden, bei denen gewöhnlich der Zellinhalt nicht deutlich von den Wänden unterschieden werden kann; Chlamydosporen fehlen. 2. Die Maduromykosen sind Formen des Mycetoms mit Körnern, bestehend aus dicken segmentierten Mycelfäden mit deutlichen Zellwänden und gewöhnlich Chlamydosporen. Jede dieser beiden Arten enthält zahlreiche Vertreter, über die im speziellen Teile nachzusehen ist.

Immerhin muß schon hier erwähnt werden, daß man bei starken Vergrößerungen bei den Aktinomykosen Mycelfäden und bei Maduromykosen Chlamydosporen von verschiedener Form und Größe sieht. Die mikroskopische Untersuchung wird in der Weise ausgeführt, daß man die Körper 1—7 Tage in 40 %ige Natronlauge bringt. Dann erst läßt sich die Struktur im Quetschpräparat deutlich erkennen. Es ist also eine sehr viel längere Einwirkung der Aufhellungsflüssigkeit nötig, als bei unseren Dermatophyten.

Von anderen Autoren wurde auch eine besondere Unterart der Streptotricheen, nämlich die Streptothrix madurae als Erreger des Madurafußes aufgefaßt. Im Nativpräparat sehen wir bei Streptothrix madurae lange wellige Fäden, reichliche Verzweigungen, endständige Anschwellungen, später ungleiche Gliederung, keine Sporenbildung (?).

Etwas anders als bei den meisten bislang geschilderten Dermatosen liegen die Verhältnisse bei der jetzt zu besprechenden, theoretisch sehr wichtigen, praktisch aber bei der Seltenheit ihres Vorkommens in Deutschland für uns nicht so sehr im Vordergrund stehenden Affektion, der *Blastomykose.* Hier sind die Erreger, wie aus der Schilderung des BUSSE - BUSCHKEschen Greifswalder Falles — des typischsten, der im Schrifttum existiert — hervorgeht, als teils freiliegende, teils im Innern von Riesen- und Epithelzellen, selten in Leukocyten eingeschlossene Sproßpilze im Eiter nachweisbar. Erwähnt sei dann auch die häufigere Blastomykoseart, die *GILCHRISTsche Krankheit,* auch Blastomycosis verrucosa oder amerikanische Blastomykose genannt, die vornehmlich in Nordamerika verbreitet ist, aber dann auch in vielen anderen außereuropäischen und europäischen Ländern zur Beobachtung kam. Ihr Erreger ist der Blastomyces dermatitidis RICKETTS seu Cryptococcus Gilchristi VUILLEMIN, auch Zymonema Gilchristi DE BEURMANN et GOUGEROT resp. Mycoderma Gilchristi genannt. Er erscheint beim Ausstrichpräparat meist als kugeliges, selten ovales Gebilde von 8—23 Mikren. Betreffs beider Blastomykosenformen kann wiederum auf die ausführlichere Schilderung des Erregers im speziellen Teil (S. 162f. u. 167f.) verwiesen werden.

Ferner seien von den *seltenen und weniger bekannten durch hefeähnliche Mikroorganismen hervorgebrachten Affektionen* hier noch die folgenden genannt: Das *Granuloma coccidioïdes (OPHÜLS),* von dem etwa 82 nahezu ausschließlich auf die männliche Bevölkerung der Pazifischen Küste Südamerikas beschränkte Fälle bekannt geworden sind, läßt im Eiter und Gewebe, oft in Riesenzellen eingeschlossen, die Erreger als doppelt konturierte kugelförmige Gebilde von 5—50 Mikren und mehr Durchmesser erkennen. Die hyaline Kapsel hat 1—5 Mikren Dicke und schließt ein granuliertes Plasma von verschiedenartigem Aussehen ein, es ist in den größeren Formen manchmal vakuolisiert und setzt sich aus zahlreichen unregelmäßigen Tochterzellen zusammen. In anderen Exemplaren ist das kugelige Gebilde ausgefüllt mit zahlreichen kleinen Kugeln, die jede mit einer eigenen Kapsel umgeben sind. Gewöhnlich beobachtet man in den Läsionen geplatzte Kapseln mit eingewanderten Leukocyten, meist ohne daß die ausgestoßenen kleinen Parasiten noch auffindbar sind.

Die Erreger der Dermatitis verrucosa (Chromo-Blastomykose, von THAXTER 1925 als Phialophora verrucosa bezeichnet) scheinen im Nativpräparat nicht auffindbar zu sein.

Bei der Lymphangitis epizootica seu cryptococcica oder dem Pseudorotz finden sich die Erreger im Eiter als verhältnismäßig große (3,4 zu 2,4 Mikren) ovale, doppelt konturierte Gebilde, an den Polen meist zugespitzt und mit einem knospenförmigen Ansatz versehen. An dem mehr oder weniger homogenen Inhalt lassen sich manchmal 2—4 stark lichtbrechende feine Körnchen erkennen, die tanzende Bewegungen ausführen. Sie werden bezeichnet als Cryptococcus farcinimosus seu Cryptococcus capsulatus.

Endlich erwähnen wir kurz noch folgende äußerst seltenen, meist gummiartigen Pilzerkrankungen der Haut, deren Erreger im Nativpräparat sich nachweisen ließen: Bei dem dem Erreger der Kladiose (BLOCH und VISCHER) naheverwandten *Haplographion* konnten BELLA und MARENGO bei der durch diesen Pilz verursachten Erkrankung im Eiter des Gewebes die Pilzelemente teils als isolierte ovoide, mit Kernfarbstoff gut tingierbare Elemente, teils als verschieden langes und dickes Mycel konstatieren. Bei der *Akauliose* wurde der Pilz in Mycel- und Sporenform innerhalb der nekrobiotischen Partien in den Knoten nachgewiesen. Und, zwar sah VIGNOLO LUTATI in direkt aus geschlossenen Läsionen gesammeltem Material bei Färbung mit polychromem Methylenblau inmitten von Detritus und Fragmenten degenerierter kollagener und elastischer Fasern einige zarte, deutlich septierte Mycelfäden mit basophilem leicht körnigem Protoplasma und mit einigen kurzen lateralen Verzweigungen, sowie einzeln isolierte Gruppen von Sporen. Bei der *Monosporose* beschreibt RADAELI in den aus einem amputierten sehr veränderten Fuß gewonnenen eitrigen Erweichungsherden reichliche pilzfädenhaltige Klümpchen und Fetzen. Bei der durch Oidium oder Mycoderma cutaneum hervorgerufenen *gummösen Oidiomykose* berichteten DE BEURMANN, GOUGEROT und VAUCHER nur über das Vorkommen von hefeähnlichen Pilzen in experimentell erzeugten Abscessen bei Ratten. Dagegen gelang es BALZER, GOUGEROT und BURNIER bei einer der letztgenannten nahestehenden Dermatose, der durch Mycoderma . pulmoneum bedingten *Dermatomycosis vegetans* im Eiter der geschlossenen Efflorescenzen birnenförmige oder ovoide Gebilde zu eruieren, die wohl als hefeähnliche Zellen aufzufassen sind. Bei der *Discomykose* (RAVAUT und PINOY) konnte im Eiter eines Beinabscesses die Anwesenheit sehr kleiner weißer Körnchen festgestellt werden, die sich mikroskopisch bei Färbung mit Largin nach RAVAUT und PORZELLI als Anhäufung kleiner rosettenartig angeordneter bacillenartiger Elemente von etwa 0,2 Mikren Breite und bis 2 Mikren Länge erwiesen. Bei Färbung mit Borrelblau zeigten sich an jedem Ende intensiv gefärbte Polkörperchen, während die Mitte sich nur schwach tingierte. Sie lagen meistens allein, niemals in Ketten, erinnerten sehr an Diphtheriebacillen und zeigten manchmal Verzweigungen, die am Ende aufgetrieben waren.

Verwechslungsmöglichkeiten und Fehlerquellen bei der Nativuntersuchung.

Bei der eben besprochenen Bewertung der Nativuntersuchungen mit Kalilauge muß noch betreffs der Deutung der mikroskopischen Befunde auf die Möglichkeit von Fehlerquellen hingewiesen werden, die geeignet sind, uns Pilze da vorzutäuschen, wo in Wirklichkeit keine vorhanden sind. Solche Irrtümer können vor allem dadurch entstehen, daß bei den allerdings seltenen Fällen von Gewinnung des Untersuchungsmaterials durch Auskratzung tieferer Gewebsschichten — bei Kerion celsi-Herden resp. tiefen Trichophytien z. B. — *elastische Fasern* in das Präparat mit hineingelangen, die Mycelien vortäuschen können. Doch fehlt bei diesen in Rede stehenden Gebilden jegliche Verzweigung, abgesehen davon, daß auch die gewundene Form, die sie aufweisen, bei unseren Pilzen nur sehr selten zu finden ist. Weit häufiger ist ein Verwechseln von Hyphen möglich mit sog. *Pseudopilzen*. Es sind das strichförmige, bei oberflächlicher Betrachtung wie Mycelien aussehende Einlagerungen von Kalilauge in die Intercellulärräume der Epidermiszellen (siehe Abb. 5). Sieht man genauer zu, so bemerkt man, daß die fraglichen Streifen, die zudem durch ihre unregelmäßige zum Teil wurstförmige Begrenzung („wie von Motten zerfressen") und abgerundeten Ecken auffallen, den Zellgrenzen entsprechen und weiter nichts sind als Ausgüsse der Intercellulärräume durch die hinein diffundierte Flüssigkeit. Auch die *Keratohyalinkörner*, die ja besonders bei den Trichophytien der Handteller und Fußsohlen, die jetzt so häufig sind, in den zur Untersuchung gelangenden Hautfetzchen ein regelmäßiges Vorkommnis darstellen, können leicht zu Verwechslungen und zwar insbesondere mit den Sporen des Soorpilzes Veranlassung geben, doch wird man bei genauem Hinsehen und Spielenlassen der Mikrometerschraube leicht den intracellulären Sitz der kleinen Körnchen erkennen und sie als Zellbestandteile agnoszieren können (s. Abb. 6).

Sehr bemerkenswert ist ferner noch in etwas älteren Kalilaugenpräparaten von Haaren das Vorkommen von Gebilden, die eine entfernte Ähnlichkeit mit Spindeln (s. weiter unten) haben. Es sind das die verhornten Zellen der Haarwurzelscheide, die bei längerem Aufenthalt in Kalilauge sich ausdifferenzieren und obwohl sie allerdings meist rechteckige Form zeigen, doch manchmal mit ihren etwas abgerundeten Ecken entfernt wie Spindeln aussehen können. Doch ist dazu von vornherein zu bemerken, daß *Spindeln überhaupt im*

Nativpräparat nicht vorkommen, sondern nur in der Kultur, so daß also schon aus diesem Grunde eine Verwechslung der fraglichen Gebilde mit Spindeln unmöglich ist.

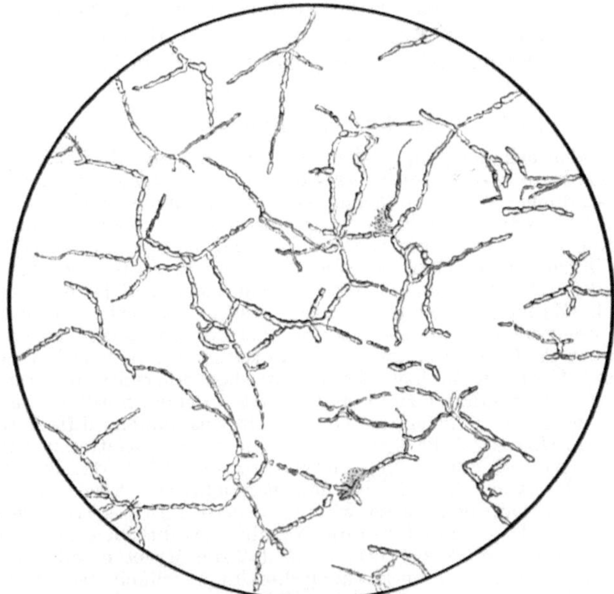

Abb. 5. Pseudopilze. Kalilaugenpräparat (Hautschuppen). Netzförmig angeordnetes „Mosaik", das bei oberflächlichem Zusehen den Anschein eines Pilzgeflechtes ergeben könnte. Es handelt sich tatsächlich um Luft- oder Kalilaugenausfüllung der Intracellularräume der Epithelien. (Unregelmäßige zum Teil aufgeblähte längliche fadenartige Gebilde.)

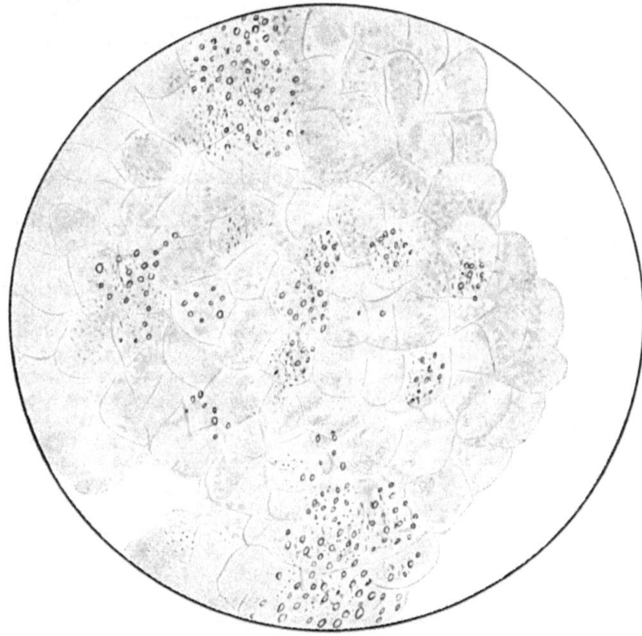

Abb. 6. Keratohyalinkörner, Pilzsporen vortäuschend. Kalilaugenpräparat von Hautschuppen.

Erwähnt sei schließlich, daß auch Mycelien von Schimmelpilzen gelegentlich als Verunreinigung in unseren Nativpräparaten zur Kognition kommen. Sie sind meist breiter als die Hyphen unserer Dermatophyten, haben bizarre Formen, die wir sonst nicht kennen und weisen vielfach Pigmentierung der Fäden resp. der an ihnen hängenden Sporen auf, welch letztere auch manchmal größer sind als die unserer Dermatophyten und meist nicht wie diese in Reihen liegen.

B. Färbemethoden [1].

Die Färbemethoden erfreuen sich, vielleicht nicht ganz mit Recht, bei der praktischen Ausübung der Mykologie keiner großen Anerkennung und Verbreitung, weil die Methode des Nativpräparates die bei weitem einfachere ist. Aber in manchen Fällen, z. B. zu Demonstrationszwecken, oder wenn, wie bei Erythrasma und bei Soorerkrankungen die Pilze klein und im Nativpräparat schwierig nachweisbar sind, oder wenn man Wert darauf legt, die Lagerung der Pilze auf der Haut oder im Haar und deren topographische Anordnung genau zu sehen oder bei der Untersuchung von Schnittmaterial ist es notwendig, zu den Färbemethoden seine Zuflucht zu nehmen, die zwar eine kompliziertere Technik voraussetzen, doch uns manche wertvollen Aufschlüsse speziell über den Bau der Mycelien geben können. Bei der Methodik der Pilzfärbung müssen wir grundsätzlich unterscheiden zwischen solchen von *Schuppen-* und *Haarmaterial* bzw. Eiterausstrichen einerseits und *pathologisch-anatomischem Schnittmaterial* erkrankter Haut andererseits. Beide erfordern eine ganz verschiedene Behandlung, weil die Schwierigkeiten, die sie uns bieten, differenter Natur sind.

Bei *Schuppen und Haaren* ist die Schwierigkeit die, sie zu entfetten, sie auf dem Objektträger möglichst fein verteilt zur Ausbreitung zu bringen und sie daselbst in fixiertem Zustande zu erhalten, damit das Material bei den mannigfachen Prozeduren, die damit vorgenommen werden müssen, nicht abschwimmt. Bei den *Schnittpräparaten* tritt wieder ein anderer Nachteil zu Tage: Es ist das die Neigung des die Pilze meist beherbergenden Horngewebes, sich derartig stark zu überfärben, daß die Myceten selbst verdeckt werden und so dem Nachweis entgehen, fernerhin auch die Unmöglichkeit, bei den üblichen Färbemethoden die überall in Mengen vorhandenen Eiterzellen resp. deren Kerne von den Pilzsporen zu unterscheiden. Beide Unannehmlichkeiten müssen wir zu vermeiden suchen durch geeignete Technik — eine Forderung die allerdings für das letzterwähnte Moment nicht immer voll erfüllbar sein dürfte.

a) Schuppen- und Haaruntersuchung.

Das oben erwähnte erste Hindernis, nämlich die notwendige Entfernung des Fettes und die Schwierigkeit der Fixierung auf dem Objektträger, können wir durch Anwendung der Carnoyschen Flüssigkeit in den meisten Fällen beseitigen.

Diese Flüssigkeit besteht aus:

Eisessig 10,
Chloroform 30,
Alkohol absolut 60.

Man bringt etwas von dem mit Nadeln möglichst zerkleinerten Schuppenmaterial resp. die meist mit einander zusammengebackenen und verklebten Haare auf den Objektträger, tropft reichlich Carnoysche Flüssigkeit darauf, läßt 5—10 Minuten stehen und zerreibt dann mit einem zweiten Objektträger das Ganze zu einem zähen Brei, der dann gewöhnlich halb und halb an beiden Objektträgern haften bleibt. Man läßt dann lufttrocken werden und fixiert über der Bunsenbrennerflamme. Es empfiehlt sich, beim Zerreiben gar zu starken Druck zu vermeiden, und ferner hüte man sich, die noch nicht lufttrockenen Präparate durch die Flamme zu ziehen, da das Chloroform leicht Feuer fängt. Das geschilderte Verfahren ist für Schuppen fast immer gut brauchbar und auch die Haare kann man auf diese Weise in manchen Fällen färben. In anderen Fällen allerdings schwimmen sie ab und müssen dann im Blockschälchen direkt weiter verarbeitet werden.

Die einzelnen *Färbemethoden* sind recht zahlreich angegeben. Wir möchten hier nur auf solche zurückgreifen, die einmal relativ einfach sind, und die wir selbst als gut brauchbar erprobt haben.

Den Vorteil der Einfachheit besitzen zunächst einmal alle die Verfahren, die sich nur *einer* Farbe bedienen. Es ist dies vor allem die Methylen-Azurfärbung von Kraus:

Färbung 5—10 Minuten in der von Grübler aus Leipzig fertig bezogenen Lösung, Abspülen in Wasser, Entfärben in Alkohol, bis die Schuppen eine grünliche Tinktion

---

[1] Es sind hier der Übersicht wegen die Verfahren nicht nur für die Färbung des *Nativpräparates,* sondern auch für das *Kultur-* und vor allem auch für das *Schnittpräparat* zusammengefaßt.

annehmen, im allgemeinen etwa 1 Minute. Cave zu starke Entfärbung, da dann auch die Pilze dekoloriert werden. Aufhellen in Xylol. UNNA jun. hat neuerdings dieses Verfahren dadurch modifiziert, daß er nur ganz kurze Zeit tingierte und dafür die Alkoholentfärbung wegläßt. Er färbt dann nur 5—10 Sekunden, spült in Wasser und trocknet über der Flamme.

Wir persönlich möchten jedoch der Originalmethode den Vorzug geben und zwar hauptsächlich deshalb, weil durch die Dazwischenschiebung des Alkohols uns Gelegenheit gegeben wird, hinterher mit Xylol aufzuhellen und dadurch klarere Bilder zu erhalten.

Sehr einfach ist auch die neuerdings wieder durch KARRENBERG empfohlene Methode von HAMMERSCHMIDT, bei der mit gesättigter Lösung von frisch bereitetem und filtriertem Bismarckbraun 15 Minuten tingiert wird. Darauf abspülen, lufttrocken werden lassen, Einschluß in Balsam. Doch sind die Bismarckbraunbilder nicht so instruktiv wie die vorige Methode.

Übrigens kann man statt der KRAUSSschen Methylen-Azurfärbung und der HAMMERSCHMIDTschen Bismarckbraunfärbung ganz einfach Löffler- oder Borax-Methylenblau benutzen.

Sehr zuverlässig hat sich uns die alte UNNAsche, neuerdings von PAUL UNNA modifizierte Jod-Gentiana-Eosinmethode erwiesen, die allerdings nicht ganz so einfach ist und etwas längere Zeit in Anspruch nimmt.

Sie wird in folgender Weise ausgeführt: *Gentiana-Jod-Anilin + Eosinfärbung*.

1. Carbolgentianaviolett (Farbe mit Fließpapier absaugen) 1 Minute,
2. LUGOLsche Lösung (Farbe mit Fließpapier absaugen) 1 Minute,
3. Anilin + Eosin (auf 10 ccm Anilin 5 Tropfen einer $1^0/_0$igen spirituösen Eosinlösung) 10—15 Minuten,
4. Anilinöl 1 Minute,
5. Xylol abspülen,
6. Canadabalsam.

Mit diesen Verfahren wird der Untergrund der Schuppen schwach-rosa gefärbt, von dem die Mycelien und Sporen schön blau-violett sich scharf abheben. Ein Teil der mit Gentianaviolett nicht färbbaren Sporen nimmt die Eosinfarbe an. Diese Färbung hat vor allen bisher beschriebenen Methoden den Vorzug, daß sie nicht nur die Gesamtheit der Pilzelemente klar wiedergibt, sondern auch im Innern derselben dunkel gefärbt eine Reihe von Einzelheiten wie Endosporen bei Trichophyton oder die Globuli bei Pityriasis versicolor klar und deutlich hervortreten läßt. Sie gilt für Schuppen und Haare.

Erwähnt zu werden verdient dann ferner die HERXHEIMERsche Methode:

Schuppen klebt man am besten mit Eiweißglycerin auf, erhitzt kurz über der Flamme und entfettet mit Alkohol und Äther zu gleichen Teilen; Haare werden ohne Eiweißglycerin sofort mit Alkoholäther behandelt. Größere Schuppen kann man, wie wir selbst uns vielfach überzeugt haben, auch einfach im Blockschälchen mit Alkohol und Äther entfetten und dann färben. Zur Färbung genügt Einlegen resp. auf dem Objektträger Aufträufeln 5—10 Minuten lang von konzentrierter Giemsalösung, dann Abspülen mit Wasser, Entfärben 5—15 Minuten in einer $1/_4{}^0/_0$igen Tanninlösung, Wasser, Alkohol, Xylol, Balsam. Man kann auch der Einfachheit halber die Tanninlösung fortlassen und nur mit Alkohol entfärben. Die Pilze erscheinen blau, das Gewebe violett.

b) Die Schnittfärbungen und Färbung der Fadenpilze in der Kultur.

Für die *Schnittfärbung* bediente man sich bisher im allgemeinen der WAELSCHschen Methode:

a) Färbung 10—15 Minuten in Anilinwasser-Gentianaviolett (frisch bereitet).

b) Darauf Einlegen für 3 Minuten in Wasserstoffsuperoxyd und $5^0/_0$ige wässerige Jodkalilösung zu gleichen Teilen.

c) Bis zur völligen Entfärbung in eine $1^0/_0$ige Salzsäure-Anilinmischung (für dickere Schuppen, Nägel, Haare 8—10 Stunden, für dünne und Mikrotomschnitte, z. B. von Favusscutulis oder Schnitten von Kerion 2—6 Stunden).

d) Alkohol, Xylol, Balsam.

Auch die im Jahre 1902 von UNNA für die Gewebeschnitte angegebene Färbung nach UNNA-PAPPENHEIM mit Carbol-Methylgrün-Pyronin (20 Minuten) und Differenzieren in absolutem Alkohol wurde seither vielfach verwandt. Ganz neuerdings hat PAUL UNNA jun. dieses Verfahren, an dem die oben erwähnten Mängel der Nichtdifferenzierung von Pilzen und Hornschicht sowie das Erscheinen von Sporen und Leukocyten in einer Mischfärbung auszusetzen ist, in der Weise modifiziert, daß er eine Abstellung der gerügten Mängel erreichte. Durch eine Veränderung im Mengenverhältnis von Methylgrün und Pyronin gelang es ihm, *Leukocyten und andere Kerne grünlich, Mycelien und Sporen rot zu tingieren* und es glückte ihm ferner, durch systematische Abkürzung der Färbungsdauer bei der

verstärkten Farblösung zu einer minimalen, jedoch optimalen Färbung der Pilze bei Zurück-
treten der Hornschichttinktion zu kommen. Die Zusammensetzung der Farblösung ist
folgende:

Pyronin 0,9,
Methylgrün 0,1,
96 % Alkohol 9,0,
Glycerin 10,
$^1/_2$ %iges Carbolwasser 100,

während die alte UNNA-PAPPENHEIMsche nur

0,25 Pyronin und
0,15 Methylengrün

enthielt.

Die Schnitte kommen aus dem Wasser 5—10 Sekunden auf dem Objektträger in die
Farbe, Abspülen in Wasser, schnell in absolutem Alkohol entwässern, Xylol, Balsam.
Hornschicht schwach rötlich, teilweise auch garnicht gefärbt. Pilzelemente heben sich
leuchtend rubinrot heraus. Leukocyten stets hellgrün bis blaugrün gefärbt, sind deutlich
von den Pilzen unterscheidbar.

Der Vollständigkeit halber sei noch am Schlusse ein ganz neuerdings von HEIDEGGER
in München angegebenes Vorgehen mitgeteilt, das für Schuppen sowohl, wie für Schnitte
gilt, aber, wie gleich bemerkt sei, gegenüber den anderen oben angeführten Verfahren keinen
Vorteil bietet: Färbung mit Methylgrün-Pyronin in der bekannten Zusammensetzung nach
UNNA-PAPPENHEIM (Dr. G. Grübler & Co.): Abgeschabte Borken und Epidermisteile werden
mittels Impfnadeln möglichst zerkleinert und ohne vorherige Aufhellung in Kalilauge oder
Entfettung mit Alkoholäther in einem Blechschälchen in der Farblösung einmal kurz auf-
gekocht und 10 Minuten stehen gelassen. Kurzes Abspülen in Wasser, Einbetten in Glycerin-
gelatine unter leichtem Andrücken des Deckglases, so daß sich das weiche und mürbe Material
glatt und in dünner Schicht ausbreitet. Paraffinschnitte von formolfixiertem Material
werden 10—20 Minuten gefärbt, einige Sekunden in Wasser abgespült und ganz kurz in
60%igem Alkohol differenziert, hierauf rasches Entwässern in absolutem Alkohol, Xylol,
Canadabalsam. *Resultat:* Herpessporen und Mycelien leuchtend rotbraun, Zellkerne dunkel-
blauviolett, Protoplasma rötlich. Favussporen und -mycelien blauviolett.

Will man *Fadenpilze in Kulturen* färben, so geht man nach Boss zweckmäßigerweise
in folgender Weise vor: Mit einer Öse wird etwas von dem zu untersuchenden Material
auf einen Objektträger gebracht, Behandlung während zweier Minuten mit einer Lösung
von 10 Teilen 25%igen Antiformins und 1 Teil 1%iger Natronlauge, kurze Hitzefixation.
Dann gut abtrocknen mit Filtrierpapier, ganz kurze (minimale) Färbung mit der oben
erwähnten von PAUL UNNA jun. modifizierten PAPPENHEIM-UNNA-Färbung. Auf diese Art
wird der Nährboden gut aufgelöst und die Pilze kommen deutlich zur Darstellung.

Im Anschluß an die eben gegebenen allgemeinen Färbungsmethoden seien dann im
folgenden noch einige *Spezialfärbungen* für Ausstrichpräparate und für Schnitte mitgeteilt.

Für die Färbung von *Hefen* geben BUSCHKE und JOSEPH folgendes besondere Verfahren an: Fixieren in 1% Carbolmethylenblau 1 Minute, Abspülen mit destilliertem
Wasser, Entfärben mit 1% Phosphin 1$^1/_2$ Minuten unter dauerndem Bewegen des Objekt-
trägers: Nuclein gelb, Volutin grün, Sporen blau. Für die Färbung von Schnitten empfehlen
die genannten Autoren die WEIGERTsche Fibrinfärbung, ebenso die RUSSELLsche Methode
(Carbol-Jodgrün [1]). Die Anwendung von Hämatoxylin ist wie für alle Pilzfärbungen nicht
angezeigt, da es die Kerne mitfärbt und Schwierigkeiten in der Unterscheidung von Gewebs-
und Hefezellen entstehen können.

Eine andere spezielle Methode für die Tinktion des diphtheriebacillenähnlichen Erregers
der *Discomykose* und zwar sowohl der „weißen Körner" als der sie zusammensetzenden
Stäbchen ist neben dem Borellblau und dem Gramverfahren noch die Largineinwirkung,
die ursprünglich für die Imprägnation der Spir. pallida von RAVAUT und PORZELLI angegeben
worden war, sowie die gewöhnliche Spirochätentinktion mit Argentum nitr. nach LEVADITI,
die RAVAUT und PINOY speziell für die weißen Körner empfehlen.

Erwähnt seien dann ferner noch besondere Färbungen für den *Actinomycespilz*. Neben
dem Verfahren nach GRAM-WEIGERT sind noch folgende zu nennen:

---

[1] Färbung nach RUSSELL: Fixierung in Alkohol oder MÜLLERscher Flüssigkeit. Färbung
15 Minuten in konzentrierter Lösung von Fuchsin in 2%igem Carbolwasser. Auswaschen
in Wasser. Differenzieren $^1/_2$ Minute lang in Alkohol absolutus. Nachfärben 5 Minuten
in 1%iger Jod-Grünlösung (gelöst in 2%igem Carbolwasser). Alkohol, Nelkenöl, Balsam.
Hefezellen rot, Gewebe hellgrün. BUSSE färbt mit Hämalaun vor. Dann Einbringen der
Präparate in sehr helle Carbolfuchsinlösung für kurze Zeit, Alkohol, Nelkenöl, Balsam.
Hefe leuchtend hellrot. Kerne blau.

1. Nach BIRCH-HIRSCHFELD: Vorfärben mit Bismarckbraun; dann 5 Minuten in ZIEHLscher Carbolfuchsinlösung, Differenzieren in Alkohol, hierauf 15 Minuten unter Erwärmen in 1%ige Krystallviolettlösung, Alkohol, Xylol, Balsam. Kolben rot, Faden blau, Gewebe braun.

2. Nach SCHLEGEL: 4—5 oder mehr Stunden im Thermostaten in alkoholischer Eosinlösung; kurzes Abspülen in 96%igem Alkohol; HANSENsches Hämatoxylin 5—10 Minuten rasch auswaschen. Alkohol, Xylol, Balsam. Drusen intensiv rot, Gewebskerne blau.

3. Nach CIECHANOWSKY: Formalinhärtung, Celloidineinbettung, GRAMsche Färbung. Differenzieren in 70%igem Alkohol; Nachfärben unter Erwärmen in Orcein, Salzsäure āā 1,0 Aqua destillata ad 100,0. Differenzieren zuerst in salzsaurem Alkohol, dann in absolutem Alkohol, bis die Actinomycesdrüsen als dunkelblau gefärbte Punkte auf dem roten Hintergrunde hervortreten. Fadengerüst blau, Keulen rotviolett, Kerne dunkelrotbraun.

4. Nach MOREL und DULAUS: HANSENsches Hämatoxylin, Wasser, hierauf 2—3 Minuten in Viktoriablau 1,0, Alkohol 10,0 Aqua destillata ad 100,0. Auswaschen in Wasser und Einbringen in LUGOLsche Lösung. Differenzieren in Alkohol. Nachfärben in Rosanilinviolett 1,0, Alkohol 10,0 Aqua destillata ad 100,0. Wasser, Alkohol, Xylol, Balsam. Zellkerne violett, Mycelien dunkelblau, Kolben rot.

Eine weitere spezielle Färbung ist die der *Sporotrichoseerreger*. Sie sind im Ausstrich schwer auffindbar, denn sie ändern hier ihren Charakter in der Weise, daß die zunächst grampositiven Pilze im Laufe der Zeit — und meist wird man ja mehr ältere Fälle, wenn überhaupt zur Untersuchung bekommen — gramnegativ werden. Das gleiche gilt, wie hier gleich bemerkt sei, für die Schnitte. Auch hier erscheinen die Erreger meist nur schwach gefärbt als „Schatten" im Gewebe. Bei der experimentellen Tier-Sporotrichose gelingt dagegen der Nachweis der Myceten ohne große Schwierigkeiten. Die beste Methode hierfür ist neben der einfachen Tinktion nach UNNA-PAPPENHEIM (Cfr. die bei den Dermatophyten erwähnte Modifikation derselben nach UNNA jun.) die die Parasiten rot, die Kerntrümmer blaugrün herausbringt — wie GRÜTZ betont — die früher von E. HOFFMANN angegebene, neuerdings von LAWLESS besonders empfohlene Methode. Fixierung in Formol, MÜLLER-ZENKER- oder HELLYscher Lösung, Paraffineinbettung, Schnitte färben mit

1. Eisenhämatoxylin (nach WEIGERT oder HEIDENHEIN) 5—10 Minuten.
2. 10 Minuten wässern.
3. In Methylviolett oder Anilinwasser-Gentianaviolett 2—3 Minuten.
4. Jod-Jodkali (Lugollösung) 5 Minuten.
5. 1—2 Minuten differenzieren in VAN GIESON-Lösung.
6. Kurze Zeit in Alkohol absolutus. Xylol, Balsam.

Bindegewebe leuchtend rot, Muskelfaser gelblich, Kerne braun, Pilze tiefblau-violett, besonders geeignet zur Erkennung, ob die Pilze intra- oder extracellulär liegen. Das Verfahren gibt sehr schöne kontrastreiche Bilder. Empfohlen wird auch eine in den Zeiten verlängerte WEIGERTsche Färbung, so zwar, daß die Präparate statt einiger Minuten 24 bis 36 Stunden in Anilinwasser-Gentianviolett auf den Brutschrank gestellt bleiben. Die Weiterbehandlung erfolgt nach den für die GRAM-WEIGERTsche Färbung sonst gültigen Vorschriften, dabei färben sich die Pilze intensiv blau-violett. Bemerkt sei noch, daß man den Pilz in den Absonderungen der Schleimhäute eher findet als in der Haut. Der Parasit zeigt — nach GRÜTZ — die Gestalt von 1—3 Mikren breiten, 2—6 Mikren langen, ovalären Gebilden, die entweder extracellulär gelegen oder von Makrophagen, seltener von polynukleären Leukocyten phagocytiert sind. Die Färbbarkeit dieser ovoiden, von einem hyalinen, doppelt konturierten Saum umgebenen, kleine Körnchen und Vakuolen enthaltenden Pilzelemente ist je nach ihrem Alter eine ganz verschiedene. Jugendliche Formen sind basophil und nehmen die Gramfärbung gut an, ältere oder durch Phagocyten veränderte wechseln die Farbaffinität und werden acidophil.

2. Kulturmethoden.

A. Allgemeine Maßregeln bei Anlegung der Kultur.

Das Kulturverfahren ist die dritte und vielfach am meisten Erfolg versprechende Methode, um in einem gegebenen Einzelfalle Pilze nachzuweisen. Sie hat den Vorteil, nicht nur zu zeigen, ob überhaupt eine Affektion mykotischer Natur ist, sondern gestattet uns für gewöhnlich auch gleichzeitig die Art des Erregers festzustellen, und uns damit in wissenschaftlicher und epidemiologischer Hinsicht wertvolle Fingerzeige zu geben, denn nur auf diese Weise ist es möglich, zur Kenntnis der Pilzflora der betreffenden Gegend zu gelangen und dadurch die Bekämpfung der Schädlinge in geeigneter Weise in die Wege zu leiten. Ein gewisser Nachteil ist natürlich die lange Dauer bis zur Diagnosenstellung bei der Züchtung (im Durchschnitt etwa 4—6 Wochen).

Das Kulturverfahren wird so ausgeführt, daß kleine Stückchen des zu untersuchenden Materials auf *einen der weiter unten genauer angegebenen Nährböden* im Reagenzglase verteilt und bei Zimmertemperatur belassen werden, möglichst nicht mehr als vier und in gehörigen Abständen von einander. Es ist letzteres deshalb von Wert, damit man, wenn eines oder das andere der betreffenden ausgesäten Partikelchen verschimmelt, die gesund gebliebenen, indem man mit der Platinöse eingeht, bequem herausholen und auf andere Röhrchen verimpfen kann. Man hat dann die Möglichkeit, daß dieses Stückchen wenigstens frei von verunreinigenden Saprophyten ist und, falls es den pathogenen Pilz beherbergt, ungestört auskeimen kann. Aus dieser Überlegung folgt mit Notwendigkeit, daß man die beschickten und bei Zimmertemperatur abgestellten Röhrchen täglich anschauen muß, um solche Schimmelkolonien so rechtzeitig entdecken zu können, daß man sie ausmerzen kann, bevor sie größere Teile des Röhrchens infiziert und so das ganze Material unbrauchbar gemacht haben.

Das auszusäende Material muß natürlich, falls es aus größeren Schuppen besteht, zweckmäßigerweise vor der Aussaat steril zerzupft, zerschnitten oder im Mörser zerkleinert werden, denn je kleiner das einzelne Stückchen ist, desto größer ist die Wahrscheinlichkeit, daß es keine oder nur wenige Schimmelerreger beherbergt[1]. Handelt es sich um Haare, so nehme man zur Aussaat möglichst die radikulären Teile derselben.

Vorangehende desinfektorische Maßnahmen mit dem auszusäenden Material, auch die Verreibung mit Kieselgur (die früher oft gebrauchte KRALsche Methode) haben sich im allgemeinen nicht bewährt, sondern hindern eher das Pilzwachstum. Neuerdings ist aber doch wieder das vorherige Einlegen besonders in $2^0/_0$iges Antiformin und in Sublimat 1 : 2000 während 3—6 Minuten empfohlen (GRIF u. ITKIN).

Hat man die Röhrchen 14 Tage beobachtet und die mit Saprophyten verunreinigten ausgemerzt, so erscheinen bei unseren meist in Frage kommenden Dermatophyten die Kulturen nach dieser Zeit als kleine weiße oder graue Pünktchen, denen man dann einige Zeit zum Wachstum lassen muß, um sie schließlich auf ERLENMEYER-Kolben oder breitere Reagensgläser zu verpflanzen. Auf diesen entwickeln sich dann größere Kulturen, aus denen man leicht, wenigstens in den meisten Fällen, die Diagnose des in Betracht kommenden Parasiten gewinnen kann. Die vorkommenden Verunreinigungen, die wir, wie weiter unten noch näher ausgeführt werden wird, im allgemeinen schon an ihrem schnellen Wachstum erkennen können, sind entweder Schimmelpilze oder Soorkolonien. Bei letzteren ist jedoch einschränkend zu bemerken: Treten sie in sehr großen Mengen auf, so zwar, daß jede Cuvette nur oder fast nur Soorkolonien zur Entwicklung kommen läßt, so muß man den Gedanken, daß es sich um Verunreinigungen handelt, fallen lassen und den Soor als Erreger der betreffenden Affektion ansehen, *besonders dann, wenn auch mikroskopisch im Nativpräparat Soor nachgewiesen werden konnte*[2].

---

[1] Speziell für die Nagelmykose soll man jedoch nach KARRENBERG zweckmäßigerweise außer den kleinen auch mehrere große Nagelpartikelchen aussäen, aus der Überlegung heraus, den sich etwa entwickelnden Pilzen möglichst viel ihnen adäquater Nährsubstanz ihres natürlichen Wuchsbodens von vornherein mit auf den Weg zu geben. Dieses Stückchen versenkt man am besten in kleine mit dem Platinspatel vorher gesetzte Grübchen in dem betreffenden Kulturmedium, um sie auf diese Weise zu durchtränken und feucht zu erhalten.

[2] Manche Autoren, die den Soorpilz als ätiologischen Faktor überhaupt ablehnen, (SABOURAUD, DE GREGORIO), erkennen natürlich diesen Gedankengang nicht an und betrachten alle diese Soorkolonien als Verunreinigung. Die Arbeiten der genannten Autoren lassen aber unseres Erachtens die Unterscheidung darüber vermissen, ob *alle* resp. *fast alle*

Bemerkt sei noch, daß, wenn mit Hautstückchen beschickte Röhrchen länger als 14 Tage steril bleiben und der Verdacht besteht, daß doch Pilze in dem Material enthalten sind, man gut tut, die Röhrchen auf einige Zeit in den Brutschrank bei 27⁰ zu stellen, manchmal wachsen dann doch noch Pilze (Trichophyton faviforme). Überhaupt wird es nach den Erfahrungen, die BENEDEK bei seinen Spalthefen gemacht hat, und die wir auch für andere Dermatophyten an unserer Abteilung bestätigen konnten (KADISCH), vielleicht in Zukunft zu empfehlen sein, einige von den beschickten Röhrchen von vornherein nicht nur bei Zimmertemperatur wie üblich zu belassen, sondern auch in den Brutschrank von 27⁰ zu stellen.

Mit einigen Worten muß hier noch des von BENEDEK für den Erreger vorwiegend des seborrhoischen Ekzems gehaltenen Schizosaccharomyces hominis, der Spalthefe gedacht werden. Sie wächst — wenigstens als Primärkultur — auf unseren gewöhnlichen diagnostisch verwendeten Nährböden meist nicht gut, sondern besser auf 8⁰/₀ Glucoseagar (BENEDEK) kommt also *als Verunreinigung unserer Kulturen praktisch kaum in Betracht.* Wollen wir also in einem Falle das Vorhandensein von Spalthefe feststellen, so müssen wir neben unseren üblichen Nährboden (SABOURAUD, GRÜTZ) außerdem das betreffende Material noch auf 8⁰/₀igen Glucoseagar (BENEDEK) aussäen und bei 27⁰ bebrüten. Nach 2—3 Tagen entstehen dann die charakterischen weißgrauen leicht fließenden Spalthefekolonien, allerdings keineswegs immer oder auch nur mit einer gewissen Regelmäßigkeit, wie bei unseren übrigen Dermatophyten, sondern nach BENEDEKs eigener Angabe nur in etwa 10—15 ⁰/₀ der Fälle (während andere Autoren wie W. ENGELHARDT und SCHNEIDER, KADISCH u. a. sich diesen Zahlen gegenüber sehr skeptisch verhalten und die positiven Ergebnisse auf zunehmende Verunreinigung der Laboratorien und Brutöfen mit Spalthefesporen zurückgeführt wissen wollen).

Handelt es sich nicht um oberflächliche Trichophytieerkrankungen, sondern um *die sog. gummösen Pilzaffektionen oder um Aktinomykose*verdacht, so muß man bei der Aussaat des zu untersuchenden Materials besonders vorsichtig verfahren. Es müssen nach Möglichkeit die zu entnehmenden Proben nicht aus offenen Eiterherden, sondern aus geschlossenen Abscessen (durch Punktion) oder aus der Tiefe des Randes etwa bestehender Ulcerationen entnommen oder ein kleines Stück mit der Pinzette am Rande abgekappt werden, damit man die eigentlichen Erreger möglichst frei von verunreinigenden Saprophyten in Reinkultur erhält. Speziell bei der Sporotrichose geht man am besten so vor, daß man den Eiter im Röhrchen zunächst in dem Winkel zwischen Glaswand und Agaroberfläche herablaufen läßt, darauf erst soll er mit einer Platinöse in der üblichen Art mit Zickzackstrich auf die Oberfläche des Agars verteilt werden. Zur mikroskopischen Betrachtung etwa sich entwickelnder Kolonien wird das Röhrchen auf dem Mikroskopiertisch am besten mit der neuerdings von BENEDEK angegebenen mykologischen Objekttischklammer befestigt und besonders die Glaswand in der Nähe des Winkels, den sie mit der Agaroberfläche bildet, — wo bei der Beimpfung des Röhrchens der Eiter herabgeflossen ist, — mit schwacher Vergrößerung besichtigt. Von dem auf der Glaswand hängen gebliebenen Eiter sieht man dann meist schon nach 2—3 Tagen die Pilzfäden auskeimen.

Auch für die Züchtung der Aktinomykose und Mycetomerreger seien die in Betracht kommenden besonderen Vorsichtsmaßregeln an dieser Stelle noch extra erwähnt. Zur Aussaat sollen nur Körner verwendet werden, da die Kultur aus dem Eiter fast nie gelingt. Ebenso ist es sehr schwierig, aus offenen Fisteln Reinkulturen zu erhalten, da sich häufig Begleitbakterien an den Körnern

---

beschickten Röhrchen oder nur einige wenige Soorkolonien enthalten. Wir sind aber der Ansicht, daß hier der entscheidende Unterschied liegt: Sind nur wenige Röhrchen Soorhaltig und in letzteren wieder nicht alle Partikelchen, sondern nur einige zu Soorkolonien ausgewachsen, so handelt es sich um eine Verunreinigung. Sind aus allen oder fast allen Stückchen Soorkolonien ausgekeimt, so liegt mit Wahrscheinlichkeit eine Soorerkrankung vor.

finden. In diesem Falle empfiehlt sich mehrmaliges Waschen in großen Mengen steriler Kochsalzlösung, Zerkleinerung im Mörser und Aussaat von 50—100 Partikelchen auf zahlreiche Kulturröhrchen. SABOURAUDs Medium genügt auch bei den Maduromykosen den Ansprüchen der Pilze nicht immer, man soll ihnen deswegen mehrere Nährböden zur Auswahl bieten.

B. Herstellung der Nährböden.

Nachdem bei uns in Deutschland der Pilzforscher PLAUT am Anfang dieses Jahrhunderts und vorher seine Kulturen noch vielfach auf einem Traubenzuckernährboden (der 3 % Traubenzucker, 1 % Pepton, 1,5 % Agar und Wasser ad 100 enthielt) gezüchtet hatte, wurde unter dem Einfluß der umfassenden Arbeiten SABOURAUDs, dessen großes Werk „Les Teignes" 1910 erschien, bei uns wie in anderen Ländern ganz vorwiegend der SABOURAUDsche Nährboden zur Züchtung angewendet. Durch diese einheitliche Verwendung eines „Standardnährbodens" („Milieu d' épreuve") war ja in der Tat der Vergleich der an verschiedenen Orten gezüchteten Pilzarten nach ihrem Aussehen und der Art ihres Wachstums viel mehr gewährleistet. Schon vor dem Kriege wurde ab und zu versucht, die französischen Nährbodenstoffe, besonders das Pepton, durch von anderer Stelle bezogenes gleichartiges Material zu ersetzen, aber vor allem während des Krieges waren wir nicht mehr in der Lage, die Bestandteile für die nach SABOURAUDs Angabe zusammengesetzten Nährböden aus Paris zu beziehen, und man suchte daher nach Ersatzstoffen. Es wurde nun besonders ein mit Bierwürze hergestelltes Nährsubstrat verwendet, W. FISCHER hat 1919 seine Erfahrungen zusammenhängend darüber mitgeteilt. Er benutzte die aus der Berliner Versuchs- und Lehrbrauerei bezogene aus Malz hergestellte Bierwürze, sie enthielt in der hochprozentigen Form 16—20 % Extraktivstoffe, die bestanden aus etwa 25 % Dextrin, 74 % verschiedenen Zuckerarten, und 0,6—1 % Stickstoff. An Zucker war etwa 80 % Maltose und 20 % Lävulose, Dextrose und Saccharose darin enthalten. Um einen Zuckernährboden herzustellen, muß man zum Agar die dem Zuckergehalt entsprechende Menge Bierwürze hinzufügen. W. FISCHER machte mit diesem Nährboden ganz gute Erfahrungen, und auch *wir selbst* haben während des Krieges vorwiegend mit dem Bierwürzeagar (die Bierwürze war aus der gleichen hiesigen Quelle bezogen) gearbeitet und erhielten ebenfalls Kulturen, die in ihrem Ergebnis des Wachstums mit den auf SABOURAUD-Nährboden, den wir später wieder viel verwendeten, gezüchteten Kulturen gut übereinstimmten. Aber FISCHER hebt doch eine gewisse Inkonstanz der Zusammensetzung der Bierwürze und damit natürlich auch ein wechselndes Ergebnis der Kulturen hervor. Wir selbst haben diese Verschiedenheiten zufällig nicht so sehr zur Beobachtung bekommen, aber im Ganzen wird man sicherlich die Verschiedenheit der einzelnen Bierwürzen nicht in Abrede stellen können.

Nun hat aber vor einigen Jahren GRÜTZ die Herstellung von Nährböden angegeben, in denen die französischen Materialien durch aus Deutschland bezogene Stoffe ersetzt sind. Und diese Nährböden haben sich bei mannigfachen Kulturversuchen durch GRÜTZ, durch KARRENBERG, durch ENGELHARDT und HARTMANN, durch BRUHNS und ALEXANDER in der Tat als den SABOURAUDschen Nährsubstraten gleichwertig erwiesen, wir können sie neben den SABOURAUDschen Böden, aber auch ohne Parallelkulturen mit diesen in gleicher Weise als Einheits- oder Standardnährböden anwenden und tun dies jetzt, da wir die Materialien aus Deutschland beziehen, durchweg, prüfen aber immer einmal gelegentlich wieder den Vergleich mit den französischen Kultursubstraten aus. Wir können also den allgemeinen Gebrauch dieser GRÜTZschen Nährböden, deren Herstellung unten angegeben wird, durchaus empfehlen.

Sabouraud hat ferner 1925 noch einen *Honignährboden* vorgeschlagen. An Stelle von Maltose oder Glucose sollte Honig (in doppelter Menge) genommen werden. Es gilt aber hier wohl ebenso wie von der Bierwürze, daß es fraglich erscheint, ob der von verschiedenen Stellen entstammende Bienenhonig konstant genug ausfällt, um immer zuverlässige Resultate zu geben. Grütz, Bruhns, Berde, Buschke, Weidman und Spring haben auf die Ungleichmäßigkeit hingewiesen, Scopesi und Manca Pastorino sahen mehr Pleomorphismus sich entwickeln.

Endlich sei der von Pollacci empfohlene und in Italien viel gebrauchte Nährboden noch mit angeführt, er ist in Gegensatz zu den anderen Böden mit Rindfleischabkochung hergestellt. Pollacci legt ihn der Darstellung in dem Pilzwerk von Pollacci und Nannizzi zu Grunde. Wir haben den Nährboden viel mit verwendet, immer neben den üblichen Sabouraud- und Grütz-Kulturen, und haben gefunden, daß dieses Nährsubstrat einigen Pilzen, besonders dem Achorion Schönleini sehr zusagte, und sie stärker als auf anderen Böden wachsen ließ (Stickstoffbedürfnis des Achorion Schönleini?), aber auch das Achorion Quinckeanum wuchs stark darauf. Im übrigen zeigte sich uns bei vielen Pilzen eine besondere Neigung zu zerebriformen Wulstbildungen, nicht nur bei Trich. cerebriforme selbst, sondern auch bei Trich. asteroides, persicolor, Mikr. lanosum, Epid. Kaufmann-Wolf usw., dadurch war dann oft der Unterschied der einzelnen Kulturen in ihrem makroskopischen Aussehen undeutlicher geworden. Bei farbenbildenden Kulturen, wie Epid. plurizoniforme und lanoroseum, auch bei Trich. rosaceum und vinosum (hier teilweise) trat auf Pollacci-Boden die Farbbildung früher und intensiver hervor als auf anderen Nährböden. Viele andere Kulturen entwickelten sich auf Pollacci-Boden ungefähr ähnlich wie auf Sabouraud- oder Grütz-Nährböden, andere anscheinend auch weniger gut (verschiedene Epidermophytonkulturen). So erschien uns das Bild gegenüber den üblichen Nährsubstraten auf Pollacci-Boden im ganzen unregelmäßiger. Alles in allem scheint uns die Verwendung des Pollaccischen Bodens als *Normalnährboden* weniger empfehlenswert, als der Sabouraud- oder Grütz-Nährboden[1]. Hervorgehoben sei noch, daß Ogata die Fruktifikationsorgane auf Pollacci-Boden sich besonders üppig entwickeln sah.

Schließlich muß noch hervorgehoben werden, daß durch die Untersuchungen der letzten Jahre sich ergeben hat, daß *die Reaktion der Nährböden,* die früher nicht besonders beachtet wurde, auf das Wachstum der Pilze einen wesentlichen Einfluß hat. Nach den Versuchen von Takenouki und besonders von Kadisch und auch Biltris und Talica hat sich ergeben, daß eine p_H-Zusammensetzung von durchschnittlich 7,4 die beste Gewähr für gute Entwicklung der Pilze zu geben scheint (vgl. darüber S. 186 im Kapitel „Biologie").

Wir geben nun die Vorschriften zur Herstellung der Nährböden im einzelnen an:

1. *Sabourauds Nährböden.* Die Vorschrift für *Sabourauds Maltoseagar* lautet folgendermaßen:

Wasser	1000 g
Maltose brute von Chanut in Paris	40 g [2]
Peptone granulée von Chassaing in Paris	10 g
Agar	18 g

In *Sabourauds Glucosenährböden* wird statt Maltose bei sonst ganz gleicher Zusammensetzung „Glucose massée von Chanut 40,0" benutzt.

---

[1] Ausführlicheres s. Bruhns, Dermat. Zeitschr. Bd. 53.

[2] Die Maltose brute und die Glucose massée von Chanut sowie Peptone granulée sind zu beziehen von Cogit, Paris, Boulevard Saint-Michel 36.

Und für *Sabourauds Peptonagar* (mehr Pepton, ohne Maltose und Glucose), der zwar meist weniger charakteristische und dürftiger entwickelte Kulturen gibt, dafür aber die Art erhält und sie gewöhnlich vor dem Verderb durch das Flaumigwerden bewahrt, der also als ein „*Milieu de conservation*" anzusehen ist und möglichst immer mit beschickt werden soll, empfiehlt Sabouraud:

                Wasser . . . . 1000 g
                Peptone granulée von Chassaing in Paris . . . . .   30 g
                Agar . . . .   18 g.

In der Tat gelingt es oft genug, wenn man auf den kohlehydrathaltigen Nährböden schon vollkommen flaumige Degeneration einer Kultur bekommen hat, von der gleichzeitig angelegten Kultur auf Peptonnährböden durch Übertragung auf Maltoseagar oder Glucoseagar wieder Kolonien von ursprünglichem Aussehen zu gewinnen. Andererseits ist auch zu beobachten, daß einige Pilzarten gerade auf Peptonnährboden ' besonders charakteristisches Wachstum zeigen, so z. B. das Trich. gypseum asteroides und das Trich. gypseum granulosum, auch das Epidermophyson plurizoniforme.

Die *spezielle Ausführung der Herstellung der Nährböden* gibt Sabouraud in folgender Weise an, wobei er empfiehlt, nicht über 3 Liter auf einmal zu bereiten:

Für den Maltose- oder Glucoseagar bringt man in einen 5 l-Kolben 3 l reinen, nicht destillierten Wassers und fügt hinzu 54 g in feine Stücke geschnittenen Agars, läßt dies zur besseren Durchtränkung $^1/_2$ Stunde stehen und setzt dazu 120 g Maltose (oder Glucose), 30 g Peptone granulée von Chassaing, dann bringt man den mit Watte verschlossenen Kolben in den Autoklaven, und läßt die Temperatur allmählich ansteigen (den Topf erst fest schließen, wenn Dampfbildung erfolgt!), nun soll die Temperatur 120° erreichen. Danach löscht man die Flamme und läßt die Temperatur auf 100° absinken.

Dann nimmt man den Topf aus dem Autoklaven, schüttelt ihn und rührt den Inhalt mit einem Glasstab gut um.

Dann empfiehlt Sabouraud 10 Flaschen von etwa 300 g Inhalt bereit zu halten, jeder ist ein 100 g-Trichter mit Papierfilter aufgesetzt; als solche Filter empfiehlt Sabouraud Filter von „Papier Chardin" (ebenfalls bei Cogit in Paris zu beziehen), doch kann man hier auch anderes gutes Filtrierpapier benutzen. In jeden Trichter gießt man soviel von der Flüssigkeit aus dem großen Kolben, als er fassen kann. Man muß exakt und schnell arbeiten. Sobald ein Filter vollgesaugt ist und nur noch in Tropfen filtriert, soll der betreffende Trichter weggenommen werden und durch einen frischen mit neuem Filter versehenen ersetzt werden, man durchlöchert dann den unbrauchbaren, indem man ihn über den neu aufgesetzten hält. Es soll also immer ein fließender Strom durch die Filter laufen und die ganze Filtration nicht länger als 15—20 Minuten dauern, damit keine Gerinnung eintritt. Die weggenommenen Trichter können natürlich von einem Helfer mit heißem Wasser abgespült und gleich wieder verwendet werden.

Nun muß der nicht ganz gleichmäßige Inhalt der zehn 300 g-Flaschen wieder in einen gewärmten Kolben zusammengegossen werden, durch Schütteln gut durchgemischt und darnach zwecks Abfüllung am besten wieder in die zehn 300 g-Flaschen zurückgegossen werden.

Es sollen dann zwei Arbeitende die Abfüllung in die Röhrchen oder Kolben übernehmen, der eine gießt ein, der andere verschließt die Kulturen, alles muß schnell vor sich gehen. Dabei muß darauf geachtet werden, daß beim Abfüllen der Hals des Glases nicht benetzt wird, weil sonst der Wattepfropf festklebt, und daß die Röhrchen dicht nebeneinander gestellt werden, damit sie warm bleiben und nicht vorzeitig erstarren.

Darnach bringt man die Röhrchen und Kolben gleich wieder in den Autoklaven zur nochmaligen Sterilisation und läßt dabei die Temperatur ganz langsam bis zu 120° ansteigen[1]. Bei dieser Gradzahl löscht man die Flamme, beim Erkalten werden die Nährböden herausgenommen und sind sofort gebrauchsfertig.

Für die *Herstellung des Sabouraudschen Peptonnährbodens, des „Milieu de conservation"* ist die Vorschrift ganz die gleiche, nur daß zu dem mit Wasser übergossenen und eine halbe Stunde gequollenen Agar statt Maltose oder Glukose 3% Peptone granulée zugesetzt wird.

---

[1] Karrenberg weist jüngst wieder darauf hin, daß so wenig wie möglich und mit nicht zu hoher Erhitzung sterilisiert werden soll, da der Zucker leicht dadurch verändert wird. Sauberes Arbeiten von Anfang an ist erforderlich.

Die Sterilisation ist, wenn kein Autoklav zur Verfügung steht, auch im strömenden Dampf möglich. GRÜTZ macht aber darauf aufmerksam, daß es dann erforderlich sei, den Agar, bevor man ihn mit dem Maltose-Peptongemisch zusammenbringt, 1 Stunde mit Wasser im Dampfkochtopf zu lassen, weil, wenn Maltose, Agar und Pepton gleich zusammengebracht werden, der Nährboden beim *langen* Dampfen zu weich und unbrauchbar werde.

2. Der *Bierwürzenährboden,* den wir selbst viel benutzt haben (s. oben), wurde folgendermaßen bereitet:

1 l Bierwürze (so, wie man sie aus der Brauerei erhält) wird mit 20 g Agar in etwa $1^1/_2$ Stunden im Autoklaven bei 100^0 verflüssigt. 10 g Pepton (Witte) werden mit etwas Aqua destillata verrührt und mit dem flüssigen Agar-Bierwürzegemisch gut gemengt. Der Nährboden wird dann in gewöhnlicher Weise in Kolben oder Röhrchen abgefüllt und sterilisiert (nicht zu hoch erhitzen, vgl. Anm. 1 auf S. 28.

3. Wir kommen nun zu den verschiedenen *von GRÜTZ angegebenen Nährböden.* Als Kohlehydrat wird das Nervinamalz der Firma C. C. Christiansen in Flensburg und als Pepton das Pepton Knoll[1] der chemischen Fabrik Knoll in Ludwigshafen verwendet.

GRÜTZ gibt für *seine Nährböden* folgende Herstellungsvorschriften:

Nährboden I.

Pepton Knoll . . . . 5 g

Unter leichtem Erwärmen lösen in wenigen ccm Wasser, dazu

Nervinamalz (Christiansen) . . . . . . 80 g

$1,8^0/_0$igen Agar . . . . 1000 g.

Dieses Gemisch wird nach gründlichem Mengen in der üblichen Weise verteilt auf Röhrchen und an drei aufeinanderfolgenden Tagen je 20 Minuten im Dampftopf sterilisiert. Dieser Nährboden entspricht also dem SABOURAUDschen Milieu d'épreuve, man kann ihn zweckmäßig deutsch als „Pilzprüfungsagar" bezeichnen.

GRÜTZ betont weiter, daß es für Anlegen von Ausgangskulturen oft unzweckmäßig sei, dazu die starken Zuckernährböden zu verwenden, vielmehr erzielte man bessere Ergebnisse mit geringerem Zuckerzusatz und Hinzufügen von Glycerin und Kochsalz. So empfiehlt er:

Nährboden II.

Pepton Knoll . . . . 5 g

Lösen in möglichst wenig ccm Wasser wie vorher, dazu

Traubenzucker . . . . 10 g   NaCl . . . . 5 g

Glycerin . . . . 5 g $1,8^0/_0$igen Agar . . . . . . 1000 g.

Und noch etwas besser bewährte sich mehrfach folgende Zusammensetzung:

Nährboden III.

Pepton Knoll . . . . 5 g

Lösen in wenig Wasser, wie vorher, dazu

Nervinamalz . . . . 60 g   NaCl . . . . 5 g

Glycerin . . . . 5 g $1,8^0/_0$ igen Agar . . . . . . 1000 g.

Bei der Herstellung soll man zunächst von dem Agar je 18 g in kleine Stücke schneiden, und diese Menge in je 1000 g Aqua destillata (destilliertes Wasser ist besser als das doch etwas ungleichmäßige Leitungswasser) einige Stunden quellen lassen, dann im Dampftopf verflüssigen und darauf durch Filtrierpapier filtrieren. In einem kleineren Kölbchen wird daneben die Pepton-Nervinamalzlösung zurechtgemacht, indem man zuerst das Pepton unter Schwenken des Kolbens über der Flamme löst, dann nach Hinzutun des Nervinamalzes und Lösung durch die gleiche leichte Erwärmung über der Flamme die Agarlösung zusetzt. Neutralisation dieser Nährböden findet ebensowenig statt, wie bei den SABOURAUD-Nährböden.

Von diesem mit Glycerin versetzten Nährboden kann man dann zweckmäßig auf den Nährboden I überimpfen.

Dem SABOURAUDschen Milieu de conservation, dem kurz als „Peptonnährboden" bezeichneten Nährsubstrat, entspricht der von GRÜTZ mit deutschem Pepton (ohne Malz) hergestellte

---

[1] Statt des zur Zeit nicht mehr hergestellten Peptones Knoll verwende man Pepton Witte.

Nährboden IV.

Pepton Knoll	30 g

Lösen in wenig ccm Wasser unter leichtem Erwärmen, dazu

1,8% igen Agar	1000 g

Noch nicht so viel ausprobiert ist das Wachstum der Kulturen auf *flüssigem Nährboden,* als solchen empfiehlt GRÜTZ im Bedarfsfall

Nährboden V.

Pepton Knoll	5 g
Nervinamalz	80 g
Lösen in Aqua destillata	1000 g.

Mehrfache Filtration bis zur Klarheit ist nötig. Nach GRÜTZ wachsen fast sämtliche Pilze vorzüglich darauf.

Über den Wert und die Zuverlässigkeit des GRÜTZschen Maltoseagars haben wir uns oben schon geäußert; wir haben vorwiegend die Nährböden I, III und IV der obigen Aufzählung benutzt. Der Maltose-Glycerin-Peptonagar wird von KARRENBERG als besonders günstig zur Anlegung von Primärkulturen empfohlen, auch zur Regeneration auf anderem Boden schwach gewordener Kulturen, die wieder aufblühen, wenn sie auf diesen Nährboden kommen.

4. Für den *Honignährboden SABOURAUDs* lautet die Zusammensetzung:

Wasser	100 g
Peptone granulée	2 g
Bienenhonig	8 g
Agar	2 g.

Die Herstellung des Nährbodens erfolgt in gleicher Weise wie die anderen SABOURAUDschen Nährböden (s. oben).

5. *Der von POLLACCI angegebene Nährboden* unterscheidet sich nun von den bisher beschriebenen Nährböden prinzipiell dadurch, daß er noch Rindfleischsaft enthält. Die Vorschrift lautet folgendermaßen:

500 g Rindfleisch werden mit 1 l Aqua destillata 1 Stunde lang im Dampftopf gekocht bei 100°, dann wird filtriert. Hinzu kommen

Pepton Witte	10 g
NaCl	5 g
Agar	15 g.

Jetzt etwa 2 Stunden im Dampftopf kochen bei 100°, dann filtrieren, neutralisieren, 1/2 Stunde kochen, dann zusetzen

Glucose	70 g

Darnach abfüllen und die Röhrchen oder Kölbchen an 3 Tagen je 20—30 Minuten bei etwa 80° sterilisieren.

Von *anderen Nährböden,* deren Verwendung aber nicht durchweg zu empfehlen ist, weil verschiedene teils als überholt, teils als unsicher für das Wachstum der Pilze anzusehen sind, auch gar nicht geeignet erscheinen für Vergleichszwecke, wie unsere SABOURAUDschen oder GRÜTZschen Standardnährböden, führen wir nur folgende an, die mehr oder weniger gebraucht worden sind:

Gelatinenährböden, rein oder als Bierwürzegelatine (die Gelatine wird durch die meisten Pilzarten verflüssigt), Traubenzuckeragar (1—4 %ig), Agar mit Milchzucker und noch verschiedenen Zuckerarten, auch die Mengen sind variiert: BENEDEK gebraucht für seine Spalthefekulturen einen 8%igen Glukosenährboden. Es sind ferner noch andere Glycerinnährböden, Cholesterinagar, eiweißfreie Nährböden, wie der USCHINSKY-Boden (F. BLUMENTHAL und v. MALLINCKRODT-HAUPT u. a.) verwendet worden.

Die Kartoffel wurde früher viel zur Züchtung benutzt, ist aber durch die jetzigen zuverlässigeren Böden fast ganz verdrängt, sie kann für einige Spezialstämme, von denen sie besonders gefärbte Kolonien zeigt, noch herangezogen werden[1]. Mohrrüben wurden gelegentlich in rohem Zustand wieder verwendet.

---

[1] Über „Glycerin-Kartoffel" zur Impfung von Sporotrichoseeiter s. S. 137.

FALCHI gibt einen Karottenagar in folgender Form an: Dekokt von $^{1}/_{2}$ kg Karotten in 1 Liter 2 %igen Agarwassers mit 1 % Pepton Witte verarbeitet. KARRENBERG, der selbst im Verein mit KOHLENBERGER einen Gehirnbreiagar hergestellt hatte, auf dem zwei pleomorph gewordene Favusstämme wieder in ihre normale Form zurückgebracht werden konnten, führt noch aus der Literatur Epiderminagar, Reisscheiben, Apfelscheiben, sogar Holzstückchen als Nährboden an. Im Kapitel „Biologie der Pilze" (S. 180 f.) ist weiter dargelegt, wie die Pilze auf den verschiedensten leblosen Gegenständen, wie Erde, Sand, Holz, Seiden- und Leinenwäsche, auf Wolle usw. vegetieren und lange Zeit sich lebend erhalten können. In neuester Zeit haben LANGERON und MILOCHEVITSCH das mikroskopische Wachstum der Pilze auf solchen Nährböden (Nährböden aus Strohmist, Getreidekörnern und -grannen, mit löslichen Stärken Dextrinen, Salz usw.) untersucht und dabei nicht unerhebliche Abweichungen in der Entwicklung gefunden. BARONI empfiehlt neuerdings einen Nährboden, der mit Kakao und Kakaobutter hergestellt ist.

Als flüssige Nährböden sind natürlich Maltose-, Glucose-, Bierwürzebouillon, Milch usw. benutzt.

FALCHI gebrauchte zur Feststellung der Sporifikationselemente (Asci usw.) der verschiedenen Pilze den Nährboden von GORODKOWA, der aus Wasser 100, Agar 1, Pepton Witte 1, Glucose 0,25 besteht. Die RAULINsche Flüssigkeit für die Pilzzüchtung hat folgende Zusammensetzung: Wasser 1000, Zucker 70, Weinsäure 4, salpetersaurer Ammoniak 4, phosphorsaures Ammonium 0,6, kohlensaurer Kalk 0,6, kohlensaures Magnesium 0,4, schwefelsaures Ammonium 0,05, Zinkum sulfur. 0,07, schwefelsaures Eisen 0,07, kieselsaures Kali 0,07. Im übrigen ist die quantitative Zusammensetzung der Nährböden mannigfach variiert, besonders auch die Menge des Peptonzusatzes (PLAUT, KARRENBERG, KLEHMET u. a.), und auch betreffs der Art des Peptons (CHABLE, W. N. GOLDSCHMIDT, HODGES u. a.), aber es haben sich dadurch keine Verbesserungen ergeben.

Als zweckmäßigste *Glasgefäße* für die Kultur verwenden wir zunächst für die Primärkultur, für die Übertragung der einzelnen Schüppchen oder Haarfragmente vom Körper die gewöhnlichen Reagensröhrchen, impfen dann aber gern auf Erlenmeyerkolben über, weil wir hier die Entwicklung der Kolonien in ihrer Breite weit besser übersehen können. Zur Anlage von Riesenkulturen kann man auch flache flaschenförmige Kolben (Kolle-) schalen, etwa 12 cm Durchmesser, verwenden. Wir benutzen aber nicht gern Petrischalen, es treten hier bei dem über viele Wochen sich erstreckenden Wachstum zu viel Verunreinigungen mit auf. KARRENBERG hat auch sehr zweckmäßige 20—28 mm im Durchmesser fassende Reagensrohre herstellen lassen, das Wachstum auf dem schräg erstarrten Agar läßt hier Kulturen entstehen, die den auf Erlenmeyerkolben ähnlich sind. KARRENBERG hat auch eine Art Erlenmeyerkolben konstruieren lassen, deren Boden abnehmbar ist, beim Aufsetzen aber ganz dicht schließt[1]. Man kann dann nach Entwicklung der Kultur den Boden samt Kultur abnehmen und nach Aufsetzen eines dazu passenden flachen Deckels als gut zu beobachtendes Sammlungsstück aufheben. Ebenfalls zum Zweck der besseren Beobachtung der Kultur hat PH. KELLER kleine, ganz flache Züchtungskölbchen angegeben in der Form von geschlossenen gläsernen Pfännchen, in denen die Kulturen sich breit entwickeln können, man hängt die Kolben nach der Beschickung dann mit dem langen Hals nach unten in das Reagensglasgestell[2].

Die bei der Anlegung der Kulturen zweckmäßigen allgemeinen Maßnahmen s. S. 23f.

Um Kulturen in ihrem Aussehen und in ihrer Form gut für lange Zeit zu *konservieren,* behandelt man sie, entsprechend Bakterienkulturen, folgendermaßen: Der Wattepfropfen wird etwa 2 cm in das Reagensglas oder den Erlenmeyerkolben hineingesteckt, oben abgeschnitten, dann 1 ccm 40%iges Formalin auf dem Stopfen gegossen und ein Paraffinüberzug gleich darüber gelegt. Farbige Kulturen pflegen sich allerdings bei dieser Verhinderung des Luftzutrittes bald zu entfärben.

---

[1] Die breiten Reagensgläser und die Kolben mit dem abnehmbaren Boden sind zu beziehen von A. Dargatz, Hamburg, Pferdemarkt 66.

[2] Zu beziehen von Hellige, Freiburg i. Br., Albertstraße 20.

Nach W. Krantz[1] genügt es, um das Austrocknen der Nährböden zu verhüten, daß durch die Korke von Pilzkulturröhrchen und -kölbchen der eine Schenkel eines ⋂-förmig gebogenen Glasröhrchen hindurchgeführt wird, während die Korke selbst mit einem Paraffinbezug versehen werden.

3. Allgemeines über das mikroskopische Bild der Kulturen.

Wenn wir den mikroskopischen Befund der Kultur mit für die Diagnose der Art verwenden wollen, müssen wir uns zunächst klar machen, welcher Art die Bilder sind, die uns bei der mikroskopischen Durchmusterung der Kulturen entgegentreten. Es ist im Grund ein ziemlich eng begrenzter Kreis von Typen, die uns begegnen, es ist keineswegs so, daß für jede Pilzart ein charakteristisches mikroskopisches Bild vorhanden ist. Immerhin sehen wir doch, daß sich manche Arten durch die ihnen eigentümlichen im Mikroskop erkennbaren Gebilde diagnostizieren lassen. Jedenfalls muß auch immer kontrolliert werden, ob das mikroskopische Bild der evtl. aus dem klinischen Bild und dem makroskopischen Aussehen der Kultur gestellten Annahme nicht widerspricht.

In der nachfolgenden Schilderung der mikroskopischen Charaktere stützen wir uns auf die allgemeinen Darstellungen besonders von Plaut und Grütz, von Sabouraud, von

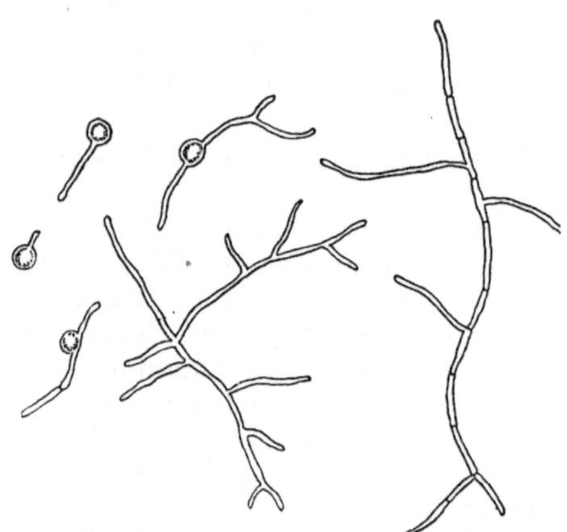

Abb. 7. Mycelien und auskeimende Sporen.

Pollacci und Nannizzi, bei der Besprechung der einzelnen Formen aber vor allem auf *unsere eigenen* Beobachtungen sehr zahlreicher Pilzpräparate.

Die Fadenpilze gehören zu den Thallophyten und hierbei wahrscheinlich zu der Einzelgruppe der Eumyceten (vgl. Botanische Vorbemerkungen, S. 5 f.).

Der Körper der Eumyceten und auch der der zu ihnen gehörigen Fadenpilze wird Thallus genannt. Der Thallus besteht nun aus reich verzweigten im allgemeinen farblosen Zellfäden oder Hyphen, und die Gesamtheit dieser Hyphen nennt man das Mycelium. Das Mycelium ist zusammengesetzt aus einem grundlegenden, gewissermaßen die Basis bildenden Teil, das ist der vegetative Anteil, und einem von dieser Basis nach oben sich erhebenden Teil, der nachher die Fruktifikationsorgane, die Sporen usw. bildet, das ist der fruktifizierende Teil des Myceliums. Wenn dieser letztere Teil seine Aufgabe erfüllt hat, die Sporen usw. gebildet hat, geht er meist zugrunde.

Es findet nun, wenn die Kultur überhaupt am Leben sich erhält, ein immer weiteres Fortwachsen statt: Der fruktifizierende Mycelteil läßt Sporen ansetzen und sich entwickeln, und aus der Spore wieder sproßt neues Mycel hervor (s. Abb. 7). Wenn die Pilzspore in dieser Weise auskeimt, ist der entstehende Mycelfaden im jungen Zustand fein und durchsichtig, wenn er älter wird, bildet sich eine gewisse Körnelung aus, die Konturen werden zunächst deutlicher, dann wird die Wandung öfter doppelt konturiert, auch zeigen sich in den Fäden nach der Auskeimung sehr bald Septen. Die Mycelien breiten sich nun auf ihrem jeweiligen Nährboden aus, werden länger und verzweigen sich und bilden dabei ein in den zentralen Partien recht verfilztes Gewebe,

---

[1] Dermat. Wschr. **1931**, Nr 32, 1263.

manchmal schließen sie sich auch bündelweise zusammen. Die Ausbreitung auf der Oberfläche des Nährbodens nennt man Flächenmycel, die Wucherung nach oben in die Luft bezeichnet man als Luftmycel und das Eindringen in den Nährböden hinein Wurzelmycel. In flüssigem Nährmaterial können die Mycelien in kugeliger Form wachsen, dann spricht man von Kugelmycel.

Die Mycelfäden sind in ihrer Form sehr verschieden, teils kurz, teils lang, teils dünn, teils dick, gewunden oder gestreckt, die dicken breiten Fäden bilden sich meist in den älteren Kulturen aus. Aber gewisse Pilzarten haben von vornherein mehr breite, kurze, dabei gewundene Hyphen, beim Favus ist der kurze, knorrige Charakter des Mycels bekannt. Ferner sehen wir auch, namentlich

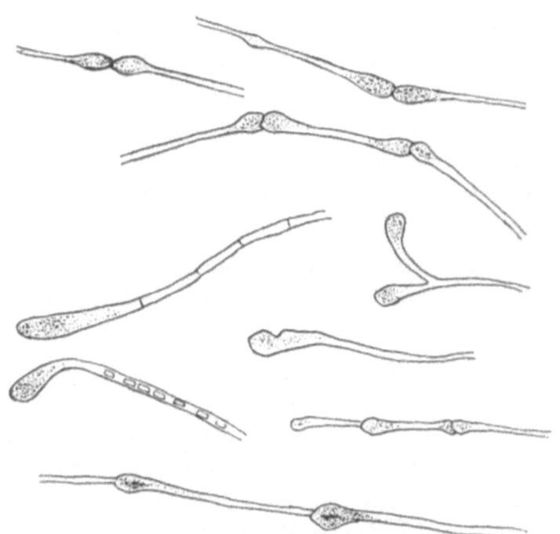

Abb. 8. Keulen- und Raquetteform
von Mycelien.

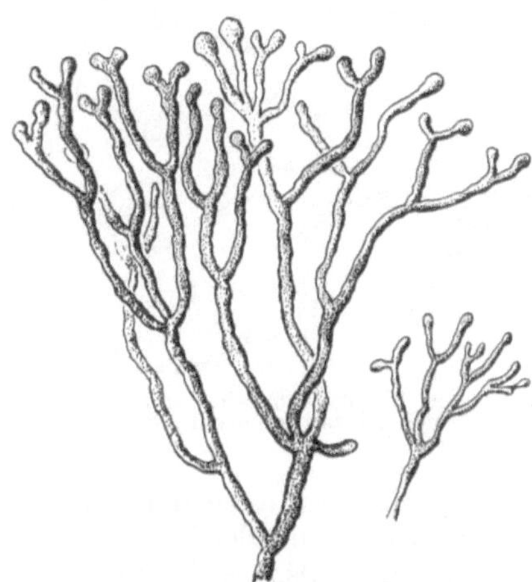

Abb. 9. Kronleuchterartige Bildungen
beim Favusmycel.

bei älteren Kulturen, daß die Mycelenden kolbig oder keulenförmig aufgeschwollen sind. Diese Aufschwellungen, von SABOURAUD *Raquetteformen* genannt, können aber auch im Verlauf der Hyphen sitzen, dort, wo durch Septierung das Mycel geteilt ist (s. Abb. 8). Beim Favus (Achorion Schönleini) sieht man die knorrigen Mycelien oft in verzweigter „kronleuchterartiger Form" enden (s. Abb. 9), und manchmal bilden richtige kugelige Auftreibungen den Abschluß der Mycelien. Und diese Auftreibungen können auch manchmal an einer Seite platzen, und das hier angehäufte Protoplasma quillt heraus (siehe Abb. 89 auf S. 113).

Die Hyphen bestehen aus einer flüssig-viskösen Substanz, die man Cytoplasma nennt, das von einer oft leicht gefärbten Membran eingefaßt ist. Das Cytoplasma erscheint manchmal homogen, manchmal mehr körnig oder fädig, oder alveolär, oder es enthält auch öfters Vakuolen. Vielleicht wechselt auch das Aussehen zu verschiedenen Zeiten (FUSARI). In den Fäden sind auch vielfach Kerne mit Nucloeli, mit Kernteilung und Karyokineseerscheinungen zu sehen. Nach seiner Zusammensetzung enthält das Cytoplasma albuminoide Substanzen, Kohlehydrate, besonders Glykogen, Krystalle von oxalsaurem Kalk usw., dabei 75 % Wasser[1]. Die Hyphen sind auch manchmal pigmentiert (Dematiaceen), nie aber enthalten sie Chlorophyll (POLLACCI und NANNIZZI).

Am Mycel fallen ferner öfter korkzieherartige oder weinrankenähnliche Windungen auf, von BODIN zuerst „*vrilles*" genannt, deutsch als *Weinranken* oder *Wickel* bezeichnet (s. Abb. 10). Diese Weinranken sind für manche Pilzarten charakteristisch (Trichophyton gypseum asteroides).

---

[1] Näheres s. im Kapitel „Biologie".

Die *Fruchtbildung,* die bei den Fadenpilzen asexual erfolgt, *geschieht durch die Sporen, von denen wieder der neue Trieb, das Mycel, auskeimt,* wie schon oben geschildert.

Etwas anders ist die *Sprossung.* Hier bildet sich aus einer Spore nicht ein Mycelschlauch, sondern die Spore bekommt an einer Seite eine Ausstülpung,

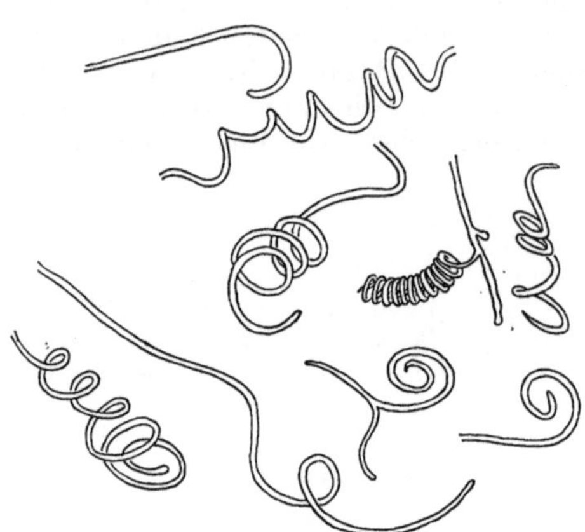

und aus dieser entwickelt sich eine der Mutterzelle ähnliche oder ganz gleiche Zelle. Diese Sprossung findet man besonders bei den verschiedenen Hefen, beim Soor usw. und bei vielen Schimmelpilzen und Mukorarten, bei vielen Basidiomyceten. Neben dieser Form der Sporenneubildung durch Sprossung kommt aber bei vielen Arten auch noch eine Mycelbildung durch Auskeimung aus den Sporen gleichzeitig vor, es gibt Soor- und andere Pilzarten, die neben den durch Sprossungsvorgang entstandenen großen oder auch kleineren runden Sporen auch noch Mycelfäden aufweisen.

Abb. 10. Mycelspiralen und -ranken. (Trichophyton gypseum asteroides.)

Von den Sporen der Fadenpilze seien zunächst die *Ektosporen* erwähnt. Oft wird auch der Ausdruck „*Conidien*" oder auch „*Aleurien*" resp. „*Aleurosporen*" im gleichen Sinne gebraucht[1]. Die Ektosporen sitzen auf den Mycelfäden, die also als Fruchtträger dienen, in verschiedener Weise auf, entweder in der sog. *Ährenform (Akladium),* dann sind sie an dem Träger reihenförmig, aber im Ansatz abwechselnd auf beiden Seiten angeheftet, oder in *Traubenform (Botrytisform),* dann gehen von dem fruchttragenden

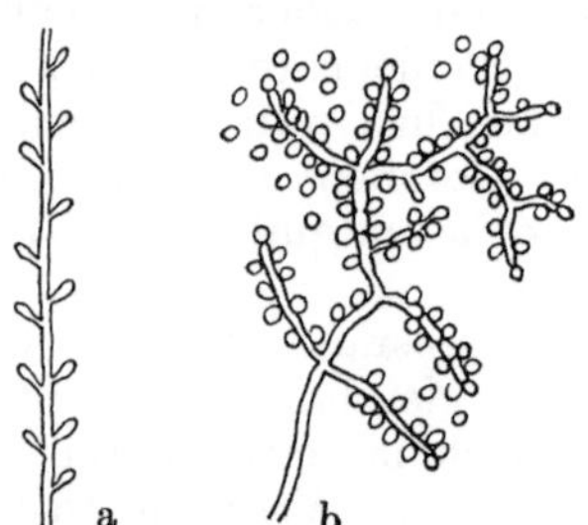

Abb. 11. Mycel mit Sporen.
a Ährenform, b Traubenform.

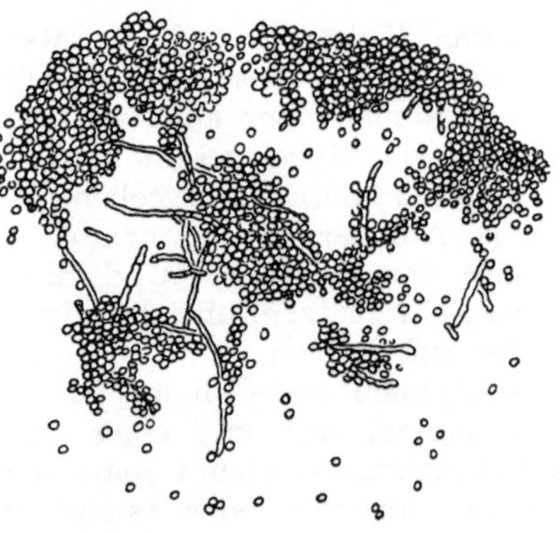

Abb. 12. Sporenhaufen.

Mycelfaden abwechselnd oder in spiraliger Anordnung Seitenäste ab, die an der Spitze eine Spore tragen, oder viele Sporen sitzen bei der Traubenform den

---

[1] VUILLEMIN nannte „Conidien" eigentlich die isoliert oder in Reihen- oder in Gruppenform auf einem Fruchtträger stehenden Sporen, so wie sie beispielsweise beim Aspergillus oder beim Penizillium zu sehen sind (s. Abb. 103 auf S. 127). Und für die „Aleurien" oder „Aleurosporen" betonte VUILLEMIN, daß es Sporen seien, die sich von ihrem Mycel, auf dem sie gebildet wurden, nicht loslösten, indem sie das Mycel unversehrt zurückließen, sondern sie seien gewissermaßen als Bestandteile des mütterlichen Thallus anzusehen, dessen Absterben sie durch ihre Entstehung und spätere Loslösung bewirkten.

Seitenästen auch direkt auf (s. Abb. 11). Die Ektosporen sind rund oder oval oder birnenförmig, unter einander verschieden groß. Sie sitzen dem Mycel sehr häufig ganz direkt auf, oder andere Male auch auf einem kleinen von dem Mycel abgehenden Stiel.

Die Ektosporen fallen nach einiger Zeit reichlich von den Hyphen ab und liegen dann frei, vielfach in größeren Haufen herum (s. Abb. 12).

Die *Kammzinkenform*, die beim Ach. Schönleini und Mikrosporon Audouini häufig ist, ist eine besondere Art der Akladiumform. Die Sporen sitzen hier vorwiegend oder sogar nur auf der einen Seite, aus diesen Sporen entwickeln sich neue Mycelien, ehe die Sporen abfallen, und bilden an der ursprünglichen Hyphe lange Fortsätze etwas ähnlich den Zinken eines Kammes (s. Abb. 13).

Die ,,*Spindeln*", die bei verschiedenen Arten von Pilzen im mikroskopischen Bild der Kultur sichtbar sind, stellen nichts anderes dar, als eine besondere Form von Ektosporen. Sie sind längliche, an beiden Enden etwas zu-

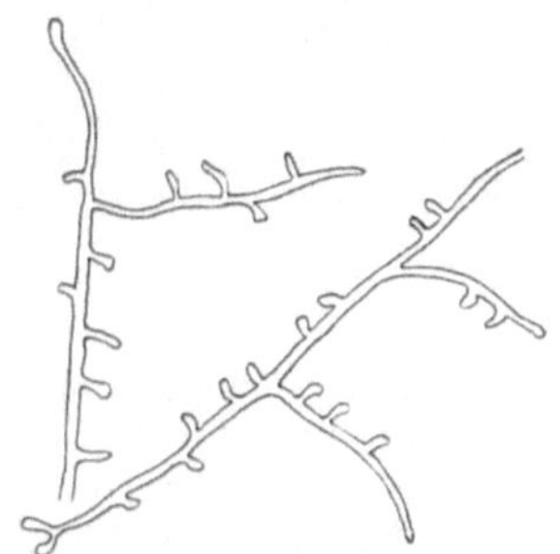

Abb. 13. Mycelien. Kammzinkenform.
(Organes pectinés.)

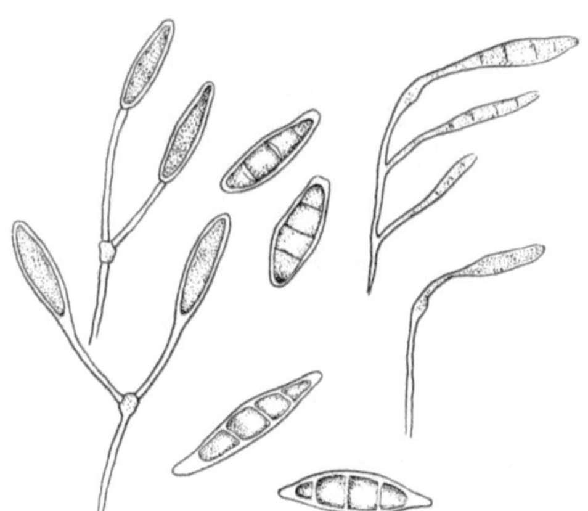

Abb. 14. Spindeln.

gespitzte Gebilde, die in der Tat einer Spindel ähnlich sehen (s. Abb. 14), die Wandung ist oft doppelt konturiert und trägt manchmal einen feinen Haarbesatz. Im Innern ist die Spindel oft in Kammern geteilt, 3—6 oder sogar bis 12 an der Zahl, die öfters etwas körnigen Inhalt haben. Die Spindelsporen sitzen den Mycelien seitlich teils direkt auf, teils auf einem Stiel, außerdem bilden sie auch vielfach das verdickte Ende eines Mycelfadens. Die keulenförmige, oben schon beschriebene Anschwellung der Mycelenden ist öfters die Vorstufe von Spindeln, es bildet sich darin eine Septierung aus. Andere Male sitzen die Spindeln zu mehreren auf einem Stiel so wie Bananen. Daneben sieht man sie abgefallen einzeln liegen. Ihre Größe ist bei ausgewachsenen Exemplaren 45 bis 60 Mikren in der Länge und etwa 12—15 Mikren in der Breite. Das Vorkommen von Spindeln ist für manche Pilzarten charakteristisch, so für tierische Mikrospora, wie Mikrosporon lanosum, für Achorium gypseum, Epidermophyton inguinale, teilweise auch für Trichophyton gypseum asteroides usw. Das Aussehen der Spindeln unterscheidet sich etwas bei den verschiedenen Pilzen (näheres darüber s. auf S. 46). Manchmal sind aneinandergelagerte Chlamydosporen (s. unten), von denen jede einer Spindelkammer gleicht, von einer Spindel nicht zu unterscheiden.

Die Spindeln treiben nun als Sporen Keime aus. Und zwar können aus jeder Kammer Keime, die sich bald zu langen Mycelfäden entwickeln, auswachsen (s. Abb. 15).

Außer den seitlich aufsitzenden Ektosporen ist nun eine andere Art der Sporenbildung der *Zerfall eines Mycelfadens in Einzelsporen*. Diese Teilung

oder Abschnürung geht so vor sich, daß von einem Mycelfaden sich das vorderste
Ende als Spore abschnürt, dann unter dieser Spore immer weitere Teile des
Fadens sich segmentieren und in Sporen umbilden, die untereinander keineswegs
immer gleich groß sind (s. Abb. 16). Sie haben auch oft ganz verschiedene

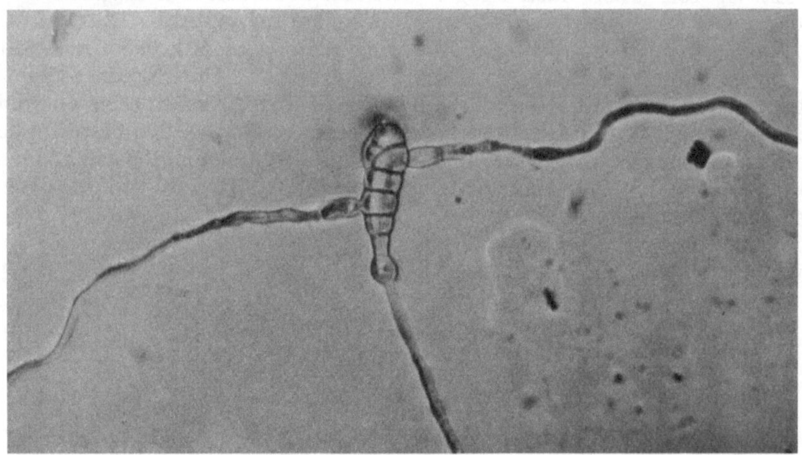

Abb. 15. Spindel mit austreibenden Mycelien.

Formen, sie sind rund oder oval, plattgedrückt oder viereckig, quadratisch
oder länglich rechteckig. Man braucht für diesen Zerfall des Mycels in Sporen
den Namen *Mycelversporung* oder *Oidienzerfall* und nennt diese Art von Sporen
auch *Mycelsporen* oder gebraucht sehr häufig den Namen „*Arthrosporen*".

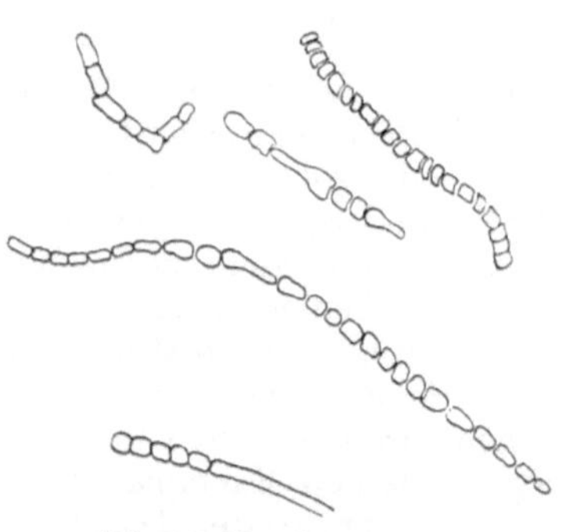

Abb. 16. Mycelversporung.

Diese Arthrosporenbildung findet man wiederholt bei unseren Dermatophyten, besonders
in den Schuppen und Haaren, so in den
Schuppen bei Epidermophyton inguinale
(vgl. Abb. 74 auf S. 102), bei Mikrosporon
Audouini usw. Im mikroskopischen Bilde der
Kultur ist sie seltner bei Achorion Schönleini,
bei Mikrosporon Audouini, bei Trichophyton
violaceum, bei Trichophyton gypseum asteroides, bei Trichophyton faviforme usw. zu beobachten (Abb. 68 auf S. 96).

Diese Sporenbildung im Verlauf des Mycelfadens
findet nicht immer so statt, daß von einem Ende des
Fadens aus nach rückwärts durch Segmentierung
immer neue Sporen entstehen, sondern — besonders
bei Schimmelpilzarten und bei Hefen — in der Weise,
daß am Ende eines Mycelfadens, der dabei sein Weiterwachstum einstellt, sich durch Sprossung eine Spore bildet und am distalen Ende dieser Spore durch Sprossung eine neue entsteht, an der letzteren wieder eine neue sproßt und so schließlich eine ganze Reihe von Sporen
hintereinander in der Richtung des Mycelfadens zu sehen sind. Oder es kann auch so sein,
daß das oberste Ende des Mycelfadens sich abschnürt zu einer Spore. Dann schiebt sich
der Faden, der hier sein Wachstum nicht eingestellt hat, wieder so lang vor, wie er vor der
Abschnürung war, und schnürt, wenn das erreicht ist, eine zweite Spore ab, die unter der
ersten sitzt, und unter immer erneutem Vorschieben des Mycelfadens und erneuter Abschnürung einer Spore bildet sich eine Sporenkette (ZOPF).

Von diesen Arthrosporen, die sich zum großen Teil von dem Mycelfaden, aus
dem sie entstanden sind, loslösen, können auch wieder neue Fäden auskeimen,

wie wir das sonst bei den Ektosporen kennen. Dabei bilden sie sich aber sicherlich oft erst um in die nachstehend beschriebenen Chlamydosporen, denn gerade aus diesen sehen wir sehr häufig neu gekeimte Fäden hervorgehen.

Die *Chlamydosporen* sind besonders große aufgetriebene Sporen (s. Abb. 17). Sie entstehen, indem an gewissen Stellen das Mycel anschwillt, entweder am Ende des Fadens zunächst in Form einer kolbigen Auftreibung oder im Verlauf des Mycelfadens in Form einer bauchigen Protoplasmavorwölbung. Diese Vorwölbung wird nun beobachtet sowohl in einem Mycelfaden, der noch gar nicht in Arthrosporen zerfallen ist, wie innerhalb einer schon vorhandenen Kette von Arthrosporen, so daß man in letzterem Falle annehmen muß, daß

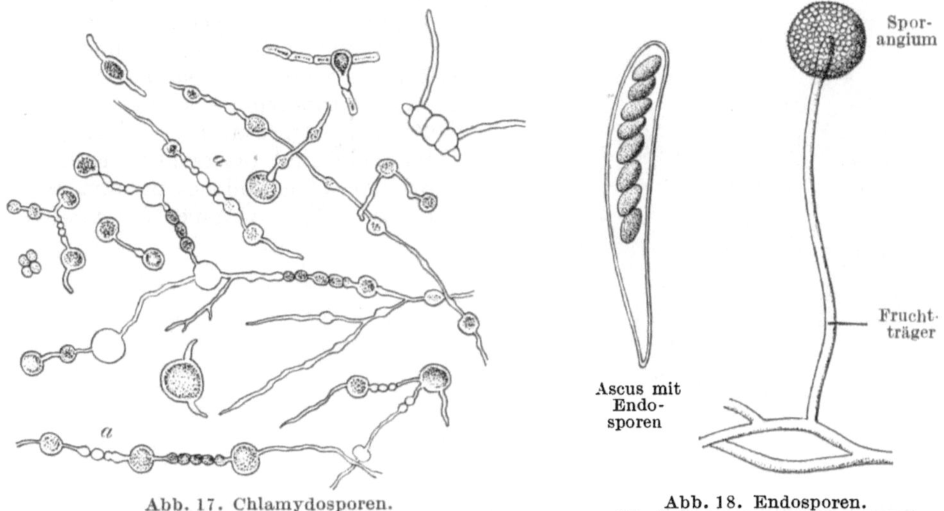

Abb. 17. Chlamydosporen.

Abb. 18. Endosporen.
(Nach POLLACCI und NANNIZZI.)

eine Arthrospore von der Größe der anderen in eine solche aufgetriebene Chlamydospore sich umgewandelt hat. Die Chlamydospore entsteht dadurch, daß der Inhalt eines Mycelfadens hierher zusammenströmt, die benachbarten Teile werden dabei protoplasmaarm. Aus der Anschwellung entwickelt sich eine ovale oder runde große Zelle, mit oft doppelt konturierter Wand, die benachbarten Mycelteile sterben nun ab und die Chlamydospore wird jetzt abgestoßen und frei. Wir bezeichnen die Chlamydosporen, wenn sie im Verlauf des Mycels entstehen, als interkaläre, wenn sie das Ende des Fadens bilden, als terminale Chlamydospore. Manchmal sitzen sie übrigens gestielt auf dem Mycel. Sie können eine ziemliche Größe erreichen, 10—12 Mikren und mehr, in ihrem Innern erscheinen sie dunkler und öfters gekörnt. Sie können ganz eigentümliche bizarre Formen annehmen, können auch manchmal an sprossende Hefen in ihrem Aussehen erinnern. Sehr häufig sieht man die Chlamydosporen neue Mycelfäden als Keime austreiben.

Die *Endosporen* sind im Innern der Mycelien, aber in besonderen Mycelauftreibungen, resp. Behältern, den Sporangien und Asken (Schläuchen) gebildet (s. Abb. 18). (Man soll nicht, wie man es gelegentlich findet, den Ausdruck Endosporen für Arthrosporen oder Mycelsporen brauchen, das schafft nur Verwirrung!) Die Sporangien oder Asken sind eiförmige oder zylindrische Behältnisse, in deren Innern die Sporen sich bilden, und zwar enthält das Sporangium eine große Zahl von Sporen, der Fruchtbehälter der Ascomyceten aber, der ein längliches Gebilde, den Ascus darstellt, eine beschränkte Zahl, acht oder einen Teil davon. Das Sporangium sitzt gewöhnlich am Ende eines langen Fruchtträgers, gelegentlich auch im Verlauf eines Mycelfadens. Die Mycelien der Ascomyceten bilden unter gewissen Bedingungen spiralige Verschlingungen, die sich zu Fruchtkörpern (Ascogonen, Perithezien) differenzieren, und aus deren Innenwand sprossen nach dem hohlen Innenraum die Schläuche mit Sporen (Ascosporen). Wenn die Sporen reif sind, entleeren sie sich aus dem geplatzten Ascogon.

Gewisse eigentümliche knotige Gebilde, denen wir bei manchen unserer Dermatophyten begegnen, sind von SABOURAUD und anderen als rudimentär gebliebene Fruchtkörper aufgefaßt worden, sie werden *„knotenförmige Organe"* *(Organes nodulaires)* genannt (Abb. 19). Die richtig entwickelten Fruchtkörper der Ascomyceten (Ascogone, Perithezien) sind Abzweigungen von Mycelien, die sich korkzieherartig winden und schneckenhausähnliche Kapseln darstellen (STEIN), von deren Innerem aus die Sporenschläuche, die sog. Asci, sprossen. Mit den Mycelknäueln sind öfters auch kleinere und größere aufgequollene Sporenmassen verbunden. Die Organes nodulaires

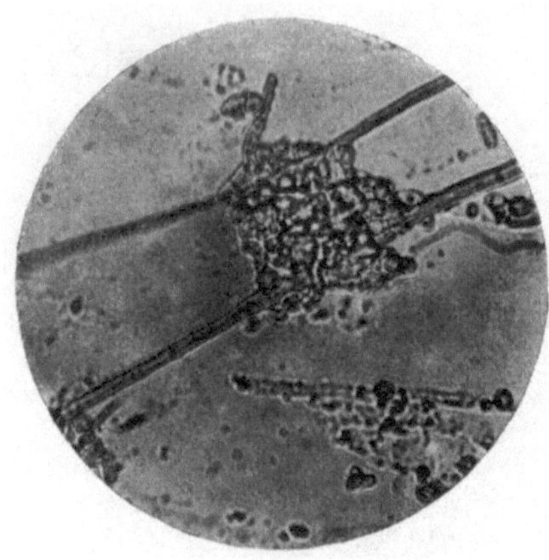

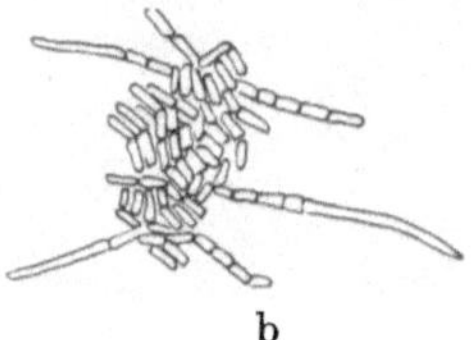

a   b

Abb. 19. Organes nodulaires.

(besonders beim Trichophyton lacticolor und persicolor vorkommend) sind in ähnlicher Art zusammengeballte, kugelige oder knotige Gebilde, die schon mit schwacher Vergrößerung als dunklere Punkte im Präparat erkennbar sind, sie sind etwa 15—30 Mikren groß. Sie sitzen direkt im Mycelgeflecht oder auf einem Mycelstiel. Von den Sporen innerhalb der knotigen Organe treiben, wie von anderen Sporen, oft nach den Seiten Mycelien aus, so daß Formen zustande kommen, die wie ein Medusenhaupt aussehen.

Ob diese knotigen Organe aber wirklich, wie vielfach angenommen wird, Vorstufen, resp. nicht zur Ausbildung gekommene Fruchtkörper (Perithezien) sind, läßt sich nicht mit Sicherheit sagen. Die Versuche von WILENCZYK, der durch besondere Behandlung der Kulturen, wie Wechsel der Temperatur, gewisse Austrocknung usw. verschiedene Dermatophyten bis zur Erzeugung von Asken auch auf unseren Nährböden bringen wollte, sind von anderen Seiten nicht recht zu bestätigen gewesen. Wie OTA und LANGERON, ist es auch BRUHNS niemals gelungen, in „Organes nodulaires" wirklich Spuren von Asken zu sehen, und so bleibt die obige Annahme über die Natur der knotenbildenden Organe bis jetzt nur Hypothese. Die Möglichkeit, daß wir es dabei nur mit zufälligen Aufwickelungen und Zusammenballungen der Pilzelemente zu tun haben, ist nicht abzuweisen.

Die flaumige Entartung (Pleomorphismus) entsteht auf vielen Kulturen, die ein längeres Wachstum auf zuckerhaltigen Nährböden durchgemacht haben. Diese flaumige Entartung besteht in der Bildung eines weißen, flaumigen Luftmycels, das zunächst an einzelnen Stellen auf der Peripherie oder im Zentrum entsteht, dann aber allmählich die ganze Oberfläche der Kultur überzieht und sich auszeichnet durch das ganz gleichmäßig weiße flaumige Aussehen. Die eigentliche charakteristische Oberfläche der Kultur wird dadurch ganz verdeckt. Wenn man nun ein mikroskopisches Bild von der so veränderten Kultur herstellt, so sieht man fast nur lange schlanke, teilweise gewundene Hyphen (oft mit langem, verschlungenem Frauenhaar verglichen!), während Sporen meist ganz fehlen (s. Abb. 20) oder nur eine geringe Zahl von kleinen lateral auf den Hyphen sitzenden Sporen sichtbar ist. Mit diesem Flaumigwerden (der französische Ausdruck für flaumig heißt „duveteux") ist die Kultur für die Weiterimpfung leider meist verloren, denn beim Überimpfen entsteht auf der neuen Kultur

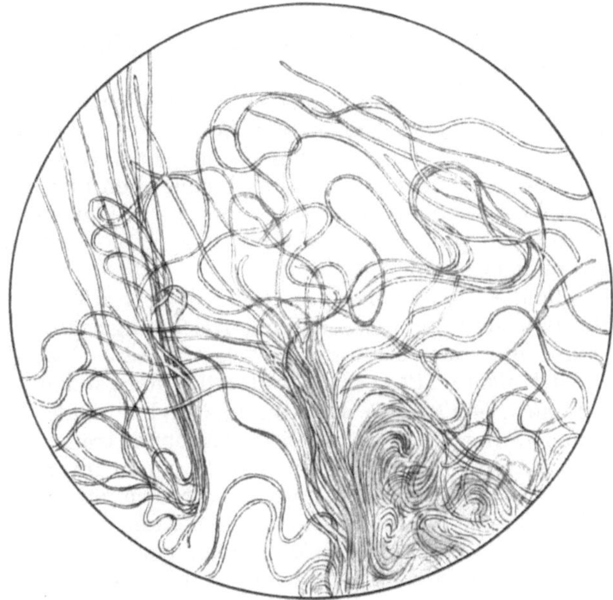

Abb. 20. Mikroskopisches Bild von pleomorpher Degeneration.

in der Mehrzahl der Fälle auch nur eine flaumige Kolonie mit den langen unfruchtbaren Mycelien, und nur ab und zu gelingt es, die Kultur noch zur Weiterzüchtung zu retten, wenn noch einige Stellen von dem Flaumüberzug frei geblieben waren; man verwendet dann zunächst am besten Peptonnährboden, SABOURAUDS „milieu de conservation" oder GRÜTZ' Peptonboden, die dem Flaum am meisten Widerstand leisten. TAKAHASHI empfiehlt zur Konservierung Glycerinnährböden zu verwenden.

Auf dem Meerschweinchen gehen die meisten duvetös gewordenen Kulturen nicht mehr an, nur gelegentlich findet man einige Kulturen, die doch noch einen Impfeffekt erzielen, bei Retrokultur aber dann auch wieder flaumige Kolonien bilden.

Eine *andere Art von Degeneration* hat A. ALEXANDER noch beschrieben, die wohl zufällig nur bei einigen Stämmen (Mikrosporon lanosum und depauperatum, Achorion Quinckeanum, Trichophyton niveum und eriotrephon) zur Beobachtung kam und die er wegen der Ähnlichkeit mit Favuskulturen als *„faviforme Degeneration"* bezeichnet. Sie besteht darin, daß die Kulturen manchmal mit der Zeit graubräunlich, uncharakteristisch wachsartig werden, manchmal glatt, manchmal gebuckelt sind, dabei von ziemlich weicher Konsistenz. Diese Degeneration kann sich auf die ganze Kultur erstrecken, oder auch nur das Zentrum ergreifen, während an der Peripherie eine weiße Zone des gewöhnlichen Flaumes sich hinzieht. Mikroskopisch bestehen diese degenerierten Nährbodenteile aus sehr viel Detritus, schlecht erkennbaren Mycelien, zum Teil mit viel Fetttropfen darin, manchmal sind auch noch gut färbbare Mycelien vorhanden. Ferner sind kleine noch fortpflanzungsfähige Sporen vorhanden, öfters sogar in sehr reichlicher Menge. So können regressive und teilweise progressive Vorgänge unmittelbar nebeneinander sich ergeben. Diese Degeneration beruht jedenfalls nicht auf einer Austrocknung des Nährbodens, immerhin mögen gewisse Veränderungen im Nährboden, wohl aber nicht einfach p_H-Verschiebungen eine Rolle spielen. Die faviforme Entartung stellt wohl ein noch späteres Stadium der Degeneration dar als der Pleomorphismus [1].

Um sich das *mikroskopische Bild der Kultur* sichtbar zu machen, gibt es verschiedene Verfahren.

1. Das einfachste ist, daß man mit steriler Öse ein kleinstes Partikelchen der Kultur entnimmt, es in 30%iger Kalilauge aufhellt (vor der Besichtigung möglichst eine halbe Stunde oder länger liegen lassen!) und es namentlich an den dünneren Randpartien durchmustert. Natürlich sind auch hier die Massen doch noch ziemlich kompakt, auch hat man nur einen ganz kleinen Ausschnitt der Kultur vor sich, und so gibt das Verfahren nur einen kurz orientierenden, nicht immer sehr maßgebenden Aufschluß.

2. Viel erschöpfender ist die Methode, die Kultur im Wachstum zu beobachten, d. h. die Beobachtung einer kleinen frisch angelegten Kultur, deren Besichtigung direkt unter dem Mikroskop erfolgen kann. Dazu dient das Verfahren der „In-situ-Kultur" (PLAUT) oder das des hängenden Tropfens.

a) Die PLAUTsche „*In-situ-Kultur*", von uns viel benutzt, wird so hergestellt, daß auf einen in der Flamme sterilisierten Objektträger mit der Öse ein kleinstes Kulturpartikelchen ohne weiteren Zusatz deponiert, mit einem großen sterilen Deckglas bedeckt wird und dessen vier Ecken mit Paraffintröpfchen fixiert werden. Das Ganze kommt in eine mit feuchtem Fließpapier ausgelegte Petrischale, nach einigen Tagen schon kann man das Auskeimen der kleinen Kultur unter dem Mikroskop direkt beobachten (diese kleine Kultur soll man evtl. im Brutofen züchten, besonders bei Favus und faviformer Trichophytie!). Immer lege man eine Anzahl von Parallelpräparaten an. AOKI empfahl die Modifikation, daß das Kulturmaterial auf Deckgläschen mit sterilem Wasser ausgebreitet wird, um die Sporen, die zur Auskeimung gebracht werden sollen, gut zu zerstreuen, dann sollen die Deckgläschen mit Paraffintröpfchen auf dem Objektträger fixiert und in die feuchte Kammer gebracht werden. Die Deckgläschen können dann ohne Beschädigung des gezüchteten Pilzes abgehoben und gefärbt werden.

b) *Die Methode des hängenden Tropfens* kann auch sehr gute Resultate ergeben: Zunächst wird eine kleine Menge Kulturmaterial in Nährbouillon [2] verrieben. Dann wird entweder in gewöhnlicher Weise über einen ausgehöhlten Objektträger das mit einem Tropfen aus der Kulturmischung beschickte Deckgläschen darüber gelegt und mit Paraffin befestigt, darnach das Präparat in eine feuchte Kammer gebracht. Oder man führt das *LINDNERsche Verfahren* aus: Eine ausgeglühte gewöhnliche Stahlfeder wird in die Kulturbouillonmischung eingetaucht und mit ihr werden auf einem sterilen Deckglas mehrere

---

[1] Von diesen Degenerationen ist das „Altern" der Kulturen zu unterscheiden, das sich in gelblicher oder grauer Verfärbung oder pudriger Bestäubung usw. äußern, mikroskopisch mit Abnahme der kleinen Sporen, eventueller Vermehrung aber der Chlamydosporen und auch der Mycelien (CATANEI) verbunden sein kann.

[2] Als Nährbouillon verwendet man die SABOURAUDsche: Maltose 40, Pepton 10, Wasser 1000 g, oder die GRÜTZsche: Nervinamalz 80, Pepton Knoll 5, Aqua destillata 1000 g.

parallele Striche nebeneinander gemacht. Bei genügender Verdünnung enthält der letzte Strich dann nur ganz vereinzelte Sporen. Dann legt man das so bestrichene Deckgläschen auf einen ausgehöhlten Objektträger, in die Höhlung muß ein kleiner Tropfen sterilen Wassers gebracht werden, das Deckgläschen wird mit einem Vaselinrand umgeben, so läßt man die kleine Kultur einige Tage auskeimen. Die Lüftung des Deckgläschens, alle paar Tage für einen Augenblick zwecks Erneuerung des verbrauchten Sauerstoffs unter dem Deckgläschen, von PLAUT-GRÜTZ empfohlen, ist zweckmäßig. Ungefärbt oder gefärbt kann man die Wachstumsformen gut verfolgen.

c) Auf demselben Prinzip beruhend, aber doch etwas umständlicher, ist *das SABOURAUDsche Verfahren des Wachstums im hängenden Tropfen:* Mit einer dünnen Pipette wird auf einen ausgeglühten Objektträger ein Tropfen Nährbouillon gebracht und hier hinein ein kleines mit der Öse der Kultur entnommenes Partikelchen gebracht. Auf einen kleinen Glaszylinder mit geschliffenen Rändern von 16 mm Durchmesser, 10 mm Höhe bei 3 mm Glasdicke bringt man vorsichtig flüssiges Paraffin (SABOURAUD empfiehlt dafür mit einem stark erhitzten Objektträger mehrmals erst über einen Paraffinblock und dann über den Rand des Glaszylinders zu streichen) und legt dann den beschickten Objektträger mit dem Tropfen nach unten auf den Zylinder, zur besseren Dichtung soll man mit einem Pinsel noch etwas Vaseline um den Glasrand streichen. Auch der untere Rand des Zylinders ist in entsprechender Weise auf einem Objektträger festgeklebt. Man hat also so eine kleine feuchte Kammer mit genügend Luftinhalt und läßt das Pilzmaterial hier keimen. Nach einer Reihe von Tagen löst man den oberen Objektträger vorsichtig ab, läßt die noch vorhandene Flüssigkeit eintrocknen und färbt das Präparat.

d) HAMMERSCHMIDT empfiehlt seine der PLAUTschen In-situ-Kultur ähnliche „*Epidermismikrokultur*" zur Beobachtung des Wachstums. Er gibt dafür folgende Vorschrift: Zwei abgeflammte Objektträger werden in eine sterile Petrischale gebracht, auf die Objektträger legt man, den vier Ecken eines Deckglases entsprechend, vier kleine Stückchen von Paraffin oder Wachs, in die Mitte zwischen diese einige im Dampf sterilisierte Hautschüppchen, und darauf Material der zu untersuchenden Kultur. Dann wird ein steriles Deckglas darüber gedeckt und nach Erwärmen der Paraffinfüßchen über kleiner Flamme möglichst fest niedergedrückt. Zwei solcher Objektträgerkulturen kommen in eine KOLLEsche Schale, auf deren Boden zur Feuchthaltung einige Tropfen Wasser gebracht werden. Um dann die wachsende kleine Kultur als Dauerpräparat zu fixieren, hebt man mit einer Nadel das Deckglas ab, die Hautschuppen und das gebildete Mycel haften dann entweder am Deckglas oder am Objektträger. Sie werden durch einige Tropfen CARNOYscher Flüssigkeit (10 ccm Eisessig, 60 ccm Alc. abs., 30 ccm Chloroform) rasch und sicher fixiert. Kurzer Aufenthalt in 70%igem Alkohol und Wasser, dann Färbung mit einer wässerigen, vor Gebrauch filtrierten Bismarckbraunlösung etwa $^{1}/_{4}$ Stunde lang. Dann Abspülen mit Wasser, Trocknen an der Luft und Einschließen in Balsam.

3. Zur Untersuchung von Pilzen in Eiter hat GOUGEROT 1906 eine Methode empfohlen, die er als „l'artifice de la coulée du pus sur le verre sec" bezeichnete. Bei schräg erstarrtem Nährboden läßt man den Eitertropfen zwischen Nährboden und Glaswand herablaufen, dann wachsen die Pilzelemente auch an der Glaswand nach oben und können direkt durch die letztere beobachtet werden, allerdings nur mit schwächerem Linsensystem. Auch UNNA hat schon Ähnliches früher empfohlen.

4. Das gleiche Prinzip, wie das GOUGEROTsche Verfahren darstellt, hat BENEDEK verfolgt, indem er empfiehlt, Reagensglaskulturen auf den Objekttisch des Mikroskopes zu legen und am oberen Rand der Nährbodenschicht das

Wachstum zu beobachten. Um aber die Röhrchen in fester Lage zu halten, hat er zweckmäßige Objekttischklammern, in die das Röhrchen eingeklemmt wird, herstellen lassen [1]; in der Tat kann man hier gut die sich an der Glaswand hinaufrankenden Pilze bei Anwendung nicht zu starker Objektive, aber unter Zuhilfenahme starker Okulare direkt erkennen.

4. Allgemeine Gesichtspunkte zur Deutung der kulturellen Untersuchung.

Haben wir eine scheinbare Reinkultur erhalten, so ist der Angelpunkt, um den sich alles dreht, die Beurteilung und Agnoszierung derselben. Das ist, insbesondere bei den eigentlichen Dermatophyten, manchmal recht zeitraubend und schwierig. Es sind hier zwei Fragen zunächst zu unterscheiden:

A. *Liegt überhaupt ein pathogener Pilz vor?* Und wenn dies der Fall ist?

B. *Welcher Gruppe resp. welcher Art gehört er an?*

Zu A. Die erste Frage, ob es sich überhaupt um einen Dermatophyten handelt, muß zunächst aus der Schnelligkeit des Wachstums heraus beurteilt werden. Im großen ganzen wachsen auf unseren üblichen Nährböden die Verunreinigungen weit schneller als die Krankheitserreger. Ganz allgemein kann man das so ausdrücken: Der Schimmelpilz braucht zu seiner Entwicklung mehrere Tage, der pathogene Erreger 2—3 Wochen oder länger. Besonders langsam, in 6—8 Wochen, manchmal erst im Brutschrank keimt das Trichophyton faviforme aus. Aber auch abgesehen von dieser extremen Ausnahme wachsen der Favus, das Trichophyton violaceum und rosaceum, das Trichophyton cerebriforme, das Epidermophyton inguinale relativ langsam (in 3—4 Wochen), während die tierischen Pilze, die Ektothrixarten etwas schneller auskeimen (in 1—2 Wochen). Auffallend schnell entwickelt sich der KAUFMANN-WOLFsche Pilz, so rasch, daß er sogar evtl. Verunreinigungen zu überwuchern oder wenigstens ihnen Stand zu halten vermag. Meist zeigen die pathogenen Erreger auch ein trockneres Aussehen der Oberfläche als die Verunreinigungen, allerdings machen der KAUFMANN-WOLF-Pilz und das Mikrosporon lanosum davon doch eine Ausnahme.

Ferner kann man allgemein sagen, daß diejenigen Pilze, die gleich im Anfang, also in den ersten Tagen, farbige Kulturen aufweisen, in den meisten Fällen keine Dermatophyten sind, denn letztere nehmen, soweit sie Farbproduktion entwickeln, diese gewöhnlich erst im weiteren Verlauf des Wachstums an, Trichophyton rosaceum manchmal sogar erst sehr zögernd. Epidermophyton inguinale zeigt allerdings die grünliche Farbe schon etwas früher, aber doch immer im Verhältnis zu den Schimmelpilzen relativ spät. Trichophyton violaceum pigmentiert besonders langsam.

Außer dem schnellen Wachstum und der evtl. vorhandenen früh einsetzenden Verfärbung sei noch auf folgendes hingewiesen:

Wenn in einem Kulturröhrchen neben Schimmelpilzen oder ohne solche sich weiche gelbbraun bis graue mit der Platinöse leicht abzulösende Kulturen zeigen, so handelt es sich wahrscheinlich um Soor. Dieser kann nur eine Verunreinigung darstellen, doch ist zu betonen, daß er keineswegs immer eine Verunreinigung sein muß, sondern, daß der gewachsene Soor, in allen oder fast allen Röhrchen als *alleiniger* Bewohner eingenistet, als Erreger der betreffenden Krankheit bewertet werden muß (vgl. S. 176).

So viel über das *makroskopische* Aussehen etwa auftretender komplizierender Verunreinigungen.

Was die *mikroskopische* Betrachtung anbetrifft, so ist zunächst zu sagen, daß unsere Dermatophyten ein viel einförmigeres Aussehen haben als die

---

[1] Zu beziehen von F. Hugershoff, Leipzig, Carolinenstr. 13.

Schimmelpilze, bei welch letzteren die mikroskopische Ausgestaltung eine bei weitem reichere und mannigfaltigere ist. Wir finden hier, wenigstens bei einem großen Teil der fraglichen Pilze vor allem das, was bei den Dermatophyten fehlt, und weswegen letztere ja auch zu den Fungi imperfecti, d. h. solchen mit unvollkommenen Fortpflanzungsorganen gerechnet werden, nämlich Fruchtbehälter (Sporangien und Asken) und Sporen. Entsprechend der Bildung von Asken wird ein großer Teil der bei uns vorkommenden Verunreinigungen zu den Ascomyceten gezählt werden müssen.

Wenn wir bei der Untersuchung einer Kultur einen weihwedelähnlichen Fruchtkörper oder Pinselschimmel oder Hohlkugeln, die mit Sporen gefüllt sind, finden, so wissen wir bereits, daß wir es hier mit Aspergillus, Penicillium oder Mucor zu tun haben.

Doch soll an dieser Stelle nicht verschwiegen werden, daß die erwähnte Askenbildung keineswegs bei *allen* Schimmelpilzen vorhanden ist. Es gibt unter den letzteren, wenn sie auch *seltener* vorkommen, genug Arten, die zu den Hyphomyceten oder Fungi imperfecti gehören, keine Asken noch Perithezien aufweisen und in ihrer Fruchtbildung (Conidien) größte Ähnlichkeit mit manchem unserer pathogenen Erreger haben. Es sind das z. B. alle die Arten von Myceten die zur Unterklasse der Microsiphonés (s. unter Botanik) gehören, aber auch z. B. die Cephalosporien, zu denen BENEDEK neuerdings auch das Akremonium GRÜTZ rechnet und von dem der erstgenannte Autor selbst einen vielleicht als pathogen zu bezeichnenden Stamm (C. niveolanum) beschrieben hat. Auch ein Angehöriger der Gruppe der Dematiaceen (Catenularia fuliginea) ist vor kurzem von JOSEPH als pathogener Mycet aufgefaßt worden.

In solchen zweifelhaften Fällen läßt uns dann eben die mikroskopische Untersuchung im Stich, und wir müssen uns an die anderen Kriterien (z. B. das schnelle Wachstum, mangelnde Tierpathogenität) halten.

Auf der anderen Seite spricht das Vorkommen von Spindeln oder vrilles oder Organes nodulaires *absolut,* das von Hyphes sporiferes und Grappes mit *Wahrscheinlichkeit dafür,* daß wir es mit einem pathogenen Pilz zu tun haben. Bei Soor finden wir entweder die bekannten manchmal mit kleinen Ausstülpungen (Knospenbildung) versehenen Sporen oder neben diesen auch noch Mycelien.

Können wir einen Pilz mikroskopisch unter eins der genannten Schemata nicht „unterbringen", weil die Fortpflanzungsorgane ein anderes Aussehen zeigen, als oben beschrieben wurde, so wird das immer mehr dafür sprechen, daß es sich um eine Verunreinigung handelt, da wir bei letzteren manchmal die abenteuerlichsten Formen in Gestalt von Chlamydosporenbildung finden, während bei den Dermatophyten, wie wir gesehen haben, weit einfachere Verhältnisse vorherrschen.

Doch sei an dieser Stelle darauf aufmerksam gemacht, daß 'wir die genannten „differenzierten" Conidien (Spindeln, Vrilles, Grappes usw.) nur bei *frischen* Kulturen finden. Bei älteren, vielfach überimpften, verschwinden die genannten Gebilde häufig mehr oder minder vollständig und machen sterilen, der Conidienbildung entbehrenden Mycelien Platz: Senilität der Kulturen, die nicht zu verwechseln ist mit dem oben besprochenen Flaumigwerden derselben, wobei deren äußeres Aussehen ein völlig anderes wird (vgl. S. 40, Anm. 1).

Für die Diagnose der übrigen Mykosen, also der nicht zu den eigentlichen Dermatophyten im engeren Sinne gehörenden Erreger (Hefen usw.) sind allgemeine Anhaltspunkte überhaupt nicht zu geben. Hier muß natürlich ebenfalls bei jedem einzelnen Pilz, den man durch die Kultur erhält, die Frage erwogen werden, ob ein begleitender Saprophyt oder ein pathogener Erreger vorliegt. Eine Entscheidung, die im Einzelfalle wohl nur auf Grund der Kenntnis der bisher in der Literatur beschriebenen Fälle und des im speziellen Teil beschriebenen Aussehens der Kulturen derartiger Erkrankungen zu treffen sein wird.

Ganz allgemein muß dann weiterhin gegenüber den vorher gemachten Angaben in Rechnung gestellt werden, daß sie sich nur auf die in unserer Gegend vertretenen und hierselbst mit einer gewissen Regelmäßigkeit vorkommenden Dermatophyten beziehen, exotische Pilzarten unterliegen natürlich anderen Gesetzen, und für sie treffen die gegebenen Anhaltspunkte nur mit einer gewissen Reserve zu. So möchten wir, um nur ein Beispiel hervorzuheben, für unsere Gegend den Satz aufstellen, daß, wenn sich eine Kultur schon sehr früh intensiv und diffus hellgelb färbt, es sich wohl im allgemeinen nicht um einen Dermatophyten, sondern wahrscheinlich um einen Schimmelerreger, z. B. Aspergillus flavus handelt. Kommt aber der betreffende Patient vielleicht gerade aus den Tropen zurück, so greifen andere Erwägungen Platz. Wir werden also bei der praktischen Diagnostik der Mykologie auch immer unser Augenmerk darauf richten müssen, woher der betreffende Pilzträger stammt. Besonders wird diese Erwägung zutreffen für diejenigen Mykologen, die in Hafenstädten ansässig sind und daher die Einschleppung exotischer Arten noch mehr mit berücksichtigen müssen.

Als Anhang seien hier noch die *Spalthefen* kurz erwähnt, die noch vor kurzem in der Mykologie ganz unbekannt, jetzt (seit 1927) durch BENEDEKs Annahme, daß sie die Erreger des seborrhoischen Ekzems seien, von Interesse geworden sind. Sie ähneln im Aussehen der Kultur bis zu einem gewissen Grade den Soorerregern und zeigen mikroskopisch das sehr eigenartige Bild der in der Mitte gespaltenen Oidien.

Zu B. Wenn wir nun durch die geschilderten Untersuchungsmethoden zu der Überzeugung oder wenigstens zu der Wahrscheinlichkeitsannahme gelangt sind, daß ein pathogener Pilz vorliegt, so erhebt sich naturgemäß bald die zweite Frage, welcher Art der betreffende Erreger ist, und hier müssen an die Spitze folgende Erwägungen gestellt werden:

Es ist nur in einem Teil der Fälle möglich, aus dem klinischen Befund auf den Erreger zu schließen. Bei einem ziemlich großen Teil der Kulturen können wir aus deren makroskopischem Aussehen und der Schnelligkeit ihres Wachstums Rückschlüsse auf die Art des Pilzes ziehen. Weiterhin kann in einem verhältnismäßig kleinem Prozentsatz der mikroskopische Befund der Kultur die Natur des Pilzes ausschlaggebend bestimmen. Und endlich ist der Ausfall des Tierexperimentes bei den einzelnen Arten ein verschiedener, teils positiv, teils negativ oder ganz abgeschwächt angehend.

In keinem Falle aber dürfen die *einzelnen* Qualitäten der Untersuchung für die Diagnosenstellung genügen, *immer muß das Ensemble der angeführten Merkmale — klinische Erscheinungen, makroskopisches Aussehen der Kultur, mikroskopischer Befund der Kultur, Tierversuch — für die Entscheidung der* Pilzart herangezogen werden, und wenn einzelne Qualitäten (z. B. klinische Symptome, mikroskopischer Kulturbefund) keine charakteristischen Merkmale erkennen lassen, so dürfen sie jedenfalls nicht *gegen* die Annahme einer sich aus den übrigen Qualitäten ergebenden Spezies sprechen.

Daß auch die Heranziehung des *Nativpräparates* uns wesentliche Fingerzeige mit geben kann, wurde schon oben besprochen, aber wir kommen oft genug in die Lage, auch ohne das Nativpräparat bestimmen zu müssen (weil der Patient nicht mehr erreichbar und das erhaltene Material zu klein ist).

Es ist auch deswegen im allgemeinen so oft unmöglich, aus dem *klinischen Befund und dem Aussehen der betreffenden Hautmanifestation* auf die Art des Erregers zu schließen, weil die verschiedenen Erreger je nach der Art und der Widerstandsfähigkeit des befallenen Terrains resp. des gesamten Organismus die gleichen oder wenigstens sich sehr ähnelnde Veränderungen auslösen können. Andererseits kann derselbe Erreger je nach der Beschaffenheit der betreffenden Hautstelle oder der natürlichen Widerstandskraft des Individuums differente Erscheinungen bei den verschiedenen Menschen, ja sogar bei demselben Individuum hervorbringen.

1. *Klinische Kriterien.* Trotz dieser prinzipiellen Erwägungen, die durchaus zu Recht bestehen, gibt es aber doch auch wieder gewisse klinische Anhaltspunkte gerade für unsere Dermatophyten, aus denen man auf die Art des Erregers schließen kann[1].

---

[1] Wir sehen hier ab von den bekannten klinischen Erscheinungen der geschwulstbildenden Pilzerkrankungen, wie Aktinomykose, Mycetom, Sporotrichose, Blastomykose und den seltenen dazu gehörigen Krankheiten.

So ist mit ziemlicher Sicherheit bei Befallensein des Kopfes jugendlicher Individuen mit gelb gefärbten Favus-Scutulis auf das Vorhandensein von Achorion Schönleini zu schließen, während man andererseits bei Vorkommen von Schildchen am Körper Mäusefavus resp. einen der übrigen Tierfavi annehmen kann. Mikrosporie bei Kindern auf dem Kopfe (Mikrosporon Audouini resp. depauperatum) macht ebenfalls ganz charakteristische klinische Erscheinungen, aus denen man mit großer Wahrscheinlichkeit den Erreger mutmaßen kann.

Bei Lokalisation der Efflorescenzen ad Inguines muß man, falls es sich nicht um den allerdings recht häufigen Soor handelt, meist an Epidermophyton inguinale denken und in gleicher Weise ist es wahrscheinlich, daß bei der Trichophytie der Handteller und der Fußsohlen der KAUFMANN-WOLFsche Pilz gefunden werden wird.

Bei durch Rasieren hervorgerufenen Bartaffektionen liegt in unseren Gegenden meist Trichophyton cerebriforme vor, manchmal auch Trichophyton rosaceum. Bei Körpertrichophytie von Leuten, die mit Vieh zu tun haben, werden wir vielfach auf Trichophyton gypseum asteroides stoßen, in anderen nicht auf Tierübertragungen zurückzuführenden trifft man Trichophyton cerebriforme.

Alle diese Anhaltspunkte aber sind eben nur Wahrscheinlichkeitsvermutungen und gelten, was immer wieder betont werden muß, nur für unsere Gegenden. In anderen Gegenden, und zwar gar nicht so sehr weit von hier, können die Verhältnisse schon etwas anders liegen. So sieht man z. B. bei Landleuten in Holstein weniger das Trichophyton gypseum asteroides als Erreger der Körperflechte, sondern vielfach das Trichophyton faviforme. Einigermaßen sichere Schlüsse können wir also aus dem klinischen Befund nur in einzelnen Fällen ziehen.

2. *Makroskopisches Aussehen der Kultur.* In der Praxis liegen die Verhältnisse nun meist so, daß so ziemlich jeder Mykologe weiß, was in seinem Gebiet an Pilzen vorkommt, und wie dieselben kulturell aussehen. Er wird also oft, sobald er sich auf seine spezielle Gegend einschränkt, neben der Berücksichtigung der Lokalisation des Herdes, schon aus dem bloßen Anblick der Kultur sich entscheiden können, welcher von den Pilzen, die bei ihm regelmäßiger vorzukommen pflegen, im einzelnen Fall vorliegt. Für unsere Gegend haben wir nicht viel Auswahl. Gypseum asteroides und Cerebriforme, Rosaceum und KAUFMANN-WOLF-Pilz, Epidermophyton inguinale und Mäusefavus, allenfalls noch gelegentlich Trichophyton violaceum und Mikrosporon lanosum sowie Achorion gypseum, das sind so unsere gewöhnlichen Erreger, und diese voneinander zu unterscheiden, ist meist nicht schwer.

Trichophyton cerebriforme wächst langsam, bildet bald Ausläufer, Granula und cerebriforme Windungen, Trichophyton gypseum keimt relativ schnell, bedeckt sich bald mit weißem Puder, der dann öfters eine gelblich-bräunliche Verfärbung annimmt. Epidermophyton inguinale entwickelt sich langsam und nimmt früh eine grau-grüne Färbung an, Trichophyton rosaceum wächst ebenfalls vielfach sehr zögernd und bleibt oft sehr lange weiß (wie Trichophyton niveum); andere Male nimmt es aber doch relativ früh schon einen rosa Farbenton an.

Der KAUFMANN-WOLF-Pilz keimt schnell, manchmal sogar auffallend schnell, bildet einen schneeweißen Flaum oder sieht öfters aus wie Trichophyton gypseum. Man unterscheidet aber beide durch die Herkunft. Das Epidermophyton KAUFMANN-WOLF stammt fast immer aus Affektionen der Hände und Füße. Das Trichophyton kann sich überall lokalisieren. Evtl. entscheidet die Tierimpfung: Der KAUFMANN-WOLF-Pilz geht nicht oder wenigstens sehr unvollkommen an, Trichophyton gypseum macht tiefe schmerzhafte Infiltrate beim Meerschweinchen. Auftreten eines zarten seidenweichen Flaumes in der Primärkultur spricht speziell für Mikrosporon Audouini resp. depauperatum. Beim Mäusefavus haben wir es mit weißen und auch weiß bleibenden, scheinbar flaumig aussehenden Kulturen zu tun, die, auf Meerschweinchen überimpft, Scutula hervorrufen. Trichophyton violaceum, das ausnahmsweise auch bei uns gefunden wird, wächst sehr langsam, desgleichen Trichophyton faviforme. Ersteres nimmt relativ spät violette Farbe an, letzteres bleibt braungelb.

Neben diesen hier im Anschluß an die klinischen Erscheinungen erwähnten Kulturen seien als *makroskopisch besonders charakteristisch* in ihrem Aussehen noch erwähnt die farbigen Kolonien des Trichophyton persicolor, des Trichophyton vinosum, das Epidermophyton plurizoniforme und lanoroseum, die orangegelbe Kultur (mit weißem spitzenartigen Rand) des Achorion gypseum und die ähnliche des Mikrosporon felineum, die wachsartige, überaus langsam wachsende Kultur des Favus, die bräunliche Kultur des Trichophyton fumatum, die Kolonien des Trichophyton gypseum granulosum und asteroides (diese speziell auch auf Peptonnährböden!) das Mikrosporon Audouini und ferrugineum. Diese und noch manche andere Kultur gelingt es nach dem makroskopischen, oft recht charakteristischen Aussehen und auch nach dem schnelleren oder langsameren Wachstum meist zu diagnostizieren, sie können hier nicht im einzelnen beschrieben werden, es sei auf die textliche und bildliche Darstellung im speziellen Teil verwiesen. Von den Hefen (im weiteren Sinne!) sei besonders auf die gelblichweißen runden Kolonien des Soor mit ihrer schleimigen Oberfläche verwiesen, einige seltene exotische Hefen sind durch ihre rote (Cryptococcus ruber rugosus) oder schwarze (Cryptococcus metaniger) Farbe ausgezeichnet, ebenso wie die Sporotrichose in vielen Fällen (nicht immer) die typische schwarze Farbe zeigt.

— 3. *Mikroskopische Untersuchung der Kultur.* Diese kann uns wichtige Fingerzeige geben, allerdings nicht durch die einfache Conidienbildung, denn Traubenbildungen (Botrytisform, Grappes) sowohl wie Hyphen mit Sporen (Akladiumform, *Hyphes sporifères*) finden wir bei fast allen Pilzen gleichmäßig (obwohl wir persönlich die Beobachtung gemacht haben, daß erstere bei Gypseum, letztere bei Cerebriforme vorwiegen). Bei Trichophyton cerebriforme sehen wir ferner neben den Hyphes sporiferès eine besonders frühzeitige Chlamydosporenbildung.

Nun gibt es dann noch einige andere Kriterien, die uns manchmal kombiniert mit dem makroskopischen Aussehen eine rasche vorläufige Orientierung ermöglichen.

Finden wir neben den Trauben *einige Spindeln* und *Weinrankenformen (vrilles)* so handelt es sich meist um ein Mitglied der Gypseumgruppe oder um den KAUFMANN-WOLFschen Pilz. Sehen wir *mehr Spindeln* und daneben reichliche Chlamydosporenbildung, so liegt mit ziemlicher Sicherheit Epidermophyton inguinale vor. Haben wir *sehr viel Spindeln*, so zwar, daß das Präparat in jedem Gesichtsfeld von solchen wimmelt, so liegt Mikrosporon lanosum oder Achorion gypseum vor.

Die Spindeln geben uns, wie noch besonders erwähnt sei, auch noch durch ihre Art und Form gewisse Anhaltspunkte an die Hand für die Beurteilung des Pilzes, mit dem wir es zu tun haben.

Die genannten Gebilde stellen einen bei unseren Dermatophyten relativ häufigen Bestandteil der Kulturen dar. Auch ihren Vorläufern, den endständigen, länglich geformten, kolbenförmigen Mycelauftreibungen begegnen wir oft (s. Abb. 14 auf S. 35). Diese entbehren zunächst jeder Querteilung, so daß sie SABOURAUD als Massues terminales (Endkeulen) bezeichnet. Sie werden dann aber doch öfter mehrzellig. Die keulenförmigen ungeteilten Endauftreibungen der Myceten sind besonders charakteristisch für das Trichophyton cerebriforme, finden sich aber angedeutet bei vielen Trichophytonformen und auch beim Mikrosporon Audouini sehen wir sie manchmal als Abortivanlage der Spindeln.

Ausgebildete Spindeln von kleinerem Format[1] und schlankem Habitus sind hauptsächlich bei der Gypseumgruppe zu konstatieren, solche von größerer und gröberer Beschaffenheit beim Fpidermophyton inguinale und clypeiforme und noch voluminösere, dünnstielige, innen zugespitzten kleinen Röhrchen (navettes) ähnelnde, keine Sporenhaufen tragende bei den tierischen Mikrosporien (fulvum, lanosum, villosum, pubescens. Hier erreichen sie die Größe von 40—45 μ Länge und 13—15 μ Breite, bestehen aus 4 bis zu 12 Kammern, haben eine glatte, die Konturen der Kämmerchen nicht wiederspiegelnde Oberfläche und kommen in enormer Anzahl zur Kognition, nachdem sie bereits beim Epidermophyton inguinale und Clypeiforme an Zahl und Verbreitung sich recht stattlich in Form von abgerundeten, vielfach an Stielen zusammensitzenden Exemplaren präsentiert haben. Kleinere und feinere Exemplare von meist nicht sehr großer Zahl sehen wir dann wieder beim Achorion Quinkeanum, während Achorion Gypseum wieder durch Legionen von Spindeln von großem Format bis 60 μ Länge charakterisiert ist.

Übrigens finden wir Spindeln auch beim Mikrosporon Audouini, aber sie bilden dort eine *Ausnahme* und kommen nur ganz vereinzelt vor. Auf das Vorkommen von Spindeln resp. Rudimenten von solchen auch beim Achorion Schönleini haben SABOURAUD und NEGRONI jüngst hingewiesen, diese Gebilde gleichen vielfach aneinandergereihten Chlamydosporen.

Der zweite oben angeführte Bestandteil, die *Weinrankenformen (vrilles)* sind ebenfalls ein äußerst charakteristischer Bestandteil unserer pathogenen Pilzkulturen. Sie finden sich in großer diagnostisch verwertbarer Menge nur bei der Gypseumgruppe, so daß man mit ziemlicher Sicherheit sagen kann, daß, wenn man sehr viel derartige Gebilde im Klatschpräparat der Kultur findet, es sich um einen Angehörigen der genannten Gruppe handeln wird, allerdings muß dabei bemerkt werden, daß es sich hier, wie immer in der Mykologie, nicht um ein eindeutiges und immer zutreffendes Gesetz handelt: Wir finden die Vrilles vereinzelt auch bei anderen Myceten, z. B. bei Epidermophyton inguinale und etwas häufiger beim Epidermophyton interdigitale sowie bei Trichophyton cerebriforme, und wir haben solche sogar einmal bei der mikroskopischen Untersuchung eines apathogenen Schimmelpilzes gesehen. Aber das sind Ausnahmen[2], das Gewöhnliche ist: Das Vorkommen zahlreicher Weinrankensporen spricht für einen Angehörigen der Gypseumgruppe. SABOURAUD nahm an, daß das Trichophyton gypseum granulosum keine Vrilles aufzuweisen habe, diese Meinung hat sich aber nicht aufrecht erhalten können (FISCHER).

Ein weiterer seltener Bestandteil muß noch kurz erwähnt werden, die *Organes nodulaires* (Abb. 19 auf S. 38). Sie kommen im wesentlichen bei Trichophyton lacticolor und persicolor vor, sind also ebenfalls auf die Gruppe der gypseumartigen Pilze beschränkt. Zu erwähnen sind ferner die sehr charakteristischen *Kronleuchterformen* (s. Abb. 9 auf S. 33), die sich besonders schön und ausgeprägt bei Favus (Achorion Schönleini) finden und die sog. *Organes pectinés* (Kammzinkenformen [s. Abb. 13 auf S. 35]), die bei Favus und Mikrosporon Audouini zu konstatieren sind. *Protoplasma-Austritte* (s. Abb. 89 auf S. 113) aus gewucherten breit ausladenden Mycelien sehen wir beim Favus, *zahlreiche Mycelsporenketten* (s. Abb. 16 auf S. 36) in der Kultur sprechen für Trichophyton faviforme und Achorion Schönleini. Ferner sind noch zu nennen die *Raquetteformen* (s. Abb. 8 auf S. 33), die beim Mikrosporon Audouini vorkommen und die ebenfalls bei letzteren häufig nachweisbaren interkalären *Chlamydosporen* (s. Abb. 17 auf S. 37). *Sehr zahlreich vorhandene kleinste Sporen* sprechen für Trichophyton gypseum. *Fehlen in einer Kultur Conidien überhaupt,*

---

[1] Die hier in Betracht kommenden Spindeln, die SABOURAUD neuerdings als „quenouilles (Spinnrocken)" bezeichnet wissen will, sind vorne breit, gestutzt oder zugespitzt, dickwandig, mit punktförmigem Ende, dem manchmal Sporenhaufen aufsitzen, nicht sehr zahlreiche Kammern enthaltend, deren Konturen sich an der Außenfläche markieren mit dicken Stielen versehen.

[2] Besondere praktische Wichtigkeit haben derartige Ausnahmen beim Epidermophyton interdigitale (KAUFMANN-WOLF-Pilz), bei dessen dem Gypseum asteroides ähnlicher Varietät wir zuweilen sehr zahlreiche Vrilles sahen, so daß die Differentialdiagnose gegenüber dem Trichophyton gypseum asteroides erst durch den Tierversuch zu stellen war.

so handelt es sich entweder, wie schon oben hervorgehoben, um einen senil gewordenen Pilz oder es liegt ein unbestimmbarer Schimmel vor.

Wir sehen aus alledem: Die Pilzdiagnose, für die wir nur einige prinzipielle Anhaltspunkte geben konnten, ist schwierig, und manchmal begegnen wir auch unter geübten Pilzkennern in der Literatur dem Geständnis, daß der oder jener Pilz nicht zu rubrizieren sei oder nur vorläufig dieser oder jener Gruppe nahegestellt werden könne. Es sind eben fast alle angeführten Kriterien nur als allgemeine Richtlinien anzusehen, die im speziellen Falle versagen können.

5. Pathologisch-anatomische Diagnose.

Dieser seien, da wir öfters in die Lage kommen, durch Biopsie, falls andere Hilfsmittel versagen, die Diagnose sichern zu müssen, hier einige einführende Worte gewidmet. *Über die besonderen Verhältnisse, die bei den einzelnen Mykosen in Betracht kommen, ist im speziellen Teil jeweils das Notwendige gesagt.* Es seien hier nur einige allgemein orientierende Andeutungen gegeben. Bei den oberflächlichen Mykosen sind natürlich die Veränderungen im Papillarkörper und im Corium nur sehr minimaler Natur und man wird im allgemeinen nur mit solchen epithelialer Art rechnen dürfen. Anders bei den tiefen Trichophytien und den gummösen Mykosen. Hier handelt es sich um ein Eindringen der Erreger in die tieferen Schichten der allgemeinen Decke, und um eine direkte Fühlungnahme derselben mit den Lymphgefäßen der Cutis. Die Folge ist ein mehr oder minder intensiver Kampf zwischen den Parasiten und den Gewebszellen, dessen Endausgang wir in der Bildung von Granulationsgewebe einerseits, von Nekrose und Eiterung andererseits im mikroskopischen Präparat vor uns sehen. Finden wir also derartige Bilder, als deren Typus wir die Drei-Zonenbildung der gummösen Mykosen mit den außenliegenden perivasculär angeordneten Lymphocyteninfiltraten, mit dem mittleren tuberkuloseähnlichen Prozeß und dem inneren ekthymaartigen Entzündungsherd betrachten können, in unseren durch Biopsie gewonnenen Präparaten, so können wir ohne weiteres darauf schließen, daß, wenn Lues und Tuberkulose nicht in Betracht kommen, hier eine tiefe Mykose vorliegt.

6. Tierimpfung.

Sind wir trotz morphologischer und kultureller Untersuchung nicht in der Lage, mit Bestimmtheit zu entscheiden, ob ein pathogener Parasit vorliegt oder nicht, so bleibt uns noch eine Möglichkeit: die Impfung auf Tiere, für Dermatophyten besonders auf Meerschweinchen. Dieses Verfahren ist aber für die Bestimmung der Pathogenität eines Pilzes keineswegs ganz zuverlässig, da ein Teil unserer Dermatophyten auf die genannten Tiere nicht übertragbar ist (z. B. Trichophyton violaceum, Mikrosporon Audouini, sowie auch meist die Epidermophytonarten usw.). Aber viele, insbesondere die von Tieren stammenden Ektothrixarten (Gypseum asteroides und dessen Verwandte) und die tierischen Mikrosporien sowie die Tierfavi gehen doch an und geben dann ein ganz eindeutiges und charakteristisches Bild. Und auch in den Fällen, wo man schon aus dem makro- und mikroskopischen Bild der Kultur auf die Natur des vorliegenden Pilzes schließen kann, soll man doch immer noch den Tierversuch zur Bestätigung heranziehen.

A. Die praktisch wichtigste Art der Impfung für die Fadenpilze ist die *Cutanimpfung*. Das Verfahren, das seinerzeit von BLOCH angegeben wurde, wird so ausgeführt, daß dem Meerschweinchen an einer Stelle der Rückenhaut die Haare ganz kurz abgeschnitten und ihm dann einige Kulturbröckel der fraglichen Pilzkultur [1] mittels Schmirgelpapier fest, aber ohne daß es zu Blutungen kommt, in die Epidermis hineingerieben werden. Nach einigen Tagen kommt es dann zu einer mit geringer Schuppung einhergehenden, manchmal blutig serösen Entzündung der so behandelten Teile, die alle Merkmale der traumatischen Läsion aufweist. Am 5.—6. Tage sieht man eine Infiltration und stärkere Schuppung, die im Laufe der nächsten Zeit zunimmt und schließlich zur Krustenbildung und Entstehung eines fest anhaftenden, manchmal recht schmerzhaften Infiltrates führt, das längere Zeit bis zu 2—3 Wochen bestehen und zu Störungen des Allgemeinbefindens Anlaß geben kann (s. Abb. 21). Nach dieser Zeit klingen dann die entzündlichen Erscheinungen allmählich ab,

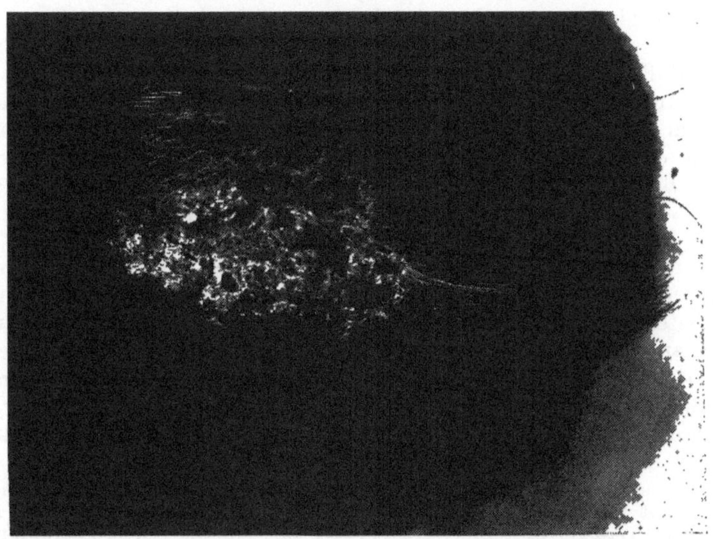

Abb. 21. Cutanimpfung beim Meerschweinchen. (Geimpft mit Trichophyton gypseum asteroides.)

die Schuppen verschwinden, die Krustenbildung desgleichen und es bleibt eine glatte haarlose Stelle zurück, die nach einiger Zeit sich wieder mit Haaren bedeckt. Der ganze Vorgang dauert von der Infektion an gerechnet etwa 4—6 Wochen, die Acme ist etwa am 8.—12. Tage erreicht und die Involution tritt ziemlich plötzlich nach dieser Zeit ein. Es ist das gerade etwa die gleiche Zeit, in der auch histologisch, wenn man die affizierten Stellen untersucht, die Umwandlung von der nicht sehr starken entzündlichen Infiltration zur nekrobiotischen mit Epithelzerstörung und Leukocytenzerfall einhergehenden Inflammation einsetzt, die zur teilweisen Freilegung des Bindegewebes und zur Krustenbildung führt.

Mykologisch findet man in den ersten Tagen reichlich Pilze, die wohl zum Teil noch mit den durch die Überimpfung eingeriebenen Myceten identisch aber auch vielleicht schon durch deren spontane Vermehrung entstanden sind. Je mehr der Krankheitsprozeß fortschreitet, desto geringer wird die Zahl der in den Schuppen nachweisbaren Pilze. Schließlich verschwinden sie ganz oder vielmehr sie wachsen in die Haarfollikel hinein, in denen sie dann in der Acme des Prozesses gut nachweisbar sind. Dieses Hineindringen in die Follikel ist,

---

[1] Es ist wichtig zu wissen, daß ältere, häufig überimpfte Kulturen vielfach nicht mehr angehen, daß man daher für Tierversuche immer möglichst solche Myceten verwenden muß, die noch nicht zu viele Generationen hinter sich haben. Negative Resultate gealterter Pilze sind nicht beweisend.

falls die klinischen Erscheinungen der Erkrankung gering sind, ein willkommener Beweis dafür, daß der Prozeß von der Oberfläche aus in die Tiefe vorrückt und daß demnach die Impfung positiv ausgegangen ist. Nur solche Präparate, in denen die Pilze *in* den Haaren deutlich erkennbar sind, sind — bei geringer Ausbildung der klinischen Krankheitserscheinungen — ein Beweis dafür, daß die Impfung wirklich geglückt ist. Der Befund von Pilzen in den Schuppen *ohne* deren Nachweis im Haar ist auch in späteren Stadien nicht *absolut* beweisend für ein positives Resultat, weil die Möglichkeit besteht, daß es sich bei solchen außerhalb der Haare gefundenen Mycelien um übriggebliebene Reste des ursprünglich überimpften Materials handelt.

Finden wir also in einem Präparat, bei dem die klinischen Erscheinungen nicht eindeutig sind, und nicht mit absoluter Sicherheit ein positives Ergebnis gewährleisten, mikroskopisch kein Befallensein der Haare, so dürfen wir nicht annehmen, daß die Impfung angegangen ist. Beweisend für einen positiven Ausfall der Impfung sind dann ferner natürlich positive Rückimpfungen mit dem von dem geprüften Tier stammenden Material auf Kulturröhrchen oder gar auf ein anderes Meerschweinchen. Doch haben die erstgenannten Versuche den Nachteil, daß die Kulturröhrchen sehr unter den Verunreinigungen zu leiden haben, die ja bei der wenig aseptischen Gewinnung des Materials unvermeidlich mit in den Kauf genommen werden müssen.

Das am meisten geeignete Tier für die erwähnten Impfversuche von Fadenpilzen ist, wie schon gesagt, das Meerschweinchen. Hier verläuft der Impfeffekt am typischsten und charakteristischsten. Weniger eigenartig ist der Ablauf, wenn man andere Tiere verwendet. So unterscheidet sich z. B. nach BLOCH der Inokulationsverlauf für Trichophyton gypseum und Achorion Quinckeanum beim Kaninchen dadurch von dem beim Meerschweinchen, daß er unregelmäßiger, von längerer Dauer und geringerer Akuität ist. Für die Praxis kommen also für Fadenpilze Kaninchen nicht in Betracht.

Bemerkt sei noch, daß auch bei der Sporotrichose der cutane Infektionsmodus mit Kulturmaterial versucht worden ist, allerdings nur insofern mit positivem Gelingen, als auf der Oberhaut trichophytoide Hautefflorescenzen, also eine oberflächliche Erkrankung erzeugt werden konnte. Eine allgemeine Sporotrichose ließ sich auf diesem Wege nicht hervorbringen.

Weniger erfolgreich als die BLOCHsche Methodik der Cutanimpfung sind die Versuche, die Infektionen mit dem Pirquetbohrer zu erzielen. Weiterhin wurden gelegentlich Überimpfungen in der Weise ausgeführt, daß kranke pilzhaltige Haarstümpfe in die scarifizierte Haut des Meerschweinchens implantiert wurden.

B. Auch *extracutane* Impfungen waren schon lange vor BLOCH von den verschiedensten Seiten vorgenommen worden, ohne daß sie zu praktisch brauchbaren Resultaten geführt hatten. Erst nach Abschluß der BLOCHschen Untersuchungen erhielten auch diese Forschungen wieder neuen Antrieb und Aufschwung, und man lernte erkennen, daß auch Inokulationen, welche unter Umgehung der Haut vorgenommen wurden, positiv ausfallen könnten. Die in Betracht kommenden Methoden sind folgende:

1. Die *intrakardiale Sporeninjektion*, die zuerst von SAEVES angegeben wurde. SAEVES ging so vor, daß sie gut versporte Kulturen mit physiologischer Kochsalzlösung verrieb, öfters wusch, den aus Sporen und Mycelien bestehenden Rückstand in Kochsalzlösung aufgeschwemmt langsam zentrifugierte und die obere, die Sporen enthaltende Schicht, abpipettierte. Diese Emulsion injiziert man den Meerschweinchen intrakardial (Achorion Quinckeanum, Trichophyton gypseum), und zwar geht man dabei am besten so vor, daß man durch einen Gehilfen bei dem platt auf dem Rücken liegenden Tier die Halsgegend und Vorderbeine mit der einen Hand, die Hinterbeine mit der anderen Hand festfassen und den Kopf etwas zurückdrücken läßt und dann mit einer PRAVATZschen Spritze in die Gegend etwas oberhalb der Mitte zwischen Fossa jugularis und

Proc. xiphoideus, etwa entsprechend der Herzgegend einsticht. Dann überzeugt man sich durch Zurückziehen des Stopfens davon, ob man auch wirklich im Innern der Herzhöhle ist und führt dann mit einer vorher adjustierten Spritze, indem man die erstere abnimmt, die Injektion aus. Die so infizierten Tiere zeigen nach einer Inkubation von 5—6 Tagen disseminierte Hautherde in Form kleiner, schuppender, mehr oder weniger infiltrierter bis 2 cm messender Pilze enthaltender Knötchen, die sich mit Vorliebe an traumatisch gereizten Stellen (Kogoj, Saeves) lokalisieren (rasierter Bauchhaut zum Beispiel).

2. Die *intravenöse Impfung* (in die vena jugularis). Über sie wird zwar in der Literatur (Masia u. a.) berichtet, es sind aber bisher nennenswerte Erfolge nicht erzielt worden. Kumer sah bei Infektion mit pathogenen wie mit nicht pathogenen Soorstämmen Exitus der Kaninchen eintreten.

3. Auch mit *subcutaner Injektion* sind Versuche (Jessner und Hoffmann in Breslau) gemacht worden, und zwar verwandten die Autoren in Nährflüssigkeit aufgeschwemmte Sporenemulsion von Dermatophyten. Es traten dabei Knoten auf, die oft erweichten und nach außen durchbrachen, und aus denen sich Pilze rückzüchten ließen. Mit dem Tumorbrei selbst ließen sich jedoch keine Neuinfektionen erzeugen[1]. Weiterhin hat man dann auch bei Soor Versuche mit dem genannten Infektionsmodus gemacht (Askanazy bei Meerschweinchen), ohne jedoch andere als lokale Absceßbildung zu erreichen. Nur Heidsieck sah allgemeine Soormykose entstehen.

4. Die *intraperitoneale* Impfung kommt für die eigentlichen Dermatophyten praktisch kaum in Betracht. Sie ist auch verschiedentlich weniger aus diagnostischen Gründen, als aus besonderen wissenschaftlichen Erwägungen heraus gemacht worden. Sabrazes fand im Peritoneum nach der genannten Art der Einverleibung der Myceten pseudotuberkulöse Knötchen mit actinomycesähnlichen Pilzrasen. Die Pilze scheinen hier einfach als Fremdkörper zu wirken. Das stimmt überein mit von Sulzberger gemachten und von Kadisch bestätigten Befunden, daß auch nach intrakardialen Sporeninjektionen die Myceten in den inneren Organen der Warmblüter nicht wachsen und sich nicht vermehren.

Einen etwas breiteren Raum nimmt dagegen im Gegensatz zu unseren Fadenpilzen die *intraperitoneale Impfung bei der Sporotrichose* ein. Sie kommt hier, allerdings nicht als dem Kulturverfahren ebenbürtige Methode, in *einzelnen* Fällen, wo dieses erfolglos bleibt, als diagnostisches Ultimum refugium in Betracht, versagt aber bei der direkten Impfung vom Menschen oft völlig, da der Gehalt des menschlichen Eiters an Sporotrichoserregern resp. deren Virulenz offenbar relativ gering sind. Dagegen erzielt man mit sporotrichotischem Material, das vom Tiere stammt, und das offenbar die verursachenden Mikroorganismen reichlicher enthält, meist sehr viel bessere Erfolge, ebenso mit Kulturbröckeln, bei denen man über die Natur der erhaltenen Kultur ins Klare kommen will. Hier ist das am meisten geeignete Tier die *weiße Ratte*, obwohl auch bei anderen Tieren eine Infektionsmöglichkeit besteht (Katzen, Hunde, Meerschweinchen, Mäuse). Aber auch bei den weißen Ratten ist, obwohl nach Grütz die Chance des Gelingens relativ am größten ist, mit der Möglichkeit von Fehlschlägen zu rechnen, selbst wenn man sehr reichliches Impfmaterial verwendet. Am besten ist es daher, wenn man gleich mehrere Tiere auf einmal inokuliert. Das charakteristische Zeichen der angegangenen Impfung ist die bei männlichen Tieren nach 5—10 Tagen entstandene Schwellung der Nebenhoden, weniger häufig der Hoden, die dann bald von einer Generalisierung der Krankheit auf das Peritoneum begleitet ist (näheres s. im speziellen Teil).

---

[1] Kadisch erreichte eine einwandfreie subcutane Applikation von Pilzmaterial durch Zertrümmerung unter die Haut geschobener und eingeheilter, mit Pilzmaterial beschickter Glascapillaren. Bei den betreffenden Tieren entstand eine Allergie gegenüber Neu-Impfungen.

Auch beim *Soor* hat man das *intraperitoneale* Infektionsverfahren angewendet. Kaninchen vertragen es meist ohne Schädigung, während bei Mäusen eine allgemeine Soorerkrankung eintritt.

Als Anhang seien dann noch *einige seltener angewandte Impfmethoden* aufgeführt, die ebenfalls besonders beim Soor zur Anwendung kamen. So haben URECCHIA und ZAGRAVE *subdurale Infektion* von Kaninchen mit Dissemination von Soor in das Zentralnervensystem vorgenommen. Ferner hat man in die Pleura, auf die Cornea und in die Trachea geimpft, und auch vaginale Infektionen bei Meerschweinchen mit positivem Erfolg vorgenommen (spezielle Angaben darüber siehe im Artikel Soor). OTABE gelang es, in zwei Fällen eine Infektion junger Kaninchen durch *Inhalation* von Soorkulturaufschwemmung zu erzielen. Ebenso erreichten in neuerer Zeit ASKANAZY sowie auch OTABE *orale Ansteckung* mit Soor mit Haften der Pilze an Ösophagus und Zunge (näheres siehe ebenfalls im speziellen Teil).

Nachzutragen sind auch Versuche von KOGOJ mit suboccipitaler Punktion und Sporenaufschwemmungsinfektion von Dermatophyten, wobei disseminierte pilzhaltige Hautherde entstanden. Der gleiche Autor berichtet über Infektionen durch das Schädeldach hindurch, ferner auch von hepatischen Infektionen und von intratestikulären Impfungen bei Meerschweinchen.

Cutane und extracutane Inoculationen haben, worauf in der Biologie noch eingehend hingewiesen wird, eine für die Praxis sehr wichtige Folge: Das betreffende Tier wird gegen weitere Impfungen allergisch oder immun. Für die praktische Laboratoriumstätigkeit ergibt sich daraus der naturgemäße Schluß, daß wir Tiere, die bereits einmal zu Impfungen mit positivem Erfolge benutzt worden sind, nicht wieder für derartige Zwecke verwenden dürfen und daß wir bei diagnostischen Impfungen uns im voraus vergewissern müssen, daß das betreffende Tier nicht etwa von anderer Seite zu derartigen Manipulationen benutzt worden ist.

7. Diagnostische Gesichtspunkte bei tiefen Mykosen.

Am Schlusse dieser allgemein diagnostischen Darlegungen bedürfen die sog. „tiefen Mykosen" doch noch einiger kurzer besonderer Hinweise. Wenn wir im Einzelfalle einem Kranken gegenüberstehen, bei dem tiefe wie Gummen aussehende Ulcerationen an irgend einer Körperstelle abwechselnd mit geschlossenen Tumoren, über denen die gerötete Haut den nahenden Durchbruch anzeigt, das Vorhandensein chronischer Veränderungen der Haut uns anzeigen, so werden wir als Dermatologen zunächst immer an Tuberkulose oder Lues denken und neben den eigentlichen tuberkulösen Hauterkrankungen (Scrophuloderm) auch die Tuberkulide (E. induratum, papulo-nekrotische Tuberkulide) in den Kreis unserer Erwägungen ziehen. Auch einfache entzündliche Fettgewebstumoren, die neuerdings von MAKAI mit dem Namen „Lipogranulomatosis subcutanea" belegt worden sind, müssen differentialdiagnostisch in Betracht gezogen werden, obwohl sie wohl nur selten zur Ulcerationsbildung neigen dürften. Hat man all die genannten Dermatosen ausgeschlossen, so wird man per exclusionem die Möglichkeit erwägen, daß eine Sporotrichose oder Blastomykose — die Aktinomykose scheidet ja durch ihr andersartiges charakteristisches Aussehen bei diesen Erwägungen aus — oder irgendeine der anderen erwähnten „seltenen gummösen" Mykosen vorliegt. Wir haben gesehen, daß das Nativ- und Ausstrichpräparat nur in einzelnen Fällen positive Resultate ergibt, und daß diese, wenn überhaupt vorhanden, oft ganz uncharakteristischer Art sind und über die Art des Erregers kein Urteil gestatten. Schon viel weiter bringt uns die Probeexcision von Tumormaterial. Sie gibt uns, wenn auch keinen speziellen Aufschluß über den Erreger, so doch, wenn wir Granulationsgewebe und insbesondere die für die tiefen Mykosen so charakteristische „Drei-Zoneneinteilung" finden, einen bestimmten Hinweis darauf, daß hier fremde Erreger in das Gewebe eingedrungen sind und zu einem Kampf des letzteren mit den Parasiten Veranlassung gegeben haben. Weitere Schlüsse können wir in dieser Hinsicht wohl kaum ziehen. Auch mit der Tatsache, daß bei der Kladiose im Gegensatz zur Sporotrichose eine erhebliche Epithelwucherung vorhanden ist, können wir in praxi wenig anfangen, weil solche atypischen Epithelwucherungen ebenso wie sie bei Lupus und syphilitischen Gummen hin und wieder vorkommen, auch bei vielen der uns beschäftigenden Affektionen als uncharakteristischer Nebenbefund zur Kognition kommen dürften. Über die Agglutination und Komplementbindungsreaktion und deren Wert wird in dem Kapitel über diese Reaktionen ausgeführt, daß es sich meist um Gruppenreaktionen handelt, die uns, wenn positiv, nur anzeigen, daß ein mykotischer Prozeß vorliegt, nicht aber, welcher Art derselbe ist. Auch im negativen Ergebnis liegt hier allerdings ein wertvoller Hinweis; es zeigt uns mit gewisser Wahrscheinlichkeit, daß kein mykotischer Prozeß da ist.

Sind also alle die genannten diagnostischen Kriterien nur mit großer Vorsicht anwendbar, so bleibt uns als das beste und am meisten aufschlußgebende Moment, ebenso wie bei den Fadenpilzen, die *Kultur*. Für deren Anlegung ist aber vornehmlich hier besondere Vorsicht und Kritik notwendig. Handelt es sich doch gerade bei den Sporotrichosen und bei den übrigen „seltenen" Mykosen vielfach um Pilze, die auch sonst in der Natur als Saprophyten vorkommen, und die, auch wenn sie selbst nicht ubiquitär sind, doch teilweise ihnen im mikroskopischen Kulturbilde gleichende Doppelgänger haben, die das Urteil, ob im speziellen Fall wirklich eine pathogene Sporotrichoseart resp. andere Art der Mykose vorliegt oder nicht, erheblich erschweren. Wir haben in unserer Sammlung eine ganze Reihe, durchaus sporotrichoseähnlicher schwarzgrau oder grünlich gefärbter Schimmelpilzkulturen, die makroskopisch durchaus der Sporotrichose gleichen und bei denen erst die mikroskopische Untersuchung den wahren Sachverhalt, daß es sich um Saprophyten handelt, aufdeckt. Es folgt daraus die absolute Notwendigkeit, nicht aus offenen Geschwüren, sondern wenn es irgend möglich ist, aus geschlossenen Abscessen — durch Punktion — die Abimpfungen vorzunehmen. Geht das nicht an, so mache man, wie schon oben erwähnt, lieber eine Probeexcision, und verwende das erhaltene Material in zerquetschtem Zustande als Impfstoff oder wenn auch dies nicht angängig ist, gehe man mit einem scharfen Löffel tief in die Ränder des Geschwürs und hole auf diese Weise das zu untersuchende Material aus möglichst nicht mit der Außenwelt in Kontakt stehenden Schichten des Gewebes. Über die einzelnen Kulturergebnisse und das Aussehen der Kulturen wird an anderer Stelle berichtet werden. Sie sind natürlich entscheidend für die Diagnose und es liegt ja hier gerade wie bei den eigentlichen Dermatophyten, worauf oben schon hingewiesen wurde, so, daß nur das Ensemble von *makroskopischer Kulturbetrachtung und mikroskopischer Durchsicht derselben, meist auch zusammen mit dem Tierversuch*, eine Diagnose zu stellen gestattet, da wir andernfalls zahlreiche Schimmelpilze, die zu den Dematiaceen gehören, als Sporotrichose oder andere mykotische Erreger ansprechen könnten und würden.

In unsicheren Fällen — und bei diesen sowieso schon selten beobachteten Erkrankungen wird natürlich jeder Einzelfall von vornherein zweifelhaft sein und sämtlicher diagnostisch weiterführender Methoden zu seiner Aufklärung bedürfen — leistet, was speziell die Sporotrichose betrifft, das Tierexperiment noch manchmal sehr wertvolle Dienste, insbesondere kommt die *intraperitoneale Impfung weißer Ratten* mit Teilen der zu untersuchenden Kultur in Betracht. Es entsteht dann, wie oben erwähnt ist (S. 51), falls es sich um Sporotrichose handelt und die Impfung gelingt, bei den infizierten männlichen Tieren nach 5—10 Tagen eine Schwellung beider Nebenhoden oder auch der Hoden und gleichzeitig oder später die verschiedensten Formen spezifischer Peritonitiden in Gestalt von bald circumscript, bald diffus auftretenden gelben derben Knötchen auf dem Bauchfell, in deren Gefolge dann auch die inneren Organe an Sporotrichose erkranken. Diese im Schrifttum als sehr charakteristisch angesehenen Hodentumoren können aber in manchen Fällen ohne ersichtlichen Grund fehlen und die Veränderungen, die durch die Impfung selbst großer Kulturmassen gesetzt werden, können so minimal sein, daß es nur zu ganz geringfügigen entzündlichen Prozessen kommt. Es muß dies wohl an der Virulenz der Pilze liegen. Jedenfalls folgt daraus, daß auch dieser diagnostische Behelf nur zu verwerten ist, wenn er positiv ausfällt. Negative Resultate sprechen nicht absolut gegen das Vorhandensein von Sporotrichose.

Was den diagnostischen Nachweis der übrigen seltenen Mykosen auf tierexperimentellem Wege anbetrifft, so verhält sich die *Trichosporose* ähnlich wie die Sporotrichose, indem sie ebenfalls nach intraperitonealer Impfung Orchitis, auch Lymphdrüsenschwellungen, ferner Knötchen auf Peritoneum und Leber aufweist, die histologisch den Drei-Zonenaufbau der mykotischen Granulome zeigen. Dagegen ist die Tierpathogenität der *Enantiothamnose* gering. Übertragungsversuche auf Kaninchen, Hühner und Tauben ergaben kein charakteristisches Resultat. Bei Meerschweinchen führte der Pilz nur auf massive Impfdosen manchmal innerhalb 14 Tagen den Tod an Peritonitis herbei. Auch das *Acremonium Potroni* scheint sehr wenig virulent für Tiere zu sein, desgleichen das GRÜTZsche *A. Kieliense*, ebenso die *Kladiose*. Bei der *Akauliose* ergaben die Impfungen insofern ein positives Resultat, als sich gelegentlich bei jungen Meerschweinchen nach subcutaner Impfung lokale und metastatische Knotenbildungen, in einem Falle auch metastatische Abscesse in Leber und Milz erzeugen ließen, die eine positive Retrokultur des Pilzes ergaben. Die *Monosporiose* ist ebenfalls auf Tiere übertragbar. Es gelang durch Überimpfung auf Kaninchen, knötchenartige Granulome am Auge und durch Injektion in Gelenke auch Arthritiden zu erzielen. Bei der *Hemisporose* ist die Pathogenität des Pilzes nicht sehr groß. In manchen Fällen führte jedoch intraperitoneale, einmal auch die subcutane Impfung bei Ratten zur Generalisierung der Infektion in Form von zahlreichen Knötchenbildungen auf Peritoneum und Hodenhüllen sowie auf inneren Organen. Der Erreger der *Parendomykose* ist pathogen für Meerschweinchen und Kaninchen. Nach intraperitonealer und intravenöser Injektion trat beim Meerschweinchen nach 2—14 Tagen der Tod an Septicämie ein. Aus dem Herzblut gelang die Retrokultur. Lokale Krankheitserscheinungen waren bei den Tieren in Form einer eitrigen Peritonitis und Ophthalmie nur nach längerer Dauer der Krankheit zu beobachten. Was den Erreger der *gummösen Oidiomykose,* das Oidium cutaneum resp. Mycoderma cutaneum anbetrifft, so ist der Mikroorganismus pathogen für weiße Ratten und führte auf große Dosen den Tod der Tiere an Septicämie oder exsudativer Peritonitis, aber ohne makroskopisch sichtbare Knötchenbildung herbei. Aus dem Herzblut ließ sich der Pilz in der Hefeform leicht züchten. Nach kleineren intraperitonealen Dosen entstand eine doppelseitige Orchitis, die später abscedierte, eine Retrokultur daraus gelang aber nicht. Der Erreger der *Chalarose* (Chalara pyogenes) hat sehr geringe Tierpathogenität. Beim Kaninchen lassen sich nach subcutanen Injektionen am Ohr lokale kleine gummöse Knotenbildungen hervorrufen. Tierimpfung mit dem Erreger der *Discomykose* verlief resultatlos.

Es geht aus dieser kurzen Zusammenstellung hervor, daß, wenn auch die Virulenz der bisher entdeckten Erreger gummöser Mykosen durchaus nicht einheitlich ist, man im Einzelfalle doch zum Tierexperiment greifen muß. Man wird da in manchen Fällen immerhin wertvolle Ergebnisse erhalten. Es muß aber bemerkt werden, daß bei uns in Deutschland das Fahnden nach derartigen „interessanten" Krankheitserregern meist vergeblich sein wird, da die betreffenden Parasiten in unseren Breiten offenbar überhaupt extrem selten sind, oder, wenn sie vorkommen, doch meist keine pathogenen Wirkungen auszulösen vermögen. Immerhin sollte man sich auf Grund der bisher vorliegenden Kasuistik zur Regel machen, im speziellen Falle bei allen unklaren diagnostische Schwierigkeiten bereitenden Geschwüren in der geschilderten Weise methodisch mikroskopisch und kulturell sowie tierexperimentell nach eventuellen Erregern zu suchen, wenngleich natürlich diese Fälle zum großen Teil in südlichen Ländern zu Hause sind.

Zweiter Teil.

Spezielle Mykologie.

Mikrosporie.

Allgemeine Bemerkungen.

SABOURAUD hat nach den vergessenen Arbeiten von GRUBY zuerst wieder betont, daß die Mikrosporie von der Trichophytie abgegrenzt werden muß. Die Kleinheit der Sporen, die kulturellen Eigentümlichkeiten, die Ergebnisse der Tierimpfung, in charakteristischen Fällen auch das klinische Bild sind es, die das besondere Bild der Mikrosporie ausmachen.

Nach der Herkunft vom Menschen oder vom Tier müssen die *humanen* Mikrosporien von den *tierischen* getrennt werden. Die Unterschiede sind folgende:

Humane Mikrosporie:

Klinisch fast nur Kinder (Kopfherde) betroffen, meist (allerdings keineswegs immer) Fehlen von entzündlichen Erscheinungen. Schwere Heilbarkeit. Langsames Wachstum der Kultur. Beim Tierexperiment keine Haftung oder nur abortives Angehen der Impfung ohne Eindringen der Pilzelemente in die Haare. Keine oder nur spät eintretende pleomorphe Degeneration auf der Kultur. Im mikroskopischen Bilde der Kultur fehlen die Spindeln ganz oder sind nur spärlich vorhanden.

Tierische Mikrosporie:

Klinisch auch Erwachsene und die unbehaarte Haut befallen. Meist mehr Entzündungsprozeß im klinischen Herd, schnellere Abheilung. Rasches Wachstum auf der Kultur. Beim Tierexperiment starkes Angehen mit Befallensein der Haare. Schnelle und reichliche pleomorphe Degeneration auf den Kulturen. Mikroskopisch in der Kultur oft reichlich Spindeln.

Das mikroskopische Bild wird im einzelnen bei der Besprechung der verschiedenen Arten wiedergegeben. Hier sei nur kurz ausgeführt, wie man sich das Vordringen der Pilzelemente, die auf dem Haar die bekannte scheidenartige Umhüllung bilden, vorzustellen hat. Besonders nach SABOURAUDS, BLOCHS und GRÜTZ' Untersuchungen müssen wir den Prozeß etwa in folgender Weise annehmen:

Die Mycelien, die in den Follikel gelangt sind, dringen zunächst in die Epidermis ein und wachsen entlang dem Haar von oben nach unten weiter, dabei teilen sie sich und gehen in kürzere Segmente und schließlich in Mycelsporen über (Abb. 22, 23). So bilden sie einen Sporenpanzer um das Haar herum. Ein Teil der Mycelien aber hebt die oberste Haarschicht empor und dringt in das Innere des Haares ein. Hier verzweigen sich die Fäden und ziehen gerade oder gekrümmt nach abwärts. BLOCH hat neben den feinen gewundenen Fäden auch auf die aus breiten, rechteckigen Elementen bestehenden Mycelbänder hingewiesen. Nach unten zu werden die Mycelfäden dünner und reichlicher und verflechten sich zu einer Art Quaste, der „Frange D'ADAMSON" (siehe Abb. 23). Die sehr ins Auge springende Sporenscheide bildet um das Haar

einen dichten Panzer, der aus einem Mosaik von Sporen besteht, die dicht
aneinander liegen. Sporenketten sieht man meist im Nativpräparat nur im
Anfang, wenn die Ansiedelung der Pilzsporen noch im Werden ist. Man erkennt aber, wenn man nach längerer Einwirkung der Kalilauge durch Druck
auf das Deckglas die Sporenmassen etwas zur Seite schiebt, dazwischen die
Mycelfäden auf dem Haar (Abb. 24).

Im Bulbus des Haares sind keine Pilze. Die Frange D'ADAMSON endigt
dicht über dem Haarbulbus und die Sporenscheide wiederum oberhalb der
Frange. Das Haar wächst nun immer weiter nach oben, die Pilze aber jedenfalls
zu einem großen Teil in entgegengesetzter Richtung nach unten. Der Sporenpanzer wird von dem wachsen-
den Haar mit nach oben genommen und bildet die grauweiße Scheide. SABOURAUD sah
solche Sporenscheiden von 12 bis
15 mm Länge über der Haut,
die Frange D'ADAMSON wird
aber nicht mitgenommen, vielleicht weil — wie SABOURAUD
es für wahrscheinlich hält — die
Mycelien unten im Haar doch
allmählich absterben. Wenn das
Haar beim Wachstum nach
oben abbricht, werden zahlreiche Sporen ausgestreut und
dadurch sind immer neue Infek-
tionsgelegenheiten für die daneben stehenden Follikel gegeben. Auf der anderen Seite
bleiben ja beim Abbrechen des

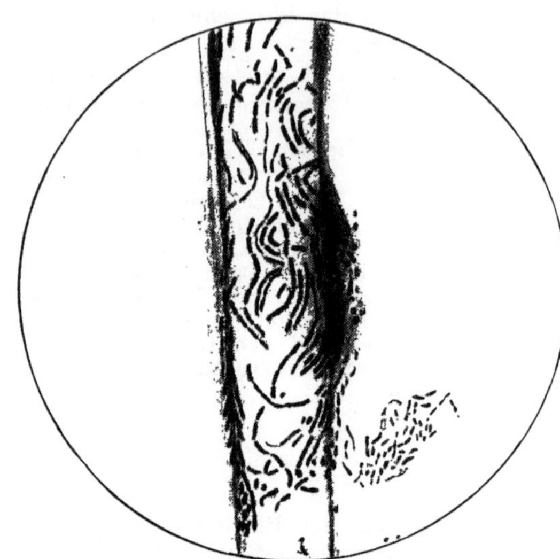

Abb. 22. Mikrosporon Audouini im Haar (höhere Schicht)
mit Methylenblau gefärbt. Mycelien auf dem Haar in
Segmente sich teilend.

Haares an der Stelle, wo die
Frange D'ADAMSON sitzt, immer
noch eine Menge Pilzelemente

oberhalb des Bulbus im Bulbushals zurück, so daß dieser Haarrest im Follikel
keineswegs pilzfrei ist. Andere Verhältnisse liegen vor, wenn das Haar zum
Beispiel durch Röntgenepilation mit der Wurzel zum Ausfallen kommt.

GRÜTZ hat bei seinen Nachuntersuchungen mit Färbung gefunden, daß
das Wachstum der Mycelien nicht nur nach unten, sondern, wie beim Favus,
auch nach oben stattfindet. Er konnte bei den die Hautoberfläche überragenden
und scheinbar freien Haaren noch sehr häufig Pilzelemente, die den ganzen
Haarschaft durchzogen, nachweisen.

Wie kommt nun der Sporenpanzer um das Haar zustande? PLAUT und
dann auch SABOURAUD (1910 in „Les Teignes") haben angenommen, die
Sporenscheide entstehe teils durch den Zerfall der außen auf dem Haar verlaufenden Mycelfäden in Mycelsporen, teils aber auch durch die im Innern des
Haares sich hinziehenden Mycelien, von denen verschiedene die Cuticula durchbrechen und Haufen von aus diesen Mycelien gebildeten Ektosporen abstoßen.
Am Anfang des Prozesses, wenn zunächst nur die durch den Mycelsporenzerfall
der *äußeren* Mycelfäden entstandene Sporenscheide schon besteht, sind die im
Innern des Haares sich hinziehenden Mycelfäden noch gar nicht vorhanden,
sie treten erst nach und nach von außen unter die Cuticula des Haares.

BLOCH hat 1908 ebenfalls die doppelte Entstehung der Sporen anerkannt (einerseits
die Bildung durch Mycelversporung der außen auf dem Haar verlaufenden Pilzfäden und

andererseits die Herkunft von den innen im Haarschaft sich hinziehenden Mycelfäden), er fand, ähnlich wie vorher BODIN, daß sich von der Frange D'ADAMSON einzelne Seitenäste abzweigten, die Cuticula nach außen durchbrechen und Sporen nach außen abschnüren,

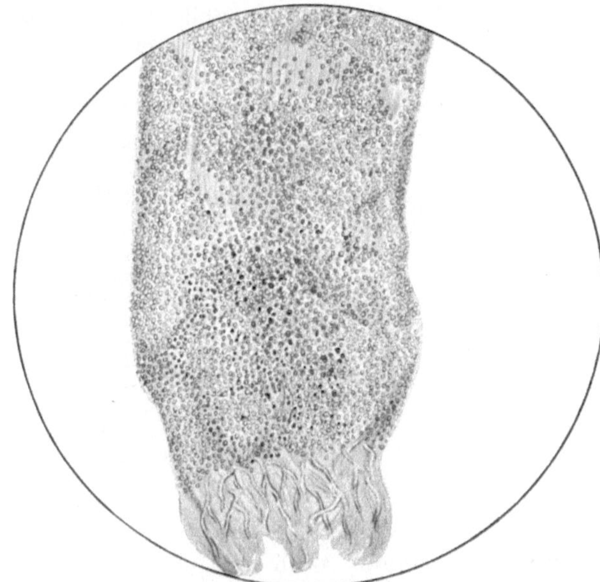

Abb. 23. Mikrosporiehaar bei starker Vergrößerung.
(Sporenpanzer, unten Frange D'ADAMSON sichtbar.) (Mikrosporon Audouini.)

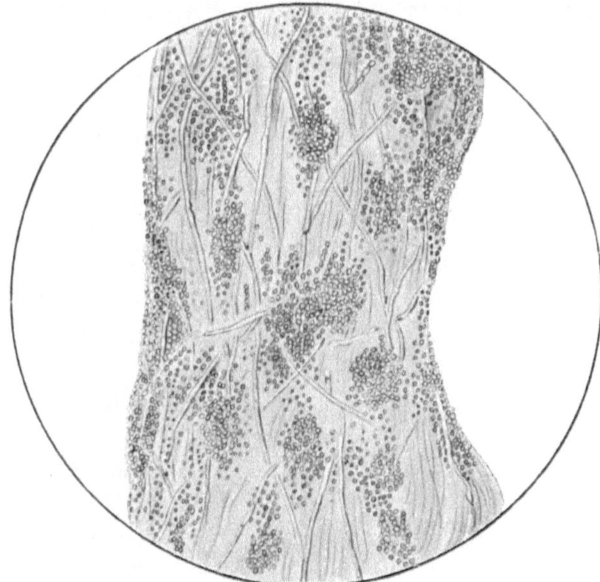

Abb. 24. Mikrosporiehaar bei starker Vergrößerung mit Druck auf das Deckglas.
Zwischen den in Haufen angeordneten Sporen sieht man die auf dem Haar liegenden Mycelien.

resp. dann in Mycelsporen zerfallen. Diese Frange D'ADAMSON stirbt, als sporenbildendes Mycel, das seine Funktion erfüllt hat, wohl ab (wie es das fruchtbildende Mycel ja vielfach tut) daher ist sie dann, obgleich das Haar nach oben wächst, nicht mehr in den höheren Regionen sichtbar (vgl. oben).

Für die anfängliche Bildung des Sporenmantels soll man nicht bloß die Bildung durch Mycelzerfall in Mycelsporen annehmen, sondern auch eine Ektosporenbildung von den auf und neben dem Haar gelegenen Mycelien. PLAUT und GRÜTZ glauben sogar, daß die Ektosporenbildung die Hauptrolle spiele, da die Größe der Sporen in dem Sporenmantel die gleiche sei, wie die Größe der Sporen in der Kultur.

Wir führen nun im einzelnen folgende Mikrosporiearten an:

<table>
<tr><td>M. Audouini.</td><td>M. dispar.</td></tr>
<tr><td>M. depauperatum.</td><td>M. lanosum.</td></tr>
<tr><td>M. pertenue.</td><td>M. felineum.</td></tr>
<tr><td>Verticellium depauperatum.</td><td>M. xanthodes.</td></tr>
<tr><td>M. Audouini var. macrosporicum.</td><td>M. fulvum.</td></tr>
<tr><td>Pseudomikrosporon CASTELLANI (CRAIK).</td><td>M. equinum.</td></tr>
<tr><td>M. tardum.</td><td>M. tomentosum.</td></tr>
<tr><td>M. velveticum.</td><td>Mikrosporonart in Sardinien.</td></tr>
<tr><td>M. umbonatum.</td><td>M. villosum.</td></tr>
<tr><td>M. Iris.</td><td>M. pubescens.</td></tr>
<tr><td>M. ferrugineum.</td><td>M. niveum.</td></tr>
<tr><td>M. Ramos.</td><td>M. scorteum.</td></tr>
<tr><td>M. flavescens.</td><td>M. radiatum.</td></tr>
<tr><td>M. circuluscentrum</td><td>M. lanuginosum.</td></tr>
<tr><td>M. orientale.</td><td>M. amethysticum.</td></tr>
</table>

Mikrosporon Audouini (GRUBY 1843, SABOURAUD 1892).

Sabouraudites Audouini (nach OTA und LANGERON).

Trotz GRUBYs Beschreibung des Mikrosporon Audouini (1843) wurde später doch wieder dieser Pilz mit den Trichophyta verwechselt und SABOURAUD hat erst 1892 wieder in eingehender Schilderung erneut die Sonderstellung des Mikrosporon begründet.

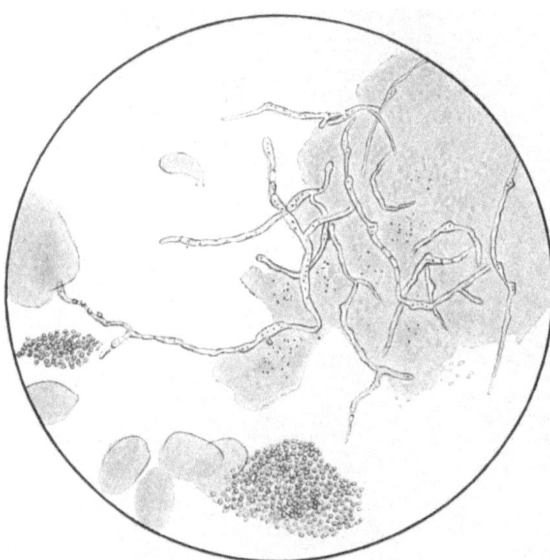

Abb. 25. Mikrosporon Audouini (Schuppenpräparat). Sporen in Haufenanordnung.

Das *Mikrosporon Audouini* ist der Erreger der bei Jugendlichen vorkommenden schuppenden Herde auf dem Kopf. Die Herde sind sehr infektiös, sie greifen gelegentlich auch auf die unbehaarte Haut über. Selten hat man auf dem behaarten Kopf Erwachsener Mikrosporonherde beobachtet. Gelegentlich kommen jedoch Übertragungen von Kindern auf die unbehaarte Haut der Erwachsenen vor. In selteneren Fällen sind stark entzündliche und kerionartige Formen, die ebenfalls durch Mikrosporon Audouini verursacht wurden, beschrieben. BLOCH sah auch mehr impetiginoide und seborrhoische Formen. Die Pilze sind übrigens auch in den Efflorescenzen des Lichen microsporicus gefunden (FINNERUD), doch ist dies zweifellos sehr selten.

In den *Schuppen der Haut* sieht man die meist dünnen, vielfach gewundenen, oft kurzen Mycelien, meistens netzförmig verzweigt. Ferner erkennt man Mycelsporen, die Sporen sind oft länglich-rechteckig. Die Sporen liegen außerdem vielfach einzeln, manchmal aber auch in Haufen (Abb. 25). Da wo Lanugohaare sitzen, finden sich die Pilze auch reichlich in den Haarfollikeln, nicht aber auf dem Haar selbst in der Form der obengeschilderten Sporenscheide. Man soll dort, wo Lanugohaare sitzen, das zu untersuchende Schuppenmaterial etwas tiefer ausheben, um die feinen Härchen mit zu bekommen.

Die von der Mikrosporie ergriffenen *Kopfhaare* sind meist abgebrochen und schon *makroskopisch* durch die grauweiße Scheide auf den Haarstümpfen erkennbar. Wenn man ein solches Haar herauszuziehen versucht, so reißt es meist unterhalb der Haut, oberhalb des Bulbus ab. Nicht alle Haare in einem Krankheitsherd sind von dem Pilz befallen. *Mikroskopisch* zeigt sich nun an den ausgezogenen kranken Haaren, daß die weiße Scheide die innere Wurzelscheide darstellt, die ganz durchsetzt ist von zusammengeballten Sporenmassen, die das Haar umgeben. Bei starker Vergrößerung sieht man das Haar übersät von kleinen, 2—3 Mikren großen Sporen, die das Haar einhüllen („wie ein mit Leim bestrichener in Seesand gerollter Glasstab" [SABOURAUD]), bei ausgebildeten Fällen und typischen Präparaten liegt eine kleine Spore dicht an der anderen, man erkennt keine Kettenanordnung mehr (s. Abb. 26). Die letztere ist aber bei Haaren, die noch nicht so stark befallen sind, manchmal doch noch wahrnehmbar, und dann kann das Bild den sog. mikroiden Trichophytien der Gypseumgruppe recht ähnlich werden. Man sieht aber doch bei den

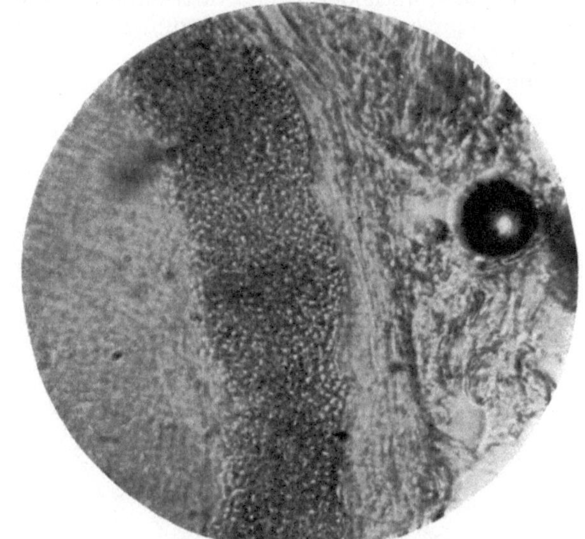

Abb. 26. Mikrosporon Audouini.
Haar bei starker Vergrößerung.

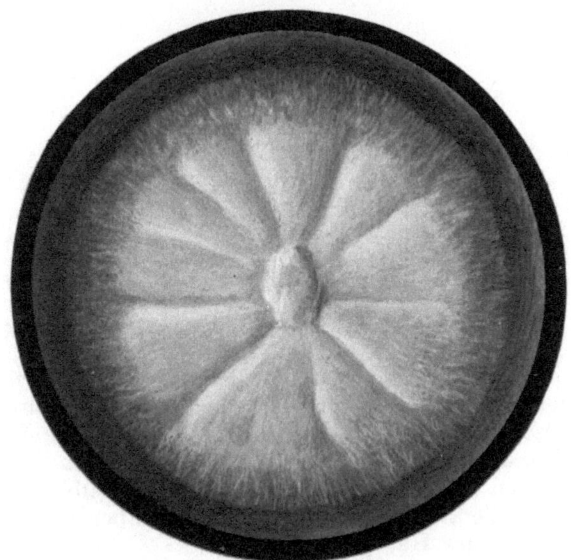

Abb. 27. Mikrosporon Audouini.
(5 Wochen alte Kultur auf SABOURAUDs Maltoseagar.)

mikroiden Trichophytien meist Ketten *von verschieden großen Sporen,* daneben auch mehr Mycelien und bandförmige, aus rechteckigen Segmenten zusammengesetzte Fäden (vgl. S. 85), während beim Mikrosporiehaar die Sporen untereinander gleich groß sind.

In der Abb. 22 sind die relativ reichlich vorhandenen in Segmente zerfallenen Mycelfäden gefärbt. Man erkennt die Segmentierung bei Färbung der Präparate oft besser, als am ungefärbten Mycel (SABOURAUD). SABOURAUD empfiehlt die Methode, nach Aufträufelung von 30—40%iger Kalilauge auf das Haar und Erhitzung bis fast zum Kochen durch Druck auf das Deckglas die Sporen etwas beiseite zu drücken. Dann erkennt man besser das vorhandene dichotomisch verzweigte Mycelnetz auf den Haaren. Die Mycelien

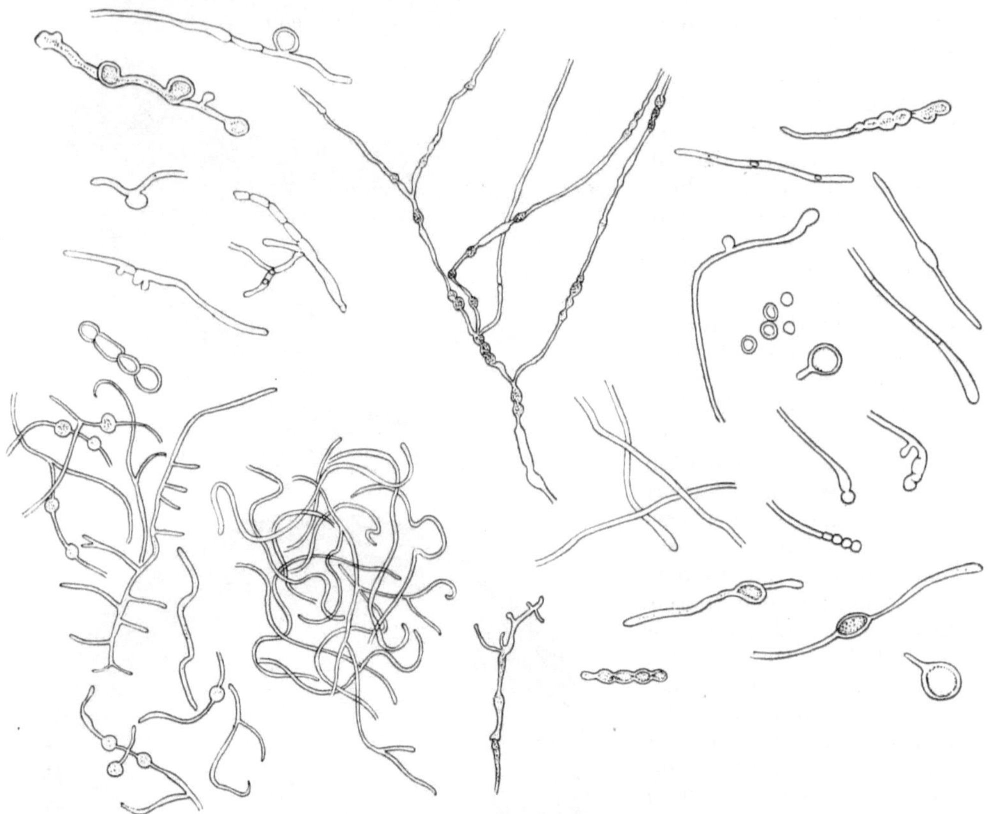

Abb. 28. Mikrosporon Audouini. Kulturpräparat.

sind septiert, sie verlaufen ranken- oder netzförmig dem Haare entlang. Außerdem dringen aber auch Mycelien durch die Cuticula in das Innere des Haares hinein. Sie werden nach unten zu dünner und verbinden sich schließlich kurz über der Haarwurzel zu der schon erwähnten „Frange D'ADAMSON". Die Sporenmassen enden gewöhnlich etwas oberhalb dieser Frange, die letztere reicht tiefer herab als der Sporenmantel, aber doch noch bis gerade oberhalb des Bulbus des Haares.

Die *Kulturen* (Abb. 27) lassen auf SABOURAUD-Nährboden zunächst einen weißen, etwas flaumigen Belag erkennen. Von einem ziemlich feinen zentralen Knopf gehen flache radiäre Streifen aus. Letztere nehmen beim Älterwerden der Kultur zu. Der periphere Rand zeigt eine feine Zähnelung. In etwa 5 Wochen erreicht die Kultur schließlich einen Durchmesser von etwa 5 cm. Auf SABOURAUD-Peptonnährboden ist das Wachstum viel spärlicher, die radiären Furchen sind nicht so ausgesprochen, der Rand zeigt feine strahlige Ausläufer.

Ältere Kulturen nehmen vielfach einen grauen oder graublauen. resp. gelblichen Farbenton an. Die *flaumige Entartung* tritt nicht so leicht und so schnell ein, wie z. B. bei den Trichophyton gypseum-Arten, aber sie bleibt doch nicht immer ganz aus.

Das mikroskopische Bild der Kultur (Abb. 28) zeigt zahlreiche gerade und gewundene, teilweise verschlungene Mycelfäden, die sich verzweigen können, und die nicht selten auch Geweih- und Kammzinkenform haben, ferner auch öfters keulenförmige Anschwellungen im Verlauf oder am Ende der Fäden. SABOURAUD hebt noch das Vorkommen sehr feiner Mycelfäden mit reichlicher Verzweigung hervor. Man sieht außerdem öfter Mycelsporenketten, ferner besonders reichlich Chlamydosporen von terminalem oder interkalärem Sitz. Die Sporen sind sehr verschieden groß, die kleinen etwa 2—4 Mikren, die größeren runden Chlamydosporen etwa 5 Mikren oder erheblich mehr. Kleine Sporen sitzen den Mycelien seitlich direkt auf oder finden sich auch am Ende kleiner gestielter Abzweigungen, natürlich sieht man auch zahlreiche einzeln liegende Sporen. Gelegentlich kommen Spindeln vor, aber doch nur vereinzelte Exemplare, im Gegensatz zu den großen Mengen bei tierischer Mikrosporie

Die *Tierimpfung* geht gewöhnlich nicht an. Nur ganz ausnahmsweise sahen einzelne Autoren ein geringes und auch nur teilweises Angehen.

PHILIPP KELLER führte auch experimentelle Impfungen am Menschen aus. Er impfte je 5 Männer, Frauen und Kinder am Unterarm mit Mikrosporon Audouini, indem er den Männern Mikrosporiehaare, den Frauen und Kindern Kulturteile inokulierte. Nach 10—20 Tagen zeigte sich nur bei 2 Männern eine Mikrosporie in Form ganz oberflächlicher, circinärer Herde, dieselben heilten, nachdem sie etwa 3 cm groß geworden waren, von selbst ab.

Mikrosporon depauperatum (GUÉGUEN 1911, W. FISCHER 1921).

Es ist eine Abart des Mikrosporon Audouini. GUÉGUEN sah dieses Mikrosporon als vereinzelten Fall bei einem oberflächlichen schuppenden Herde am Oberschenkel. Darnach hat auch W. FISCHER bei der Berliner Mikrosporieepidemie das Mikrosporon depauperatum beobachtet und geschildert, auch ARNING in Hamburg sah es.

Die Kultur (Abb. 29). Sie wächst nach W. FISCHER sehr langsam. Auf SABOURAUD-Nährboden bildet das deponierte Impfmaterial nach 4—5 Tagen ein zartes Mycel. Das Wachstum erstreckt sich aber weniger in die Luft, als vielmehr nur auf die Oberfläche des Nährbodens oder in dessen oberste Schicht hinein. So bekommt die Oberfläche bei durchscheinendem Licht ein Aussehen, das Eispapier gleicht. Die allmählich dichter werdende Kultur nimmt zentral einen mehr grauweißen Farbenton an. Sie erreicht im Erlenmeyerkolben in vier Wochen etwa einen Durchmesser von 5—5,5 cm. Es sollen sich keine radiäre Falten bilden. (Wir beobachteten solche zwar nicht in Primärkulturen, aber sehr

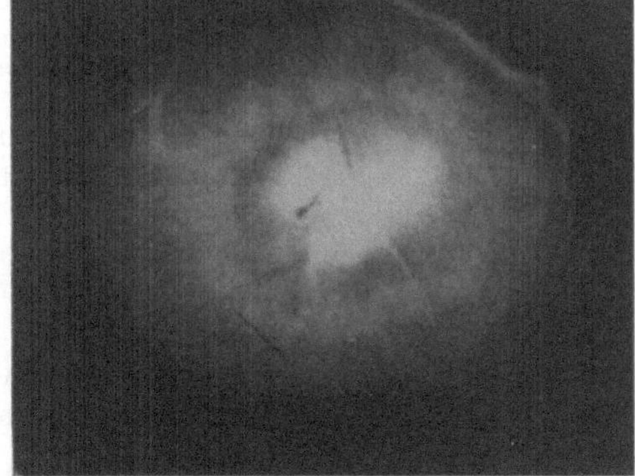

Abb. 29. Mikrosporon Audouini. 33 Tage alte Kultur, die hier vollkommen der Schilderung des Mikrosporon depauperatum gleicht. Auf GRÜTZ-Maltoseagar.

bald in den Subkulturen.) Von der 3.—5. Woche an beginnt die flaumige Degeneration zunächst an einzelnen Stellen. Dieser Flaum ist aber kein rein pleomorpher Typus. Auf Pepton ist die Kultur auch flächenhaft, scheibenförmig, auch hier tritt Flaumbildung ein.

Auf Kartoffel fehlt die bei Mikrosporon Audouini sonst öfters vorhandene rote Färbung in der Umgebung der Impstellen. Es entsteht ein mehr bräunlicher Farbstoff.

Der mikroskopische Befund der Kultur zeigt gradlinig verlaufende, vielfach spitzwinkelig sich verzweigende Mycelfäden, auch kurz gewundene Mycelien mit Verdickungen und seitlichem Austreiben, auch Kammzinkenform und geweihartige Endigungen der Mycelien.

Ferner sind vorhanden interkaläre Chlamydosporen, die sich zum Teil aus der Raquetteform der Mycelien entwickeln und terminale Chlamydosporen, die aus verdickten Mycelenden entstehen und manchmal an der distalen Seite neue kurze Mycelfäden austreiben. W. FISCHER sieht diese als bis zu einem gewissen Grade charakteristisch an. Auch spindelartige Gebilde, eventuell sogar echte mehrkammerige Spindeln kommen vor. Selten sieht man Mycelien in Akladiumform, und noch seltener in Traubenform. Im Ganzen sind bei dem Mikrosporon depauperatum die Fruktifikationsorgane des Mikrosporon Audouini wohl vorhanden, aber in einer mehr „abortiven" Form.

Der Ansicht, daß es sich um eine besondere, vom Mikrosporon Audouini abzugrenzende Pilzart handele, stehen einige bemerkenswerte Befunde gegenüber: GRÜTZ sah in einer Familie, in der 4 Geschwister an Mikrosporie erkrankt waren, zweimal Mikrosporon Audouini, und zweimal Mikrosporon depauperatum wachsen, man kann doch nur schwer annehmen, daß diese 4 Geschwister an 2 verschiedenen Pilzkrankheiten litten. ALEXANDER demonstrierte eine Kultur, die von einer Mikrosporie stammend, zur Hälfte als Mikrosporon Audouini, zur anderen Hälfte als Mikrosporon depauperatum wuchs. BRUHNS fand bei einem klinisch typischen Fall von Kopfmikrosporie, daß auf SABOURAUD-Nährboden Mikrosporon Audouini wuchs, auf GRÜTZ-Nährboden das Bild des Mikrosporon depauperatum sich zeigte.

Wir glauben daher nicht, daß es bei den verhältnismäßig geringen Kulturdifferenzen berechtigt ist, die als Mikrosporon depauperatum geschilderte Form von dem Mikrosporon Audouini als besondere Varietät abzugrenzen.

Mik osporon pertenue (KLEHMET 1919 und 1921).

KLEHMET beobachtete eine Mikrosporieepidemie bei Kindern vorwiegend zwischen 4 und 7 Jahren. Nach den kulturellen Ergebnissen nahm der Verfasser an, daß sich der Erreger weder mit dem Mikrosporon Audouini noch mit dem Mikrosporon depauperatum decke, dem letzteren aber doch nahe stehe. Mit PLAUT bezeichnete er den Pilz als Mikrosporon pertenue (PLAUT allerdings stellte die Pilzart dem Mikrosporon tardum nahe!).

Der Befund in den Schuppen, den Haaren, in der Kultur makroskopisch und mikroskopisch und am Tierexperiment ergibt unseres Erachtens kein irgendwie sicheres Merkmal, das den Pilz vom Mikrosporon Audouini oder von dem Mikrosporon depauperatum, das wir auch mit dem Mikrosporon Audouini identifizieren, unterschiede. Das nach KLEHMET differierende Merkmal der Faltenbildung in der Kultur (beim Mikrosporon Audouini sind Falten vorhanden, beim Mikrosporon pertenue sollen sie fehlen) genügt nicht zur Aufstellung einer neuen Varietät, um so weniger, als diese erst beim Mikrosporon pertenue fehlende Faltenbildung in Subkulturen vorhanden war.

Wir sehen daher auch das Mikrosporon pertenue für ein Mikrosporon Audouini an, das nur vielleicht durch gewisse Nährbodendifferenzen (p_H-Gehalt oder anderes) im Wachstum eine relativ unwesentliche Variierung aufwies.

Das **Verticellium depauperatum** (CRAIK 1921),

das **Mikrosporon Audouini var. macrosporicum** (CRAIK 1921),

das **Pseudomikrosporon CASTELLANI** (CRAIK 1923)

wurden in nur je einem klinischem Fall gezüchtet, sind zum Teil nur sehr kurz beschrieben und seien deshalb hier nur mit Namen erwähnt.

Mikrosporon tardum (SABOURAUD 1909).

Sabouraudites tardus (nach OTA und LANGERON).

Die klinischen Erscheinungen, von SABOURAUD 13mal unter 500 Dermatomykosen beobachtet, waren die der gewöhnlichen Mikrosporieherde.

Die Kultur (Abb. 30) erscheint wie eine Zwergart des Mikrosporon Audouini. Sie erreichte nach SABOURAUDS Beschreibung bei Beobachtung bis zu drei Monaten nur die halbe Größe der Kultur von Mikrosporon Audouini in dem gleichen Zeitraum. Die Kultur des Mikrosporon tardum ist fester, der Flaum ist trockener, kürzer und gedrängter. Um die ältere Kultur sieht man sehr feine strahlige Ausläufer, die der Oberfläche leicht aufliegen und sich langsam und nur stellenweise mit kurzem Flaum bedecken. Die ganze Kultur macht auf zuckerhaltigem Nährboden einen dürftigen, schlecht entwickelten Eindruck.

Mikroskopisches Bild der Kultur: Peitschenartig gekrümmte Mycelien mit spindelartigen Elementen, die wie Vorstufen zu Spindeln aussehen. Sporen in Traubenform, auch Mycelsporen. Spiralige und Krückenartige Mycelien mit sägezahnartigen Bildungen.

Überimpfung auf Meerschweinchen sah SABOURAUD immer negativ verlaufen.

Mikrosporon velveticum
(SABOURAUD 1907).

Sabouraudites velveticus

(nach OTA und LANGERON).

Es ist von SABOURAUD nur einmal von einem Mikrosporieherd gezüchtet. Da es das einzige seiner Art blieb, war SABOURAUD selbst im Zweifel, ob es nicht nur eine pleomorphe Form des Mikrosporon Audouini war.

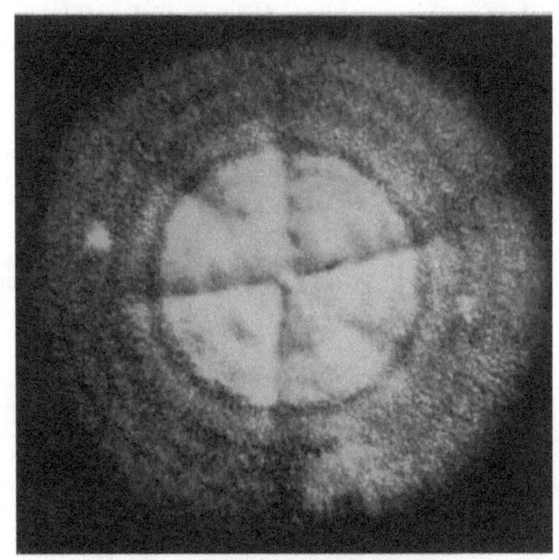

Abb. 30. Mikrosporon tardum.
(90 Tage alte Kultur auf Maltoseagar.)
(Nach R. SABOURAUD.)

Mikrosporon umbonatum (SABOURAUD 1907).
Sabouraudites umbonatus (nach OTA und LANGERON).

Das *Mikrosporon umbonatum* wurde von SABOURAUD zweimal bei russischen Kindern bei einer anscheinend banalen Kopfmikrosporie gefunden. Auch in Ungarn wurde von BALLAGI dieses Mikrosporon beobachtet.

Die Kultur zeigt nach SABOURAUD einen weißen Knopf mit zarten flaumigen Strahlen rings herum. Nach 25 Tagen ist das Bild ein charakteristisches: Die weiße Kultur sieht aus wie ein antiker Schild mit seinem zentralen Umbo, daher die Benennung (Abb. 31). Wenn die Kultur älter wird, teilt sie sich durch strahlige Furchen in Sektoren.

Mikroskopisches Bild der Kultur: Wenig sporentragende Mycelien, wenig traubenförmige Sporenhaufen, keine Spindeln. An den Mycelien entstehen Anschwellungen mit granuliertem Protoplasma, mit seitlichen, sporenartigen Vorsprüngen, besonders an der konvexen Seite der Mycelien. Reichlich Kammzinken- und Spitzenformen (Organes denticulés nach SABOURAUD).

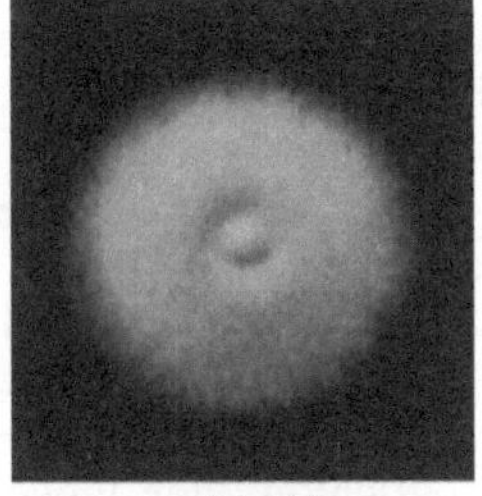

Abb. 31.
Mikrosporon umbonatum.
(Nach BALLAGI.)

Impfung auf Meerschweinchen negativ.

Mikrosporon Iris (PASINI 1911).
Sabouraudites Iris (nach OTA und LANGERON).

Dieses von PASINI in Mailand und Umgegend oft gezüchtete Mikrosporon unterscheidet sich durch seine Kultur sehr ausgesprochen von dem Mikrosporon Audouini. Es wurde gewonnen von Herden von Kopfmikrosporie (flache Herde mit sehr wenig Neigung zu Entzündung). Das Verhältnis von Mikrosporon Iris zu Mikrosporon Audouini gibt PASINI für die dortige Gegend wie 1 : 2 an.

Befund in den Schuppen: Zahlreiche feine Mycelfäden, etwa 3 Mikren breit, in älteren Herden mehr Sporen. Auf und in den Haaren teils bandartig, teils in Netzform herabziehende Mycelien, sie zerfallen in Mycelsporen. Sporenscheide und Eindringen der Pilze in das Haar gleicht dem Verhalten des Mikrosporon Audouini.

Nach PASINI zeigt die Kultur im Zentrum eine weiße wollige Erhebung, die auf dem SABOURAUDschen Maltoseagar 2—4 mm über die Oberfläche hervorragt, um sie herum breitet sich ein wolliger kurzhaariger Teppich aus, in dem weiße Kreise scharf abwechseln mit anderen Kreisen von mehr oder weniger intensiver ziegelroter Farbe (siehe Abb. 32). Dieser Wechsel zwischen den weißen und den roten Kreisen bewirkt das iris- oder kokardenartige Aussehen.

Schon bei auffallendem Licht ist die Irisbildung deutlich, aber noch besser erkennbar bei durchfallendem Licht gegen einen leuchtenden Hintergrund. Am 10.—12. Tage fängt die Ausbildung radiärer Furchen an, etwa 8—12 an Zahl. Die Riesenkulturen hatten die Ausdehnung von 18 cm in etwa 40 Tagen erreicht, und zwar durch direkte Überimpfung der Mikrosporiehaare auf SABOURAUDS Maltosenährboden. Nach etwa einem Monat beginnt die pleomorphe Entartung, und es gelingt jetzt nicht mehr von dieser die ursprüngliche Kultur zu züchten.

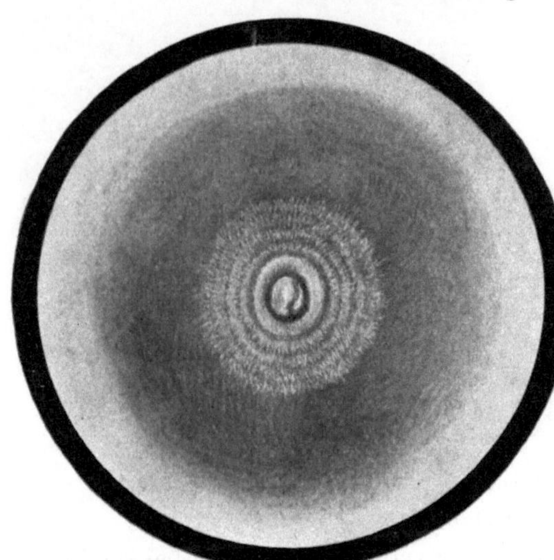

Abb. 32. Mikrosporon Iris.
(Nach Originalkultur von A. PASINI.)

Das mikroskopische Bild der Kultur ist ähnlich dem des Mikrosporon Audouini, man sieht Mycelien mit Raquetteformen, Sporen am Mycel in Akladiumformation, Chlamydosporen. Spindeln wurden nicht gefunden.

Die Übertragung auf Tiere (junge Meerschweinchen hinter den Ohren geimpft) ergab immer nur kurzdauernde Haftungen, aber doch mit Pilzbefund und der Möglichkeit der Rückkultur.

Mikrosporon ferrugineum (OTA 1922).
Grubyella ferruginea (nach OTA und LANGERON).

Identisch mit *Mikrosporon japonicum* (DOHI und KAMBAYASHI, HASEGAWA), wahrscheinlich auch identisch mit *Mikrosporon aureum* (TAKEYA).

Das *Mikrosporon ferrugineum* wurde von OTA in der Mandschurei gefunden in runden, squamösen, auch manchmal krustösen (sekundär infizierten?) Herden auf dem Kopf, aber auch in Herden vom Aussehen des oberflächlichen Herpes tonsurans oder des Eczema marginatum oder von pityriasisähnlichen Flecken im Gesicht.

Der mikroskopische Befund in den Haaren entspricht dem Bild des Mikrosporon Audouini.

Nach OTAS Schilderung wächst die *Kultur* (Abb. 33) langsam auf Maltoseagar in Form einer faltigen Scheibe von charakteristischer rotgelber Farbe und glatter wachsartiger Oberfläche. Durch das Wachsartige kann die Kultur etwas an Favus erinnern. Unsere Überimpfungen zeigten auch ein langsames Wachstum, bis der Pilz Fuß gefaßt hatte, dann entwickelte er sich schneller weiter. In der Mitte ist eine zentrale knopfförmige Erhebung vorhanden, die aus derberen, manchmal aber auch sehr feinen und gekräuselten Wulstbildungen bestand, nach der Peripherie zogen sich zahlreiche radiäre Furchen. Auf SABOU-RAUDS Maltoseagar war die Kolonie in den mittleren Partien rostbraun, nach der Peripherie mehr hell schoko-ladebraun, die Oberfläche war glatt, trocken, von gummi-artiger Beschaffenheit. Auf GRÜTZ-Maltosenährboden war das Zentrum etwas heller, sonst aber die ganze Ober-fläche hell schokoladebraun gefärbt und ebenfalls gummi-artig glatt. Auf POLLACCI-Nährboden ist die Farbe der Kolonie weiß-gelblich, das Zen-trum leicht weißlich bestäubt und die ganze Kolonie noch mehr gefältelt und zeigt reich-lich Windungen und Erhe-bungen. Die Oberfläche war ebenfalls trocken, leicht pul-verig, nicht so gummiartig wie auf SABOURAUD- und GRÜTZ-Maltoseagar. Auf Peptonnähr-boden hatte sich die Kultur knapp halb so groß als auf

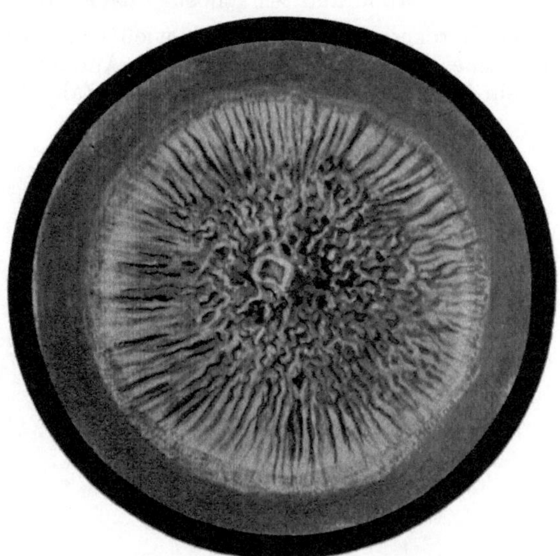

Abb. 33. Mikrosporon ferrugineum.
(33 Tage alte Kultur auf SABOURAUD-Maltoseagar.

den anderen Nährböden entwickelt. Die Faltenbildung und Kräuselung bestand in geringerem Maßstabe, die zentrale Erhebung zeigte eine rostbraune Farbe, darum herum lief eine gelbliche Zone, darum wieder eine helle weißgraue Randzone. Die Oberfläche war trocken, in den peripheren Teilen leicht pulverig.

Das mikroskopische Bild der Kultur zeigte raquetteförmige Mycelien, Kamm-zinkenform der Mycelien, interkaläre und terminale Chlamydosporen. Keine Spindeln, keine Ektosporen.

Die Impfung auf Tiere fiel negativ aus.

Das *Mikrosporon japonicum* (DOHI und KAMBAYASHI 1921) wurde in Tokio von einer mikrosporieartigen Erkrankung von 17 Fällen gezüchtet und 1926 auch von HASEGAWA unter 160 Fällen in Formosa 42mal gefunden. Makroskopisch wich die Kultur von der des Mikrosporon Audouini ab, aber auch etwas von der des Mikrosporon ferrugineum. Sie sah auf Maltoseagar bräunlichgelb mit rötlichem Ton aus. Die Oberfläche war trocken, sammetartig, ohne Flaum, auch ohne Faltenbildung. Im Röhrchen war die Kultur stroh- bis bräunlichgelb, trocken, zeigte unregelmäßig halbkugelige Bildung.

Das Mikrosporon japonicum hat nicht so viel Faltenbildungen auf der Oberfläche, wie das Mikrosporon ferrugineum, aber es scheint, daß sich diese Pilzarten sonst sehr ähneln, besonders in der eigentümlichen Farbe, so daß wir doch wohl berechtigt sind, sie als zu-sammengehörig anzusehen.

Ein *Trichophyton chosenicum,* von TAKAHASHI 1925 beschrieben, sei nur kurz erwähnt, es wurde von einem Fall aus den Interdigitalräumen gezüchtet, es soll „wahrscheinlich in die Gruppe des Mikrosporon ferrugineum und Achorion Schönleini einzureihen" sein.

Das *Mikrosporon RAMOS* (HORTA 1924), dem Microsporon ferrugineum ähnlich,
das *Mikrosporon flavescens* (HORTA),
das *Mikrosporon circuluscentrum* (MAGELHAES 1924),

das *Mikrosporon orientale* (CAROL 1926),
das *Mikrosporon dispar* (DU BOIS 1912),
die alle von vereinzelten Fällen gezüchtet wurden und meist nur sehr kurz beschrieben
wurden, brauchen hier nur mit Namen erwähnt zu werden.

Mikrosporon lanosum (SABOURAUD 1907).

Identisch mit Mikrosporon caninum (BODIN 1897).

Sabouraudites lanosus (nach OTA und LANGERON).

Das Mikrosporon lanosum, das wichtigste der tierischen Mikrospora, kommt
viel seltener vor als das Mikrosporon Audouini (SABOURAUD sah in Paris nur
etwa ein Zehntel Lanosumfälle von der Zahl der Audouini-Ansteckungen).

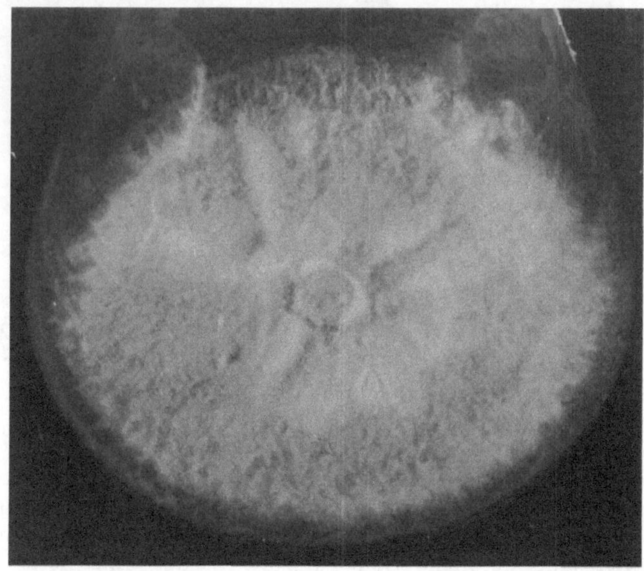

Abb. 34. Mikrosporon lanosum. (6 Wochen alte Kultur auf GRÜTZ-Glycerinagar.)

Klinisch verursacht es schuppende, scheiben- und ringförmige Herde auf dem Kopf,
aber auch Herde auf der unbehaarten Haut, manchmal in großer Menge. Sehr selten kommt
es bei Barterkrankung vor.

Die *Schuppen der Haut* zeigen zahlreiche, vielfach kurze, gebogene Mycelien,
die nicht charakteristisch sind. Die Haare weisen ähnliche Sporenscheiden wie
das Mikrosporon Audouini auf, die oberhalb davon gelegenen Mycelien sind
reichlicher zu sehen (SABOURAUD).

Die *Kultur* zeigt auf Maltoseagar erst einen kleinen weißen Knopf, der bald
wollige Oberfläche annimmt, flach oder leicht erhaben ist. Darum herum zieht
sich ein weißer, erhabener wolliger Ring. Öfters nimmt die Oberfläche einen
gelblichen Farbenton an. Am Rand sieht man feine strahlige Ausläufer (Abb. 34).
Die Kultur wächst sehr rasch, wie alle tierischen Mikrospora. Nach 25 bis
30 Tagen kann sie 10 cm Durchmesser haben.

Manchmal ist nach GRÜTZ eine rötliche Färbung, die das Zentrum etwa vom
9. Tage annimmt, bemerkenswert. GRÜTZ beschreibt auch eine atypische Form,
die schon im frischen Stadium radiäre Furchen zeigt, ferner gelegentlich die
Bildung konzentrischer Ringe auf der Kultur. Auf POLLACCI-Agar wird die gelbliche Verfärbung des Pilzrasens hervorgehoben.

Auf Peptonagar sahen wir die Kultur wollig mit erhabenem Zentrum und mit
konzentrischen Ringen wachsen.   Die Farbe der Kultur war bräunlich-bläulich.

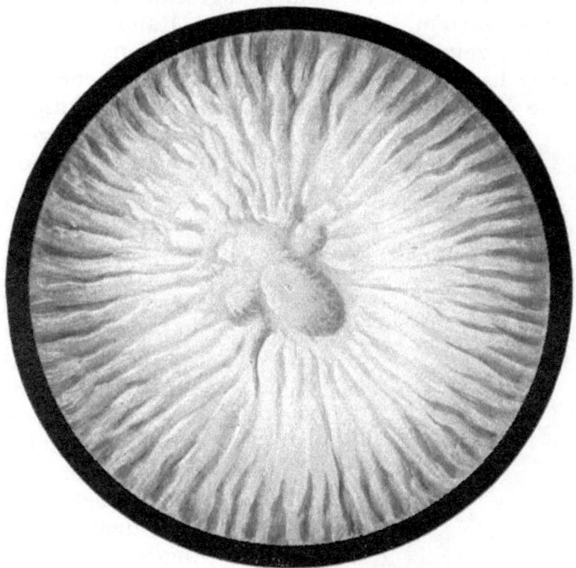

Abb. 35. Mikrosporon lanosum.
Duvetöse Form. (6 Wochen alte Kultur auf Bierwürzeagar.)

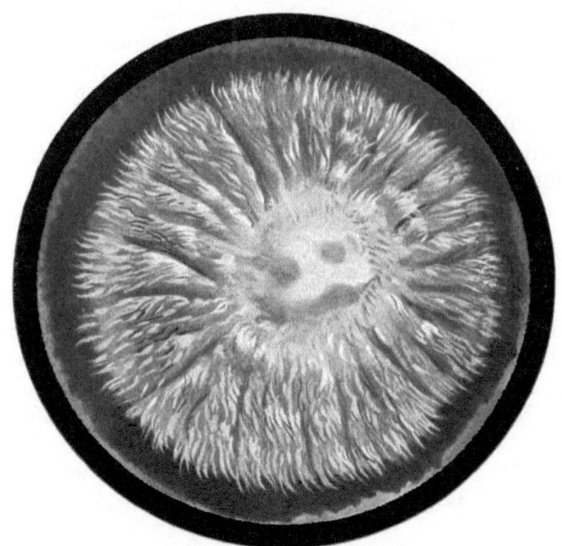

Abb. 36. Mikrosporon lanosum.
Pleomorphe Form mit multipler Flaumbildung. (Bierwürzeagar.)

Sehr bemerkenswert ist die *pleomorphe Degenerationsform* beim Mikrosporon lanosum. Sie zeigt sich nach SABOURAUD unter drei Varianten: Einmal
in dem Bild der gewöhnlichen flaumigen ganz glatten Entartung, dann unter
der Form, daß in der fein-flaumigen Kultur sich radiäre Furchen ausbilden,

5*

die Oberfläche der Kultur ist glatt, dabei feucht und bräunlich gefärbt. Wir sahen diese Form ähnlich, wie sie SABOURAUD schildert (Abb. 35). Auf Pepton-agar war aber die pleomorphe Kultur mehr graugrünlich gefärbt mit sehr feiner radiärer Furchung und zartem, etwas strahligem Rand. Die dritte Variante der gealterten Kulturen zeigt ebenfalls radiäre Furchung, aber etwas gröber, und eine rauhe, etwas haarige oder leicht zottige Oberfläche mit ebensolchen Ausläufern am Rande (Abb. 36). Diese letzte Form ist die häufigste, es kommen aber Übergänge zwischen den einzelnen Formen vor.

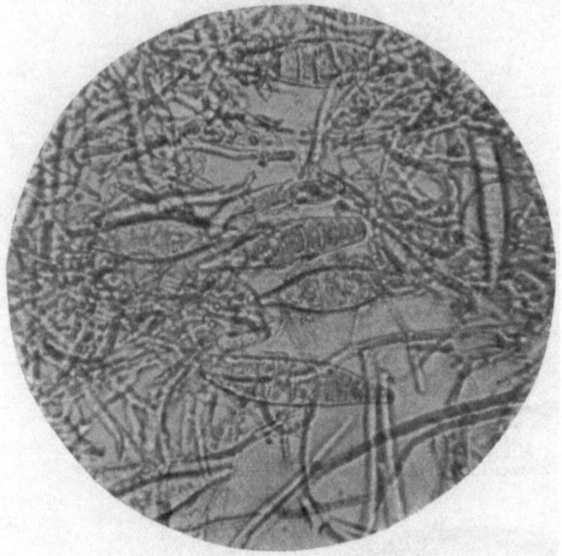

Im mikroskopischen Bild der Kultur (Abb. 37) erkennt man lange und kurze Mycel-fäden, letztere oft angehäuft, auf den langen Mycelien seit-liche Sporen aufsitzend. In den älteren Kulturen findet man allerlei Anschwellungen der Mycelien und bizarre Formen, Kronleuchterbildungen, Chla-mydosporen, terminal, inter-kalär, aber auch freiliegend. Außerdem fallen sehr in die Augen die außerordentlich zahlreichen Spindeln, die so-wohl den Mycelien seitlich und am Ende aufsitzen, wie auch freiliegend zu sehen sind, sie enthalten oft zahlreiche Kam-mern, 5—7, aber gelegentlich bis zu 12 oder gar noch mehr.

Abb. 37. Mikrosporon lanosum (Kulturpräparat, Phot.).

Die *flaumige Entartung der Kultur* läßt nur mehr lange, sterile Hyphen erkennen. Die Spindeln sind oft schon in den älteren Kulturen verschwunden, und pflegen in der flaumigen Kultur durchaus zu fehlen.

Mikrosporon felineum (C. Fox und BLAXALL 1896).

Sabouraudites felineus (nach OTA und LANGERON).

Dieser Pilz, in England zuerst gefunden, ist dort offenbar ziemlich häufig. Es ist dann auch in New-York, in Belgien, Italien und anderwärts gesehen.

Die klinischen Erscheinungen sind beim Menschen trockene, runde schuppende Herde auf der unbehaarten Haut und schuppende, manchmal auch tiefergreifende Herde auf dem Kopf. Die Herde sind teils nicht, teils stärker entzündet, bis zur Kerion celsi-Form.

Der mikroskopische Befund in den Schuppen zeigt lange Mycelsporenketten.

Im *Haar* der Katze fand SABOURAUD keinen Unterschied gegenüber dem Mikrosporon Audouini.

Die Kultur (Abb. 38) ist nach SABOURAUD leicht zu charakterisieren. Sie wächst als animales Mikrosporon sehr schnell. Schon nach wenigen Tagen entsteht ein weißer Flaum, um diesen eine gelbrötliche Scheibe von pulveriger Oberfläche ohne Vorsprünge und Falten, und die Peripherie bildet einen feinen strahligen Flaum von weißer Farbe. Die Kulturen entarten ziemlich leicht nach etwa 5—7 Wochen, der zentrale Knopf bedeckt sich gewöhnlich zuerst mit weißem Flaum.

Auf Kartoffel wächst das Mikrosporon felineum mit einem rötlichen Streifen, der sich mit einem dünnen Flaum bedeckt, durch den der rötliche Farbenton hindurchscheint.

Der mikroskopische Befund der Kultur zeigt Mycelfäden mit Ektosporen, traubenförmige Sporenansammlungen, birnenförmige Mycelanschwellungen, Chlamydosporen,Kammzinkenformen, vor allen Dingen reichliche Spindeln, meist mehrkammerig.

Die Impfung auf Tiere (Katze, Hund, Meerschweinchen) ist immer positiv. Die Schuppen und Haare zeigen auch positiven Pilzbefund etwa 10 Tage nach der Impfung. Die Sporen des Pilzes sind kleiner beim Meerschweinchen als beim Menschen (SABOURAUD).

Nach der ganzen Schilderung möchten wir den Pilz mit dem Achorion gypseum (s. S. 120) identifizieren.

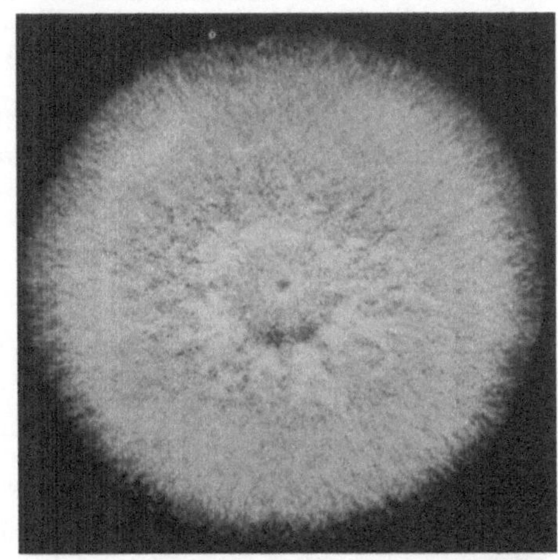

Abb. 38. Mikrosporon felineum. (30 Tage alte Kultur auf Maltoseagar.) (Nach R. SABOURAUD.)

Mikrosporon xanthodes (W. FISCHER 1918).

Sabouraudites xanthodes (nach OTA und LANGERON).

Das Mikrosporon, von W. FISCHER einmal aus einem tiefen Sykosisherd gewonnen und ebenso einmal von C. GUTMANN gezüchtet, zeigt eine schnellwachsende, hellgelbliche sandfarbene, flache Kultur mit nichtgranulierter Oberfläche. Später trat radiäre Strahlenbildung ein. Im übrigen glich der Pilz ganz dem Mikrosporon felineum resp. dem Achorion gypseum, von denen er unseres Erachtens doch wohl nur eine Variante darstellt[1].

Mikrosporon fulvum (URIBURU 1907).

Sabouraudites fulvus (nach OTA und LANGERON).

Dieser Pilz wurde in Buenos Aires in einem einzelnen Fall von URIBURU bei einem leicht entzündlichen Kopfherd gefunden, von BALLAGI in Ungarn 1916 in drei Fällen von vesiculösen und pustulösen Plaques auf der Haut (in einem Fall Übertragung von der Katze) festgestellt.

Das *mikroskopische Bild des befallenen Haares* deckt sich mit dem des Mikrosporon Audouini (URIBURU).

Die Kultur (Abb. 39) wächst so rasch wie ein tierisches Mikrosporon. BALLAGI fand nach vier Wochen Kulturen von 10—12 cm im Durchmesser. Sehr bald sieht man auf SABOURAUDs Glucose- und Maltoseagar um den zentralen Umbo eine runde, rostbräunliche, pulverige Zone, öfters mit etwas konzentrischer Ausbildung entstehen. Die Peripherie ist von einer wolligen Franse weißen Flaums gebildet. Auf Peptonnährboden und auf Kartoffel ist die Farbe nicht rostbraun, sondern mehr fuchsrot (BALLAGI). Flaumige Entartung tritt schnell und reichlich ein, wie bei tierischer Mikrosporie.

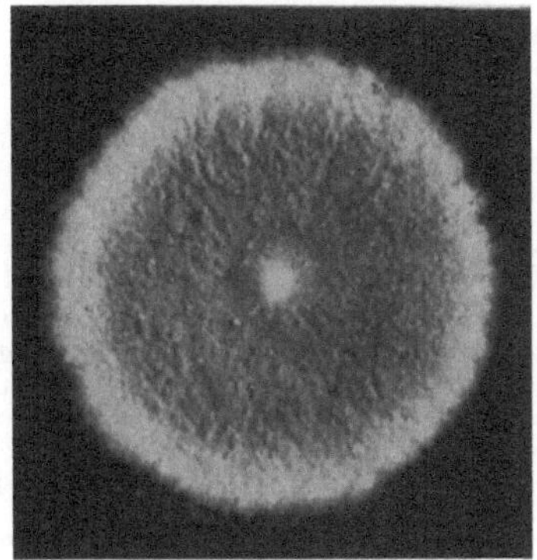

Abb. 39. Mikrosporon fulvum. (Nach BALLAGI.)

---

[1] Auch BEINTEMA (Holland) ist vor kurzem für die Identität des Mikrosporon xanthodes und des Achorion gypseum eingetreten.

Das mikroskopische Bild der Kultur gleicht dem der tierischen Mikrospora, vor allem erkennt man auch wieder die zahlreichen Spindeln. SABOURAUD erwähnt bei dem von ihm untersuchten URIBURUschen Fall aufgewickelte Mycelien, die den Organes nodulaires des Trichophyton lacticolor ähnlich sahen, ein Befund, dem man heute keine besondere Bedeutung für die Charakterisierung des Pilzes beimessen kann.

Die Übertragung auf Tiere ging nach BALLAGI sehr schnell an und lief schnell ab.

Die Schilderung des Pilzes, auch die Abbildung BALLAGIs gleichen weitgehend dem Achorion gypseum oder auch dem Mikrosporon felineum; daß die Zone um den zentralen Knopf einmal mehr als gelbrötlich (Achorion gypseum oder Mikrosporon felineum) das andere Mal als rostbräunlich (Mikrosporon fulvum) geschildert wird, kann wohl nicht als prinzipieller Unterschied erscheinen.

Mikrosporon equinum (BODIN 1898).

Nach BODIN werden besonders die jungen Pferde von dem Pilz befallen und übertragen ihre Erkrankung sehr leicht auf andere. Am meisten war der obere Teil des Körpers ergriffen. Die Haare fallen büschelweise aus, und es sind dann haarlose, schuppende, scharf begrenzte, grau aussehende Herde sichtbar. BODIN konnte keine Bläschenbildung feststellen. Die Abheilung erfolgt in 2—3 Monaten.

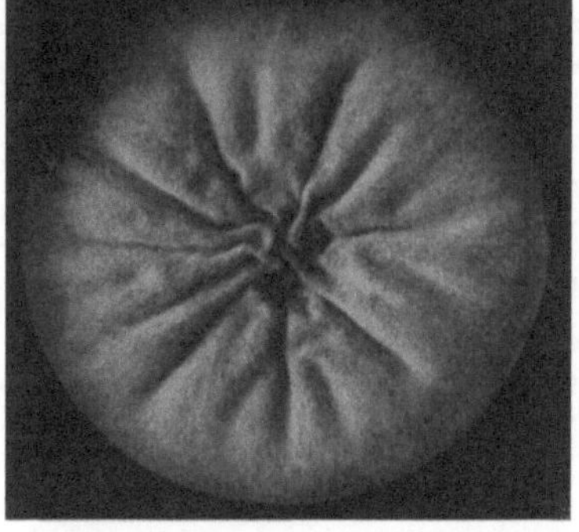

Abb. 40. Mikrosporon equinum.
(15 Tage alte Kultur auf Glucoseagar.)
(Nach R. SABOURAUD.)

Von Erscheinungen am Menschen sind nur sehr spärliche Beobachtungen vorhanden: BODIN sah bei einem Pferdeknecht am Hals einen ringförmigen Herd, die Haare waren abgebrochen, von kleinen weißen Schuppen umgeben. PASINI sagt, daß die das Haar bei AUDOUINischer Mikrosporie einhüllende Scheide, die sich einige Millimeter vom Follikel aus hinaufzieht, hier fehle.

Der mikroskopische Befund im Haar gleicht dem beim Mikrosporon Audouini.

Die Kultur (Abb. 40) erscheint nach SABOURAUD auf dem Glucose- und Maltoseagar fast glatt, nur von einem kurzen und spärlichen Flaum bedeckt, sie ist fast feucht anzusehen. Es sind tiefe radiäre Furchen vorhanden, aber keine starken Vorsprünge auf der Kultur. Die typischsten Bilder ergibt die Kultur auf Bierwürze, SABOURAUD beschreibt sie als glatt, ockerfarben mit einem etwas vorspringenden Zentrum und mit ganz regelmäßigen gefalteten strahligen Furchen. PASINI sah die Kultur mehr grau gefärbt. Mit dem Altern wird die Kultur stark flaumig und uncharakteristisch.

Das mikroskopische Bild der Kultur zeigt nach BODIN 2—3 Mikren breite Hyphen, die in Mycelsegmente geteilt sind, ferner vielfach terminale und birnenförmige Anschwellungen im Verlauf bilden, auch Chlamydosporen und ein- und mehrkammerige Spindeln können vorhanden sein.

Bei der flaumigen Entartung fand BODIN an den langen sterilen Hyphen am 15.—18. Tage kleine, regelmäßige, birnenförmige Conidien.

Die Impfung auf Tiere ging merkwürdigerweise nicht an, solange die Kultur glatt war, wenn aber die Kultur flaumig geworden war, ging sie an, mit der Zeit wurden die alten Kulturen doch weniger inokulabel (BODIN).

Die von BODIN beschriebene Oosporaform des Mikrosporon equinum hat schon SABOURAUD als zufällige Verunreinigung gedeutet und zurückgewiesen, und NANNIZZI erklärt die Oosporaform für eine Actinomycesart, die in der Natur ziemlich verbreitet vorkommt.

Mikrosporon tomentosum (PELAGATTI 1909).

Der Pilz wurde von einem typisch aussehenden Mikrosporieherd eines Kindes in Sassari (Sardinien) gezüchtet.

Die schnellwachsende Kultur hatte ein nabelförmiges, polygonales Zentrum, manchmal mit einem kleinen flaumigen Umbo in der Mitte. Die ganze Kultur war dann flaumig, hatte radiäre Streifung. Beim Altern wurde die Kultur gelblich, im Grunde orangenfarben oder grünlich, auf Kartoffel manchmal chromfarben. Mikroskopischer Befund und Tierimpfung waren wie bei anderen tierischen Mikrospora.

Neue Mikrosporonart in Sardinien (PELAGATTI 1910).

Von PELLAGATTI wurden 4 Fälle dieser Art beobachtet. Der makroskopische Befund gleicht der gewöhnlichen Mikrosporie, Der Pilz der im Nativpräparat sich nicht vom Mikrosporontyp unterscheidet, zeigt in der Kultur rasches Wachstum und mikroskopisch zahlreiche Spindeln, wie ein tierisches Mikrosporon, auch Chlamydosporen, ausnahmsweise Sporenbildung in Akladiumform. Vom Mikrosporon lanosum aber ist er unterschieden durch eine weniger gelbe Färbung (die aber beim Mikrosporon lanosum auch keineswegs immer vorhanden ist), die Farblosigkeit auf Kartoffel, durch die Bildung radiärer Furchen [1]. Auch das Mikrosporon equinum (BODIN) habe einen gelblicheren, pastöseren Ton, und das Mikrosporon felineum bilde keine radiären Furchen. So sei es eine neue, auch von SABOURAUD als solche anerkannte Form. Jedenfalls steht es den tierischen Mikrospora nahe.

Mikrosporon villosum (MINNE 1907).

Sabouraudites villosus (nach OTA und LANGERON).

Der Pilz ist zunächst von MINNE in Gent in einem Fall, dann von PECORI in Rom bei 2 Fällen von Kopfmikrosporie wiedergefunden, seitdem nicht wieder neu gezüchtet. Der Ursprung wahrscheinlich durch Infektion von einer Kuh oder einem Kalb.

Die Kultur (Abb. 41) ist hellschokoladebraun. Die Farbe erhält sich gleichmäßig bei weiteren Züchtungen, wie wir selbst bei einer uns von MINNE 1910 überlassenen Kultur feststellen konnten.

Die Kultur, die schnell wächst, zeigt auf SABOURAUD-Maltosenährboden zunächst ein flaches pulveriges Zentrum mit radiären Furchen ringsherum. Um das Zentrum entsteht ein Kranz von kleinen flaumigen Erhabenheiten, die sich nach der Peripherie abflachen.

SABOURAUD betont das Aussehen der Kultur auf Peptonnährboden als charakteristisch: Die Kultur bildet eine Scheibe von weißem Flaum, welche von radiären Furchen durchzogen ist. Es besteht ein derbes nabelartiges Zentrum von gekrümmter unregelmäßiger Form.

Das mikroskopische Bild der Kultur entspricht dem der tierischen Mikrospora. Mycelfäden und Mycelsporenketten, die Fäden sind oft hirschgeweihartig verzweigt, viele Spindeln sind sichtbar.

Die Impfungen auf Tiere sollen leicht und regelmäßig angehen. Nach unseren eigenen Erfahrungen war das mit den von uns von der übersandten Stammkultur weiter gezüchteten Kulturen nicht regelmäßig der Fall. Wenn die Impfung anging, war sie nach 10—14 Tagen positiv, die Haare waren dann von Sporen durchsetzt.

Mikrosporon pubescens (SABOURAUD 1909).

Sabouraudites pubescens (nach OTA und LANGERON).

Dieser Pilz ist nur einmal von SABOURAUD bei einem 11jährigen Knaben aus NewYork beobachtet. Die Kopferkrankung glich einer gewöhnlichen Mikrosporie.

Das mikroskopische Bild der Haare entsprach dem Befund bei Mikrosporon Audouini.

Die Kultur ähnelt mehr dem Mikrosporon lanosum: Um einen zentralen punktförmigen erhabenen Umbo ein weißer dichter kurzer Flaum mit 4—5 radiären Furchen, darum herum eine breite Zone von feinem Flaum, später wird die Zone um das Zentrum etwas pulveriger.

Der mikroskopische Befund zeigt das Bild des Mikrosporon lanosum.

Die Impfung auf Tiere soll nach SABOURAUD etwas verzögert angegangen sein.

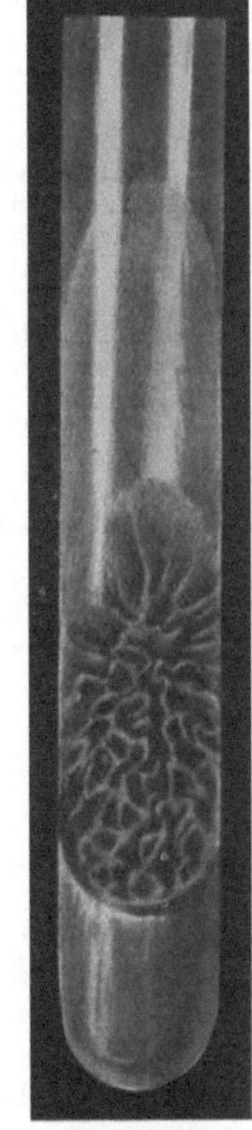

Abb. 41.
Mikrosporon
villosum.
(Auf SABOURAUD-
Maltoseagar.)

Mikrosporon niveum (TRUFFI und CARUSO 1925).

Beide Autoren beschrieben eine Mikrosporieepidemie in Sizilien an 7 Fällen, bei 6 infiltrierte Herde am Kopf, bei 1 ein Herd in Form von Folliculitis agminata am Vorderarm.

---

[1] GRÜTZ beschreibt aber eine atypische Form des Mikrosporon lanosum, die schon im frischen Stadium radiäre Furchen zeigt (vgl. S. 66).

Mikroskopische Untersuchung der Haare: Typische kleinsporige Einscheidung der Haare, wenig Mycelien.

Kultur: Sehr rasches Wachstum, Beginn mit einem wolligen Knopf, dann gleichmäßig flaumige Oberfläche.

Mikroskopischer Befund der Kultur: Mycelien mit seitlichen Sporen und Spindeln, letztere weniger zahlreich als sonst bei tierischen Mikrosporien, sie verschwanden noch mehr in älteren Kulturen.

Die Überimpfung auf Tiere gelang leicht. In dem entzündlichen Herd war aber nur ein Teil der Haare befallen. Die betreffenden Haare waren von einer kompakten Sporenscheide umgeben. Die Invasion ging aber von oben meist nicht über die Mitte der Follikel hinaus. Der Bulbus des Haares und die benachbarten Teile sind frei von Parasiten, es zeigte sich keine Frange D'ADAMSON.

CARUSO betont, daß sich der Pilz noch am meisten dem Mikrosporon tomentosum von PELAGATTI nähere, aber es fehlten die radiären Streifen, die gelbliche Farbe und anderes.

Mikrosporon scorteum (PRIESTLEY 1914).

Sabouraudites scorteus (OTA und LANGERON).

Von einem Knaben von zwei entzündeten Herden an der Wade stammend. Der Pilz gleicht einem tierischen Mikrosporon, die Oberfläche der Kultur, erst weiß, nahm eine Zimtfarbe an, nur der Rand blieb weiß, die Oberfläche wird mit „Gamsleder" verglichen. Nach zwei Monaten pleomorphe Degeneration. Im mikroskopischen Befund der Kultur außer Spindeln, lateralen Conidien, Chlamydosporen, Mycelversporung, auch noduläre Organe, ferner in der flaumigen Kultur spiralige Mycelien, auch Kammzinken. Dieses Mikrosporon steht nach Verfasser dem Mikrosporon fulvum nahe, unterscheide sich aber durch Anwesenheit von Spiralen, das Mikrosporon fulvum wiederum habe feinere Mycelbildung.

Die Unterscheidungsmerkmale gegenüber dem Mikrosporon fulvum oder auch dem Mikrosporon felineum resp. Achorion gypseum erscheinen doch nicht erheblich genug zur Aufstellung einer neuen Spezies.

Mikrosporon radiatum (M. SIDNEY THOMSEN 1925), ganz ungenau beschrieben, steht vielleicht dem Mikrosporon lanosum nahe, *Mikrosporon lanuginosum* (MUYS 1908), *Mikrosporon amethysticum* (WILLIAMS) seien mangels näherer Mitteilungen hier nur mit ihren Namen erwähnt.

Trichophytie.

Allgemeine Bemerkungen.

In den Hautschuppen haben die Mycelien und Sporen bei der Trichophytie meist gar nichts Charakteristisches. Man sieht längere und kürzere Mycelien, teilweise mit Abzweigungen, teils mit Zerfall in Mycelsporen.

Auf und in den Haaren ist aber das Bild sehr bemerkenswert und auffallend. Die Pilze verlaufen hier als ziemlich parallele Mycelfäden, die zum großen Teil Mycelsporenketten bilden. Die einzelnen Mycelsporen sind kaum länger als breit, manchmal mehr rechteckig oder oval, dann sieht der Mycelfaden bandartig aus, oder sie sind im einzelnen mehr rund, dann gleicht er den Schnüren eines Rosenkranzes (Abb. 42). Wir müssen nun unterscheiden Trichophytonpilze mit großen, etwa 6—8 Mikren messenden Sporen und solche mit kleinen Sporen, die nur 2—4 Mikren im Durchmesser haben.

Die Pilze verlaufen zum Teil neben dem Haar, vor allem aber auf dem Haar, sowohl als nichtsegmentierte Fäden, wie in Ketten von Einzelsporen. Die Sporenketten liegen aber öfters so dicht neben- und übereinander, daß die Kettenform, die sonst für das Trichophytiehaar charakteristisch ist — im Gegensatz zu der im ausgebildeten Stadium reinen Haufenanordnung beim Mikrosporiehaar — nicht immer deutlich erkennbar bleibt.

Wenn die Pilze in das Haar eindringen, so geht dies (nach ADAMSON, FOX und BLAXALL, SABOURAUD u. a.) so vor sich, daß die Mycelien von der Follikel-öffnung zunächst auf das Haar übertreten, sich dort verzweigen, dann unter die Schuppen der Cuticula dringen und so gewöhnlich in der oberen Hälfte oder im oberen Drittel des Wurzelteils des Haares in dessen Inneres gelangen. Im Haar teilen sich die Pilze dichotomisch und ziehen nach abwärts, darauf zerfallen sie auch wieder vielfach in Sporenketten. Dicht über dem Bulbushals sammeln sich die Pilzfäden in dichten Massen und hier pflegt das Haar auch abzubrechen. Tiefer dringen sie nicht nach unten in das Haar.

SABOURAUD hat nun bekanntlich eine Trennung der Pilzarten vorgenommen, je nachdem ihre Mycelien resp. Sporen *im* Haar oder *außerhalb* des Haares liegen, das sind die *Endothrix-* und die *Ektothrixarten*. Dazu kommen nun

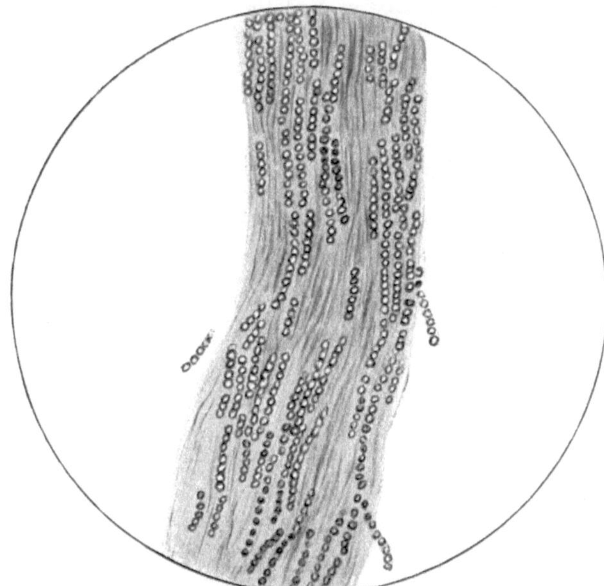

Abb. 42. Trichophyton gypseum asteroides im Haar.

noch diejenigen, deren Anfangs- oder Jugendstadien verhältnismäßig lange außerhalb des Haares liegen und erst später in das Haar eintreten. Diese nannte SABOURAUD *Neo-Endothrixformen*. Auf diesem System hat SABOURAUD die Anordnung der Trichophytonarten aufgebaut. Immerhin läßt sich diese Einteilung in Endo- und Ektothrixarten nicht immer streng aufrechthalten, z. B. sind Arten, die beim Menschen zweifellos als Ektothrix sich zeigen, bei der Überimpfung auf das Tier dann als Endothrix erkennbar. Und Endothrixarten sind, ehe sie in das Haar eindringen, außerhalb des Haares gelegen. Trotzdem läßt sich im großen und ganzen doch eine Unterscheidung nach dieser Lagerung treffen. SABOURAUD selbst will aber in neuester Zeit seine Einteilung vereinfachen und trennt die das Haar befallenden Arten nur in die 5 Gruppen Achorion, Mikrosporon, Endothrix, Mikroides und Megaspores.

Nun sind aber auch die SABOURAUDschen Ektothrixarten, wie BLOCH gezeigt hat, im allgemeinen *tierischen Ursprungs,* und die Endothrixarten, resp. Neo-Endothrixarten *humanen Ursprungs* resp. sind *Zwischenformen*. Diese Erkenntnis der verschiedenen Herkunft bestätigt die Berechtigung der SABOURAUDschen Einteilung.

Bei den tierischen Trichophytien, also SABOURAUDs *Ektothrixarten, sind zwei Gruppen zu unterscheiden, solche mit kleinen Sporen, die sog. mikroiden Trichophytien (öfters mit Mikrosporien verwechselt) und solche mit großen Sporen. Die humanen Arten* und die *Zwischenformen* sind großsporig.

Das mikroskopische Bild der Trichophytien ist ziemlich gleichmäßig: Man sieht lange, vielfach septierte Mycelien, gelegentlich mit keulenförmigen Anschwellungen, bei manchen Arten auch Weinrankenbildung (Vrilles). Die Sporen treten in Ähren- oder Traubenform als Ektosporen auf, manche Formen haben vorübergehend Spindeln, manche noduläre Organe.

Es sind also (nach SABOURAUDs und BLOCHs Einteilung und unter Ergänzung durch die neu entdeckten Arten) folgende Trichophyta zu besprechen und aufzuführen:

I. Humane Trichophytien (SABOURAUDs Endothrixarten).
    Tr. acuminatum,
    Tr. crateriforme,
    Tr. pilosum,
    Tr. effractum,
    Tr. fumatum,
    Tr. umbilicatum,
    Tr. regulare,
    Tr. fuscum sulcatum,
    Tr. Currii,
    Tr. sudanense,
    Tr. violaceum,
    Tr. violaceum var. decalvans,
    Tr. violaceum glabrum,
    Tr. endothrix marginatum MUYS,
    Tr. sulfureum,
    Tr. exsiccatum,
    Tr. polygonum,
    Tr. circonvolutum,
    Tr. coccineum,
    Bodinia spadix,
    Tr. rotundum,
    Tr. inflatum und Tr. spongoides,
    Tr. areolatum.
II. Zwischenformen zwischen humaner und tierischer Trichophytie (SABOURAUDs Neo-Endothrixarten).
    Tr. cerebriforme,
    Tr. cerebriforme ochropyraceum,
    Tr. plicatile,
    Tr. multicolor,
III. Tierische Trichophytien (SABOURAUDs Ektothrixarten).
    1. Mikroide Trichophyta.
        A. Gruppe der Tr. gypsea.
            Tr. gypseum asteroides,
            Tr. gypseum griseum,
            Tr. gypseum radioplicatum,
            Tr. gypseum radiolatum,
            Tr. gypseum granulosum,
            Var. I und II des Tr. gypseum granulosum Ballagi,
            Tr. gypseum lacticolor,
            Tr. gypseum farinulentum,
            Tr. gypseum persicolor,
            Tr. Viannay,
            Tr. gypseum eriotrephon.
        B. Gruppe der Tr. nivea.
            Tr. niveum radians,
            Tr. niveum denticulatum,
            Tr. pedis,
            Tr. depressum.
        Neuer Pilz aus Nageltrichophytie.

2. Großsporige Trichophytien.
>   A. Großsporige Trichophyta mit flaumiger Kultur.
>   Tr. rosaceum,
>   Tr. vinosum,
>   Tr. equinum,
>   Var. A und B (WILENCZYK),
>   Tr. caninum.
>   B. Großsporige Trichophyta mit faviformer Kultur.
>   Tr. faviforme album,
>   Tr. faviforme discoides,
>   Tr. faviforme ochraceum,
>   Cryptococcus farcinimosus.

Anhang: Einige unvollkommener bekannte exotische Trichophytien.
>   Tr. Sabouraudi s. Tr. Blanchardi,
>   Tr. albiciscans,
>   Tr. Ceylonense,
>   Tr. balcaneum,
>   Tr. nodoformans.
>   Tr. louisianicum,
>   Tr. luxurians,
>   Grubyella Camerounensis.

I. Humane Trichophytien.

(SABOURAUDs Endothrixarten.)

Trichophyton acuminatum (SABOURAUD 1895).

Es verursacht vorwiegend schuppende Herde auf dem Kopf, die oft sehr zahlreich sind, ist sehr übertragbar (Epidemien unter Schulkindern!).

Mikroskopischer Befund in Schuppen und Haaren: In der Epidermis findet man ein Netzwerk von Mycelien, die vielfach aus Arthrosporen zusammengesetzt sind. Im gefärbten Präparat sieht man die Zellhüllen und das granulierte Protoplasma. In den Haaren erkennt man Mycelsporenketten oder, namentlich in älteren Stadien, auch einzeln liegende Sporen.

Kultur (Abb. 43): Zunächst bildet sich eine kuppelartige Vorwölbung, die dann flacher wird. Um das Zentrum herum sieht man radiäre Furchen. Die Farbe, anfangs weiß, wird dann mehr gelblich oder bräunlich oder violett oder zeigt einen grauen Ton; die Oberfläche, erst samtartig, wird später pulverig. Das Wachstum ist mäßig schnell, es tritt keine flaumige Entartung ein.

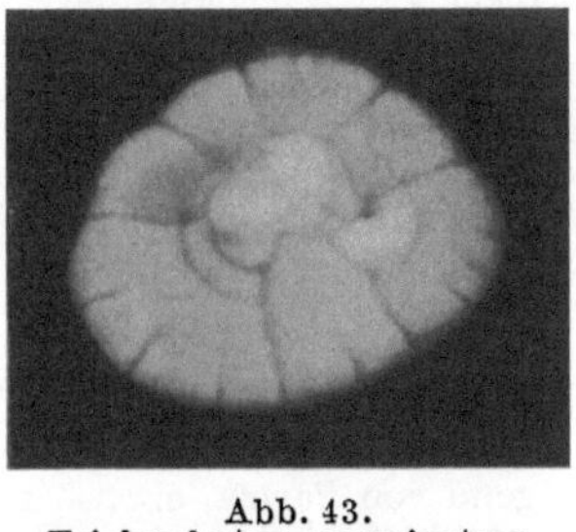

Abb. 43.
Trichophyton acuminatum.
(38 Tage alte Kultur
auf SABOURAUD-Maltoseagar.)

Mikroskopischer Befund der Kultur: Man erkennt Hyphen mit lateralen, teils direkt aufsitzenden, teils gestielten Conidien, dabei besteht auch kolbenförmige Anschwellung der Mycelenden.

Überimpfung auf Meerschweinchen: Diese geht jedesmal an, aber der Impfeffekt ist kein schwerer. Etwa am 12. Tage sieht man Knoten auf der Impfstelle, auch spärliche Mycelfäden im Haar. Abheilung erfolgt meist nach 25 Tagen.

Trichophyton crateriforme (SABOURAUD 1893).

Dieser Pilz ist der Erreger von meist kleinfleckigen Kopfherden bei Kindern, aber auch bei Erwachsenen, ferner von Barttrichophytie, Kerionherden und Stellen auf der behaarten Haut, auch von Nägeltrichophytie, auf den Kopfherden stehen zwischen kranken Haaren viele gesunde.

Mikroskopischer Befund im Haar und in den Schuppen: er gleicht dem beim Trichophyton acuminatum. Die Mycelsporenketten im Haar halten anscheinend etwas fester zusammen als bei Trichophyton acuminatum.

Kultur (Abb. 44): Sie beginnt mit einer kuppelartigen Erhebung, dann vertieft sich das Zentrum gegenüber den Rändern. Um den Krater herum sieht man eine strahlige Randzone. Die Farbe ist erst weiß, dann mehr kremefarben. Die Oberfläche, im Beginn mehr flaumig, wird dann trocken und pulverig. Pleomorphismus ist selten.

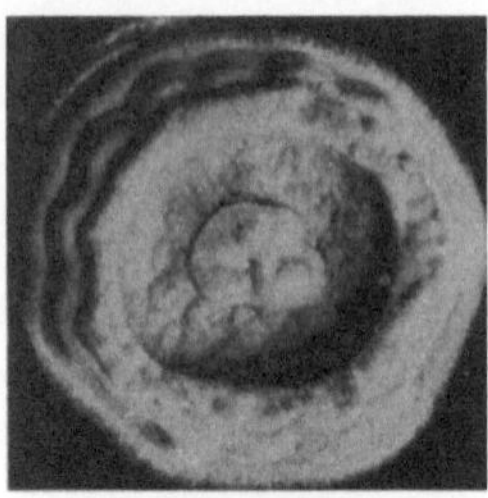

Abb. 44. Trichophyton crateriforme. (35 Tage alte Kultur auf Maltoseagar.) (Nach R. SABOURAUD.)

Mikroskopischer Befund der Kultur: Man erkennt septierte oder ungeteilte Mycelien, die teilweise an den Enden verdickt sind und seltener Ektosporen tragen. Diese sitzen direkt auf oder auf kurzen Stielen, auch traubenförmige Sporenansammlungen sind sichtbar. Ferner kommen Chlamydosporen vor. Die seltene pleomorphe Form zeigt die bekannten langen Hyphen, die, wie SABOURAUD meint, erst steril sind, später aber wieder Ektosporen bilden.

Die Impfung auf Meerschweinchen verläuft wie beim Trichophyton acuminatum.

Trichophyton pilosum (SABOURAUD 1909).

Es ist eine Variante des Trichophyton acuminatum, unterscheidet sich von ihm nur dadurch, daß die Oberfläche einen kurzen samtartigen Flaum trägt (von SABOURAUD und PASINI [Mailand]) gefunden.

Trichophyton effractum (SABOURAUD 1909).

Es ist eine Variante des Trichophyton crateriforme, auch von VIGNOLO-LUTATI als Erreger von Nageltrichophytie festgestellt.

Die Kultur ähnelt sehr der des Trichophyton crateriforme, ist aber dünner und hat eine gefensterte Oberfläche mit Rissen und Sprüngen versehen, die auch bei späteren Kulturen sich immer wieder zeigt. Um das gespaltene Zentrum zieht sich eine gefaltete Zone mit radiären Strahlen. Darum herum läuft ein Rand von einer feinen Franse.

Das mikroskopische Bild der Kultur zeigt Mycelien mit seitlichen Conidien.

Im übrigen gleicht der Pilz dem Trichophyton crateriforme.

Trichophyton fumatum (SABOURAUD 1909).

Von SABOURAUD bei einem Kopfherde beobachtet, von DALLA FAVERA häufig in der Gegend von Parma, ebenso von LOMBARDO beobachtet. Von BALLAGI in Ungarn und von GRÜTZ in Kiel (aus einer Nageltrichophytie) gewonnen. DALLA FAVERA beobachtete den Pilz als Endothrixform am Kopf und als Endo-Ektothrix im Bart.

Die Kultur (Abb. 45) gleicht erst der des Trichophyton crateriforme, flacht sich aber dann ab und wird faltig und zerknüllt. Die Farbe der Kultur ist erst weißgelblich und nimmt in typischen Fällen eine braune Farbe an, die wie durch Rauch gebräunt aussieht oder der Farbe eines abgestorbenen Blattes gleicht. An der Peripherie zeigen sich oft in der Kultur eine Anzahl konzentrischer Furchen, doch ist das nicht regelmäßig.

Eine Kultur, die wir auf GRÜTZ-Maltoseagar mit sehr typischer bräunlicher Farbe wachsen sahen, zeigte auf SABOURAUDs Maltoseagar immer wieder eine weißgraue Farbe (verschiedener p_H-Gehalt der Nährböden?). Auf Peptonagar ist die Entwicklung viel spärlicher, die Farbe kann auch hier grau sein. Auf POLLACCI-Nährboden sahen wir die Oberfläche der Kultur in Form von unregelmäßigen holzspäneartigen Erhebungen von gelblichbräunlichem Aussehen. Die zentrale Erhebung war nicht deutlich ausgebildet.

Das mikroskopische Bild der Kultur zeigt regelmäßige Mycelien, teilweise mit Anschwellung der Mycelenden mit lateralen Sporen. Auch Chlamydosporen sind sichtbar.

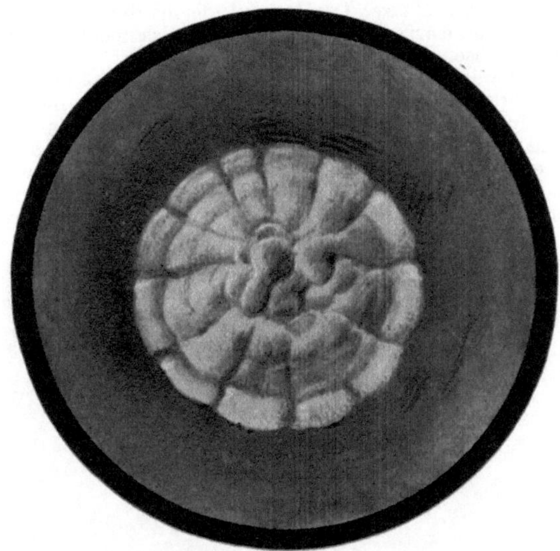

Abb. 45. Trichophyton fumatum. (44 Tage alte Kultur auf GRÜTZ-Maltoseagar.)

Trichophyton umbilicatum (SABOURAUD 1909).

Es ist von SABOURAUD als Satellit des Trichophyton crateriforme bezeichnet und nur in einer Beobachtung bei einer Kopfhaarerkrankung nachgewiesen, später von PASINI (Mailand) und BERNUCCI (Cagliari) in oberflächlichen Trichophytieherden gefunden.

Im Haar ist der Pilz reiner Endothrixpilz.

Die Kultur zeigt nach SABOURAUD nach etwa 20 Tagen eine erhabene, in der Mitte etwas eingezogene Scheibe, im Zentrum der Einziehung sitzt ein erhabener Knopf, später weist die Kultur mehr eine kraterförmige Vertiefung auf, rings herum läuft eine feine Franse. Später wird die Kultur noch faltiger und gleicht jetzt noch mehr dem Trichophyton crateriforme. Auf alten Kulturen wuchs ein feiner Flaum, der aber keine pleomorphe Degeneration war.

Das mikroskopische Bild der Kultur zeigt lange Hyphen mit seitlichen Sporen und mit interkalären und terminalen Chlamydosporen.

Trichophyton regulare (SABOURAUD 1909).

Von SABOURAUD zweimal bei Kopf-, einmal bei Barttrichophytie gefunden. DALLA FAVERA sah es in Italien, SCHRAMEK in einer Kopftrichophytie eines Erwachsenen (1912) und in einer Nageltrichophytie. Es ist ein reiner Endothrixpilz.

Die Kultur (Abb. 46) wächst verhältnismäßig schnell, gleicht sonst dem Trichophyton crateriforme. Der Unterschied gegenüber dem letzteren beruht nach SABOURAUD darauf, daß die Ränder der zentralen, in der Mitte vertieften Erhebung sich nach innen gegen das Zentrum zu biegen (also nicht steil in die Tiefe abfallen), ferner ist die Kultur von regelmäßigen radiären Falten durchsetzt. Von diesen Falten sind erst etwa 3, dann aber 12 bis 15 sichtbar (DALLA FAVERA). Die Farbe ist weiß-kremefarben, später eventuell gelbgrünlich. Es findet keine pleomorphe Degeneration statt.

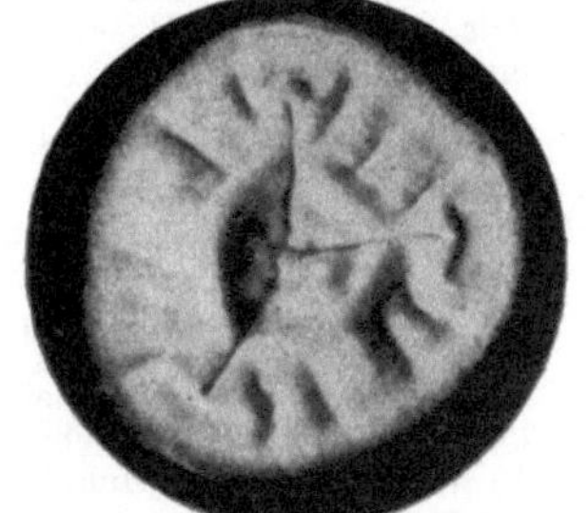

Abb. 46. Trichophyton regulare. (30 Tage alte Kultur auf Maltoseagar.) (Nach G. B. DALLA FAVERA.)

Das mikroskopische Bild der Kultur gleicht dem des Trichophyton acuminatum.

Die Impfung auf Meerschweinchen geht an.

Trichophyton fuscum sulcatum (Neuber 1925).

Von Neuber in Ungarn gezüchtet. Es steht dem Trichophyton crateriforme nahe, gewonnen wurde es aus 9 Fällen mit oberflächlichen Herden im Barte junger Männer.

Mikroskopischer Befund der Haare: Der Befund gleicht dem des Trichophyton crateriforme. Der Pilz ist eine Endothrixart. Viereckige Mycelsegmente aneinandergereiht verlaufen parallel der Haarachse.

Die Kultur (Abb. 47) wächst ebenso schnell wie das Trichophyton crateriforme. Auffallend ist aber der rehbraune oder kaffeebraune Farbenton, der nach 2—3 Wochen am intensivsten ist. Um ein kleines braunes erhabenes Zentrum bildet sich allmählich eine wallartige Erhebung, dann sinkt das Zentrum ein. Von der 3. Woche an flacht die Kraterbildung wieder ab, es entstehen radiär, dazu aber auch spitz- und rechtwinkelig verlaufende Furchen, so daß die Kultur jetzt kreuz und quer in lauter Inselchen zerlegt erscheint. Nach der 6. Woche entsteht an der Peripherie ein homogener Hof mehrere Millimeter breit,

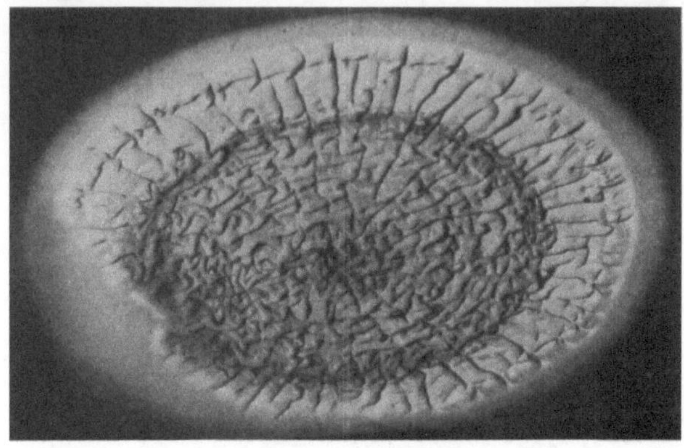

Abb. 47. Trichophyton fuscum sulcatum. (38 Tage alte Kultur auf Maltoseagar.)
(Nach F. Neuber.)

die Furchen dringen in diesen nicht ein. Die Oberfläche der Kultur ist wie bestäubt. Nach der 6. Woche beginnt meist pleomorphe Degeneration.

Auf Kartoffel sieht man die braune Verfärbung.

Das mikroskopische Bild der Kultur zeigt lange Mycelien mit lateral oder terminal aufsitzenden Sporen, die ziemlich gleich groß sind, wenig Chlamydosporen. In älteren Kulturen Auftreibung der Mycelien.

Die Impfung auf Meerschweinchen gelang nur zweimal unter 8 Impfungen. Die Haare waren in ähnlicher Weise ergriffen wie beim Menschen.

Kurz erwähnt sei noch das *Trichophyton Currii*, von Chalmers und Marshall 1914 in Khartum bei einer epidemischen Kopftrichophytie gezüchtet, es ist eine dem Trichophyton acuminatum verwandte Endothrixart (s. auch S. 7).

Trichophyton sudanense (Joyeux 1912—1914).

Von Joyeux im Sudan bei Negernkindern gefunden, besonders auf dem behaarten Kopf. Man erkennt mit grauen Schuppen bedeckte Plaques, die kranken Haare sind abgebrochen.

In den *Haaren* sieht man die Pilze als Endothrix. Die Mycelien sind vielfach in Mycelsporen zerfallen.

Die Kultur zeigt ein goldgelbes Zentrum, um das herum sich eine weiße Zone bildet, bald bedeckt sich aber alles mit einem äußerst feinen weißen Flaum. In der 5.—6. Woche meist pleomorphe Degeneration. Besonders günstig für den Pilz war ein Nährboden nach Sabourauds Vorschrift, der aber statt 4% nur 2% Glucose enthielt. Hier trat auch erst später die pleomorphe Degeneration ein. Auf Pepton bildete sich auch ein zentraler unregelmäßiger Hügel nicht von goldgelber, sondern von grauweißer Farbe, die Ränder hatten aber hellgelbe Farbe. In älteren Peptonkulturen deutliches crateriformes Aussehen.

Das mikroskopische Bild der Kultur zeigt lange Mycelien mit lateralen Conidien, die direkt oder gestielt aufsitzen, die Sporen kommen auch in Traubenform vor, viele sind abgestoßen und liegen frei, viel Mycelversporung. In der pleomorphen Kultur sind reichlich Sporen vorhanden und auch interkaläre und terminale Chlamydosporen.

Die Impfung verläuft immer negativ.

Trichophyton violaceum (SABOURAUD 1902).
Bodinia violacea (nach OTA und LANGERON).

Der Pilz ist zunächst von SABOURAUD bei einem aus dem Sudan zurückkehrenden Patienten gezüchtet und von diesem Autor als Trichophyton à cultures violettes bezeichnet, dann beschrieb ihn MIBELLI in Parma (1895), und BODIN fand ihn 1902 in Nordamerika und nannte ihn *Trichophyton violaceum.* Der Pilz ist dann noch viel in Italien, in Algier, in Belgien, in Polen, in Rumänien, in Nordafrika und anderen Orten festgestellt worden. Auch bei uns kommt er jetzt mehr vor.

Die Hauptübertragung stammt wohl von Mensch zu Mensch, aber der Pilz ist auch beim Pferd, beim Hund, bei der Kuh, bei Tauben festgestellt.

Die Erkrankungsherde beim Menschen sind entzündliche, auch Kerionherde und nicht-entzündliche Formen auf dem Kopf, im Bart, ferner auch an der glatten Haut und an den

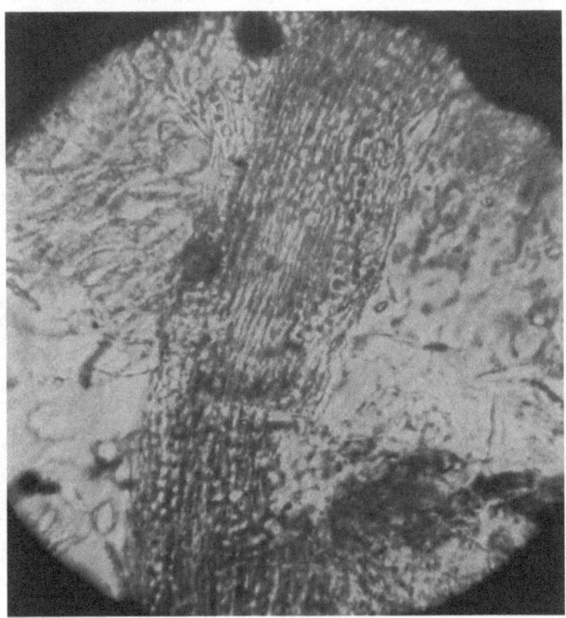

Abb. 48. Trichophyton violaceum auf dem Haar.

Nägeln. Das Granuloma trichophyticum Majocchi war ebenfalls durch das Trichophyton violaceum verursacht [1].

Mikroskopisches Bild in den Hautschuppen und in den Haaren (Abb. 48): Man sieht in den Schuppen nur ein unregelmäßiges Netz vielfach gekrümmter Mycelien, die zum Teil septiert sind, die dichotomische Verästelung ist nicht häufig.

In den *Haaren* sind die Sporen — wenn die Einwanderung der Pilze vollendet ist — sehr reichlich vorhanden, das Haar ist gleichmäßig mit Sporen gefüllt. Wenn die Einwanderung der Sporen noch im Gange ist, sieht man die Sporen auch außerhalb des Haares, hier erschienen sie voluminöser, untereinander verschieden groß. Im Haar sind die Sporen häufig in Kettenform gelagert.

Die Kultur (Abb. 49 u. 50) des *Trichophyton violaceum* wächst außerordentlich langsam. Zunächst entsteht eine knopfförmige Erhabenheit von gelblicher Farbe, nimmt aber dann blau-violettes Aussehen an. Die Oberfläche besteht dann aus Höckern und feinen Windungen. Vom Zentrum nach der Peripherie zu ziehen

---

[1] TSCHERNOGESBOW und PELEVINA konnten in Rußland ausnahmsweise Übergreifen des Pilzes auf Drüsen, Mundhöhle, Vagina und Knochen beobachten.

sich oft radiäre Furchen. Gewöhnlich wechseln aber auf der Kultur Teile von gelb-braunem und solche von violettem Aussehen, und die violett gefärbten Teile entfärben sich auch oft wieder. Ganz besonders verliert sich die Farbe vielfach bei wiederholter Überimpfung eines Stammes oder es bildet sich dann eine äußere vollkommen farblose Randzone. Die Oberfläche nimmt auch öfters eine sehr charakteristische näpfchenartige Beschaffenheit an. Man muß SABOU-RAUD sicher beistimmen, wenn er sagt, daß das makroskopische Bild der Kultur des Trichophyton violaceum an die faviformen Trichophyta erinnert, daß aber der mikroskopische Befund und auch das klinische Bild gegen eine solche Einreihung sprächen.

Auf Peptonnährboden wächst das Trichophyton violaceum noch weniger reichlich, als auf Maltosenährboden. Es kann allmählich auch auf dem zuckerhaltigen Nährboden flaumige Entartung eintreten, aber im allgemeinen kommt die duveteuse Degeneration sehr spät.

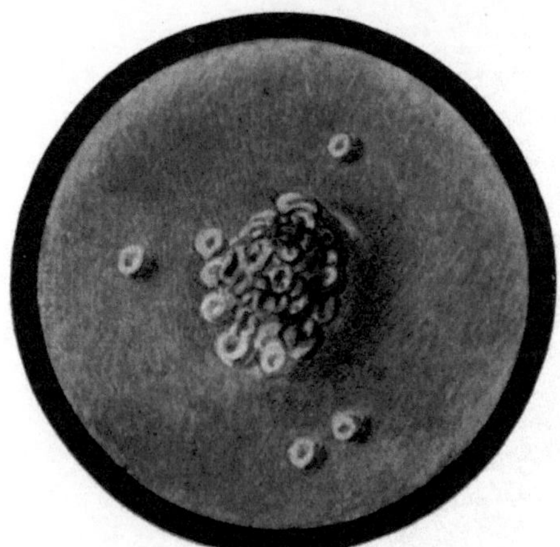

Abb. 49. Trichophyton violaceum (auf Bierwürze-agar, am Rande favusähnliche Scutula).

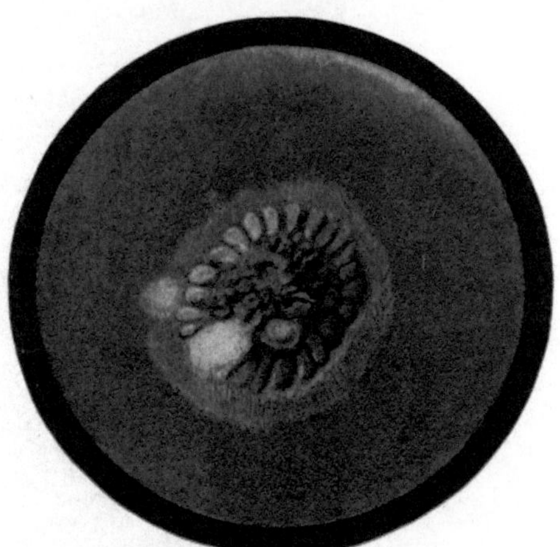

Abb. 50. Trichophyton violaceum (auf Bierwürze-agar, am Rande zwei Degenerationsstellen und beginnende Entfärbung).

LOMBARDO betont, daß verschiedene Stämme des Trichophyton violaceum eine Abstufung von violett-schwärzlicher Pigmentation zu violett-roter bis zu weiß-gelblicher Färbung durchmachen können, doch zeigen sich diese verschiedenen Farbzonen auch bei der gleichen Kultur [1].

Mikroskopischer Befund der Kultur. Kurze und lange, vielfach septierte Mycelien, teilweise in Mycelsporen zerfallen. Ektosporen sind selten. Zahlreiche interkaläre und terminale doppelt konturierte Chlamydosporen, auch freiliegende, oft in bizarren Formen. Die Größe der interkalären Chlamydosporen fanden wir hier mit 7,5—9; 6—6,5 Mikren, die der freiliegenden mit 14,5 : 7,5, teilweise noch größer.

Impfungen auf Tiere. Der Ausfall ist bei Meerschweinchen wechselnd, oft negativ. Einige Autoren (TRUFFI, LOMBARDO, PECORI, DE GREGORIO, CATANEI) hatten positive Ergebnisse. CATANEI betont aber die Unsicherheit des Erfolges. Er benutzte daher als Impfobjekt auch den Affen (Macacus innuus) und erzielte Erfolg sowohl durch Einreibung von Kulturmassen, wie von erkrankten Haaren (in Kochsalz) und durch Implantation erkrankter Haare.

---

[1] BALLAGI züchtete in einem Falle ein Trichophyton violaceum mit auffallendem schwarzen Pigment und bezeichnete diese Variante dann als *Trichophyton nigrum*.

Trichophyton violaceum var. decalvans (CASTELLANI 1913).

Tropische Varietät des Trichophyton violaceum als Erreger der Tinea decalvans.
Befund der Schuppen und Haare: Ein Endo-Ektothrixpilz.
Kultur: Sie wächst mit violetter und gelbgrauer Farbe ähnlich wie Trichophyton violaceum.
Mikroskopischer Befund: Verhältnismäßig dicke Mycelien mit kurzen Septierungen, Chlamydosporen und rosenkranzartige, doppelt konturierte Mycelsporen.

Nach OTA führt dieser Pilz klinisch zu dauernder Kahlheit, soll aber sonst wohl identisch sein mit dem Trichophyton violaceum der gemäßigten Zone.

Trichophyton glabrum (SABOURAUD 1909).

Bodinia glabra (nach OTA und LANGERON).

Der Pilz ist eine Variante des Trichophyton violaceum.
AMBROSOLI sah eine Epidemie durch Trichophyton glabrum in Italien. Er bezeichnet aber den Pilz als Neo-Endothrix, da er auch Ektothrixform vor der Invasion auf dem Haar sah.
Kultur: Nach SABOURAUD soll sie schneller wachsen als das Trichophyton violaceum. Die Farbe ist immer blaß-braun, nie violett. Die Oberfläche ist feucht und glänzend. Auf Glucosenährboden bilden sich flache Kulturen, das Zentrum zeigt dichte papillenartige Erhebungen. Andere Male war die Kultur im Zentrum glatt, aber am Rande standen papilläre Erhabenheiten in ringförmiger Anordnung. Wegen der glatten und feuchten Oberfläche wurde es von SABOURAUD als Trichophyton glabrum bezeichnet.
Mikroskopischer Befund: Wie der des Trichophyton violaceum.
Impfung auf Meerschweinchen: Negativ.

Trichophyton endothrix marginatum (MUJS 1921).

Nach PAPEGAAYs Mitteilung fand MUJS in 11 Fällen diesen Pilz als Erreger von runden, schilfernden Herden ohne Entzündung auf dem Kopf. Der Pilz soll Endothrixform haben.
Kultur auf SABOURAUD-Nährboden: feuchte, glänzende, flache, hellbraune Scheibe mit zentralen, zuweilen mit feinen Stacheln besetzten Knoten. Nach einigen Wochen bildet sich ein violetter, schmaler Rand, er fehlt jedoch auf zuckerfreiem Nährboden. Auf Milch ist die Kultur sehr schwach violett. Nie Pleomorphismus.
Mikroskopischer Befund: Keine Ektosporen, keine Spindeln.
Verfasser nimmt an, daß der Pilz dem Trichophyton violaceum oder glabrum nahesteht.

Trichophyton sulfureum (COLCOTT FOX 1908).

Der von COLCOTT FOX „Trichophyton primrose coloured crater“ benannte Pilz ist eine Endothrixart. Von SABOURAUD nur viermal in Paris beobachtet (auf dem Kopf und bei Blepharitis), ist der Pilz in England wohl häufiger, in Deutschland einmal von BESSUNGER beschrieben, in Ungarn von BALLAGI mehrere Male gezüchtet.
Kultur: Nach COLCOTT FOX und SABOURAUD anfangs flaumig, im Zentrum bald ein roter Knoten, die übrige Kultur sieht dann primelfarbig gelb aus. Beim Wachsen der gelben Kultur wird die Oberfläche pulverig. Das Zentrum vertieft sich kraterförmig, die Basis des Kraters ist unregelmäßig, die Wandungen gefurcht. Nach SABOURAUD schwächt sich die rot-orangene Farbe des Zentrums bei erneuter Überimpfung schnell ab, die gelbe Farbe aber bleibt bestehen.

Trichophyton exsiccatum (URIBURU 1909).

Das von einer kindlichen Kopfflechte gewonnene Schuppenmaterial wurde aus Buenos Aires an SABOURAUD geschickt, später hat BALLAGI den Pilz viermal in Ungarn gezüchtet (oberflächliche Trichophytie und schuppende Plaques am Kopf.
Mikroskopischer Befund im Haar: Nach BALLAGI regelmäßig angeordnete Mycelfäden und Sporenketten.
Die Kultur (Abb. 51) wächst sehr langsam, die Oberfläche zeigt feine Rillen, erscheint wie ausgetrocknet. Beim Altern weist die Kultur einen breiten weißen Rand mit zahlreichen radiären Furchen auf.

Die Impfung auf Meerschweinchen ist positiv, sie entspricht der bei Trichophyton acuminatum.

Trichophyton polygonum (URIBURU 1909),
Trichophyton circonvolutum (SABOURAUD 1902—1909) und
Trichophyton rotundum (LEE MAC CARTHY 1925) seien, da sie von einzelnen Fällen gewonnen und isolierte Züchtungen geblieben sind, nur kurz mit Namen angeführt.

Trichphyton coccineum, Erreger von oberflächlicher Trichophytie des Capillitium, auch von Herpes circinatus, Dyshidrosis und Onychomycosis und

Bodinia spadix, eine Endothrixart, ebenfalls aus einer Trichophytia superficialis des Kopfes gezüchtet, sind neue japanische Pilzarten (von YUTAKA KATO 1926 entdeckt, erstere von KEIDENDA 1930 erneut beobachtet).

Trichophyton inflatum und *Trichophyton spongoides* (FIOCCO-MINASSIAN 1910) sind zwei neue Endothrixarten, die in Venedig gefunden, aber bislang noch nicht näher beschrieben wurden.

Trichophyton areolatum (*NEGRONI 1929*). Der nur in einem Fall beobachtete, in seinem Wachstum sehr auffallende Pilz ist ein Endothrix, von dem oberflächlichen Kopfherd eines $2^1/_2$jährigen Kindes gezüchtet. Es wuchs zuerst wie ein Trichophyton acuminatum, nahm aber dann eine purpurrote Farbe an. Die ausgebildete Kultur zeigte eine Kokardenform. Durch eine zirkuläre Furche war die Kolonie in zwei Teile geteilt. Die innere zeigt ein schmutziges Purpurrot mit kurzem wolligen Flaum, das Zentrum weiß, daran schloß sich im äußeren Ring zunächst eine Zone, die einen vorspringenden roten Rand bildete, eine zweite Zone war weiß, pulvrig, eine dritte Zone war ein schmutziges Weiß, glatt glänzend und feucht, die vierte, äußerste Zone war der Ausläufer der Kolonie, radiär gestreift, unscharf begrenzt. Die ganze Kultur war durch radiäre Furchen in Sektoren geteilt. Auf SABOURAUDs Peptonnährboden ließ die Kultur ein bräunliches Rot erkennen, war feucht und glänzend, das Zentrum erhaben, auch hier liefen vom Zentrum nach der Peripherie etwa 12 radiäre Furchen, der äußere Teil war eine weiße Zone. Es trat im Gegensatz zum Trichophyton acuminatum schnell Pleomorphismus auf. Mikroskopisch zeigte die frische Kultur ein feines Mycelnetz mit Conidien in Ähren- und Traubenform.

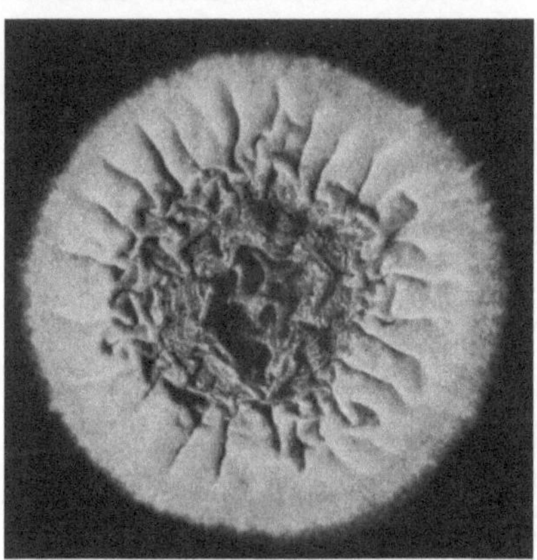

Abb. 51. Trichophyton exsiccatum.
(Nach BALLAGI.)

(Die Zonenbildung mit ihren verschiedenen Färbungen erinnert an die später beschriebenen Epidermophyten, das Epidermophyton plurizoniforme oder Epidermophyton lanoroseum, jedoch betont der Autor ausdrücklich den Endothrixcharakter des neuen Pilzes.)

II. Zwischenformen zwischen humanen und tierischen Trichophytien.

(SABOURAUDs Neo-Endothrixarten.)

Trichophyton cerebriforme (SABOURAUD 1895).

Der Pilz wurde früher von SABORUAUD als ,,Trichophyton à culture jaune, craquelée, vermiculaire'' bezeichnet, auch jetzt noch von manchen Autoren *Trichophyton flavum* genannt. Der Name *Trichophyton cerebriforme* ist von SABOURAUD als geeigneter gewählt, weil die Kultur in der Tat in ihrer Oberfläche den Gyri einer Gehirnoberfläche entspricht.

Das *Trichophyton cerebriforme* gehört zu den relativ häufigen Trichophyta. Es kommt vor bei tiefen Bartflechten, aber auch bei tiefen und oberflächlichen Herden des behaarten Kopfes, bei schuppenden und vesiculösen Herden der unbehaarten Haut.

Mikroskopischer Befund in den Schuppen und Haaren: Man sieht sowohl *im* Haar mittelgroße gleichmäßige Sporen in Kettenform und zerstreut, wie auch Pilzfäden *außen* am Haar und Sporenketten. Die Fäden sind gröber als die im Haar verlaufenden. RAMOGNINO fand im Barthaar das Trichophyton cerebriforme immer als Ektothrix.

Die Kultur (Abb. 52 u. 53): Sie beginnt mit einem zarten, weißen Knopf,

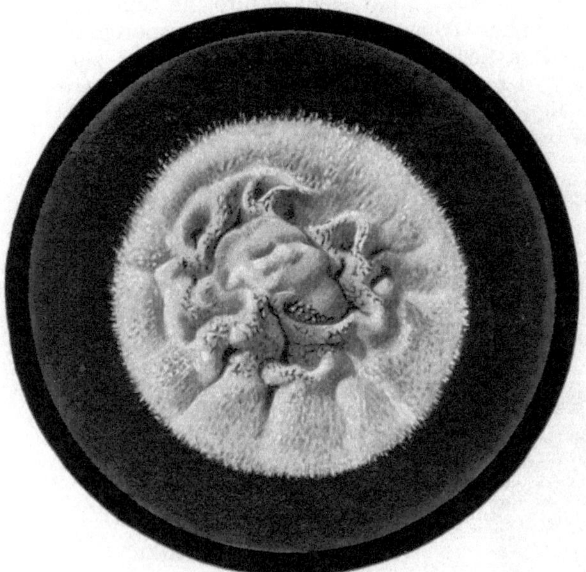

Abb. 52. Trichophyton cerebriforme. (4 Wochen alte Kultur auf Bierwürzeagar.)

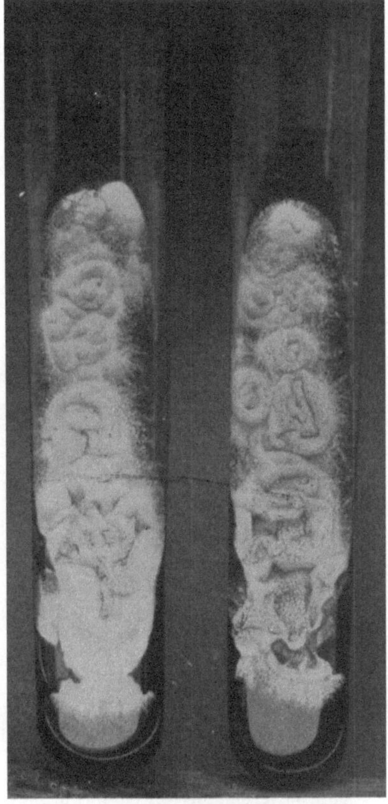

Abb. 53. Trichophyton cerebriforme. (Crateriformeartige Bildung auf Bierwürzeagar.)

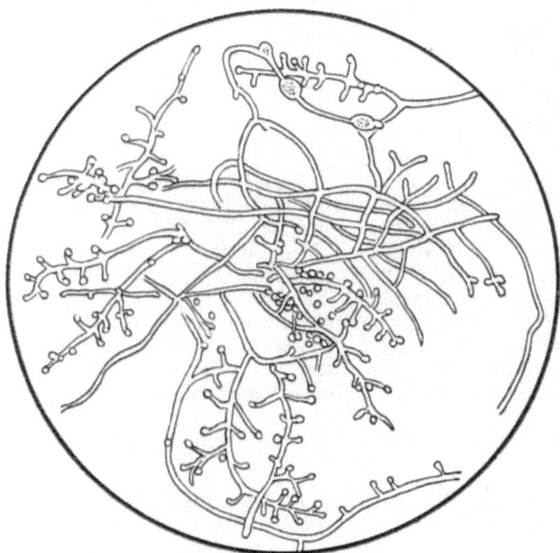

Abb. 54. Trichophyton cerebriforme. Junge Kultur. Hyphen mit Sporen.

wird dann kompakter und es entstehen bald die gehirnartigen Windungen der Oberfläche. Öfters sinkt die zentrale Partie etwas kraterförmig ein. Nach dem Rand zu tritt vielfach Abflachung ein, an der Peripherie dichtgestellte feinste radiäre Strahlenbildung, auch näpfchenartige Bildungen sind in der Kultur sichtbar. Die Oberfläche der Kultur ist trocken-pulverig, oft mit feinsten, gelb-bräunlichen Knötchen besetzt. Die Farbe ist zunächst weiß, wird oft gelb-weißlich. Auf Peptonagar findet nur spärliches Wachstum statt, auf POLLACCI-Nährboden entwickeln sich besonders starke gehirnförmige Wulstbildungen. Pleomorphe Degeneration soll nach Sabouraud gar nicht oder selten vorhanden sein, wir sahen aber doch mehrfach eine solche.

Mikroskopisches Bild der Kultur (Abb. 54): Man sieht zahlreiche septierte und unseptierte Mycelfäden mit seitlichen Abzweigungen und Ektosporen in Ährenform, viele einzeln und in Haufen liegende Sporen. Viele Mycelien zerfallen in Arthrosporen, interkaläre und terminale Chlamydosporen sind relativ früh sichtbar. Im Mycel bilden sich oft Protoplasmaverschiebungen, auch sackartige Vorwölbungen, deren Wandung geborsten ist, aus denen sich angehäuftes Protoplasma entleert.

Die Impfung auf Meerschweinchen gelingt leicht, dauert aber lange. Die Haare sind mit ergriffen.

Trichophyton cerebriforme ochropyraceum (Mujs 1924).

Es handelt sich nach Papegaay und Mujs um eine Varietät des Trichophyton cerebriforme, die im Anfang von dessen typischen Bilde abweicht (Abb. 55). Zunächst wächst es mit einer gelben Farbe. Keller sah diese Varietät auf Zuckernährboden erst gelb wachsen, bis sich von der 3.—4. Woche an das Gelb verlor, die Windungen in der Mitte erschienen, auf dem Kamm die Oberfläche einriß und dann die Farbe grau wurde.

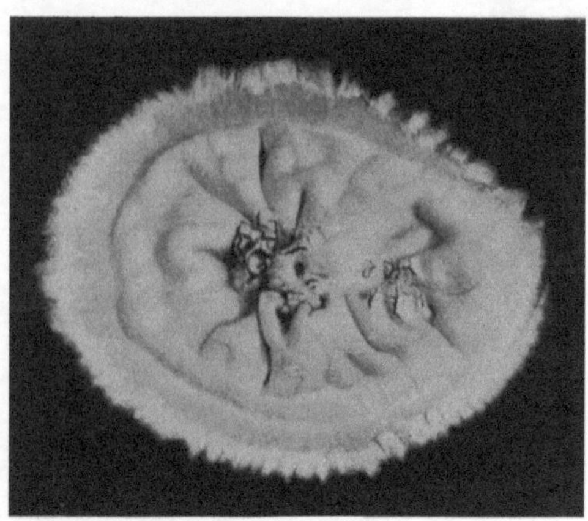

Abb. 55. Trichophyton cerebriforme ochropyraceum. (47 Tage alte Kultur auf Grütz-Glycerinagar.)

Trichophyton plicatile (Sabouraud 1909).

Von Sabouraud nur zweimal beobachtet im Bart eines Mannes, von Pini und Martinotti bei Trichophytia capitis, von Sequeira und Vignolo-Lutati bei Nageltrichophytien. Grütz sah das *Trichophyton plicatile* besonders bei den Pilzerkrankungen der ländlichen Bevölkerung Schleswig-Holsteins, in mäßig oder wenig entzündlichen Krankheitsherden.

Der mikroskopische Befund in den Haaren: Typische Endothrixart, andere Haare sind von Mycelbändern umgeben.

Die Kultur gleicht nach Sabouraud und nach Grütz dem Trichophyton crateriforme, die Oberfläche ist weiß, pulverig. Im Zentrum zeigt sie das Aussehen von zerknüllten Falten, rings herum das eines in sich zusammen gesunkenen Seidenstoffes. An älteren Kulturen besteht ein Hof von pulveriger Oberfläche mit Strahlenbildung nach dem Rande zu. Pini und Martinotti bezeichneten die Kultur als mehr weiß-gelblich, die Oberfläche zeigte neben kleinen unregelmäßigen Erhebungen feine verruköse Form.

Mikroskopisches Bild der Kultur: Zahlreiche Hyphen mit Ektosporen, auch Sporen in Haufen, daneben Chlamydosporen.

Die Impfung auf Meerschweinchen gelingt leicht. Es finden sich dann zahlreiche Mycelien in den Haaren.

Trichophyton multicolor von Magelhaes und Neves 1923 in einem Fall gezüchtet, soll eine zwischen Trichophyton cerebriforme und plicatile stehende Art sein.

III. Tierische Trichophytien.
(Sabourauds Ektothrixarten.)
1. Mikroide Trichophyta.

Diese Trichophytiearten haben kleine Sporen, ähnlich wie die Mikrosporien, unterscheiden sich aber doch von diesen letzteren.

Die mikroiden Trichophytien bilden eine Sporenscheide um das Haar, die — wie an vielen Stellen erkennbar — nicht aus Sporenhaufen, wie die Mikrospora zusammengesetzt sind, sondern ursprünglich in Kettenform aneinandergereiht sind. Die Ketten entstehen durch Zerfall der Mycelien in Mycelsporen oder Arthrosporen. Die Größe der Sporen beträgt 2—4 Mikren. Zwischen den Mycelsporenketten sind auch noch nicht zerfallene Mycelien sichtbar. Außer dieser Kettenbildung auf dem Haar finden sich auch im Haar selbst Pilzelemente (also doch kein reiner Ektothrixcharakter). Als charakteristisch betont SABOU-RAUD den auffallenden Polymorphismus der intrapilären Pilze, der den Befund dem der Favushaare ähneln lasse. Neben gebogenen und gradlinigen Fäden sieht man Sporen in Kettenform von verschiedener Größe und Lichtbrechung, außerdem auch Blasenbildung, wie im Favushaar.

Man muß bei diesen Trichophytien mehr die Haare untersuchen, als Schuppen oder Eiterteile, welche kein charakteristisches Bild ergeben (SABOURAUD).

Die mikroiden Trichophytien werden nach SABOURAUD nach dem Aussehen der Kulturen in zwei Gruppen eingeteilt:

Die eine größere ist die *Gypseumgruppe,* ihre Kultur zeigt eine pulverige Oberfläche, die andere kleinere Gruppe ist die *Niveumgruppe* mit schneeiger Oberfläche.

Gypseum- wie Niveumarten wachsen in der Kultur sehr schnell, ebenso wie die tierischen Mikrospora. Sie gehen auch beide bei der Übertragung auf Meerschweinchen, auch auf Kaninchen, Hunde, Katzen meist leicht an.

Die verschiedenen Gypseumkulturen sehen sich untereinander ziemlich ähnlich, nur das Trichophyton gypseum persicolor zeigt eine charakteristische Farbe. Man braucht zur Differenzierung hier oft den Nachweis auf Pepton-nährboden, die zum Teil charakteristische Bilder ergeben. Alle Gypseumarten zeigen rasch pleomorphe Degeneration.

Diese animalen Trichophytien verursachen beim Tier gelegentlich Epidemien, beim Menschen kaum. Sie sind für den Menschen doch nicht so infektiös, wie die Mikrosporien.

A. Gruppe der Trichophyta gypsea.

Trichophyton gypseum asteroides (SABOURAUD 1893).

Sabouraudites asteroides s. mentagrophytes[1] (nach OTA und LANGERON).

Der Pilz verursacht oberflächliche, wie Kerionformen auf dem Kopf, im Bart, am Körper.

Befund in den Schuppen und Haaren: Man erkennt lange, gerade oder gekrümmte Mycelien, vielfach septiert, runde und ovale Sporen, zuweilen in Kettenform. Am Haar ist der Pilz gemischt endo-ektothrix, die Sporenscheide besteht aus Mycelfäden und Mycelsporenketten, auch einzelnen Sporen (Abb. 42 und 57).

Kultur (Abb. 56): Zunächst entsteht eine knopfförmige, wulstförmige Erhebung, rings herum eine flache, feinkörnige, breite Zone, der äußere Rand ist mit feinen spitzenartigen Ausläufern besetzt. Die Farbe ist weiß oder gelblich-weiß, manchmal auch leicht grau, das Ganze wie mit Gipsmehl überstreut. Die Rückseite der Kultur erscheint braunrot gefärbt. Auf der Peptonkultur sieht man um eine leichte wulstförmige Erhebung mit kraterförmiger Vertiefung eine weißgraue, durch reichliche radiäre Furchen geteilte Zone, der Rand, nicht strahlig, sondern scharf abschneidend, bildet einen leicht bläulichen Saum. Die Oberfläche ist trocken und pulverig (Abb. 58). Die Kultur wächst sehr schnell, bald tritt flaumige Entartung, meist vom Zentrum her, ein.

---

[1] Mentagra = Sycosis.

Mikroskopisches Bild der Kultur (Abb. 59): Es finden sich Mycelfäden mit zahlreichen Ektosporen und auch Anhäufung der Sporen in Traubenform, reichliche Chlamydosporen, ferner in frischen Kulturen oft mehrkammerige

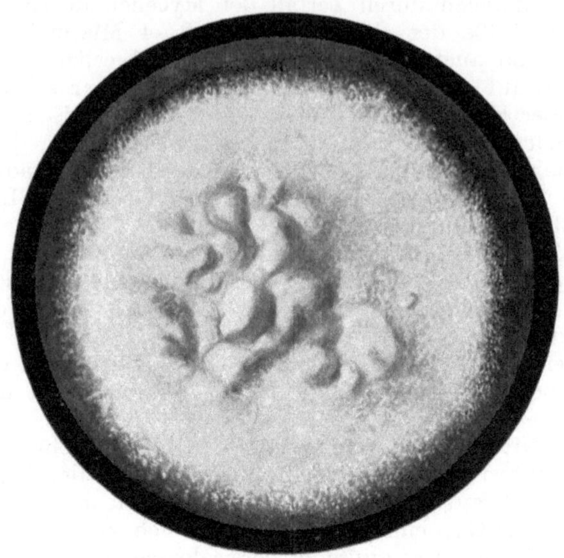

Abb. 56. Trichophyton gypseum asteroides. (3¹/₂ Wochen alte Kultur auf SABOURAUD-Maltoseagar.)

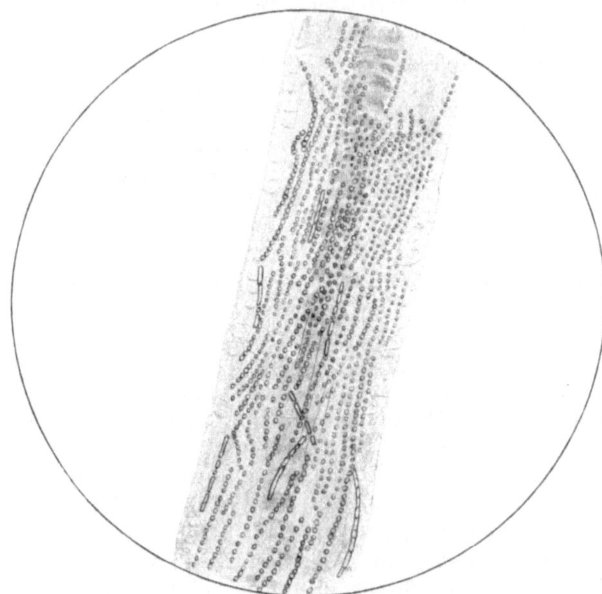

Abb. 57. Haar eines mit Trichophyton gypseum asteroides geimpften Meerschweinchens.

Spindeln. SABOURAUD charakterisiert diese Spindeln, die er in neuester Zeit als „Quenouilles" (Spinnrocken) bezeichnet, als kurze, dickstielige Gebilde mit abgestumpften Spitzen mit nur wenigen Kammern und dicker Wandung. *Sehr charakteristisch sind die Verschlingungen der Mycelenden in korkzieher-*

förmige oder spiralige Ranken (Weinranken, „Vrilles" nach SABOURAUD*). Auch* kürzere Mycelien sind da, die in Mycelsporen zerfallen. Die Größe der Sporen beträgt 3—5 Mikren, die Chlamydosporen sind größer, oft oval, 11 : 6,5 Mikren von uns gemessen. Die pleomorphe Kultur zeigt lange sterile Hyphen, Spindeln fehlen, die „Vrilles" verschwinden.

Impfung auf Tiere gelingt leicht.

Nur in je 1 Fall gezüchtet sind *Trichophyton griseum* (F. FISCHER 1913), eine mikroide Endothrixart, und

Trichophyton radioplicatum (W. FISCHER 1913), von OTA und LANGERON als *Sabouraudites radioplicatus* bezeichnet. Es befällt das Haar außen und innen, bildet eine schnellwachsende, erst grauweißliche, dann mehr blaugraue Kultur mit zahlreichen lockig gewundenen Faltungen vom Zentrum nach der Peripherie. Leichte Haftbarkeit auf Meerschweinchen.

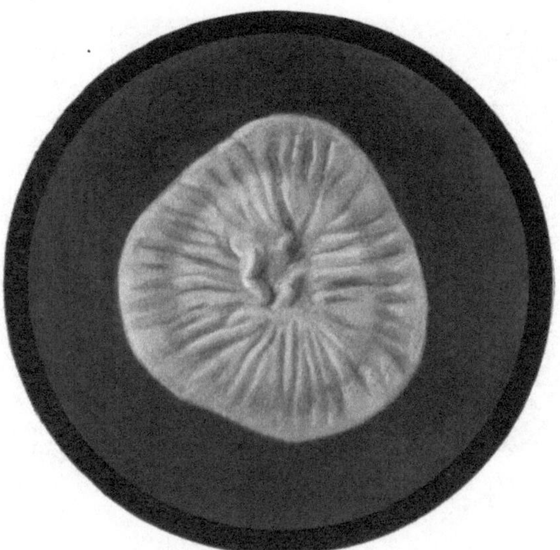

Abb. 58. Trichophyton gypseum asteroides. (40 Tage alte Kultur auf SABOURAUD-Peptonnährboden.)

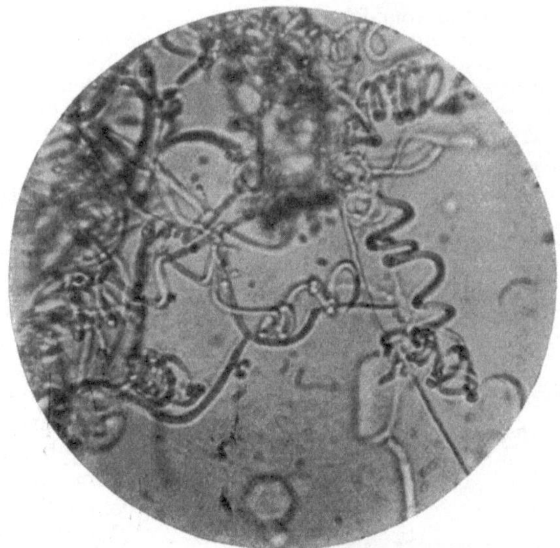

Abb. 59. Trichophyton gypseum asteroides. Kulturpräparat. (Spiralige Ranken, „vrilles" Phot.)

Trichophyton gypseum radiolatum (SABOURAUD 1910).

Sabouraudites radiolatus (nach OTA und LANGERON).

Von SABOURAUD aus eitrigen und kerionbildenden Fällen wenige Male beobachtet, dann von ENGELHARDT in Deutschland, von HASEGAWA in Formosa beobachtet.

Mikroskopischer Befund im Haar: Der gleiche, wie beim Trichophyton asteroides.

Die Kultur (Abb. 60) ist etwas mehr gelblich als die des Trichophyton asteroides. Auf Maltoseagar ist sie leicht rosa gefärbt, gleicht im übrigen dem Trichophyton asteroides. Auf Glucoseagar tritt besonders hervor, daß die pulverige Scheibe der Kultur von einem Rande umgeben ist, der im äußersten Teil eine schmale Strahlenbildung zeigt. Nach etwa 3—4 Wochen tritt flaumige Degeneration mit radiärer Furchenbildung (SABOURAUD) ein.

Mikroskopischer Befund der Kultur: Wie der des Trichophyton asteroides. SABOURAUD betont noch die Anhäufung von jungen gekräuselten Mycelien und die keulenförmigen Enden („formes en raquette") mancher Mycelien. Die Hyphen der pleomorphen Degeneration sind teils steril, teils tragen sie feine runde Sporen.

Die Impfung auf Tiere ist immer positiv.

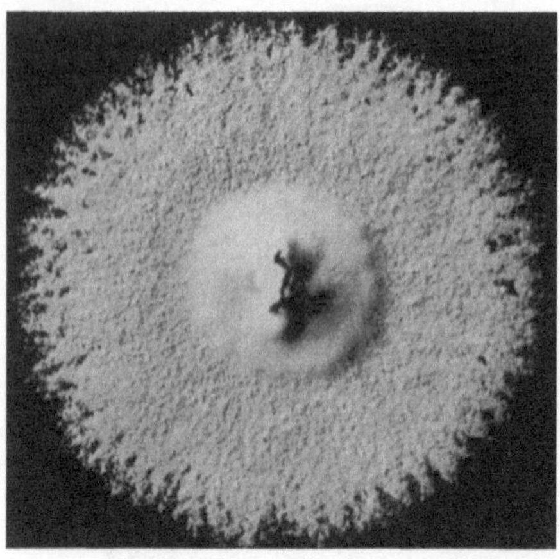

Abb. 60. Trichophyton gypseum radiolatum.
(25 Tage alte Kultur auf Maltoseagar.)
(Nach R. SABOURAUD.)

Trichophyton gypseum granulosum (SABOURAUD 1908).

Sabouraudites granulosus (nach OTA und LANGERON).

Von SABOURAUD zunächst vom Pferde gewonnen, aber auch beim Menschen seither von vielen Autoren, insbesondere von W. FISCHER während des Krieges oft beobachtet. Gezüchtet aus teils oberflächlichen, teils tiefen Herden im Bart und auf dem Kopf, auch bei Kindern.

Mikroskopischer Befund der Haut und Haare: Uncharakteristische Mycelfäden, Eindringen der Pilzelemente in die Haarfollikel, die Follikelöffnungen sind durch Sporen völlig ausgefüllt. Auch die Lanugohaare werden von Sporen infiziert. Man sieht am Haar einen dicken extrapilären Sporenmantel und Mycelien im umgebenden Horngewebe und im Haar sporulierende Mycelien (W. FISCHER).

Die Kultur (Abb. 61) zeigt im Zentrum einen nabelartigen Vorsprung, ringsherum eine weiß-gelbliche Scheibe, deren Oberfläche mit etwas derberen körnigen Auflagerungen be-

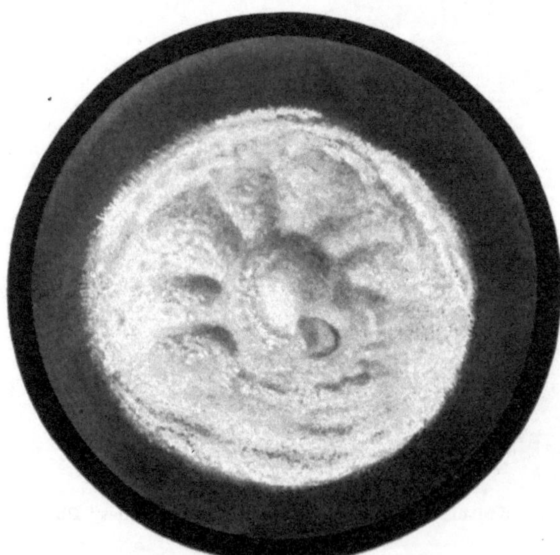

Abb. 61. Trichophyton granulosum.
(32 Tage alte Kultur auf GRÜTZ-Glycerinagar.)

setzt erscheint und pulverig-gipsig ist. Es besteht eine gewisse Ähnlichkeit mit der Kultur des Trichophyton asteroides. Ein deutlicher Unterschied liegt aber bei beiden in der Peptonagarkultur. Hier bildet das Trichophyton asteroides eine hellgraue, mit spärlichen, weißen Sporenhaufen bedeckte Kultur mit zentraler Kraterbildung, von der nach der Peripherie unregelmäßige Leisten ausstrahlen (Abb. 58), dagegen wächst das Trichophyton granulosum auf Pepton-agar mit etwas längerem Mycel und samtartiger gelblich-weißer Oberfläche. Der Rand der Scheibe ist leicht gezackt, die Fältelung ist viel weicher und weniger tief, oft gar nicht ausgeprägt (W. FISCHER). Als besonders charakteristisch sah SABOURAUD die Bildung von kleinen gelben Wassertröpfchen auf der Kultur von der zweiten Woche an auftreten (Abb. 62). Doch findet man diese Kondenswassertröpfchen gelegentlich auch bei anderen Kulturen (Trichophyton vinosum usw.).

Die Kulturen werden schnell flaumig.

Mikroskopischer Befund der Kultur: Septierte und unseptierte Mycelien mit Sporen in Ähren- und Traubenform, viele Chlamydosporen. Wir sahen in einem unserer Fälle auch spiralig gewundene Weinrankenformen („Vrilles"),

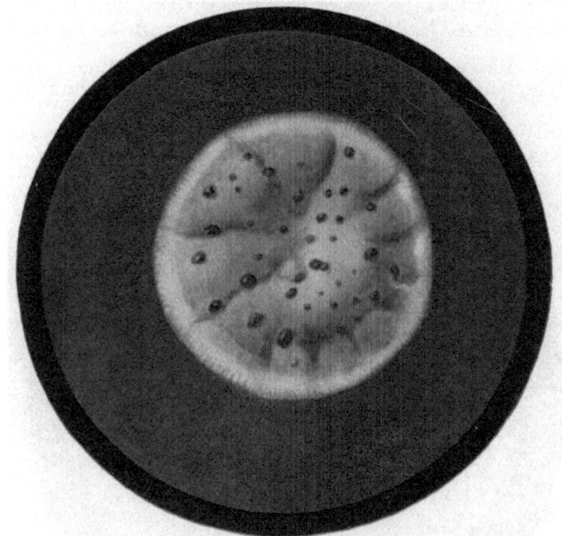

Abb. 62. Trichophyton gypseum granulosum. (40 Tage alte Kultur auf Pepton.)

die sonst eigentlich beim Trichophyton granulosum nicht oder nur selten vorkommen.

LANGERON und MILOCHEVITSCH beobachteten aber bei Wachstum des Trichophyton gypseum granulosum auf Nährböden aus Strohmist, Getreidekörnern resp. -granen usw., daß dieser Pilz hier korkzieherartige Fäden und Spindeln bildete und identifizieren daher das Trichophyton asteroides mit dem Trichophyton granulosum.

Übertragung auf Meerschweinchen gelingt leicht.

Zwei Varietäten des Trichophyton gypseum granulosum (BALLAGI 1926).

Erste Varietät. Von BALLAGI in zwei Fällen tiefer Barttrichophytie in Ungarn gezüchtet.

Das mikroskopische Bild des Haares zeigte Ektothrixform.

Die Kulturen bildeten am 12. Tage eine $^1/_2$ cm hervorragende Kuppe, die sich dann abflachte. Es entstanden Windungen, die später barsten. Am 24. Tag war die Kultur am stärksten entwickelt, die Oberfläche war granuliert, weiß-gelblich, vom Zentrum nach der Peripherie und auch zirkulär zogen sich geborstene erhabene Windungen. Später wurde die Kultur pleomorph.

Auf Pepton wuchs die Kultur granuliert, weiß-gelblich, zugespitzt, ohne geborstene Windungen.

Mikroskopisches Bild der Kultur: Man sieht winzige, an einzelnen Mycelästen 4—6 mehrkammerige Spindeln, die viel kleiner sind als die Spindeln bei den animalen Mikrosporien. Keine Spiralen, keine Trauben- und Sporenhaufen.

Die Tierimpfung ging leicht an.

Zweite Varietät. Nur in einem Fall von starker Trichophytie im Bart gezüchtet.

Mikroskopisch im Haar: Ektothrixform.

Die Kultur war auf der Oberfläche flockig, der Equinumgruppe bzw. dem Mikrosporon lanosum ähnlich. Höchste Entwicklung der Kultur am 21. Tage, 8—10 cm groß, gelblich, die zentralen Partien etwas granuliert, die Peripherie mehr flockig, manchmal 4—5 Furchen vom Zentrum zu nach der Peripherie.

Auf Pepton glichen die Kulturen mehr den Gypseumarten, sie waren granuliert, weißgelblich, zugespitzt.

Das mikroskopische Bild der Kultur zeigte Sporenhaufen und -trauben, Spindeln und Spiralen.

Die Tierimpfung ging nicht an.

Trichophyton gypseum lacticolor (Sabouraud 1910).

Sabouraudites lacticolor (nach Ota und Langeron).

Von Sabouraud und auch in Deutschland nur selten gewonnen; aus Kerionbildungen phlegmonöser und lymphangitischer Form im Bart und am Vorderarm gezüchtet.

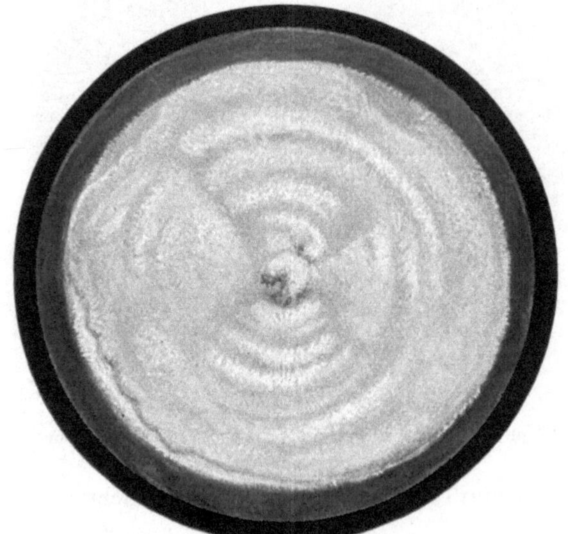

Abb. 63. Trichophyton gypseum lacticolor.

Das mikroskopische Bild in der Haut und in den Haaren gleicht dem des Trichophyton gypseum asteroides.

Die Kultur (Abb. 63) ist scheibenförmig, flach, sie kann radiäre, nicht sehr tiefe Furchen zeigen, auch konzentrische Ringe. Die Oberfläche ist gelblichkremefarben, pulverig oder körnig, die zentrale Partie manchmal etwas gewölbt. Auf Peptonagar mehr radiäre Rillenbildung, die Oberfläche ist etwas mehr samtig. Die Kultur wird schnell flaumig.

Der mikroskopische Befund der Kultur zeigt lange, verzweigte und auch kurze, sporentragende Hyphen. Keine Spindeln und keine spiraligen Ranken.

Man sieht aber bei diesem Pilz vielfach knotenförmige Organe (Organes nodulaires" Sabourauds).

Sabouraud beschreibt die „*Organes nodulaires*" folgendermaßen: Sie beginnen wie eine mehrkammerige Spindel, die durch Querteilungen getrennten Zellen sind mit granuliertem, stark färbbarem Protoplasma angefüllt. Die einzelnen Zellen nehmen eine unregelmäßige, kugelige Form an, so daß sie eigentlich aneinandergereihten Chlamydosporen gleichen; aber der Unterschied ist doch deutlich. Diese Zellgebilde entstehen meist auf gekrümmten und benachbarten Mycelfäden. Mehrere solcher Einzelzellen, die oft Bohnenform annehmen, bilden dann ein dickliches rundes Konglomerat, jedes dieser Zellgebilde, die sich auch öfters etwas spiralig drehen, ist doppelt konturiert. So entstehen knotige Organe, die sehr dick sind, 15—30 Mikren groß. Manche sitzen direkt auf den Mycelfäden auf, manche haben einen Stiel. Diese sehr charakteristischen, knotenförmigen Organe sind manchmal schon mit schwacher Vergrößerung als große, stark gefärbte Punkte an der Peripherie der Kultur erkennbar. Manche liegen frei, manche haften noch an ihren Mycelien.

Die „Organes nodulaires" werden meist als nicht zur Entwicklung gelangte Vorstufen eines Fruchtkörpers angesehen. Die Fruchtkörper der Ascomyceten (Ascogone, Perithezien) sind Abzweigungen von Mycelien, die sich korkzieherartig winden und schneckenhausähnliche Kapseln darstellen (STEIN), von deren Innern aus die Sporenschläuche (*Asci*) sprossen. OTA und LANGERON betonen aber, daß sie nie im Innern der Mycelwände Sporen oder Asken gesehen hätten, und daß sie deshalb diese „Organes nodulaires" nicht als rudimentäre Perithezien auffassen. Auch *wir selbst* haben wiederholt solche Knotenbildungen gesehen, die nicht anders gedeutet werden konnten, als aufgewickelte Mycelien mit zusammengesinterten Sporenhaufen.

Die Zellen dieser Organe können, wie die Chlamydosporen, Mycelfäden aussenden, von denen manche auch Sporen tragen. Später sind sie dann manchmal ganz umgeben von schlangenartigen Ausläufern, so daß sie einem Medusenhaupt gleichen können.

Der *Flaum der pleomorphen Degeneration* zeigt lange Hyphen, die zum Teil steril, zum Teil sporentragend sind und auch reichlich Trauben von Sporen bilden können. Das Trichophyton lacticolor ist jedenfalls die sporenreichste pleomorphe Degeneration, die bei den verschiedenen Gypseumarten zur Beobachtung kommt (SABOURAUD).

Die Impfung auf Meerschweinchen gelingt leicht.

Trichophyton farinulentum (SABOURAUD 1910).
Sabouraudites farinulentus (nach OTA und LANGERON).

Von SABOURAUD nur selten gezüchtet aus kerionartigen Bildungen.

Die Kultur zeigt nach SABOURAUD eine weiße, pulverige Scheibe mit mehr oder weniger gekrümmten Strahlenbildungen. Auf dem zentralen kuppelförmigen Umbo bildet sich bald ein pleomorpher Flaum. Um diesen ringsherum ein strahliger Rand mit einer zirkulären Trennungslinie. Pleomorphe Degeneration tritt nach etwa 3 Wochen ein, öfters Perlen von Kondenswasser auf der Oberfläche.

Charakteristisches Wachstum auf Peptonnährboden. Die Peptonkultur ist glatt, gelb, fast feucht und ohne Flaum. Zunächst sieht sie aus wie eine abgeplattete Kuppel, dann treten an der Peripherie radiäre Furchen auf. Schließlich wird die Peripherie fein pulverig, während das Zentrum sich mit gelbem, kurzem, wollartigem Flaum bedeckt.

Mikroskopischer Befund der Kultur: Verzweigte Mycelien mit Ektosporen, auch Sporentrauben. Ferner mehrkammerige größere und kleinere Spindeln. Bemerkenswert soll nach SABOURAUD sein, daß man im Flaum der pleomorphen Degeneration immer zarte, oft etwas abgeplattete Spiralen findet, die in der frischen Kultur nicht zu beobachten sind.

Die Überimpfung auf Meerschweinchen geht leicht an. Die Haare sind mit befallen.

Trichophyton persicolor (SABOURAUD 1910).
Sabouraudites persicolor (nach OTA und LANGERON).

Von SABOURAUD in Paris, von ALEXANDER, KELLER u. a. in Deutschland gezüchtet, aus flachen Herden der Hände, der Zehenzwischenräume, auch von den Nägeln. Von MONTPELLIER und METAMOROS auch von einer dem Eczema marginatum gleichenden Erkrankung in der Inguinalgegend.

Der mikroskopische Befund in den Schuppen: Uncharakteristische Mycelien und Ektosporen.

Die Kultur: Nach SABOURAUD und auch nach unserer Erfahrung wächst dieser Pilz merkwürdigerweise besser auf Peptonnährboden als auf dem üblichen

Milieu d'épreuve. Die Kultur ist anfangs rund, dann polygonal und sternförmig mit radiären Furchen. Das charakteristische der Kultur ist ihre rosa Farbe, wie die eines Pfirsich. Manchmal sind konzentrische, etwas dunkler gefärbte Kreise sichtbar, sonst ist die Kultur von radiären Streifen durchfurcht, die Oberfläche pulverig (Abb. 64). Frühzeitige flaumige Entartung.

Der mikroskopische Befund der Kultur: Lange, oft gekrümmte Mycelfäden mit und ohne seitliche Sporen, letztere auch freiliegend und in Traubenform. Vielfach Verdickung des Mycels und Chlamydosporen, manchmal Spindeln. Man sieht auch manchmal „Organes nodulaires", aber weniger häufig als bei Trichophyton lacticolor.

Die pleomorphe Flaumbildung besteht aus langen sterilen Hyphen, nur hier und da kleine Sporen dabei.

Die Überimpfung auf Meerschweinchen gelingt nur schwer (im Gegensatz zu allen anderen Impfungen mit den Trichophyta gypsea). Die Impfung geht erst ziemlich spät in sehr spärlicher Weise an, die Haare sind nicht mitergriffen und die Herde heilen bald wieder ab.

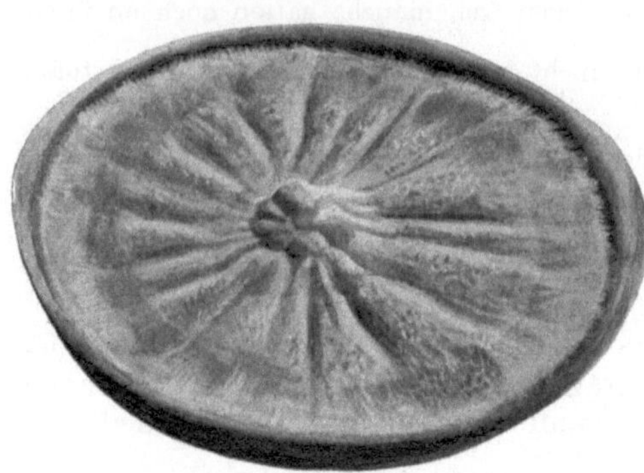

Abb. 64. Trichophyton persicolor.
(8 Wochen alte Kultur auf Bierwürzeagar.)

Wegen dieses auffallenden Befundes und auch wegen der Bevorzugung des Peptonnährbodens hat Sabouraud den Pilz nur mit Vorbehalt unter die mikroiden Trichophyta gypsea gereiht.

Trichophyton Viannay (Froilano de Mello 1915).

Sabouraudites Viannay (nach Ota und Langeron).

Dieser Pilz, nach Caspar Viannay (Inst. Oswaldo Cruz) benannt, bildet in der Kultur kleine, runde Kolonien, etwa 0,5 cm im Durchmesser, mit trockener und pulveriger Oberfläche. Auf Maltoseagar von blaßrosa Farbe, auf Glucoseagar etwas mit violett vermischt. Gelegentlich ist das Zentrum tiefer gefärbt. Nach 4—6 Wochen trat Pleomorphismus ein.

Mikroskopisch: Lange Mycelien, Sporenhaufen, auch spiralige Ranken (Vrilles), längliche Chlamydosporen, auch perithezienähnliche Gebilde (*Nodi*). de Mello rechnet den Pilz zu den mikroiden Ektothrixarten Sabourauds.

Nur in einem Fall beobachtet wurde das *Trichophyton eriotrephon* (Papegaay 1925), das nach dem mikroskopischen Befund der Kultur sich an Trichophyton lacticolor und persicolor anschließt.

B. Gruppe der Trichophyta nivea.

Zu den mikroiden Trichophyta nivea müssen gerechnet werden die zwei von Sabouraud beschriebenen Arten: Trichophyton niveum radians und denticulatum und die von Lee MacCarthy gefundene Spezies: Trichophyton depressum. Die Trichophyta nivea sind in wenigen Fällen von Sabouraud beobachtet, seither aber auch bei uns öfters angetroffen worden (Plaut), ferner auch in Japan von Tamura und Taniguchi in 48 Fällen von Pompholyx gefunden (Trichophyton niveum denticulatum). Oro schildert ein durch ein Trichophyton niveum veranlaßtes *Granuloma trichophyticum* (Majocchi) bei einem 6jährigen Mädchen. In den Hautschuppen sind die Pilze leicht feststellbar, aber uncharakteristisch, in den Haaren konnte Sabouraud nur einmal bei einer Barttrichophytie Trichophyton denticulatum nachweisen. Er fand um das Haar eine dicke Sporenscheide, die Anordnung der Sporen war eine solche in Kettenform, das Bild entsprach dem bei mikroider Trichophytie.

Trichophyton niveum radians (SABOURAUD 1894).

Die Kultur zeigt ein stark hervorspringendes, im Innern oft etwas kraterförmig vertieftes Zentrum, in der Mitte des Kraters erhebt sich wieder eine weiße Knopfbildung. Die breite Randzone ist gebildet aus sehr zahlreichen, ganz feinen, radiär gestellten, schwertartigen Vorsprüngen, die teilweise gekrümmt sind und sich überkreuzen. Nie tritt pleomorphe Degeneration ein, aber die Oberfläche sieht von vornherein einer flaumigen Degeneration ähnlich.

Mikroskopisches Bild der Kultur: Einerseits sieht man lange, sterile Hyphen, teilweise mit feinen Ektosporen, andererseits sieht man auch freiliegende Sporen und Sporen in traubenförmiger Anordnung.

Die Übertragung auf Meerschweinchen gelingt leicht, die Haare werden mitbefallen, wie bei mikroiden Trichophyta.

Trichophyton niveum denticulatum (SABOURAUD 1910).

Die Kulturen (Abb. 65) haben einen einfachen, weißen, runden, samtigen Belag, dessen Rand spitzenartige strahlige Fortsätze trägt. Wenn die Kulturen älter werden, bilden sich in der Mitte Unebenheiten mit kraterartigen Vertiefungen und entsprechenden Erhebungen.

Das mikroskopische Bild der Kultur: Lange Hyphen mit seitlichen Sporen, auch freiliegende Sporen, keine Traubenform.

Die Übertragung auf Meerschweinchen gelingt leicht.

In neuester Zeit stellt SABOURAUD selbst zur Erwägung, ob das Trichophyton niveum radians und denticulatum nicht einfach von vornherein pleomorph gewordene Formen der mikroiden Arten Trichophyton gypseum asteroides und radiolatum seien. Aber die Identität kann, wenn sie auch wahrscheinlich ist, doch nicht bewiesen werden.

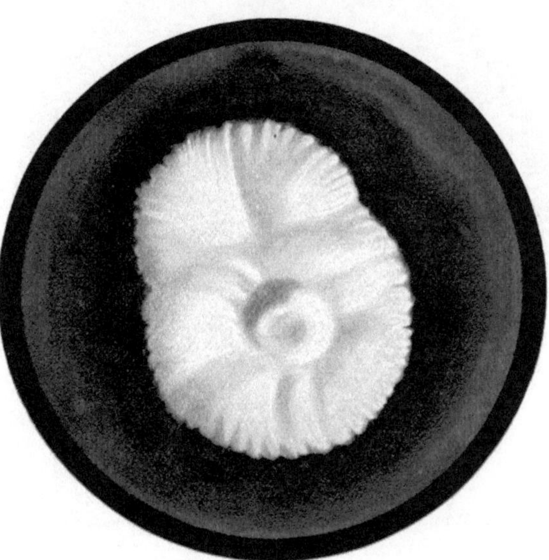

Abb. 65. Trichophyton niveum denticulatum. (5 Wochen alte Kultur auf GRÜTZ-Maltoseagar.)

Trichophyton pedis (OTA 1922).

Von OTA gezüchtet aus vier Fällen von dyshidrotischen Herden, dem Trichophyton niveum sehr ähnlich.

Die *Kulturen* erst gelb-weiß, langflaumig, dann weiß und kurzflaumig. Zwei Gruppen unterscheidbar: das Trichophyton pedis *a*, dessen Kultur auf der Rückseite gelb oder gelbbraun blieb, und das Trichophyton pedis *β*, dessen Kultur lila und auf der Rückseite dunkelviolett wurde.

Das mikroskopische Bild der Kultur: Lange Sporentragende Hyphen und Sporen in Traubenform. Vom 12. Tage an bleiben nur in Reihen gelegene Sporen übrig. Die Sporen sind 3—8 Mikren groß, meist oval, selten rund.

Die Tierimpfung geht schwer an. Der Pilz zeigt im Haar Ektothrixtypus.

Angeführt seien noch das nur von einem Fall gewonnene *Trichophyton depressum* (LEE MacCARTHY 1925) und ein unbekannter *neuer Pilz aus einer Nageltrichophytie,* von RAVAUT und RABEAU einmalig gezüchtet.

2. Großsporige Trichophyta.

Diese werden nach SABOURAUD unterschieden in solche mit flaumiger Kultur (Trichophyton rosaceum, vinosum, equinum, caninum) und solche mit faviformer Kultur (Trichophyton faviforme discoides, album, ochraceum).

A. Großsporige Trichophyta mit flaumiger Kultur.

Trichophyton rosaceum (SABOURAUD 1893).

Trichophyton rosaceum kommt häufig vor, verursacht oberflächliche, wie tiefe Herde auf der glatten Haut, sowie im Bart, auch mikrosporieartige Herde auf dem Kopf. ORO sah ein *Granuloma trichophyticum* durch Trichophyton rosaceum, ferner ist der Pilz auch als Erreger der Nageltrichophytie beobachtet.

Mikroskopisches Bild in Schuppen und Haaren: Verzweigte und septierte Mycelfäden, daneben Ketten von rundlichen und eckig geformten Sporen, auch einzeln liegende Sporen. Auf dem *Haar* sieht man ein Netzwerk von Mycelien, die zum Teil schon in Mycelsporen zerfallen sind und auch große Massen von dicken Sporen, an denen nur noch teilweise Anordnung in Kettenform zu erkennen ist.

Der Pilz kann auch in das Haar eindringen (PLAUT).

Die Kultur (s. Abb. 66): Dieselbe ist auf Maltoseagar zunächst weiß, samtig, erst nach Wochen, manchmal sogar nach Monaten, färbt sich das reine Weiß in ein blasses Rosa, die untere Basis nimmt mehr violette Farbe an, die nach und nach ausgebildeter wird. Es bilden sich dann meist radiäre Furchen, die Oberfläche wird unregelmäßig gewölbt, allmählich tritt pleomorphe Degeneration ein.

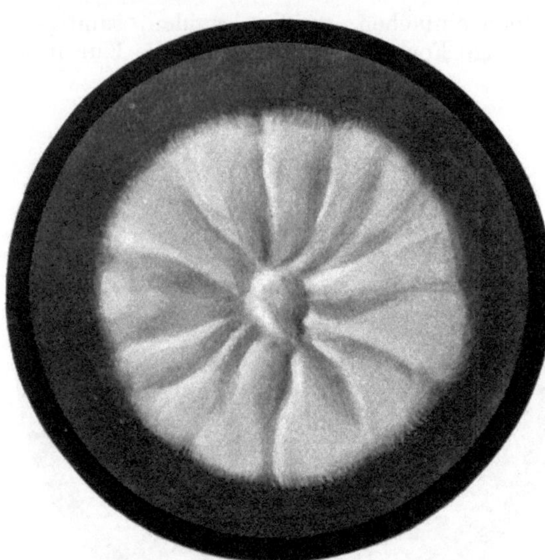

Abb. 66. Trichophyton rosaceum.
(2 Monate alte Kultur auf GRÜTZ-Maltoseagar.)

Auf Peptonnährboden verliert der Pilz seine rosa Farbe und nimmt in der Tiefe mehr eine schwarze Farbe an. Die Oberfläche der Kultur zeigt radiäre Furchen und bucklige Hervorhebungen.

Mikroskopischer Befund der Kultur: Längere und kürzere Hyphen mit lateralen Sporen, spindel- und klöppelähnliche Chlamydosporen. Manchmal auch Anordnung der Sporen in langen Trauben (TRUFFI). Die pleomorphe Degeneration läßt vorwiegend sterile Hyphen erkennen.

Überimpfung auf Meerschweinchen: Sie gelingt leicht, nach etwa 10 Tagen geht die Impfung an. Auch die Haare werden infiziert. In den Haaren wächst der Pilz anscheinend als Endo-Ektothrixtypus.

Trichophyton vinosum (SABOURAUD 1901).

Nicht sehr häufig, von SABOURAUD vereinzelt, von GRÜTZ in Kiel einige Male aus entzündlichen Herden gezüchtet.

Kultur (Abb. 67): Sie zeigt auf der Höhe der Entwicklung (5—7 Wochen) ausgesprochen weinrote Farbe, eine zentrale Erhebung; von da ausgehend unregelmäßige Höckerbildung, radiäre Furchen, der Rand flach, weiß oder gelb.

Die Peptonkultur entwickelt sich in geringerem Grade.

Das mikroskopische Bild der Kultur: Lange und kurze, nicht sehr reichlich septierte Mycelien, zum Teil mit lateralen Sporen, auch zahlreiche einzeln liegende Sporen. Die Mycelien sind an vielen Stellen unregelmäßig verdickt, kürzere Stücke schnüren sich ab.

Überimpfung auf Meerschweinchen gelang uns nicht, vielleicht, da die uns zur Verfügung stehende Kultur zu alt war, soll aber sonst wohl haften.

Trichophyton equinum
(MATRUCHOT u. DASSONVILLE 1898).

Zunächst am Pferde entdeckt, von SABOURAUD dann auch wiederholt am Pferde gefunden, von TORNABUONI dann 1925 bei einer großen Epidemie unter etwa 200 Pferden gezüchtet. Verschiedene Fälle auch bei Menschen beobachtet.

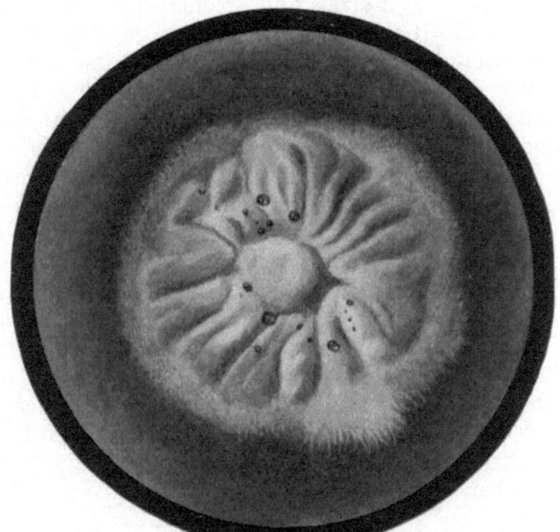

Abb. 67. Trichophyton vinosum. (5 Wochen alte Kultur mit Kondenströpfchen auf Honignährboden.)

Die klinischen Erscheinungen beim Menschen: Teils Pityriasis rosea-ähnliche schuppende Efflorescenzen, teils Kerionbildung im Bart, auch tiefere Trichophytieen auf dem Kopf.

Mikroskopisches Bild in Schuppen und Haaren: Mycelfäden, teilweise in Mycelsporen zerfallend. Die kranken menschlichen Haare fand SABOURAUD eingefaßt von einer weißen Krause, die 2 mm über die Haut hinausreichte und fast ganz aus Pilzelementen bestand. Es zeigten sich mikroskopisch Ketten von dicken Sporen. Auf dem Haar ebenfalls dicke Sporenketten. Der Pilz ist hier als Ektothrixform gefunden, beim Haar des erkrankten Pferdes auch als Endothrixform (SABOURAUD).

Die Kultur: Ähnliches Bild wie Trichophyton gypseum asteroides. Die weiße Kultur zeigt aber nicht die pulverige Randzone mit strahligen Furchen. Teilweise auch vom Zentrum ausgehend radiäre Furchen. In älteren Kulturen am Rand eine feine Strahlenbildung. Mäßig schnelles Wachstum der Kultur, in 3 Wochen etwa 3 cm. Flaumige Entartung trat sehr spät ein (TORNABUONI).

Nach SABOURAUD unterscheidet die Kartoffelkultur das Trichophyton equinum sicher von dem Trichophyton asteroides. Das Trichophyton equinum zeigt auf der Kartoffel einen feuchten, ockergelben, das Trichophyton asteroides einen weißen Belag.

Mikroskopischer Befund der Kultur: Lange Hyphen mit Ektosporen, wenig Traubenformen. Spindelförmige Anschwellung der Hyphen, keine Spindeln.

Überimpfung auf Meerschweinchen immer positiv. Auf den Haaren der Tiere dicke Sporen in Kettenform. SABOURAUD bezeichnet wieder als charakteristisch, daß der Pilz erst als Ektothrix, dann aber als Endothrix erscheint.

Von einer von WILENCZYK geschilderten „Varietät A und B" (sehr kurz beschrieben!) soll die Varietät A dem Trichophyton equinum nahestehen.

B. Großsporige Trichophyta mit faviformer Kultur.

Als faviform werden diese Trichophyta bezeichnet wegen der äußeren Ähnlichkeit der Kultur mit der Favuskultur, doch sind die faviformen Kulturen nie vom Scutulum am Menschen gewonnen, sondern immer von klinisch reiner Trichophytie. Ferner entsprechen die Haare, aus denen die faviformen Trichophytiekulturen gezüchtet werden, in ihrer makroskopischen Erkrankungsform der Trichophytie, sie sind von einer Pilzscheide eingefaßt und brechen ab, beim Favus aber fallen sie im ganzen aus. Auch bei den Tieren, von denen die faviformen Trichophytien des Menschen stammen (Pferd, Esel, Kuh, Kalb usw.) sind die klinischen Erscheinungen rein trichophytieartig, nicht favusähnlich.

Mikroskopisch sieht man in der *Schuppe*, sowie im *Haar* das Bild der Trichophytie (Ektothrix- und Endothrixform.

Die Kulturen der faviformen Trichophyta wachsen alle sehr langsam, auch im Brutofen, gehen öfters nicht an. Man soll, wenn sie bei Zimmertemperatur schlecht fortkommen, sie durch Einstellung in den Brutofen weiter bringen.

Die faviformen Trichophytien stammen vom Tier. Sie sind zuerst beim Pferd (BODIN), ferner aber auch beim Hund, beim Kanarienvogel, beim Menschen häufig beobachtet (GRÜTZ in Schleswig-Holstein u. a.). SABOURAUD unterscheidet die *drei faviformen Trichophyta: Trichophyton faviforme album, discoides* und *ochraceum*. Das letztere ist wahrscheinlich identisch mit dem von BODIN beschriebenen *Trichophyton verrucosum*. Es bestehen aber viele Übergänge zwischen diesen drei Formen.

Trichophyton faviforme album (SABOURAUD 1909).
Grubyella alba (nach OTA und LANGERON).

Die Erkrankung, die häufig beim Vieh (besonders Rindern und Kälbern) vorkommt, wird auch als Kälberflechte beschrieben. Sie befällt auch Hunde, Pferde, Esel, Vögel. Die klinischen Herde sind teils oberflächlich, teils tief und entzündlich.

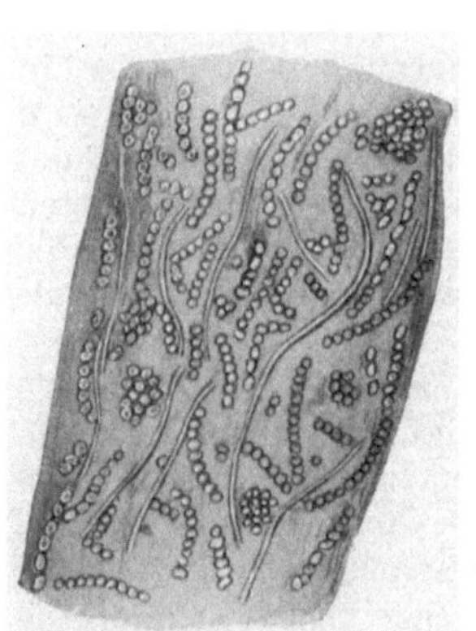

Die mikroskopische Untersuchung der Schuppen und Haare (s. Abb. 68) ist uncharakteristisch. Man sieht Mycelien und Sporenketten. Im Haar beim Tier (beim Kalb und Rind) nach GRÜTZ Endothrixtypus, aber Ektothrixform beim Menschen.

Die Kultur wächst langsam (Einstellung in den Brutschrank zweckmäßig). Sie ähnelt sehr der des Achorion Schönleini. Besonders auf Peptonagar zeigen beide den gleichen hellbraunen Farbenton wie eine Wachskerze und die gleiche gewundene (nudelartige) Oberfläche. Nach SABOURAUD weist das Trichophyton album auf Glucoseagar einen deutlichen Unterschied von Maltoseagar auf, Es bildet auf Glucoseagar ein faviformes Zentrum, eine weiße pulverige Zone und einen ungefärbten Rand mit strahligen Ausläufern.

Abb. 68. Kälberflechte, Haar.
Feine Fäden, große Sporen.
(Ok. 1, Obj. 7.)

Das mikroskopische Bild der Kultur zeigt zahlreiche Mycelien und Mycelbänder mit zerfallenen Mycelsporen, viele Chlamydosporen. Fehlen der Ektosporen und anderer Fruktifikationsorgane (GRÜTZ). Das dicht septierte Mycel und die Ausbildung perlenkettenartiger Schnüre sind bemerkenswert.

Überimpfung auf Meerschweinchen gelingt leicht, ist aber nicht sehr intensiv.

Trichophyton faviforme discoides (SABOURAUD 1909).

Grubyella discoides (nach. OTA und LANGERON).

Einige Male von SABOURAUD, häufig von GRÜTZ in Schleswig-Holstein gefunden.

Der mikroskopische Befund im Haar zeigt eine richtige Sporenscheide um das Haar. Es sind große Sporen, 5—8 Mikren groß. Kettenanordnung im vorgeschrittenen Stadium nicht mehr zu erkennen, längs des Haares aber kettenförmige Mycelbänder. Im früheren Stadium sieht man keine ausgebildete Sporenscheide, sondern mehr Inseln von großen Sporen und Sporenketten, auch gradlinige und dichotomisch sich teilende Mycelien.

Die Kultur ähnelt nach SABOURAUD anfangs der des Trichophyton album, bildet dann eine gewölbte Scheibe mit einer zentralen Erhebung. Die Farbe ist bräunlich, die Oberfläche glatt und feucht, manchmal zeigt die Kultur im Zentrum einen Tuff von wolligem Charakter, während die Randzone mit einem kurzen Flaum bedeckt ist.

Der mikroskopische Befund der Kultur gleicht dem des Trichophyton faviforme album.

Die Überimpfung auf Tiere gelingt leicht.

Trichophyton faviforme ochraceum (SABOURAUD 1909).

Grubyella ochracea (OTA und LANGERON).

Von SABOURAUD in Frankreich, auch in Deutschland und an anderen Orten beobachtet in oberflächlichen und tiefen Formen an behaarter und unbehaarter Haut.

Mikroskopischer Befund in Schuppen und Haaren wie beim Trichophyton faviforme discoides.

Die Kultur (s. Abb. 69) wächst zunächst sehr langsam, bei späteren Überimpfungen schneller.

Die Oberfläche zeigt knotige und wulstige geschlängelte Erhabenheiten. Das Zentrum ist ockergelb und umgeben von einer schwefelgelben Zone. Wenn die Kulturen älter werden, bedecken sie sich mit einem ganz kurzen, weißen Flaum, das Zentrum aber bleibt ockergelb. Auf Glucoseagar bilden sich am Rand feine Ausläufer. Auf Pepton gleicht die Kultur mehr dem Achorion Schönleini. Die Oberfläche ist etwas zerebriform und grau-gelblich.

Mikroskopischer Befund der Kultur: Hauptsächlich Mycelbänder mit viel Mycelsporen und interkalären Chlamydosporen. Keine externen Conidien, keine Trauben oder Spindeln (SABOURAUD). *Die Überimpfung auf Meerschweinchen* gelingt leicht, geht aber auch nur verhältnismäßig schwach an.

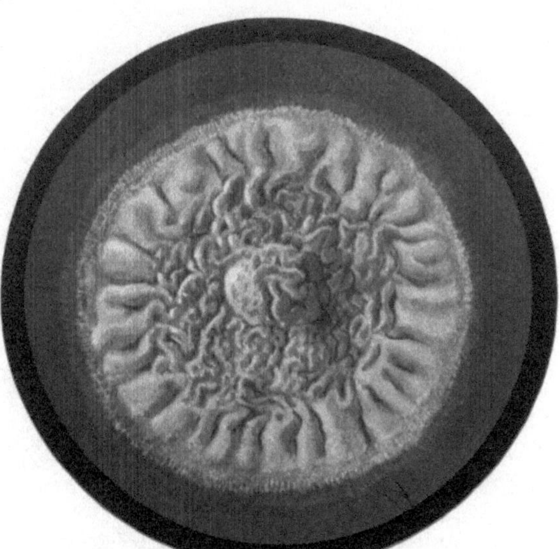

Abb. 69. Trichophyton faviforme ochraceum.
(Auf Bierwürzeagar.)

Cryptococcus farcinimosus

Grubyella farcinimosa RIVOLTA (*nach* OTA *und* LANGERON *zu den faviformen Trichophytien gehörig*). Pseudorotz (Lymphangitis epizootica, Maladie de RIVOLTA, Farcin cryptococcique).

Die Erkrankung tritt auf in Form großer Geschwüre, sie kommt bei Pferden, Rindern, Mauleseln in großen Epidemien vor, greift gelegentlich auch auf die Nase über. Sie wurde von TOKISHIGE in Japan zunächst beschrieben. Hier, sowie in anderen asiatischen Gegenden, aber auch in allen anderen Ländern ist sie beobachtet worden und wurde während des Krieges auch in Deutschland eingeschleppt (ist aber jetzt hier erloschen).

Die Krankheit kann auch auf den Menschen übertragen werden.

Den Erreger sieht man bei Kalilaugezusatz — wir folgen hier BUSCHKEs und JOSEPHs Schilderung — in den erkrankten Geweben in oberflächlich gelegenen Herden, auch in den

Epithelzellen der Epidermis, ferner im Eiter der Absonderungen als ovales, doppelt konturiertes Gebilde (3,4 : 2,4 Mikren groß), an den Polen erkennt man meist einen knospenförmigen Ansatz, im Inhalt sind manchmal 2—4 stark lichtbrechende bewegliche Körnchen zu beobachten.

Für die Färbung, die für den Nachweis im Gewebe oder in altem Material notwendig ist, empfahl BUSCHKE Färbung mit Alauncarmin und Nachfärbung mit dem WEIGERTschen Verfahren oder auch die GRAM-WEIGERTsche Methode (Abb. 70) in Verbindung mit der Fuchsin-Patentblaufärbung nach FROSCH, mit der das Protoplasma der Gewebszellen besonders deutlich hervortreten soll.

Pathologisch-anatomisch steht im Vordergrund des Bildes ein Plasmom, das bis $^4/_5$ der zelligen Bestandteile ausmacht, dazwischen sieht man vereinzelte Riesenzellen mit wandständigen Kernen. Nekrobiose tritt selten ein. Es kommt bei beginnender Erweichung

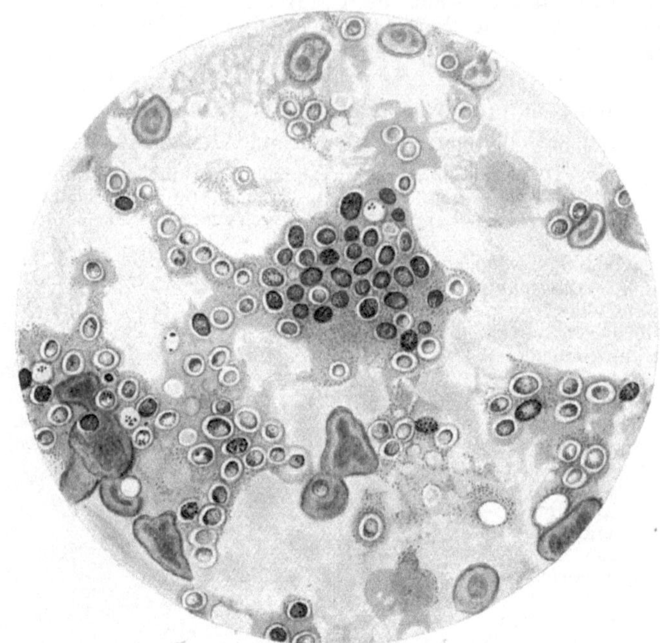

Abb. 70. Cryptococcus farcinimosus. Erreger im Gewebe. (Sammlung von Professor CHRISTELLER.)
Färbung: Weigert-Carmin. (Vergr. Zeiß $^1/_{12}$, Öl-Imm., Ok. 4.)
(Nach BUSCHKE und JOSEPH: Handbuch der Haut- und Geschlechtskrankheiten, Bd. XI.)

mehr zum Auftreten von polynukleären Leukocyten ohne stärkere Phagocytose, vereinzelt auch von Monocyten und Fibrinfäden.

Die Kultur. Von den zahlreich verwandten Nährböden möchten wir nur anführen, daß LANGE die besten Resultate auf Eiernährboden mit Zusatz von 2%igem Traubenzucker und 1%igem Glycerin erhielt, wenn der Eiter mit 7%igem Antiformin vorbehandelt wurde, ergab sich besseres Wachstum. BUSCHKE und JOSEPH sahen für Weiterzüchtung gute Ergebnisse auf Maltoseagar und auf Bierwürzeagar (auf diesem langsames Wachstum), sowie auf 2%igem SABOURAUD-Honignährboden. Dieselben Autoren schildern die voll entwickelte Kultur als kalottenförmige Kolonie mit unregelmäßiger Oberfläche von derber bröckeliger Konsistenz und einem grau-bräunlichen oder mehr schmutziggelbem Zentrum und einer weißlichen Randzone, ähnlich wie manche Trichophytiearten. Das Wachstumsoptimum scheint bei 18—25° zu liegen.

Der mikroskopische Befund zeigt rundliche oder längliche Hefezellen von 3,7—4 resp. 2,4—4 Mikren Größe, die hier wie beim Auftreten im Eiter oft an den Enden etwas zugespitzt sind, auch hier im Protoplasma einige bewegliche Körperchen (Tanzkörperchen), die kokkenartig, stark lichtbrechend sind. Daneben finden sich Mycelien, teils septiert und doppelt konturiert, teils dünnwandig. Am Ende der Mycelien sind öfters Chlamydosporen erkennbar, auch sieht man dickwandige „Dauerformen" mit Fetttröpfchen. In älteren Kulturen erkennt man auch doppelt konturierte kolbige Auftreibungen (Abb. 71). Einige

Autoren fanden Askenbildung in der Kultur (Boquet und Nègre, Eberbeck), während
Ota und Pinoy das nicht feststellen konnten.

Ota glaubt nun die Hefezellen als reduzierte Mycelien ansehen zu müssen und will des-
halb den Pilz nicht zu den Sproßpilzen rechnen, sondern zur Gruppe der faviformen Tricho-
phytien; daher bezeichnet er ihn als Grubyella farcinimosa Rivolta.

Tierimpfung. Lührs fand, daß Material von auf flüssigem Nährboden (vorwiegend
Nährbouillon mit 2% Traubenzucker oder reinem sterilisierten Pferdeserum) gewachsenen

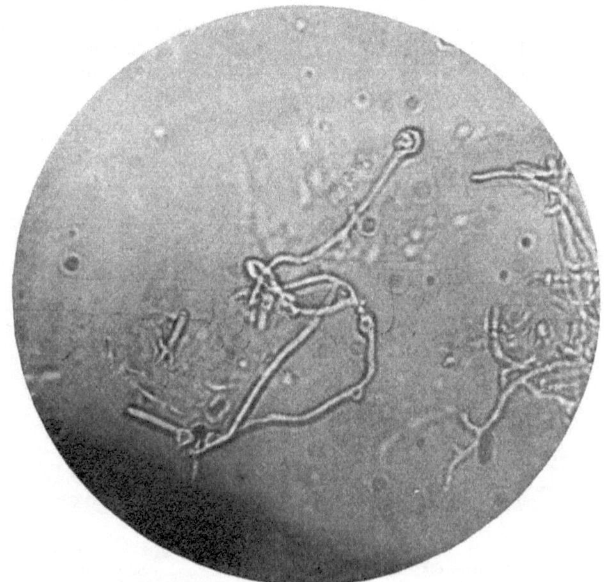

Abb. 71. Cryptococcus farcinimosus in der Kultur. Mycelbildung. (Vergr. 620 fach.)
(Nach Buschke und Joseph: Handbuch der Haut- und Geschlechtskrankheiten, Bd. XI.)

Kulturen eine der natürlichen Erkrankung ähnliche Veränderung hervorrief, während
Impfung mit festen Nährbodenkulturen nur zu lokaler restlos abheilender Infektion führte.
Eberbeck bewirkt durch direkte Einspritzung in Lymphknoten derbe Infiltrate, die sich
zu knotig verdickten Strängen mit Lymphknotenschwellung entwickeln. Durch erfolg-
reiche Impfung tritt bald Immunität gegen Neuimpfung ein.

Anhang.

Einige in südlicheren Ländern gezüchtete Trichophyta, die noch unvollkommen
bekannt und beschrieben sind, seien hier noch kurz angeschlossen.

Trichophyton Sabouraudi s. Trichophyton Blanchardi (Castellani 1905).

Patienten, die von Indochina, Japan, Tonkin zurückkehrten, brachten diesen Pilz mit.
Castellani sah einige Fälle in Ceylon. Die Erkrankung zeigte sich unter der Form von
kreissegmentartigen Flecken, die serpiginös begrenzt, dunkel nußbraun, auch mit kleinen
Bläschen besetzt waren.

In den Schuppen sah man gekrümmte Mycelien, segmentiert, rundliche, verschieden
große Mycelsporen, das Mycel öfters bananenartig aufgetrieben.

Züchtung gelang nicht.

Trichophyton albiciscans (Nieuwenhuis 1907).

Der von Nieuwenhuis zuerst in Java beschriebene, dann durch Jeanselme in Indochina und Siam (die Krankheit heißt hier Kji), auch auf den Malayischen Inseln häufige
Pilz ist der Erreger der *Tinea albigena.* Er befällt besonders die Handflächen und Fußsohlen, aber auch Vorderarme und Beine.

7*

Im *Schuppenpräparat* gerade, gabelförmig geteilte Mycelfäden, die Sporen fehlen fast ganz.

Kultur: Auf SABOURAUD-Nährboden sehr langsames Wachstum, die Kolonien sind weißlich und zeigen pulverige Oberfläche.

Der Pilz ist ein großsporiges Trichophyton.

Trichophyton nodoformans (CASTELLANI).

Der Pilz kommt in Ceylon vor bei Barttrichophytien, auch bei Kerion und bei „Dhobie itch". Nach der Schilderung von A. und R. SARTORY ist die Kultur auf SABOURAUD-Nährboden weiß, hat pudrige Oberfläche, im Zentrum eine kleine Scheibe (s. Abb. 72). Das Wachstum ist verschieden schnell, in der Tiefe der Kultur haben die zentralen Partien eine ziegelähnliche Farbe, die gewöhnlich nach mehreren Überimpfungen verschwindet. Noch besseres Wachstum auf Glucosenährboden.

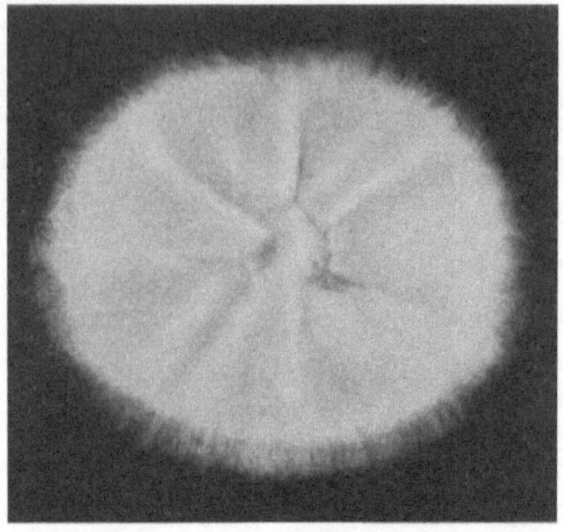

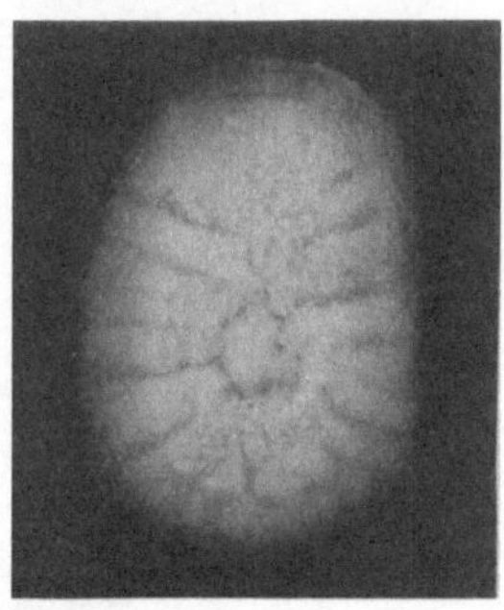

Abb. 72.
Trichophyton nodoformans CASTELLANI.
(20 Tage alte Kultur auf
GRÜTZ-Glycerinagar.)

Abb. 73.
Trichophyton balcaneum.
(30 Tage alte Kultur auf
GRÜTZ-Glycerinagar.)

Trichophyton balcaneum (CASTELLANI).
Bodinia balcanea (nach OTA und LANGERON).

Der Pilz stammte von einer trockenen, schuppenden Kopftrichophytie beim Erwachsenen in Mazedonien. Die Kultur (s. Abb. 73) zeigt weißliche, unebene Oberfläche, zentrale Erhebung und Furchenbildung. Auf Glucoseagar sehr langsame Entwicklung. Keine pleomorphe Degeneration.

Trichophyton lousianicum (CASTELLANI 1927).

In New Orleans fand CASTELLANI als Erreger meist oberflächlicher Trichophytien des Kopfes und der unbehaarten Haut, aber bisher nur bei Kindern von Farbigen, diesen Pilz. Ein hefeartiger Pilz ist dem Trichophyton louisianicum oft vergesellschaftet.

Auf Glucoseagar zeigte sich nach 3—4 Wochen ein stark hervorspringendes Zentrum von weißer, flaumiger Beschaffenheit, rings herum ist die Kultur mehr gelblich gefärbt. Sie dringt weit in die Tiefe des Nährbodens ein und bringt einen rötlichen oder braunroten Farbstoff hervor, der nur bei ganz jungen Kulturen fehlt.

Mikroskopisch zeigen die Mycelien gewöhnlich kleine Sporen, keine Spindeln.

Nur mit Namen angeführt seien

Das *Trichophyton Ceylonense* (CASTELLANI 1908) der Erreger der Tinea nigrocircinata, das *Trichophyton luxurians* (BRAULT und VIGUIER 1914) s. *Grubyella luxurians* nach OTA und LANGERON und die *Grubyella Camerounensis* (OTA und GALLIARD 1926), von einem Stier gezüchtet, sämtlich von vereinzelten Fällen stammend.

Epidermophytieen.

Allgemeine Bemerkungen.

Die Epidermophytiepilze dringen nicht in die tieferen Partien der Haut und in die Haare ein. Sie verursachen oberflächliche, mit konvexen Linien abgegrenzte Herde vorwiegend an den Stellen der Haut, wo zwei Hautfalten sich berühren.

Die Haupterkrankung unter den Epidermophytieen ist das Eczema marginatum, dessen Erreger in systematischer Forschung von SABOURAUD 1907 festgestellt und kultiviert wurde: Es ist das Epidermophyton inguinale (von CASTELLANI als *Epidermophyton cruris* gezüchtet).

Wir wissen aber heute, daß die Epidermophytie nicht nur auf die Stelle, wo zwei Hautfalten sich berühren, beschränkt ist, sondern auch oft vorkommen kann auf glatten Hautpartien, so auch besonders an Handtellern und Fußsohlen. Nach SABOURAUD wurde besonders von Frau KAUFMANN-WOLF 1914 nachgewiesen, daß die dyshidrotischen Erkrankungen der Hände und Füße nicht nur — wie SABOURAUD festgestellt hatte — durch das Epidermophyton inguinale verursacht werden, sondern auch durch einen von ihr genauer bezeichneten Pilz entstehen, den die Autorin damals dem Trichophyton equinum nahestellte, den wir aber heute zu den Epidermophyten rechnen. Der gleiche Pilz den KAUFMANN-WOLF 1914 in Deutschland fand, wurde 1917 in Australien von PRIESTLEY gezüchtet und von ihm Trichophyton interdigitale genannt. Schon vorher hatte BANG und zu gleicher Zeit CASTELLANI einen weiteren Parasiten als häufigen Erreger des Eczema marginatum gefunden, den BANG *Trichophyton purpureum*, CASTELLANI *Epidermophyton rubrum* benannte, und von dem sich dann später herausstellte, daß er in China und Japan, aber auch in Amerika eine häufige Ursache des Eczema marginatum sei.

So sind also drei Epidermophytonpilze als Erreger des Eczema marginatum bekannt: das *Epidermophyton inguinale*, das *Epidermophyton KAUFMANN-WOLF* (= *Trichophyton interdigitale*, *PRIESTLEY*) und das *Epidermophyton rubrum CASTELLANI*. 1925 hat dann SABOURAUDs Schüler MACCARTHY noch eine Anzahl dieser Erreger von oberflächlichen Pilzflechten, die besonders in den Hautfalten sitzen, gelegentlich auch die Nägel befallen und auf Meerschweinchen nicht oder doch sehr schwer und nur abortiv übertragbar sind, beschrieben. Es sind dies das *Epidermophyton clypeiforme*, das *Epidermophyton plurizoniforme*, das *Epidermophyton lanoroseum*, das *Epidermophyton niveum*, das *Epidermophyton gypseum*. Die von MACCARTHY beschriebenen Epidermophyta erwähnen wir hier nur in Kürze, da sie sämtlich nur von je einem oder zwei Fällen beobachtet wurden. Das Epidermophyton lanoroseum wurde 1930 von BRUHNS und ALEXANDER in einem zweiten Fall beschrieben.

Es sei aber hier doch hervorgehoben, daß die den Epidermophytien gleichenden Erkrankungen sowohl der Hände und Füße, wie auch der Inguines und der übrigen Hautfalten nicht etwa ausschließlich durch diese Epidermophyta hervorgerufen werden, sondern auch öfters durch andere Pilze verursacht sein können. Außer den genannten Epidermophyten sind es vorwiegend die humanen Endothrixformen, die hier vorkommen können, so das Trichophyton crateriforme, violaceum, plicatile, ferner in seltenen Fällen das Mikrosporon lanosum, das Achorion Quinkeanum, in Ausnahmefällen auch das Trichophyton rosaceum, das Trichophyton asteroides und lacticolor. In Japan kommen sogar noch relativ häufig andere Pilze als Erreger für die den Epidermophytien gleichenden klinischen Erscheinungen vor.

Jedenfalls soll man zu den Epidermophytien nur diejenigen Pilze zählen, die die Haare nicht befallen.

Epidermophyton inguinale (Sabouraud 1907) = Epidermophyton cruris (Castellani 1905).

Sabouraud fand den Pilz als Erreger des häufigen *Eczema marginatum*, Castellani den gleichen Pilz als Ursache der tropischen *Tinea cruris*.

Mikroskopischer Befund in den Schuppen (s. Abb. 74): Unseptierte, vielfach verzweigte Mycelien, 2—3 Mikren breit. Viele Mycelien sind in Mycelsporen zerfallen, die rund oder länglich, rechteckig, 3—4 Mikren breit und 4—5 Mikren lang und kettenartig aneinandergereiht sind. In den Fäden sind an manchen Stellen Protoplasmaanhäufungen vorhanden, andere Stellen sind protoplasmaarm. Das Netz der Pilze ist dem der Trichophyta sehr ähnlich.

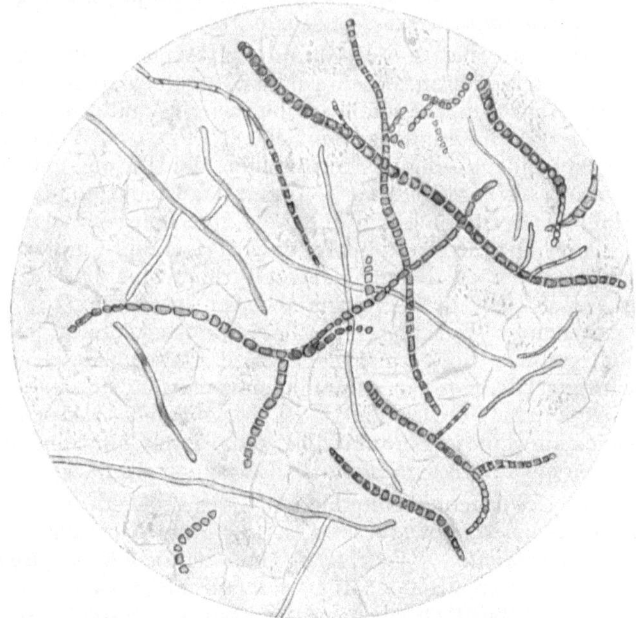

Abb. 74. Epidermophyton inguinale in Hautschuppen.

Für die Schuppenentnahme hebt Sabouraud hervor, daß man nicht zu oberflächliche Schuppen der dicken Hornhaut nehmen darf, sondern mehr die tiefer gelegenen, die der in Renovation begriffenen Epidermis anhaften, daß man diese in 30%iger Kalilauge leicht erwärmen und sie dann untersuchen soll.

Die Kultur (s. Abb. 75): Für die Aussaat nehme man nur sehr kleine und fein zerteilte Schüppchen, sonst wächst zu leicht Schimmel. Die Kultur entwickelt sich oft erst im Laufe der 4.—5. Woche, bei Tochterkulturen schneller. Zunächst entsteht eine kleine grauweiße Erhebung, die am Rande feine Ausläufer zeigt; die Kultur vergrößert sich langsam. Nach mehrwöchigem Bestehen zeigt sich ein grünes oder grüngelbes, manchmal aber auch citronengelbes Aussehen. Die Färbung ist bei den einzelnen Stämmen etwas verschieden. Manchmal ist auch ein gelborangener, rosa, grüner bis schwarzer Farbenton beobachtet.

Das Zentrum der Kultur zeigt unregelmäßige erhabene Windungen, nach der Peripherie strahlen radiäre, feine und ziemlich dicht angeordnete Furchen aus. Den Rand bildet eine ganz feine fransenartige Streifung, manchmal ist der Rand auch scharf abgeschnitten. Die Oberfläche ist fein pudrig. *Pleomorphe Entartung* zeigt sich oft schon nach einigen Wochen, zuerst an einzelnen Stellen der Kultur in Form von flaumigen umschriebenen Belägen, die sich mehr oder weniger schnell ausdehnen. TRUFFI sah in einem klinisch typischen Falle neben einer regulären Kultur auch eine deutliche Flaumform schon vom 3. Tag nach der Impfung an wachsen.

Auf Peptonnährboden ist das Wachstum spärlicher, der pulverige Belag und die radiäre Streifung sind meist nicht so deutlich ausgeprägt, doch ist die radiäre, vom Zentrum ausgehende Furchung auch angedeutet. Die Verfärbung der Kultur ist eine grünliche. Pleomorphe Degeneration auch hier vorhanden, aber nicht so flaumig, sondern mehr trocken und unansehnlich grau.

Die grünliche Farbe der Kultur geht, wenn nicht pleomorphe Entartung dazu kommt, allmählich in eine graue Färbung über.

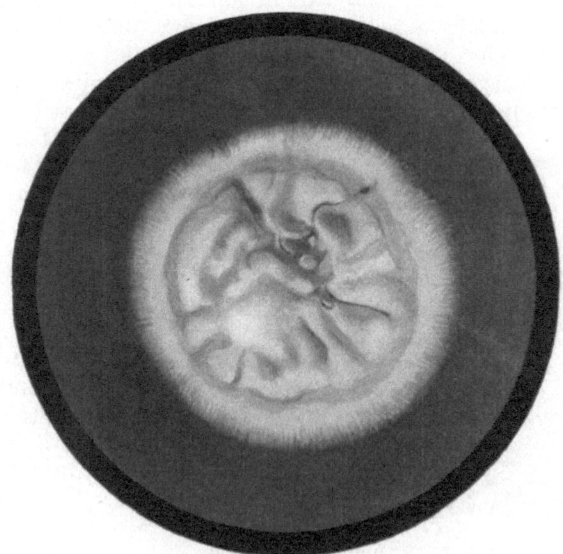

Abb. 75. Epidermophyton inguinale.
(4 Wochen alte Kultur auf SABOURAUD-Maltoseagar, gelblichgrüner Ring.)

Mikroskopisches Bild der Kultur (s. Abb. 76): In der ausgebildeten Kultur ist die große Zahl von *Spindeln* sehr bemerkenswert, wenngleich ja auch bei

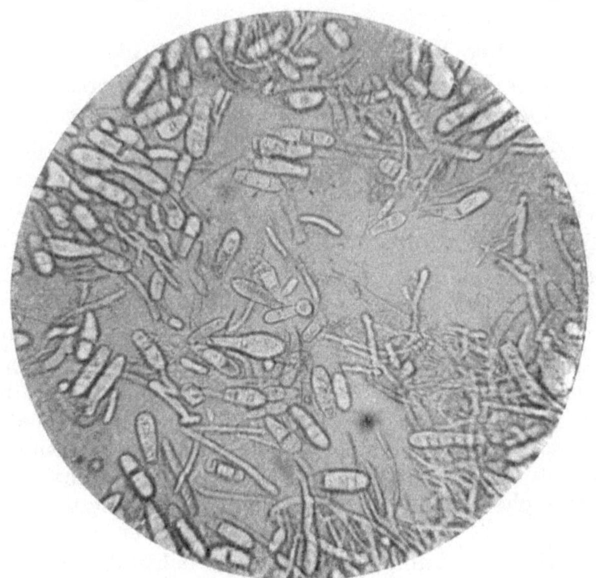

Abb. 76. Epidermophyton inguinale. Kulturpräparat. (Phot.)

einigen anderen Pilzarten Spindeln vorkommen (beim Mikrosporon lanosum, Achorion gypseum usw.). Man sieht zahlreiche gerade und gekrümmte Mycelien, teils septiert, teils unseptiert, vielfach sich verzweigend, ferner öfter Anschwellungen an den Enden der Mycelien; an manchen Stellen bilden sich diese terminalen Anschwellungen zu richtigen Spindeln aus. Außerdem sitzen die Spindeln auch seitlich auf den Mycelien, teils direkt, teils auf kurzem Stiel. Oft werden auch die Spindeln zu mehreren von einem Mycelstiel getragen, ähnlich wie Bananen. Daneben sieht man zahlreiche einzeln liegende Spindeln. In der *Kultur* lassen sich die Spindeln nicht ganz am Anfang, wohl aber vom 10. Tage an feststellen. Auch Chlamydosporen, teils terminal, teils interkalär, auch einzeln liegend und in Ketten aneinandergereiht, sind schon frühzeitig vorhanden, oft in recht bizarren Formen. Ausnahmsweise findet man auch Rankenformen, aufgerollte Mycelfäden („Vrilles", ALEXANDER), die sonst für das Trichophyton gypseum asteroides charakteristisch sind. Aber das ist ein durchaus inkonstanter Befund. In der pleomorphen Degenerationsform sieht man die langen sterilen Mycelfäden, gelegentlich zwischen ihnen noch eine Anzahl von Spindeln.

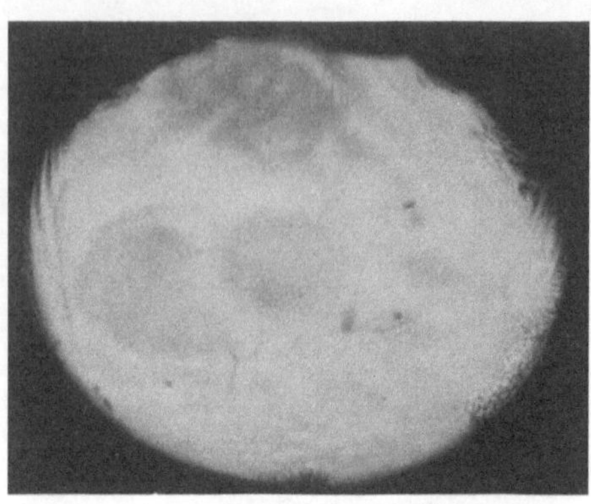

Abb. 77. KAUFMANN-WOLF-Pilz.
(33 Tage alte Kultur auf GRÜTZ-Maltoseagar.)

Die Impfung auf Tiere verläuft durchaus negativ. Die Impfung auf den Menschen mißlingt oft. Sie gelingt aber eher, wenn vorher die Haut durch Umschläge mit Kochsalzlösung maceriert ist (LOMBARDO).

Der KAUFMANN-WOLF-Pilz (1914)

= *Trichophyton, besser Epidermophyton interdigitale* PRIESTLEY = OTAs *Varietät 2 und 3 = Trichophyton gypseum* HODGES.
Sabouraudites interdigitalis (nach OTA und LANGERON).

Nach den ersten Befunden von MARIE KAUFMANN-WOLF ist das Vorkommen des Pilzes von vielen Autoren bestätigt. Wir finden ihn jetzt sehr häufig, speziell bei dyshidrotischen und interdigitalen Erkrankungen der Hände und Füße.

Das mikroskopische Bild in den Hautschuppen ergibt nichts Charakteristisches. Die Mycelfäden und Sporen sind aber oft besonders reichlich vorhanden. Man kann auch häufig die Fäden in Mycelsporen aufgelöst sehen.

Die Kultur (s. Abb. 77 und 78) wächst sehr schnell, schon nach einigen Tagen ist eine kleine, weiße, leicht flaumige Erhebung erkennbar. Zunächst sieht die Kultur weiß aus, wie frisch gefallener Schnee. Nach 4 Wochen ist sie im Kolben schon 7—8 cm breit. Manchmal entwickelt sich konzentrische Ringbildung, meist entstehen keine ausgesprochen radiären Furchen. Mit der Zeit tritt gelbliche Verfärbung ein. Nach einiger Zeit findet pleomorphe Entartung statt.

Auf Peptonnährboden kommt nur relativ spärliches Wachstum mit trockener Oberfläche zustande.

Das Aussehen der Kultur des KAUFMANN-WOLFschen Pilzes kann sehr variieren (PH. KELLER). Wir haben drei Formen der Kultur konstatieren können. Neben der *flaumigen* Form kann sich eine *gipsige*, gelblich gefärbte Kultur und daneben eine *zerebriforme*. grauweiße, gelbliche oder dann auch mehr rötlich gefärbte Form ausbilden, letztere ist besonders auf POLLACCI-Nährboden deutlich. Dabei kann der gleiche Stamm bei wiederholten Überimpfungen verschiedene Formen annehmen, kann aber auch wieder in die ursprüngliche Form übergehen. KELLER erwähnt auch eine radiäre Furchung und eine bemerkenswerte Zungenbildung am Rande bei gleichzeitiger zerebriformer Bildung in der Mitte. Da diese Varianten wiederholt vorkommen, so können wir auch mit KELLER den von HODGES als Trichophyton gypseum var. C 1921 beschriebenen Pilz als identisch mit dem KAUFMANN - WOLF - Pilz ansehen. Auch von OTA ist die genannte HODGESsche Varietät für identisch mit dem Epidermophyton interdigitale PRIESTLEY angesehen und dieses PRIESTLEYsche Epidermophyton interdigitale ist wiederum zweifellos identisch mit dem KAUFMANN-WOLFschen Pilz.

Der mikroskopische Befund der Kultur zeigt langgestreckte und auch kürzere Mycelfäden, lateral aufsitzende Conidien, auch Traubenform, viel einzeln liegende Sporen, ferner Spiralen in Weinrankenform („Vrilles"). Die Mycelien zeigen teilweise Mycelversporung, viel Chlamydosporen, sowohl interkalär wie terminal und freiliegend. Manchmal, aber nicht immer, kommen Spindeln vor.

Die Impfung auf Tiere geht oft an, verläuft aber sehr kurz, befällt nicht die Haare.

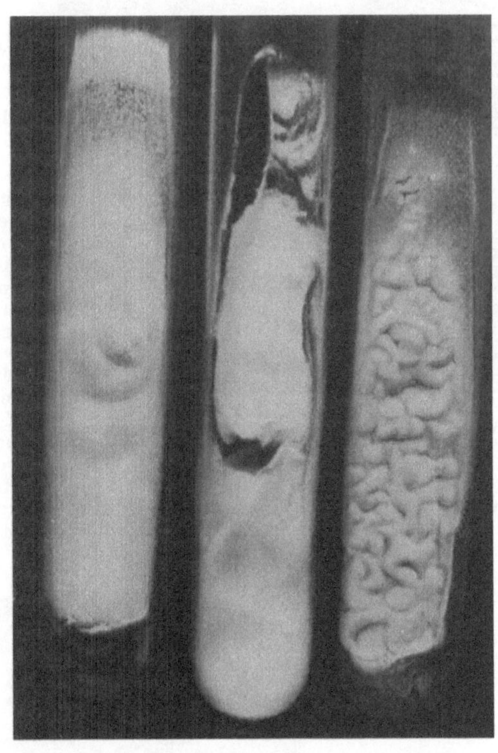

Abb. 78. KAUFMANN - WOLF - Pilz. a gipsige, b weiße, flaumige, c zerebriformeähnliche Form. Alle drei zu gleicher Zeit beimpft von demselben Stamm.

Trichophyton (besser Epidermophyton) interdigitale (PRIESTLEY 1917).

Sabouraudites interdigitalis (nach OTA und LANGERON).

Dieser Pilz wird hier nochmals angeführt, weil er durch PRIESTLEY 1917 eine besondere Besprechung erfuhr. Er deckt sich aber vollkommen mit dem KAUFMANN-WOLF-Pilz, er zeigt die gleichen weißen bis weiß-gelblichen *Kulturen* (Abb. 79), das *gleiche schnelle Wachstum* und auch *denselben mykologischen Befund*. Impfung auf Tiere ebenfalls wie KAUFMANN-WOLF. Nie wird das Haar befallen.

Erwähnt sei, daß OTA 1920 bei Dyshidrosis und bei interdigitaler Trichophytie einen Pilz fand, den er dem Trichophyton gypseum nahestellte, aber doch etwas davon abweichend sah. Er nannte ihn zunächst Trichophyton gypseum, Varietät 2. Später (1922) hatte er aber diesen Pilz für identisch mit dem Trichophyton interdigitale PRIESTLEY und auch mit dem Trichophyton gypseum (HODGES) angesehen.

Auch eine Trichophyton gypseum-Varietät 3 (auch von GRAFENRIED beschrieben) identifiziert OTA mit dem KAUFMANN-WOLF-Pilz.

TAKAHASHI beschreibt ferner ein Trichophyton interdigitale var. II, das er aus vier Fällen von Trichophytia pompholiciformis (DOHI) züchtete. Die Kulturen waren schneeweiß, kurzflaumig und bilden im Zentrum einen ziemlich tiefen Krater. *Mikroskopisch:*

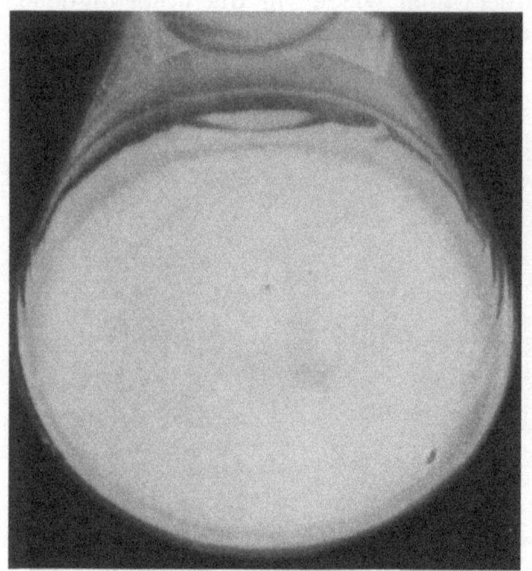

Abb. 79. Epidermophyton interdigitale PRIESTLEY. (44 Tage alte Kultur auf SABOURAUD-Maltoseagar).

Einfache laterale Sporen, relativ selten Trauben, reichliche Chlamydosporen, keine Spindeln und Spiralen sichtbar. Der *Tierversuch* war meist positiv, der Pilz war ein Ektothrix (doch als eine Varietät des KAUFMANN-WOLF-Pilzes anzusehen?).

Es seien nun einige von LEE MAC CARTHY erst vor wenigen Jahren gezüchtete Epidermophytien kurz erwähnt.

Das Epidermophyton plurizoniforme (LEE MAC CARTHY 1925).

Dieses Epidermophyton von einer Patientin mit dyshidrotischem Ausschlag an der Hand gezüchtet, zeigt eine farbenreiche Kultur (s. Abb. 80 u. 81): Auf der Höhe der Entwicklung (am typischsten am 40. Tage) war die 8 cm große Kultur auf SABOURAUD-Agar aus drei abgegrenzten Zonen gebildet: aus einem zentralen weißen flaumigen Bezirk, der in seiner Mitte eine kleine Erhebung trug, daran schloß sich eine mittlere 1,5 cm breite Zone, die hell purpurrot gefärbt war, und endlich eine äußere Zone, gebildet von einem sehr feinen Netz von Mycelien. Radiäre Streifen teilten die Kultur in etwa 20 Sektoren. *Mikroskopisch* zeigt die Kultur erst nur Mycelien und Sporen, später auch Spindeln. Die Überimpfung auf Meerschweinchen ging unregelmäßig an, die Pilze drangen nicht in die Haare ein.

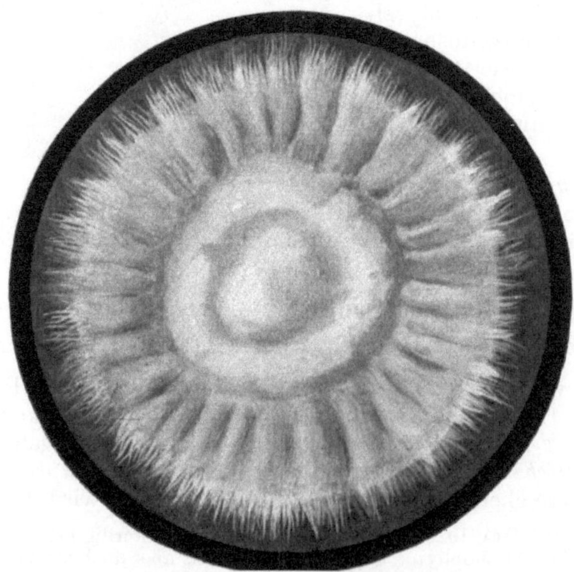

Abb. 80. Epidermophyton plurizoniforme. (6—7 Wochen alte Kultur auf Bierwürzeagar.)

HASHIMOTO, IRIGAWA und OTA identifizieren das Epidermophyton plurizoniforme mit der roten Varietät des Epidermophyton rubrum (s. d.).

Epidermophyton lanoroseum (LEE MACCARTHY 1925).

Der Pilz stammte von einem Fall von Hautherden in der Hüft- und Inguinalgegend (MONTLAUR und DUMET). BRUHNS und ALEXANDER haben einen zweiten Fall beobachtet (ebenfalls ad Inguines). Die Kultur (s. Abb. 82) auf SABOURAUD-Agar war am

45. Tage 8—9 cm groß, die Oberfläche mit Ausnahme des Randes rein wollig. Sie zeigte 5 Zonen: Eine zentrale Zone, 2 cm breit, weiß, in der Mitte etwas eingesunken. Darum herum zog sich ein etwa 1 cm breiter, rosafarbener Ring, dieser war wieder umgeben von einer ganz weißen, 2 cm breiten Zone, die vierte Zone war ein schmaler, weniger als $^1/_2$ cm breiter Ring von purpuroter Farbe, kaum flaumig, der äußerste Ring war ein 1 cm breiter, weiß-gelblicher Saum, der gebildet war von sehr feinen verschlungenen Mycelien. *Mikroskopisch* sah man nur Mycelien und kleine birnenförmige Sporen, später Mycelien, auch Chlamydosporen. Die Impfung auf Meerschweinchen verlief wie bei dem Epidermophyton plurizoniforme.

HASHIMOTO, IRIGAWA und OTA identifizieren das Epidermophyton lanoroseum mit der von ihnen beschriebenen weißen Variante des Epidermophyton rubrum (= Sabouraudites ruber).

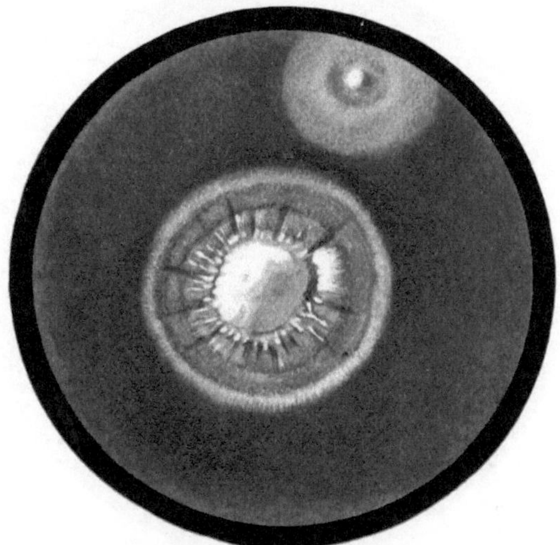

Abb. 81. Epidermophyton plurizoniforme. (7 Wochen alte Kultur auf 1 % Peptonagar mit sehr deutlich violettem Ton.)

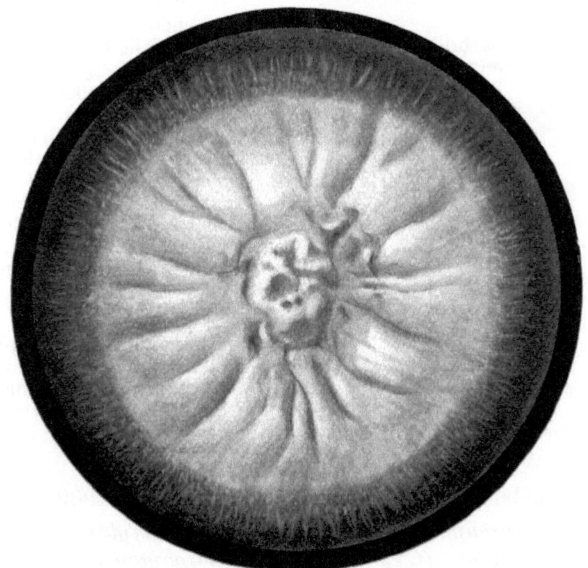

Abb. 82. Epidermophyton lanoroseum. (6 Wochen alte Kultur auf Bierwürzeagar.) (5 Zonen.) (I weiß, duvetös; II rosa; III ausgesprochen weiß; IV rosa; V grünlich, ausstrahlende Fäden.)

Epidermophyton gypseum (LEE MACCARTHY 1925).

Von zwei Fällen eines Dyshidroseähnlichen Ausschlages wurden die Pilze gezüchtet. Die Kultur (s. Abb. 83) zeigte auf SABOURAUD-Agar erst eine weiße, leicht pulverige Oberfläche mit gebogenen radiären Furchen, später nahm die Kultur etwa helle Milchkaffeefarbe an, die dann noch dunkler wurde. Nach 5 Wochen trat etwas flaumige Entartung ein. *Mikroskopisch* waren nur Mycelien und birnenförmige kleine Ektosporen sichtbar. Keine Spindeln. Die Überimpfung auf Meerschweinchen ging an.

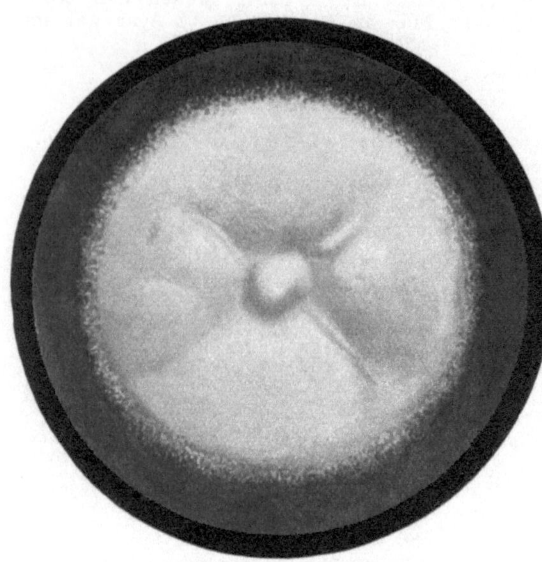

Abb. 83. Epidermophyton gypseum.
(Etwa 4 Wochen alte Kultur auf Bierwürzeagar.)

Epidermophyton niveum
(Lee Mac Carthy 1925).

Die Züchtung stammte von einem Fall von Pseudodyshydrosis an den Füßen und von einem Fall von Fußnägelerkrankung. Denselben Pilz hat dann noch Foreškovič einmal gezüchtet.

Die *Kultur* ließ auf Sabouraud-Agar eine flaumige, schneeweiße Scheibe von konzentrischen Ringen mit Erhebungen und Vertiefungen erkennen. Später sank die Kultur mehr ein (Abb. 84). Keine pleomorphe Degeneration. *Mikroskopisch* sah man Mycelien und Ektosporen, keine Spindeln. Die Impfung auf Meerschweinchen ging teilweise an, die Haare wurden nie befallen.

Epidermophyton clypeiforme
(Lee Mac Carthy 1925).

Der Pilz wurde von einer Patientin mit dyshidrotischen Bläschen gewonnen.

Die Kultur (s. Abb. 85) bildete nach 18 Tagen eine Scheibe von 2—2,5 cm Durchmesser. Das Zentrum zeigte in der Ausdehnung von etwa $^2/_3$ der Kultur ein weißgraues Aussehen, die äußere Franse mehr eine grünlich-weiße Farbe. Die Mitte bedeckt sich mit einem feinen Flaum, der einer Hirschhaut glich (Lee Mac Carthy), darum herum zog sich eine flache Zone von der gleichen Farbe. Unsere Subkulturen zeigten eine ausgesprochen grau-grüne Farbe und reichliche Einsenkungen und radiäre Furchen. *Der mikroskopische Befund* glich vollkommen der des Epidermophyton inguinale. *Die Impfung auf Meerschweinchen* ging nicht an.

Im Gegensatz zum Epidermophyton inguinale, dem das Epidermophyton clypeiforme sehr gleicht, scheint die pleomorphe Entartung doch erheblich später als beim Epidermophyton inguinale einzusetzen.

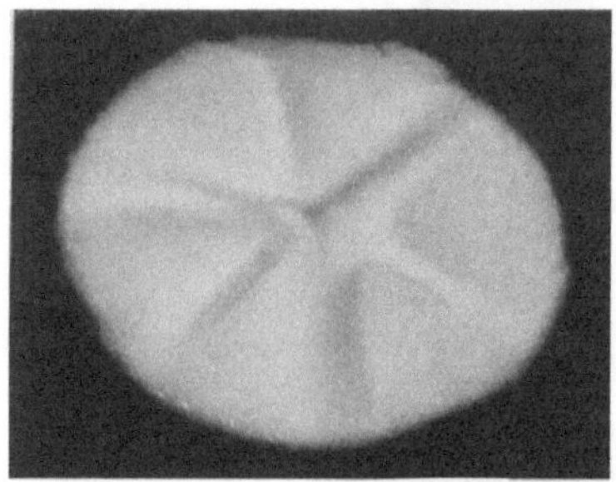

Abb. 84. Epidermophyton niveum.
(17 T. alte Kultur auf Grütz-Maltoseagar.)

Epidermophyton rubrum (Castellani 1909).

= *Trichophyton purpureum (Bang 1910)* = *Trichophyton A und B (Hodges)* = *Trichophyton purpureum (Ota 1922)* = *Trichophyton rubidum (Priestley),*

Sabouraudites ruber (nach Ota und Langeron).

Dieser Pilz kommt in den Tropen vor, aber auch häufig in Japan und der Mandschurei, auch in Nordamerika.

Castellani hatte 1910 in Colombo aus Herden von Eczema marginatum einen Pilz gezüchtet, der auf Sabouraud-Nährboden mit tiefroter Farbe wuchs, den er deshalb als Trichophyton rubrum bezeichnete. In den Hautschuppen waren uncharakteristische Mycelien und Sporen vorhanden. Der Pilz kann nicht mehr als reines Epidermophyton angesehen werden, seitdem KATO den Pilz in zwei Fällen auch als Endothrix im Haar beobachtet hat.

BANG hatte bei einem Mexikaner und einem Deutschen, der sich zuletzt in Amerika aufgehalten hatte, und die beide polycyklische und kreisförmig papu-löse Efflorescenzen an den Armen und am Unterleib hatten, einen Pilz gezüchtet, dessen *Kultur* (s. Abb. 86) auf SABOURAUD-Nährboden nach etwa 20 Tagen eine zentrale, runde, etwa 50-centimesstückgroße Erhebung zeigte. Rings herum verlief eine 5—6 mm breite Zone mit pulveriger Oberfläche, durch welche die darunter liegende purpur gefärbte Schicht hindurchschien. Die zentrale

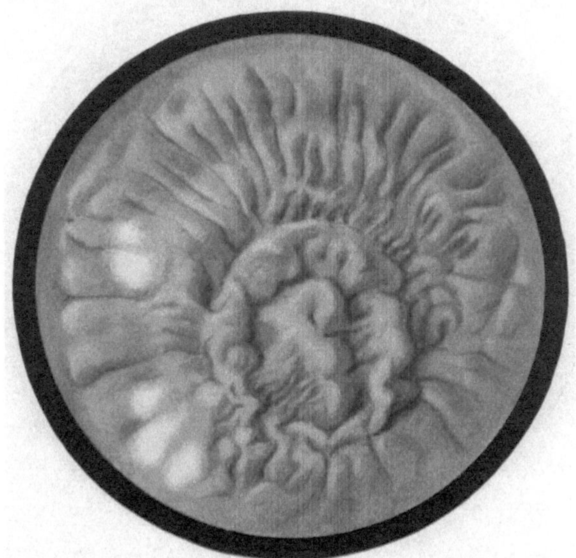

Abb. 85. Epidermophyton clypeiforme. (4 Monate alte Kultur auf Bierwürzeagar.) Trotz des Alters erst Beginn der Flaumbildung. Ausgesprochene Grünfärbung.

Partie konnte eine leichte Rosafarbe zeigen. Es trat keine pleomorphe Ent-artung ein.

Der mikroskopische Befund zeigte Mycelien mit lateralen Sporen und Sporen in Traubenform, Auftreibungen der Mycelenden und mehrkammerige Spindeln, ferner Chlamydosporen.

Überimpfung auf Meerschweinchen gelang nur einmal unter fünf Versuchen. Die Haare waren nicht befallen. BANG nannte den Pilz Trichophyton pur-pureum.

HASHIMOTO, IRIGAWA und OTA beschreiben eine weiße Variante (Pleomorphismus?), mikroskopisch wurden neben einfachen und traubenförmigen Aleurien auch Spindeln gefunden. Dieser Pilz war auf Meerschweinchen überimpfbar und drang in die Haare ein.

Ferner fand HODGES 1921 gewisse Pilzvarietäten in Nordamerika als Erreger von Onychomycosis, die teilweise weißliche Kulturen mit rosenroter Oberfläche und purpurnem Grunde wachsen ließen. Er nannte sie Trichophyton A, B, C. OTA untersuchte diese Kulturen und fand die Spezies A und B identisch mit Epidermophyton rubrum, die Spezies C stimmte ganz überein mit dem Epidermophyton interdigitale PRIESTLEY.

Schließlich fand OTA, daß in Japan und der Mandschurei das Eczema marginatum meist nicht durch das Epidermophyton inguinale hervorgerufen wird, *sondern durch einen Pilz, den er ebenfalls als Trichophyton purpureum bezeichnete.* Auch für dyshidrotische und interdigitale Hauterkrankungen, sowie für Onychomycosis könne es als·Erreger in Betracht kommen.

Takeya sah diesen Pilz auch bei zwei Fällen von Trichophytia capitis und Ballagi fand ihn in Ungarn.

Kultur: Die Kulturen Otas zeigten nach 2—3 Monaten (auf japanischem Pepton-Maltoseagar oder Glucoseagar) zentrale unregelmäßige Erhabenheiten und Vertiefungen mit einem violett-roten Flaum und hier und da weißem pleomorphen Flaum. Um dieses Zentrum zog sich ein schmaler grauweißer und ein breiter, dunkelvioletter Ring. Die rote Farbe stellt sich aber spät ein, und die Kultur wächst im übrigen ziemlich vielgestaltig. Ota gibt an, daß auf

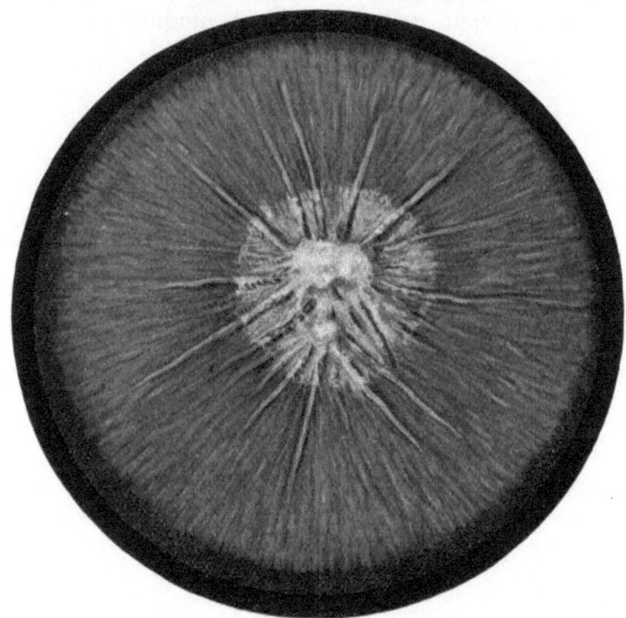

Abb. 86. Trichophyton purpureum. (3 Wochen alte Kultur auf Bierwürzeagar.)

Sabouraudschem Glucoseagar die eine Kultur nach drei Wochen eine hellgelbbraune, pudrige Oberfläche zeigte, die andere aber eine lilafarbene, feinkörnige Scheibe mit radiären Furchen, eingefaßt von einem glatten, feuchten, gelbbraunen Rande, nach 30 Tagen war die rote Farbe noch nicht vorhanden. Auf Sabouraudschem Glucoseagar im Röhrchen wuchsen Kulturen mit weißer oder gelbweißer, kurzflaumiger Oberfläche und radiären, konzentrischen Furchen. Die Peripherie zeigte oft teilweise hellgelbe oder grüngelbe Farbe. Auf Peptonagar entwickelte sich langsam eine weißflaumige, zentral erhabene Kultur.

Mikroskopischer Befund der Kultur: Mycelien mit seitlichen birnenförmigen Sporen, Sporen in Traubenform, Mycelversporung. Chlamydosporen, spindelförmige Auftreibungen an den Mycelenden und auch richtige mehrkammerige Spindeln.

Tierimpfung gelang in zwei Fällen, und der Pilz war um das Haar herum, aber auch in ihm als Endothrix wahrnehmbar.

Ota möchte daher weniger ein Epidermophyton, als vielmehr ein Trichophyton ektoendothrix annehmen. In einer anderen Mitteilung bestätigt Ota diese Befunde, gibt aber allerdings diesmal an, daß bei Tierimpfung (auf Tauben) Sporen und Mycelien zwar im Haarfollikel zu sehen waren, daß aber die Haare nicht angegriffen wurden.

Es folgen nun noch einige

tropische Epidermophyten und Endodermophyten.

Trichophyton cruris (CASTELLANI 1905) = Epidermophyton inguinale (vgl. S. 102) und Trichophyton Perneti (CASTELLANI 1907).

Diese Pilze sind die Erreger der *Tinea cruris* (oder Dhobie itch oder Tinea inguinalis). Diese Tinea gleicht dem Eczema marginatum. Sie ist sehr ansteckend. Am häufigsten ist der Erreger das Trichophyton cruris (oder Epidermophyton inguinale), sehr selten das Trichophyton Perneti.

Die *Kultur* des Trichophyton Perneti wächst viel schneller als die des Epidermophyton inguinale. Sie zeigt eine zarte Rosafarbe, die bei weiteren Überimpfungen meist verloren geht.

Als Erreger des Eczema marginatum kommt in den Tropen auch Epidermophyton rubrum (vgl. S. 108) in Betracht.

Das Endodermophyton concentricum (CASTELLANI 1905).

= Trichophyton concentricum (BLANCHARD 1901), von CASTELLANI erst Trichophyton Mansoni genannt, = Epidermophyton tropicale (HASEGAWN 1927).

Endodermophyton indicum (CASTELLANI 1911).

Beide Pilze sind die Erreger der *Tinea imbricata s. Tockelau* (GOGO, GURE). Diese Erkrankung bildet konzentrische, vielfach konfluierende Ringe, welche allmählich den

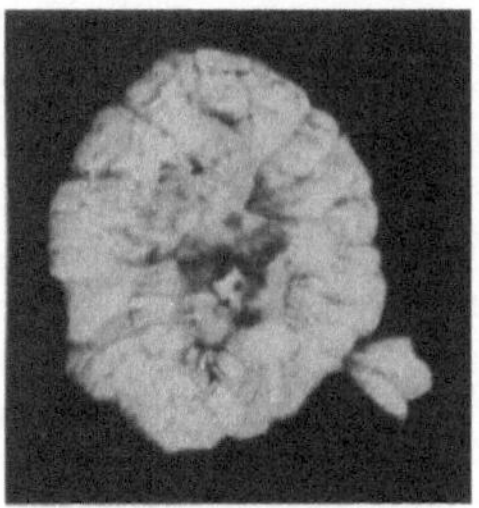

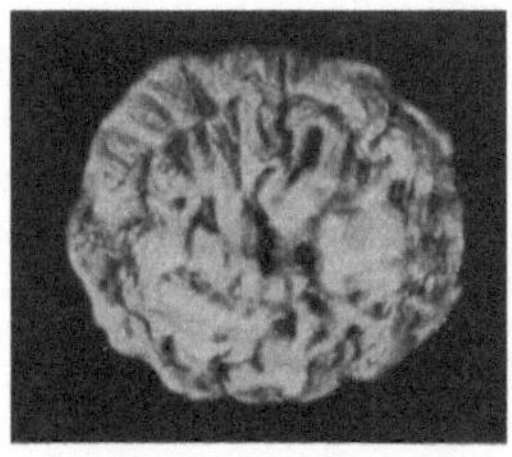

Abb. 87. Endodermophyton concentricum.   Abb. 88. Endodermophyton indicum.
(32 Tage alte Kultur auf GRÜTZ-Maltoseagar).   (34 Tage alte Kultur auf SABOURAUD-Maltoseagar.)

ganzen Körper, aber nicht den Kopf ergreifen, nie die Haare befallen. Die Krankheit kommt besonders auf Samoa, auf den Marschall- und den Fidschi-Inseln, auch in China und an anderen Orten, vor.

Die Endodermophyten, die CASTELLANI als besonderes Genus aufstellt, sollen zwischen die Hornschicht und die Körnerschicht des Rete eindringen, sie befallen aber nicht die Haarfollikel, und bewirken keine Eiterung. Die Schuppen sollen erst 5—10 Minuten in Alkohol gebracht werden, dann sollen sie einzeln in Glucosebouillonröhrchen übertragen werden; in einigen der Röhrchen, die nicht verunreinigt sind, sondern klar bleiben, sieht man nach 3—4 Wochen um die Schuppen eine zarte weiße Masse sich bilden. Nun bringt man ein Quantum der Bouillonkultur auf einen festen Zuckeragar, worauf bald Wachstum der Kultur eintritt. 4 %iger Glucoseagar ist besser als andere Nährböden. Pleomorphismus entsteht nur langsam und geringer als bei Trichophyten, Epidermophyten und Achorien.

In den Hautschuppen beschreibt CASTELLANI zwischen Oberhaut und Rete zahlreiche Pilzfäden, ovale oder rechteckige Mycelien.

Die *Kulturen des Endodermophyton concentricum* zeigen auf Glucoseagar zerebriforme oder gerunzelte Oberfläche und leichte bernsteinfarbige Lösung (Abb. 87).

Die *Kulturen des Endodermophyton indicum* wachsen auf Glucoseagar reichlich mit gewölbter oder gefurchter Oberfläche, meist ist der zentrale Teil heller oder dunkler orangefarbig, die übrige Kultur ist weiß und pulverig, mit feinem Flaum bedeckt (Abb. 88).

Beide Kulturen können in ihrem wachsartigen Aussehen an die Kulturen von Achorion Schönleini erinnern.

Überimpfbarkeit: Durch Schuppen (MANSON) oder Kulturen (CASTELLANI) kann die Kultur leicht von Mensch auf Mensch übertragen werden, die Kulturen dürfen aber zur Haftung nicht zu alt sein.

Das Trichophyton (besser Endodermophyton) CASTELLANI (PERRY 1907).

Dieser Pilz ist der Erreger der *Tinea intersecta,* die auf Ceylon bei den Singhalesen und an anderen Orten in Form dunkelbrauner schuppender Flecken vorkommt. Die Züchtung des Pilzes ist noch nicht gelungen.

Das Endodermophyton Roquettei (DA FONSECA 1925)

verursacht bei Indianern an der Grenze von Brasilien und Bolivien eine „*Chimbéré*" genannte Erkrankung, die sich in Form von zirzinären, feinschuppenden Herden am Gesicht, Hals und an der Brust äußert. Die Kultur des Pilzes wächst auf SABOURAUD-Nährboden mit feuchten gelben bis gelbroten gehirnförmiger Kolonien. Mikroskopisch waren septierte Mycelien und Chlamydosporen, gelegentlich kronleuchterartige Verzweigungen zu sehen.

Das Epidermophyton salmoneum wurde nur in einem Fall von inguinaler Epidermophytie in Portugiesisch-Indien gefunden.

Favus.

Allgemeine Bemerkungen.

Gegenüber dem Erreger des Menschenfavus, dem Achorion Schönleini, der von einem Menschen auf den anderen übertragen wird, sind mehrere Arten von Tierfavus zu nennen.

Sie kommen spontan beim Tier vor, werden vorwiegend auf andere Tiere, gelegentlich aber auch auf den Menschen übertragen. Am Tierfavus erkranken am häufigsten die Maus, ferner die Katzen, die Ratten, der Hund, das Kaninchen, das Huhn, sehr selten auch das Pferd. PLAUT sah Favus bei einem Kasuar, W. FISCHER bei einem Kanarienvogel, HELLER bei einer Nachtigall und einer Lerche. Die Pilze dieser tierischen Favi ähneln vielfach den Trichophyta und werden daher von vielen Autoren als zwischen Favus und Trichophytie stehend angesehen. Da sie aber bei den Tieren und gelegentlich auch bei Menschen Scutula hervorrufen, können sie doch der Klasse der Favuspilze zugezählt werden.

Achorion Schönleini
(Grubyella Schönleini nach OTA und LANGERON).

Dieser Pilz ist, wie erwähnt, der alleinige Erreger des von Mensch auf Mensch übertragenen Favus und bewirkt hier die Entwicklung des bekannten klinischen Bildes mit den charakteristischen schwefelgelben Scutula.

Mikroskopischer Befund im Scutulum: Charakteristisch ist der sehr reichliche Befund an Pilzelementen, die sehr vielgestaltig sind. Man sieht viele kurze und gekrümmte Mycelfäden von verschiedener Stärke. Gegenüber den schlanken Trichophytonpilzen erscheinen sie eigentümlich „knorrig". Sie sind vielfach gegabelt, die Mycelenden oft keulenförmig angeschwollen. Die Seitenäste zweigen sich häufig fast rechtwinklig ab. Meist mehr im zentralen Teil des Scutulum liegen zahlreiche Sporen, rund und oval, auch rechteckig länglich, sehr verschieden groß, teilweise sind sie auch in Ketten angeordnet. Dazwischen erkennt man noch zerfallene Zellen und reichlich Fetttropfen.

Mikroskopischer Befund im Haar (vgl. Abb. 1 auf S. 13): Äußerlich erscheinen die kranken Haare grau bestaubt, trocken und glanzlos und lassen sich leicht herausziehen. Wenn das ziemlich fragile Haar abbricht, so geschieht das in der Höhe des Bulbushalses. Der Pilz steigt meist nicht bis zur untersten Basis des Halses herab. Das Haar wird erst mehrere Monate nach dem Auftreten der Favuserkrankung der Haut sichtbar krank, weil es zunächst in seinem Wurzelteil erkrankt und die Erkrankung erst allmählich nach oben steigt.

Das Haar, schon bei schwacher Vergrößerung erkennbar, ist in seiner ganzen Länge von zahlreichen kleinen Luftblasen durchsetzt. Daneben sind auch eine Anzahl feiner Mycelfäden sichtbar, aber viel weniger reichlich als bei den Trichophytonpilzen. Mit SABOURAUD kann man wohl annehmen, daß an Stelle von zugrundegehenden Pilzfäden Luft in die Haare eindringt und daß, wenn die

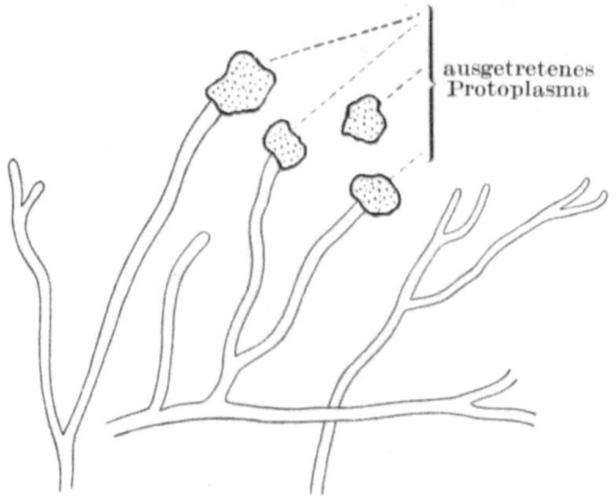

Abb. 89. Protoplasmaaustritte bei Favus.

Haare mit Kalilauge aufgehellt werden, diese die Luft vor sich her treibt, so daß sie dann in Form dieser Luftblasen aus dem Haar austritt. Die Blasen verschwinden auch, wenn die Haare einige Stunden in der Kalilauge gelegen haben.

Die Mycelien steigen von der Scheide des Wurzelteils nach aufwärts und abwärts, sie teilen sich dichotomisch. Teils liegen sie auf dem Haar, teils dringen sie auch in das Haar ein, und dort, wo sie unter die Cuticula sich einbohren, sieht man zuerst sporenartige Gebilde, die Mycelsegmente darstellen und mosaikartig oder in unregelmäßigen Haufen zusammengedrängt auf dem Haar liegen (sog. „Tarses faviques"). Später, wenn das Eindringen in die Haare beendet ist, sind sie nicht mehr sichtbar. Die Mycelien, die manchmal septiert sind, aber dann in weiten Abständen, verlaufen oft gekrümmt und wellenförmig und sind verschieden dick, oft lösen sie sich auch in feine Sporenketten auf.

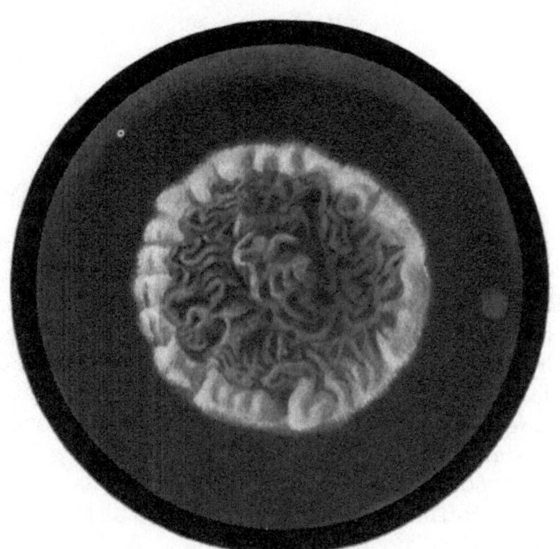

Abb. 90. Achorion Schönleini.
Am Rande Flaumbeginn. (Bierwürzeagar.)

SABOURAUD hat mit Recht das vielgestaltige Aussehen der Pilzelemente betont, daß sie nämlich bald einem mikroiden, bald einem großsporigen Trichophytiepilz ähnlich sehen können, nur daß sie im allgemeinen weniger zahlreich auf den Haaren zu sehen sind. In der Wurzel aber sieht man die feinen und zahlreichen Mycelfäden parallel verlaufen, hier nehmen sie das Aussehen des

intrapilären Mikrosporonmycels an. Auch beim Favushaar kommt die Frange
d'ADAMSON vor, und zwar in der Gegend über dem Bulbus.

Die Kultur: Die Wachstumsintensität der einzelnen Stämme ist manchmal
etwas verschieden und die Kultur eines Favusstammes kann auch bei Weiter-
impfungen gelegentlich Variationen eingehen (GRÜTZ).

Die Primärkultur stellt man zweckmäßig zuerst in den Brutofen ein. Auf-
fallenderweise geht sie auf Peptonagar manchmal eher an, als auf zuckerhaltigem
Nährboden (TOMACZEWSKI, PLAUT-GRÜTZ), wird aber dann zweckmäßig auf
Maltoseagar übertragen.

Das Aussehen der Kultur (s. Abb. 90 und 91) ist sehr charakteristisch:
Innerhalb von 3—4 Wochen oder etwas später entwickelt sich ein Konvolut
von hellbraun gefärbten, wachsähnlichen, feinen, durcheinander gewundenen

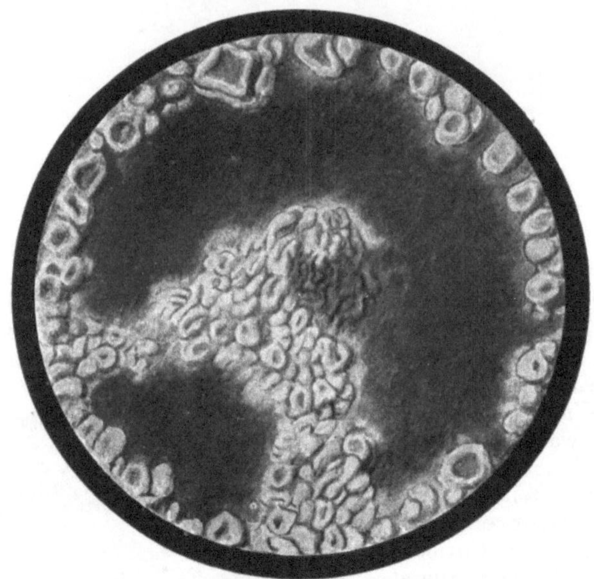

Abb. 91. Achorion Schönleini auf Bierwürzeagar.

Erhebungen von glatter und ziemlich trockener Oberfläche, das Ganze, einer
Gehirnoberfläche oft etwas gleichend, zeigt gewöhnlich in der Mitte die stärkste
Erhebung und wird nach der Peripherie zu etwas niedriger. Teilweise kann
die Farbe auch etwas ins Weißliche übergehen. Manchmal sieht man die Win-
dungen in kreisförmiger oder in ovaler Form in sich zurücklaufen, in der Mitte
ist dann eine näpfchenartige Vertiefung. Für die Favuskultur ist POLLACCI-
Nährboden sehr günstig. Hier wächst die Kultur viel schneller und stärker
(Stickstoffbedürfnis der Favuskultur?). Die Farbe ist meist auf POLLACCI-
Nährboden noch etwas heller. Auf Pepton geht das Wachstum spärlicher
vor sich.

Die Favuskultur wächst auch gewöhnlich in die Tiefe des Nährbodens
hinein. Die pleomorphe Degeneration kann ziemlich schnell eintreten, schon
nach wenigen Wochen. Oft aber dauert es auch längere Zeit, ehe die Kulturen
flaumig werden.

Bemerkenswert ist, daß die äußere Unterscheidung der Favuskultur von
der Kultur der faviformen Trichophytie, besonders von der Kultur des Trichophyton faviforme album, nicht leicht, auf Pepton- und Maltosenährboden

manchmal überhaupt nicht möglich ist. Auf Glucosenährboden geht die Kultur des Trichophyton faviforme album mehr in das Innere des Nährsubstrates hinein und bildet drei getrennte Zonen: Ein faviformes Zentrum, eine weiße, pulverige Zone und eine ungefärbte, strahlige Zone. Die Entscheidung ist aber zu treffen durch die mikroskopische Untersuchung der Kultur.

Mikroskopischer Befund der Kultur (Abb. 92): Die Kultur enthält meist die Pilzelemente in außerordentlich dicht gedrängter Masse. Deshalb ist es am besten, die Entwicklung der Kultur und ihrer einzelnen Elemente sich entweder im hängenden Tropfen oder in der PLAUTschen In-situ-Kultur sichtbar zu machen. Oft geben die keimenden Favuskulturen ein ungemein lebhaftes mikroskopisches Bild, andere Male aber sind auffallenderweise die Kulturen wieder recht wenig differenziert.

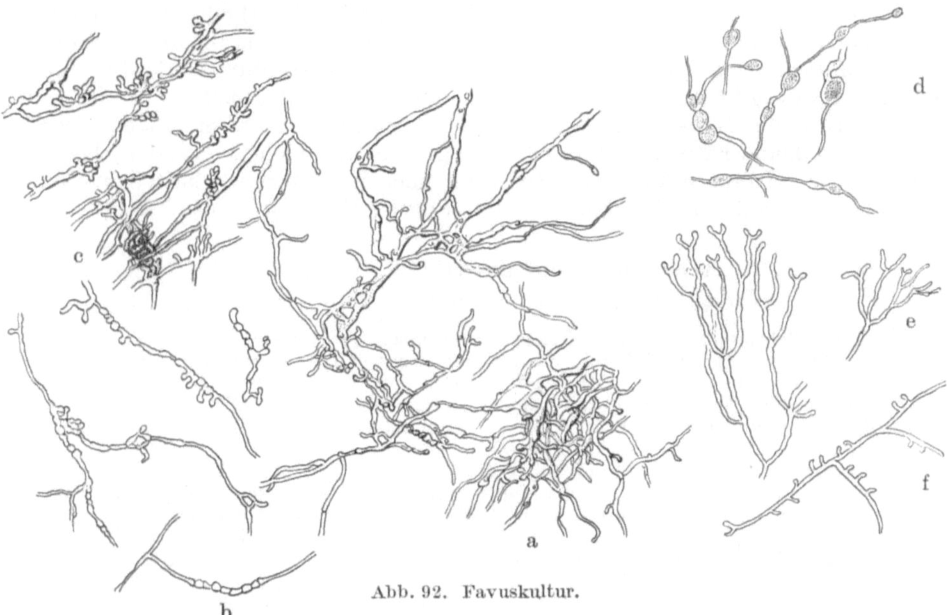

Abb. 92. Favuskultur.

Mycelverschlingungen (a), Mycelversporung (b), Bildung von Organes nodulaires (c), Chamydosporen (d), Kronleuchterbildung (e), Kammzinkenform (f).

Man sieht im hängenden Tropfen oder in der In-situ-Kultur bald Mycelien mit seitlichen Conidien, die gestielt oder ungestielt sind, und auch viel freiliegende und abgefallene Sporen, die von sehr verschiedener Größe sind. Auch Spindelsporen können vorhanden sein, worauf noch neuerdings SABOURAUD und NEGRONI aufmerksam gemacht haben. Viele Mycelien zeigen kugelige Auftreibungen und rosenkranzartige Bildungen, besonders erkennt man auch reichliche Mycelversporung. Die Mycelien haben auch vielfach am Ende eine kolbige Auftreibung und sie gabeln sich mehrfach in ihren Endausläufern, so daß kronleuchterartige Bildungen zustande kommen. Außerdem zeigen sie häufig seitliche Abzweigungen in Kammzinkenform. Die Mycelien fallen oft durch ihr plumpes und knorriges Aussehen auf, sie sind auch meist ineinander verschlungen und verfilzt. Ferner sieht man spiralige und korkzieherartige Bildungen und Aufwickelungen und Zusammenballungen von Mycelteilen mit Anhäufung von Chlamydosporen, so daß gelegentlich Bilder entstehen, die den Organes nodulaires sehr gleichen. Namentlich die älteren Kulturen zeigen viel auskeimende Chlamydosporen, teils freiliegend, teils noch im Zusammenhang mit dem Mycel.

Ferner sind die Protoplasmaaustritte aus den Anschwellungen am Ende des
Mycels gerade bei der Favuskultur öfters zu beobachten (sog. gelbe Körperchen,
von KRAL beschrieben, daher auch KRALsche Körperchen genannt, Abb. 89).

Bei der flaumigen Entartung treten die langen ganz oder fast ganz sterilen
Mycelfäden auf.

Überimpfung auf Tiere: Die Überimpfung der Kultur auf Meerschweinchen
ist manchmal positiv, besonders, wenn man verhältnismäßig schnell wachsende
virulente Kulturen verwendet, aber oft geht sie auch nicht an. Nach SABOURAUD
führt die Einpflanzung des Wurzelteils eines Favushaares oder die Implantie-
rung von Scutulumstückchen (zentraler Teil) zum Angehen der Impfung. Es
bilden sich dann nach 8—10 Tagen, evtl. noch später, krustöse Herde mit
infizierten Haaren, aber beim Meerschweinchen entstehen keine Scutula. Die
Krusten fallen nach etwa vier Wochen ab und der Herd verheilt. Bei der Maus
zeigen sich Scutula, aber die Impfung geht keineswegs regelmäßig an, auch nicht
bei Implantation von Scutulis. SABOURAUD empfahl die Impfung an der Schwanzwurzel. UNNA gibt an, daß schon beim Fressen von Favuskulturen Scutula
auf dem Kopf der Mäuse entstanden wären. Aber andere Autoren hatten wiederum oft gar keine Erfolge mit der Impfung. Bei Kaninchen, Hunden, Katzen
und auch bei Hühnern kann eine Impfung nach 2—3 Wochen haften, verläuft
aber meist schnell, nur bei Hühnern ist längere Haftung beobachtet.

Achorion formoseum (HASEGAWA 1927).
Grubyella formosensis (nach OTA und LANGERON).

Verfasser züchtete diesen Pilz in Formosa von linsen- bis münzengroßen, nicht schwefelgelben, sondern mehr grauweißlichen Stellen, neben denen aber auch Favusscutula zu sehen
waren. Die erkrankten Haare werden als glanzlos, leicht ausziehbar beschrieben.

Die mikroskopische Untersuchung des Scutulums zeigt 3,5—4 Mikren große Sporen
und septierte, wellig verlaufende Mycelien. Im Haar waren ebenso große Sporen vorhanden,
aber nicht die charakteristischen Luftblasen.

Die Kultur wuchs auf SABOURAUDs Gucloseagar erst mit hellgelben, feuchten, dann
bräunlichen Kolonien. Auf der Oberfläche unregelmäßige Faltenbildung, die Kultur
wucherte mit radiärem, baumwurzelartigem Wachstum in den Nährboden hinein.

Mikroskopisches Bild der Kultur: Wellige, septierte, 3—4 Mikren breite Mycelien,
Sporenketten, Chlamydosporen, Kronleuchterbildungen, Organes nodulaires, KRALsche
gelbe Körperchen. Nie Spindeln, Spiralen oder Traubenbildung.

Die Überimpfung gelang leicht auf Kaninchen, nach zwei Wochen entstanden hier
typische Scutula. Die Inokulation gelang nicht auf Mäuse, Hühner, Affen.

Achorion Quinckeanum (QUINCKE 1885) oder Mäusefavuspilz.
Sabouraudites Quinckeanus (nach OTA und LANGERON).

Der Mäusefavus befällt fast stets nur die unbehaarte Haut, bildet hier
meist trichophytieartige Flecken, oft auch gelbe Scutula. Er ist viel infektiöser
als der Menschenfavus. PLAUT-GRÜTZ fanden den Mäusefavus unter den Mäusen
in Hamburg sehr häufig, er wird leicht auf den Menschen übertragen, und
ebenso kann Ansteckung von Ratten erfolgen.

Mikroskopischer Befund in den Hautschuppen: Die Pilze sind besonders
zahlreich vorhanden. Die Mycelien zerfallen teilweise in Mycelsporen, die Sporen
liegen auch vielfach einzeln. Sie sind 2,5 : 3—3,5 Mikren groß (POLLACCI und
NANNIZZI). Die Haare sind gewöhnlich nicht befallen. Nur einmal sah PLAUT
den behaarten Kopf eines Knaben infiziert und mit Scutulis ganz bedeckt,
hier waren auch die Haare von dem Pilz erkrankt. BLOCH sah einmal den Pilz
in einem Lanugohaar. Das Haar war ausgefüllt von dichotomisch sich ver-
zweigenden, teils langgestreckten feinen, teils breiteren, protoplasmareichen,
knorrigen Fäden, die gegen den Bulbus zu stellenweise zu Mycelsporen zerfielen.

Die Kultur (Abb. 93 und 94) wächst ziemlich schnell. Sie bildet einen weißen oder schneeigen Belag, zunächst mehr glatt, dann aber in leichten Wulstbildungen und etwas höckerigen Erhebungen, zeigt öfters radiäre Anordnung.

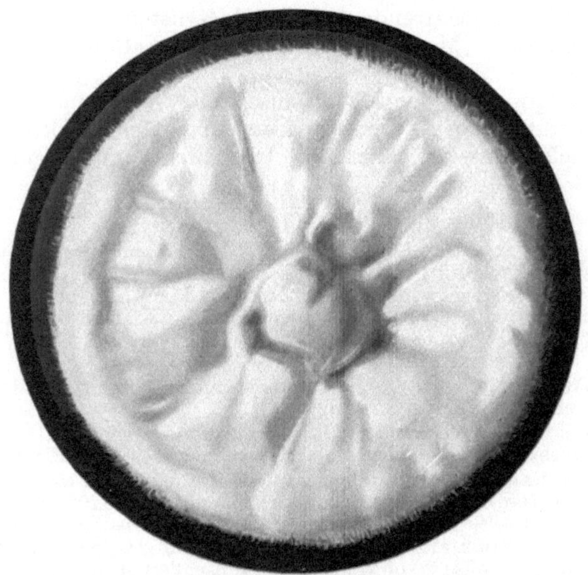

Abb. 93. Mäusefavus. (9 Wochen alte Kultur auf Bierwürze.)

Auch dieser Pilz entwickelt sich auf POLLACCI-Nährboden schneller und reichlicher, die Erhebungen und Vertiefungen der Kultur sind viel stärker ausgebildet.

Die Peptonkultur wächst viel langsamer, flacher, zeigt radiäre, feine Vertiefungen. Bei einer 109 Tage alten Peptonkultur sahen wir am Rande schöne konzentrische Ringe.

In älteren Kulturen wird die Oberfläche noch erheblich unebener. Die Abgrenzung am Rande ist meist scharf, in einem von uns beobachteten Fall aber ausgesprochen fein gefranst. Auch KELLER erwähnt die feine Fransung.

SABOURAUD weist mit Recht bei der flaumigen Oberfläche der Kultur darauf hin, daß der Beobachter leicht denken könnte, daß eine sekundäre pleomorphe Entartung vorläge. Das ist jedoch nicht der Fall. Auf Zuckernährboden wachsen die Kulturen von vornherein flaumig. Die älteren Kulturen werden manchmal mit der Zeit etwas rötlich gefärbt. BLOCH hob

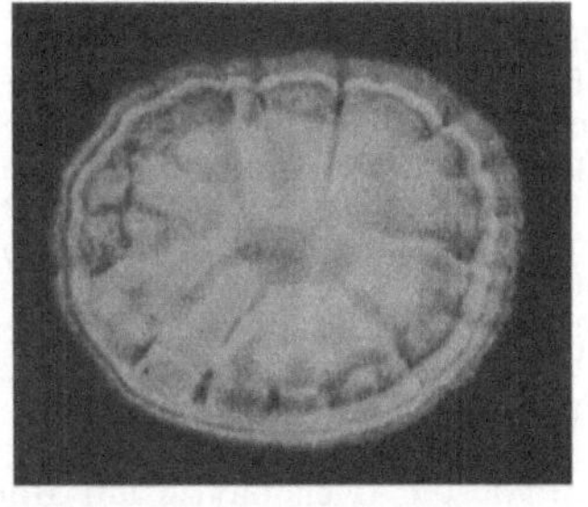

Abb. 94. Mäusefavus. (109 Tage alte Kultur auf Peptonnährboden.)

namentlich auch den dunkelbraun-violetten Farbstoff hervor, den die Kulturen an der Unterseite bilden können und der in den Nährböden diffundiert.

Der mikroskopische Befund der Kultur zeigt zahlreiche, dünne, septierte Mycelien, die sich gabeln und verzweigen. Die Mycelfäden tragen runde Ektosporen, auch Anordnung der Sporen in Traubenform ist erkennbar. Manche Mycelfäden zerfallen in Sporenketten, auch bilden sich viel interkaläre und terminale Chlamydosporen. Die Mycelien haben am Ende oft keulenförmige Anschwellungen. Auch Spindeln sind vorhanden. Die Spindeln sind teils septiert, teils ungeteilt, oft körnig, die Wandung oft doppelt konturiert.

Ältere Kulturen zeigen wohl mikroskopisch das Bild der flaumigen Degeneration: sterile lange Hyphen, ohne daß man bei dem von vornherein flaumigen Aussehen der Kultur die Entartung makroskopisch erkennt.

Die Übertragung auf Tiere: Der Pilz ist auf Meerschweinchen besonders gut überimpfbar und bildet festhaftende, tiefgehende Krusten, ältere Kulturen können allerdings avirulent sein. Manche Stämme aber behalten doch die Überimpfbarkeit sehr lange.

Bei der Übertragung auf den Menschen erzielte W. FISCHER nach 14 Tagen umschriebene Rötung, drei Wochen später ein typisches, kleines Scutulum, das sich allmählich grauweiß verfärbte. Die Rückimpfung war positiv.

Achorion violaceum (BLOCH 1911).

BR. BLOCH züchtete von vier Kranken einen von Mäusen übertragenen Pilz, dessen Kulturen ein ganz anderes Bild gaben, als die des Achorion Quinckeanum. Wegen der auffallenden violetten Färbung bezeichnete BLOCH den Pilz als Achorion violaceum. Die Herde beim Menschen waren teils oberflächliche, teils tiefe Kerionbildungen, teils aber auch typische Scutula, teils Mischformen (von Favus und Trichophytie). STEIN, GRÜTZ, HARRY erwähnen weitere derartige Fälle.

Der mikroskopische Befund der Scutula zeigte reichliche knorrige, radiär ausstrahlende Fäden und dicht gehäufte plumpe Sporen.

Die Kulturen zeigten ein pleomorphes Bild, eine sehr verschieden stark ausgeprägte Neigung zu Farbstoffbildung und eine außerordentlich wechselnde Flaumbildung.

BLOCH charakterisiert die Kultur folgendermaßen: Im ganzen wächst sie, solange sie nicht flaumig ist, eher langsam und spärlich, besser auf kohlehydratfreiem Nährboden, auf einfachem Agar und 4%igem Glycerinagar, als auf Maltose- und Glucoseagar. (Auch HARRY sah besseres Wachstum auf einfachem Agar und auf 1%igem Traubenzuckeragar). Die Färbung der Kultur wechselt von dunkelrotbraun-violett in den jungen Kulturen und zentralen Partien der älteren bis zu hell-lila und braun. Die älteren Teile sind immer dunkler gefärbt als die jüngeren. Das Zentrum der Kultur ist stärker erhaben, unregelmäßig warzig oder höckerig, die Peripherie bildet eine Rosette aus innen mehr kompakten derberen, nach der Peripherie zu allmählich oft besenreiserartig sich auflösenden, immer feiner werdenden Strahlen. Die Flaumbildung auf den Kulturen variiert im Zeitpunkt des Auftretens außerordentlich auf dem gleichen Nährboden (von zwei Wochen bis zu zwei Monaten und länger), sie tritt auf kohlehydrathaltigem Nährboden schneller ein.

Mikroskopischer Befund der Kultur: Er ist, wie auch beim Favus, ziemlich mannigfaltig. Zunächst zeigt sich plumpes, unregelmäßig septiertes Mycel, ferner große, eigentümliche, oft durch Querwände in mehrere Fächer geteilte, doppelt konturierte Zellen, rund oder eckig, unregelmäßig gestaltet. Sie liegen haufenförmig oder in Reihen angeordnet. Im Innern sieht man neben Körnern und Vakuolen häufig amorphes, scholliges oder auch diffuses rotviolettes Pigment. Die daraus sprossenden Mycelien teilen sich dann vielfach gabelförmig und bilden auch hirschgeweihartige Formen. Andere Mycelien weisen regelmäßige Mycelversporung, auch interkaläre Chlamydosporen auf. Der Farbstoff liegt auch in den Mycelien, ferner zwischen ihnen, manchmal in Oktaederkrystallform. Man sieht aber auch feinere Mycelien mit feinen flaschenförmigen Ektosporen und auch mehrkammerige Spindeln.

Die Überimpfung auf Mensch und Tiere ergab beim Menschen das Bild von oberflächlich infiltrierter Trichophytie mit Bildung typischer Scutula, bei Meerschweinchen und Ratten ebenfalls Scutula. Beim Meerschweinchen wurden auch einzelne Haare dicht angefüllt von kraus gewundenen Mycelien gefunden.

Vom Trichophyton violaceum unterschiedet sich der Pilz außer durch morphologische Eigenschaften besonders durch die Eigenschaft, auf der Haut typische Scutula zu bilden, aber doch hält SABOURAUD neuerdings die Identifizierung von Achorion violaceum mit Trichophyton violaceum für möglich. Auch DE GREGORIO hat das jüngst wieder betont.

Achorion Gallinae (MÉGNIN und SABRAZÈS 1890—1893, SABOURAUD 1910).
Sabouraudites gallinae (nach OTA und LANGERON).

SABRAZÈS hielt schon 1883 den Pilz für einen Tierfavus, aber erst durch die Arbeiten von SUIS, SUFFRAN und SABOURAUD wurde es entschieden, daß der Pilz in der Tat als Erreger eines Tierfavus anzusehen sei, der echte Scutula erzeugen könne, aber mit dem menschlichen Favus nicht identifiziert werden dürfte.

Der Hühnerfavus beginnt fast immer in der Gegend um den Schnabel herum. Er bildet hier einen weißgrauen trockenen Belag, der auf Kamm und Kehllappen übergeht. Dann kann die Erkrankung auch auf den Körper des Huhnes übergreifen; sie bildet hier rundliche Plaques, die Federn fallen aus, schließlich magern die Hühner ab und können an der Erkrankung sterben.

Die mikroskopische Untersuchung der schuppigen Stellen ergibt echte Scutula. Man sieht ein dichtes Mycelgeflecht ohne Epidermiselemente dazwischen. In den dünneren Schuppen erkennt man ein spärliches Mycelnetz, teils bandförmige Fäden, teils kürzere, in Ketten angeordnete, sich stärker färbende Mycelsporen.

An den ausgezogenen Federn findet man dort, wo sie aus der Haut herauskommen, weißliche Massen, die ein unentwirrbares Netz von Mycelien bilden. Die Mycelien dringen nicht in das Innere der Feder ein.

Kulturen (Abb. 95): Bei den vielen Verunreinigungen der geimpften Federteile gelingt die Reinzüchtung nicht leicht. Die Kultur beginnt mit einem kleinen, weißen, runden Belag und bleibt beim Wachsen weiß bei niedriger Temperatur, wird aber rosafarben, wenn sie in Wärme von 30° gebracht wird. In der Mitte bildet sich eine nabelartige Erhebung, nach dem Rande verlaufen radiäre Furchen, um das Zentrum herum sieht man kleine zerebriforme Windungen, die beim Älterwerden Sprünge bekommen. Die rosa Farbe kann auf den Nährboden übergehen, so daß dieser himbeerfarben aussieht. Auf Peptonnährboden zeigt die Kultur die Form eines flachen, etwas eingezogenen Knopfes, sie ist umgeben von 3—4 sehr feinen, konzentrischen Ringen. Die Kultur, die W. FISCHER von seinem Fall von Favus des Kanarienvogels gewann und die er als ähnlich mit Achorion gallinae bezeichnet, blieb auch bei höherer Temperatur weiß. Bei Überimpfung auf den gleichen Nährboden verschwindet eine anfangs vorhandene rosa Färbung meistens. v. HAUPT beschreibt bei Kulturen eines solchen Achorion, das aber von der Katze stammte, einen ganz weißen Pilzrasen, von dem aus der Nährboden rot verfärbt wurde.

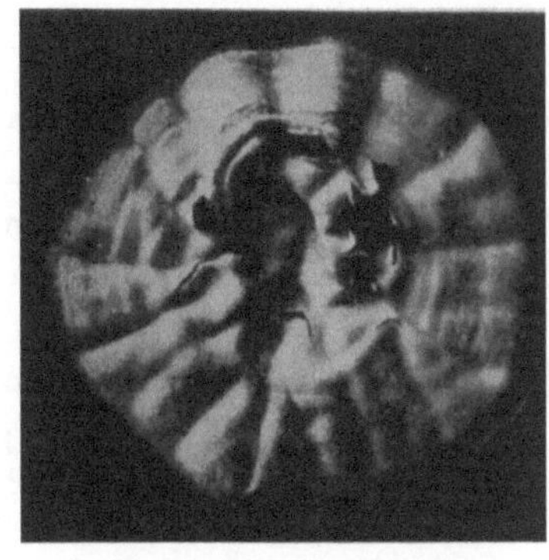

Abb. 95. Achorion gallinae.
(Kultur auf Maltoseagar. 40 Tage alt.)
(Nach R. SABOURAUD.)

Gegenüber dem Trichophyton rosaceum wächst das Achorion gallinae schneller und reichlicher und das Trichophyton rosaceum beginnt in der Kultur mit einem pulverigen Büschel, nicht mit einem flachen kuchenartigen Belag. Ferner ist beim Trichophyton rosaceum das tintenschwarze Zentrum auf Peptonnährboden charakteristisch, und vor allem diffundiert der Farbstoff der Kultur nicht in den Nährboden, wie das beim Achorion gallinae der Fall ist.

Der mikroskopische Befund der Kultur des Achorion gallinae ist der gleiche, wie der des Achorion Quinckeanum. Man sieht eine geringe Anzahl von Spindeln, 1—6 kammerig, die lateral oder terminal sitzen, ferner Mycelfäden mit wenigen kleinen Sporen. MATRUCHOT und DASSONVILLE beschrieben Kerne in den Kammern der Spindeln, die SABOURAUD nicht fand.

Überimpfung auf Tiere und Menschen. Die Überimpfung von einem Huhn auf ein anderes gelingt leicht sowohl bei Verwendung von Schuppen, wie bei Einreibung von Kulturmasse. Die Entwicklung der Impfübertragung verläuft wie die natürliche Infektion, nach 4 Monaten sind die Tiere noch krank. Die Inokulation auf den Menschen versuchte SABOURAUD zweimal, beide Male ging sie an, aber die Impfeffekte verliefen leicht: Bei dem einen Fall erschien nach 10 Tagen ein halbzentimetergroßer, erst vesiculöser, dann squamöser Herd, der bald wieder verschwand. Der andere Fall zeigte auch nach 10 Tagen einen geröteten, erst mit Bläschen, dann mit Schuppen bedeckten Herd. Nach 17 Tagen bildete er sich von selbst zurück. Bei beiden Fällen war makroskopisch absolut keine Scutulumbildung nachweisbar, aber die histologische Untersuchung ergab das gleiche Bild von Scutulis.

Bei Überimpfung auf das Kaninchen erhielt SABOURAUD einen positiven Impfeffekt, in den Schuppen waren reichliche Mycelsporenketten.

Die Impfung auf Meerschweinchen ging ebenfalls an, histologisch zeigte sich das Bild der Scutula. v. HAUPT impfte auch mit Erfolg auf weiße Mäuse.

Oospora canina (SABRAZÈS-COSTATIN 1893).

(Bodinia canina (nach OTA und LANGERON).

Diese Mykose ist ein Hundefavus, sie wurde von SABOURAUD beschrieben, der Erreger wird als Oospora canina bezeichnet. Aber SABOURAUD hat auch nicht die spontane

Erkrankung beim Hund selbst gesehen, sondern mit ihm zugesandten Material eines von
NOCARD 1889 beim Hunde beobachteten Falles künstlich Impfungen erzeugt. Weitere
Originalbeobachtungen liegen nicht vor, auch SABOURAUD kann nur die Schilderung von
SABRAZÈS wiedergeben. Die Mykose ist nie als spontane Infektion beim Menschen beobachtet.
SABOURAUD hat achtmal Übertragungen auf den Menschen ausgeführt; einmal entstanden
typische gelbe Scutula, die anderen Male nur erythematöse, runde Plaques. Die Impfung
soll leichter angegangen sein, wenn der Pilz erst die Maus passiert hatte. Beim Hund
ergab die Impfung nach SABRAZÈS konfluierende Scutula, die bald die ganze Oberfläche
des Ohres bedeckten. Bei der Maus entstanden bei der Überimpfung Krusten mit
tiefer Nekrose darunter, zuweilen starben die Tiere daran.

Der Befund in den Scutula beim Hunde zeigte runde oder ovale Sporen 5—6 Mikren
groß, in Kettenform angeordnet und feine, schwer färbbare Mycelien. Ähnlich war das
Bild von den menschlichen Scutula.

Die Kultur zeigte als Charakteristikum einen konstanten roten Farbstoff, der in den
Nährboden diffundiert. Auf Peptonagar war dieser Farbstoff sehr ausgesprochen, die
Oberfläche war aber ein weißer, dichter fein pulveriger Flaum. Auf Milchnährboden sah
SABRAZÈS eine rote fleckige Punktierung entstehen, die er mit einer Purpura vergleicht.

Der mikroskopische Befund der Kultur ist sehr unvollkommen beschrieben. Die kolbigen
Anschwellungen und dichotomischen Teilungen des Mycels fehlen nach COSTATIN ganz.
Das Mycel zerfällt fast durchweg in Mycelsporen und PLAUT hebt bei dem von ihm gefundenen Kerionpilz, den er mit Wahrscheinlichkeit für identisch hält mit Oospora canina,
das schöne Bild hervor, das der vollständig versporte Mycelstern bei mikroskopischer
Betrachtung zeige. Die Vermehrung soll nach PLAUT nur durch Zerfall des Mycels in Conidien
stattfinden, das sich häufig durch eine Scheidewand teilt. COSTATIN betont auch die knospen-
artigen Bildungen („gemmes"), die hier, wie auch beim menschlichen Favus, beobachtet
werden konnten.

<h2 style="text-align:center">Achorion gypseum (BODIN 1907).</h2>

Sabouraudites gypseus (nach OTA und LANGERON).

SABOURAUD beschrieb diesen Pilz schon 1894, und da die Infektion des befallenen
Knaben von einem Hunde herstammte, so nannte er ihn Trichophyton du chien. Später

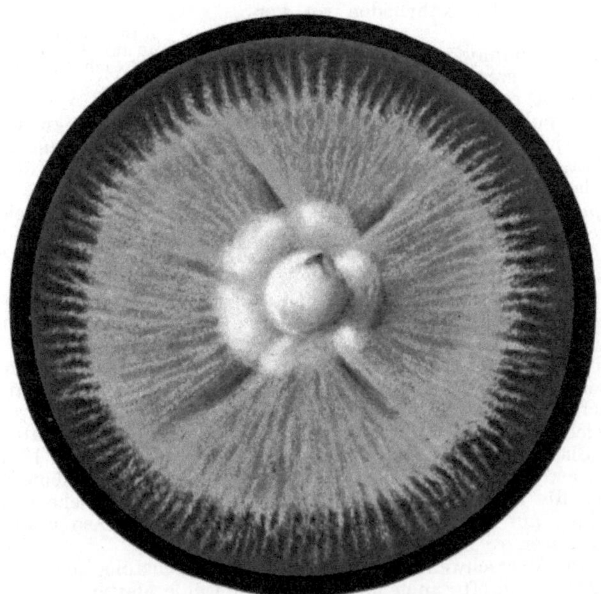

Abb. 96. Achorion gypseum. (3 Wochen alte Kultur auf Bierwürzeagar.)
In der Mitte schon Flaumbildung.

(1907) hat BODIN aus einem runden erythematösen schuppenden Herd mit typischen
Scutulis bei einem Arbeiter eine Pilzart gewonnen, die er als neue Achorionart ansprach

und mit dem Namen Achorion gypseum belegte. SABOURAUD erkannte seine Form des Trichophyton du chien dann für identisch an mit diesem Achorion gypseum.

Die Zahl der Fälle von Achorion gypseum waren bis vor kurzem nicht häufig, mehren sich jetzt aber. Wir selber haben bereits verschiedene Fälle davon beim Menschen beob-

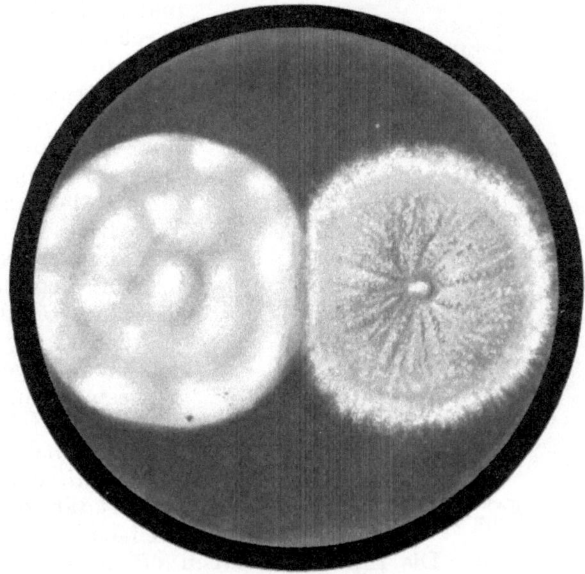

Abb. 97. Achorion gypseum. (Bierwürzeagar.)
Neben einer 3 Wochen alten gut erhaltenen eine pleomorph gewordene Kultur.

achtet. Es handelt sich teils um flache akut entzündliche impetigoartige Bildungen auf der unbehaarten Haut, die auch zum Teil Scutula erkennen lassen, teilweise auch um Kerionbildungen. Die Übertragungen stammen meist von verschiedenen Tieren (Hühner, Katzen usw.).

Der mikroskopische Befund in den Schuppen ergibt zahlreiche bandförmige Mycelien, Sporenketten und Sporenhaufen.

In den Haaren sieht man verhältnismäßig selten Pilze. Nach SABOURAUDs Fall können die Pilze manchmal in die kranken Haare, die aber nicht zahlreich sind, eindringen, manchmal sind die Haare von ihnen umgeben, ohne daß ein Eindringen stattfindet. Wo sie im Haar liegen, bilden sie Ketten. In anderen Fällen ist das Haar überzogen von gewundenen und gradlinigen Sporenketten.

Die Kultur (s. Abb. 96, 97) ent-

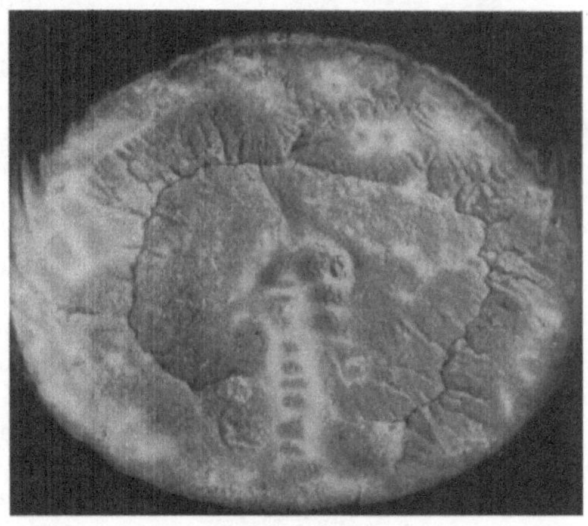

Abb. 98. Achorion gypseum.
(29 Tage alte Kultur auf GRÜTZ-Glycerinagar.)

wickelt sich nach unseren Untersuchungen ziemlich gleichmäßig auf SABOURAUD-Maltoseagar, auf Bierwürze, auf GRÜTZ-Maltoseagar und auch auf POLLACCI-Nährboden. Sie bildet einen hellgelblichbraunen Rasen mit zentraler Knopfbildung von unregelmäßiger Form und mit radiären Furchen. Dabei ist die Kultur etwas höckerig. Die gelbbräunliche Oberfläche ist trocken, vielfach körnig; oft ist die Kultur umgeben von einem schmäleren, scharf weißlichen wolligen Rand.

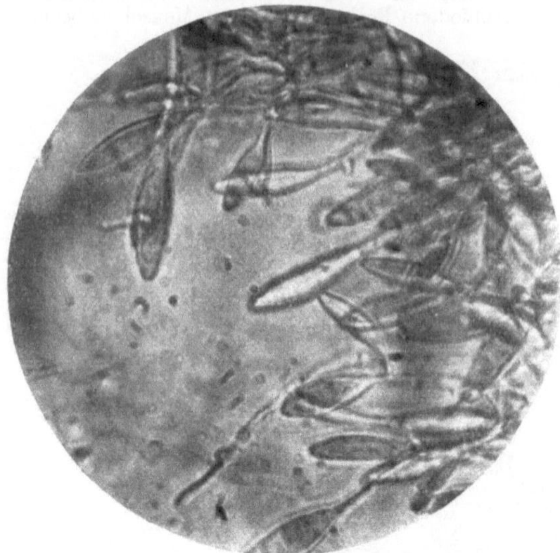

Abb. 99. Achorion gypseum. Spindeln bei starker Vergrößerung. (Kulturpräparat, Phot.)

Sabouraud hat noch eine Besonderheit hervorgehoben, und auch wir konnten diese durchaus bestätigen, nämlich eine oft etwas exzentrisch gelegene, ringförmige Furche, die sich in näherer oder weiterer Entfernung um die zentrale Erhebung herumzieht, oft ovale Form hat (s. Abb. 98). Der Ring ist nicht immer vollkommen geschlossen.

Auf Peptonagar wächst die Kultur ähnlich, aber viel spärlicher, die Erhebungen und Vertiefungen sind weniger ausgesprochen. Die flaumige Entartung tritt verhältnismäßig schnell ein.

Der mikroskopische Befund der Kultur zeigt zahlreiche, vielfach septierte Hyphen und reichliche Verzweigungen. Die Hyphen zerfallen oft in Mycelsporen, zeigen auch vielfach Chlamydosporen, teilweise körnig und doppelt konturiert, manchmal gehen von ihnen Mycelsprossen aus. Es finden sich auch Mycelien mit lateralen Sporen. Besonders auffallend sind aber an der Kultur die außerordentlich reichlich vorhandenen Spindeln (s. Abb. 98 und vgl. Abb. 14 auf Seite 35). Sie sitzen entweder seitlich oder terminal auf und manchmal sieht man sie zu mehreren nebeneinander auf einem Mycelstiel wie Bananen. Die Spindeln maßen in unseren Präparaten 40—60 Mikren in der Länge und 12—15 in der Breite. Sie enthalten 3—6 oder noch viel mehr Kammern, sind oft doppelt konturiert, aber nicht immer sind die Septierungen in den Spindeln deutlich, manchmal erkennt man nur einen körnigen Inhalt.

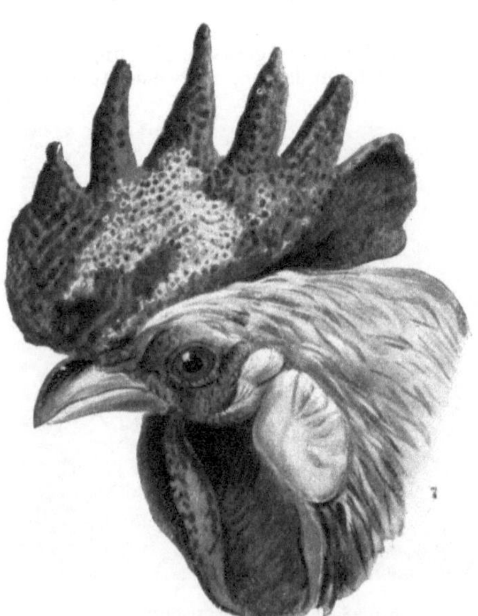

Abb. 100. Hahnenkamm geimpft mit Achorion gypseum.

Pollacci und Nannizzi haben 35 bis 40 Mikren große „organes nodulaires" gesehen, die als abortive Fruchtkörper aufgefaßt werden. Wir haben sie nicht beobachten können.

Die Überimpfung auf den Menschen und auf Tiere, speziell auf Meerschweinchen, auf Ratten, auf Mäuse, gelingt leicht, es können hier kleine Scutula entstehen. Auf dem Kamm des Hahnes (s. Abb. 100) sahen wir gelbliche, scharf abgegrenzte, wenn auch nicht immer rundliche, trockene Beläge sich bilden. Auch POLLACCI und NANNIZZI beschrieben „scutuliforme Massen".

Das Achorion gypseum steht, wie schon SABOURAUD betont hat, *der tierischen Mikrosporie außerordentlich nahe.*

Achorion Serisei (CAZALBOU 1913).

Dieses Achorion ist nur in einem Fall von einer krustenbildenden Erkrankung beim Pferd von SÉRISÉ gefunden und von CAZALBOU beschrieben. Es gleicht aber vollkommen dem Achorion gypseum. Es besteht daher kein Grund, es als eine besondere Art anzusehen.

Achorion passerinum (W. FISCHER 1928).

Der Pilz wächst sehr langsam. Es bildet sich zunächst ein kleiner, etwas feuchter, favusähnlicher Knopf, der sich mit einem ganz zarten, weißen Flaum bedeckt, dann treten radiäre Fältelungen auf, die später, besonders in den mittleren Teilen der Kultur, zu Brüchen führen. Die Oberfläche bleibt rein weiß, Farbstoffbildung zeigt sich nicht, man sieht stellenweise oberflächliche Risse. Zuckerhaltiger und reiner Peptonnährboden zeigt im äußeren Kulturbild keine besonderen Differenzen.

Die Mikrokulturen im hängenden Tropfen ergeben Mycelsporenbildungen, dem Typ des Achorion Schönleini sehr ähnlich; septierte Mycelien mit Endverzweigungen und interkalären, seltener außenständigen, gestielten Chlamydosporen. Spindeln fehlen vollkommen.

Überimpfungsversuche auf weiße Mäuse gelangen nicht, wohl aber ging eine Rückübertragung auf den Menschen an. Es entwickelte sich ein herpetischer Fleck, der nach achttägigem Bestand leicht zur Heilung gebracht werden konnte.

Der Pilz steht dem Achorion gallinae nach dem makroskopischen Bild der Kultur nahe. Es fehlt ihm aber die rosa Färbung, und die rudimentären Fruktifikationsbildungen entsprechen dem Charakter des menschlichen Favus. Beim Tier (die ursprüngliche Beobachtung fand am Kanarienvogel statt!) bildet der Pilz ausgedehnte Scutula, während z. B. das Achorion gallinae auf der Haut kranker Hühner herpetische Herde verursacht.

Mikrosporon furfur.

Der Pilz ist der Erreger der als Pityriasis versicolor bezeichneten Hauterkrankung, die mit den bekannten, milchkaffeefarbenen, fein schuppenden Flecken auftritt.

Pathologische Anatomie: Die Zellen der Hornschicht sind aufgelockert. Die eingedrungenen Pilze, kurze Mycelien wie Sporen, liegen besonders in den mittleren und basalen Hornschichten (WAELSCH). Man sieht die Sporen auch in den Öffnungen der Follikel, dort, wo sich das Stratum corneum hin erstreckt, aber die Pilze wandern nie in die Tiefe der Follikel oder in die tieferen Hautschichten, letztere sind intakt. Das Stratum mucosum, sowie auch Talg- und Schweißdrüsen sind nicht von Pilzen befallen. Nach WAELSCH finden sich in der Cutis unter den stärkeren Pilzanhäufungen leichte Hyperämie und geringe Zellanhäufung um die oberflächlichen Capillaren und Gefäßschlingen. Dementsprechend gibt RUETE an, daß bei Abkratzen der braunen Flecken sich nicht immer eine normale Haut findet, sondern daß die Haut hier feucht glänzend sei oder punktförmige Blutungen aufweise. Auch JESIONEK sah diese feinen Blutungen, andere (ZIELER) stellen sie in Abrede. KYRLE fand aber keine entzündlichen Erscheinungen im Papillarkörper. Es mag sich wohl bei den einzelnen Fällen je nach äußeren Einwirkungen in der Tat etwas verschieden verhalten.

Befund in den Schuppen: In den abgekratzten Schuppen findet man mit Leichtigkeit bei Kalilaugenzusatz zahlreiche kurze, 3—4 Mikren dicke, oft gekrümmte und gebogene Mycelien, die zum Teil septiert sind und sich auch verzweigen. Daneben sieht man Conidien, die zum großen Teil in charakteristischen Haufen zusammenliegen, häufig an einen Haufen aufgeschichteter Kugeln erinnern, aber auch viel einzeln liegende Sporen sind erkennbar. Die Sporen sind meist rund, teilweise auch oval, untereinander oft verschieden groß, doppelt konturiert. Im Innern lassen sie bei starker Vergrößerung öfters kugelige Einlagerungen erkennen (Abb. 101).

Die *Züchtung* des Mikrosporon furfur ist bisher nicht einwandfrei gelungen. EICHSTEDT, VÖRNER, SPIETSCHKA u. a., besonders MATZENAUER versuchten die

Züchtung; ihre Ergebnisse wurden nicht bestätigt. Aber zwei Kultivierungs-
ergebnisse unter den vielen gänzlich resultatlosen müssen angeführt werden:
Die von PLAUT und die neuesten Ergebnisse von RUETE.

PLAUT glaubt, daß ihm unter den Züchtungsversuchen von 35 Fällen von Pityriasis
versicolor zweimal die Kultur gelungen sei. Er züchtete teils auf Agarpeptonzuckernähr-
boden mit Schweineserum, teils auf Mischung von Schweineserum mit Wasseragar (nach
VÖRNER). Es wuchsen schon nach 3 Tagen flaumig-pulverige Kolonien. Darum herum
entstand eine verflüssigte, dunkel erscheinende Zone.

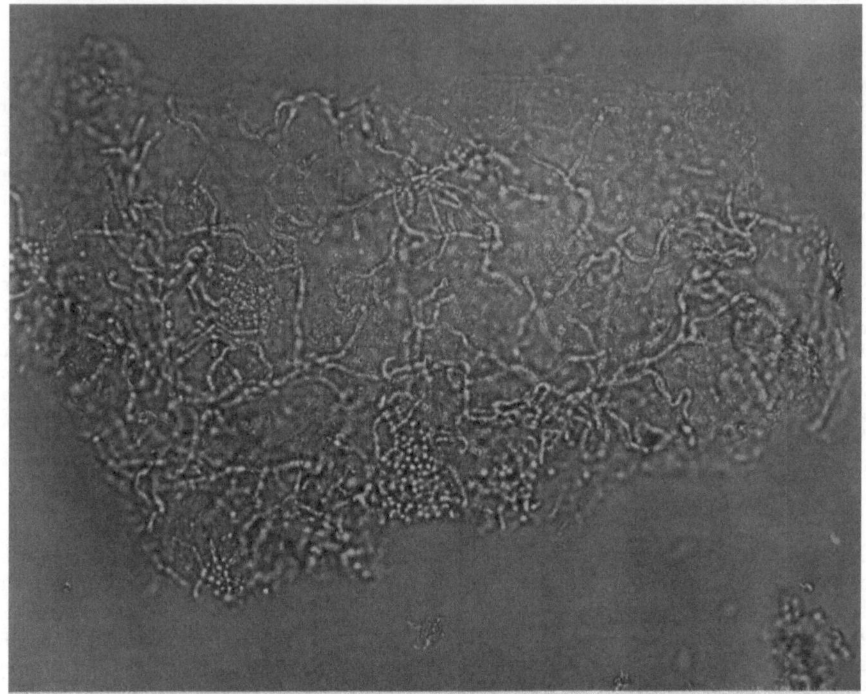

Abb. 101. Mikrosporon furfur (Schuppenpräparat).

Mikroskopisch sah man gut ausgebildete septierte Hyphen, die zum Teil an der Spitze
eine Spore abschnürten. Aber die Kulturen ließen sich nicht fortzüchten, sondern starben
nach 1—2 Übertragungen ab.

RUETE beschreibt seine Kulturen folgendermaßen: Bei der ersten Serie seiner Kultur-
versuche brachte er eine große Menge von Hautschuppen direkt auf zahlreiche Schräg-
röhrchen von GRÜTZschem Nährboden, oder er verrieb erst eine große Anzahl abgekratzter
Schuppen mit Kieselguhr (KRALsches Verfahren), brachte sie in flüssigen GRÜTZschen
Nährboden und stellte sie in den Brutschrank bei 37°. Nach 24 Stunden entstanden in
allen Platten eine kleine Anzahl weißer, gelb-bräunlicher Kolonien, die anfangs für Verunreinigungen gehalten wurden. Da aber der gewöhnlich bei Bakterien vorhandene feuchte
Glanz fehlte, machte RUETE Abstriche und fand diese Kolonien aus großen Massen, zum
großen Teil zu Knospen oder Trauben angeordneter Sporen zusammengesetzt. Nach
5 Tagen hatte sich im Brutschrank nur eine sehr geringe Vergrößerung der Kolonien gebildet, um das primäre Zentrum hatte sich bei vielen der Kolonien ein Wall gebildet, dann
hörte aber das Wachstum auf. Die Kolonien glichen ganz den von PLAUT abgebildeten
Kolonien, es fehlte nur die von PLAUT beschriebene verflüssigende Zone (Verschiedenheit
der Nährböden?). Die Kolonien waren erst weiß, später mehr bräunlich, allmählich
milchkaffefarben, ihre Form war bald mehr eckig, bald mehr rund, die Größe war im
Durchschnitt die eines Stecknadelkopfes, sie waren untereinander . etwas verschieden.
Die Kulturen ließen sich auf andere Nährböden schlecht übertragen, auf dem Konser-

vierungsnährboden betrug der Durchmesser nach sechstägiger Bebrütung im Brutschrank nicht mehr als 1 cm.

Mikroskopisch fand RUETE Sporen, ganz vereinzelt Fäden. Die Sporen waren wesentlich kleiner als in den Anfangspräparaten und vollkommen rund. Sie färbten sich nicht sehr intensiv. Mit Fuchsinfärbung war eine äußere helle Zone und ein dunkleres Zentrum zu sehen. Mycelfäden waren sehr wenig vorhanden, sie ließen eine deutliche Sprossung erkennen. Alle Kulturen zeigten dasselbe Bild, es war keinerlei Verunreinigung gewachsen.

Da also ein Pilz in Reinkultur vorlag und die Ähnlichkeit mit den von PLAUT erhaltenen Befunden sehr groß war, glaubt RUETE, annehmen zu können, daß es sich wirklich um die Kulturen des Mikrosporon furfur gehandelt hat.

Bei der anderen Versuchsreihe RUETES wurden die Schüppchen im ganzen auf den GRÜTZ-Nährboden gebracht. Von 9 beimpften Röhrchen machte sich nach 24 Stunden auf drei Röhrchen ein gewisses Wachstum bemerkbar. Die Schüppchen wurden mit einem leichten weißen Flaum bedeckt; ein Präparat nach 48 Stunden zeigte, daß die Sporenbildung in großem Maße zugenommen hatte, so daß die Sporen fast das ganze Gesichtsfeld bedeckten, die Hyphen waren in geringerer Zahl vorhanden, wie in dem aus den Schüppchen direkt hergestellten Kalilaugenpräparat. Sie waren auch dünner und weniger septiert, man sah aber in den Kulturpräparaten viel häufiger endständige Sporen aufsitzen, daneben auch zahlreiche Sporen, die teils einzeln seitlich aus den Hyphen hervorsproßten, teils zu beiden Seiten der Hyphen Ketten von 4—6 Sporen bildeten, die mit den Hyphen durch einen Stiel verbunden waren.

Es ist ja wohl möglich, daß es sich bei den Kulturergebnissen RUETES um eine gelungene Züchtung des Mikrosporon furfur handelt. Weitere Nachprüfungen sind sicherlich noch erforderlich.

Mikrosporon minutissimum.

Der Pilz ist der Erreger des Erythrasma, jener kupferfarbenen bis bräunlichen, fein schuppenden, scharfrandigen Hautveränderung von ganz oberflächlichem Charakter, die in den Inguines sitzt, gar nicht oder minimal juckt und viele Jahre unverändert besteht.

Sicher ist das Mikrosporon minutissimum nicht sehr kontagiös. Die künstliche Übertragung, die KÖBNER geglaubt hatte nachweisen zu können, bestätigte sich nicht, und in der Praxis kommt eine Übertragung von Mensch zu Mensch offenbar gar nicht oder kaum vor.

Wie der Soorpilz kommt das Mikrosporon minutissimum saprophytisch auf der gesunden Haut vor (BALZER und DUBREUILH u. a.) und vielleicht kann es unter bestimmten Bedingungen (Schweißbildung und anderes) pathogen werden. KYRLE glaubte Störungen in der Hornfettbildung als Ursache verantwortlich machen zu können.

Die Pilze sind in den Hautschuppen keineswegs leicht nachweisbar, auch in Kalilauge oder Antiformin (10%) sind sie ungefärbt nur schwer erkennbar. Besser nimmt man die Färbung vor: (Methylenblau, WEIGERT, GRAM u. a.). BOECK empfiehlt (nach PÖHLMANN) die zu untersuchende Hautstelle mit SAHLIs Borax-Methylenblau (5%ige wässerige Boraxlösung 16 Teile, konzentriertes wässeriges Methylenblau 20 Teile, destilliertes Wasser 24 Teile) zu bestreichen. Nach Abwischen der überschüssigen Farbe kratzt man einige Schüppchen ab und untersucht sie unter dem Mikroskop in Glycerin und Wasser (1 : 3). Durch diese Färbung werden die Pilze sehr deutlich.

Bei gut gelungener Färbung sieht man dann sehr feine, im Verhältnis zur Dicke lange Mycelien, die gekrümmt und gewunden, manchmal auch verzweigt sind (s. Abb. 102). An den Enden lösen sich die Fäden öfters in kurze Teilstücke auf, die auch etwas anschwellen können und dann Sporen darstellen, die sehr kokkenähnlich aussehen (PÖHLMANN). Man sieht die Sporen auch zwischen den Fäden liegen.

Die Züchtung ist bisher nicht gelungen, die Ergebnisse der wenigen Forscher (DUCREY und REALE u. a.) haben sich nicht bestätigt.

Pathologisch-anatomisch zeigt sich, daß das Mikrosporon minutissimum wie das Mikrosporon furfur, nur im Stratum corneum liegt, auch nicht tief in die Haartrichter herabsteigt. Histologisch findet sich nach MEINERI eine zum Teil beträchtliche Verbreiterung des Stratum Malpighi und des Stratum granulosum, desgleichen der die Parasiten enthaltenden Hornschicht. Letztere zeigt 3 Schichten: Eine obere, in welcher sich reichliche Sporen und Fäden finden, eine mittlere, in welcher vorwiegend Fäden zu konstatieren sind, und eine tiefe, die fast frei von pilzlichen Elementen ist. Myceten kann man oben im Follikeltrichter nachweisen, was vielleicht die Hartnäckigkeit der Affektion erklärt. Morphologisch gleicht der Pilz abgesehen von seiner geringeren Größe dem Mikrosporon furfur; die Sporen besitzen verschiedene Größe und Färbbarkeit. Einzelne offenbar ältere Pilzfäden zeigen die Erscheinungen der Segmentation, was sich färberisch durch die Bildung von Körnerketten zu erkennen gibt. In der Cutis bestehen geringgradige sowie radikuläre Lymphocyteninfiltrate in der subpapillären Schicht und leichtes Ödem der Papillen.

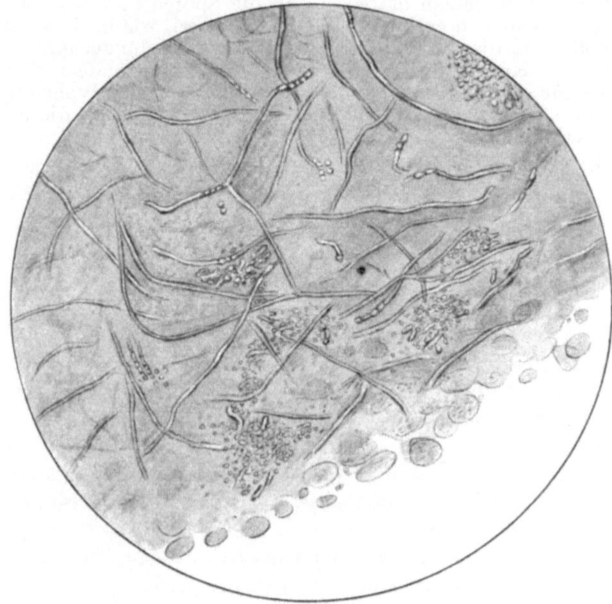

Abb. 102. Mikrosporon minutissimum (ungefärbt, Zeiß, Öl-Imm. ¹/₂).

Angaben über Pilzbefunde bei Pityriasis rosea.

Neuerdings wird wieder, nachdem bereits früher VIDAL und DU BOIS Myceten bei Pityriasis rosea konstatiert hatten, über Pilzbefunde bei der genannten Affektion und zwar ebenfalls von französischer Seite berichtet (JOYEUX, BURNIER und DUCHE 1930). Die erwähnten Autoren sahen eng aneinander gedrängte Sporen in den Haarfollikeln, ohne irgendwelche Beziehungen zu den Haaren (2—5 Mikren messend, knospend). Kultur gelang nicht, ebensowenig Übertragungsversuche auf den Menschen. Die Autoren nennen den Parasiten *Cryptococcus anomeus*. Bestätigende Befunde von anderer Seite liegen anscheinend noch nicht vor.

Die wichtigsten Schimmelpilze.

Wir schließen nun zunächst eine Auswahl der häufigsten Schimmelpilze an, soweit sie hier und da auch menschenpathogen, und zwar speziell auch als Erreger von Haut- oder Nägelaffektionen befunden wurden. Sie werden aber auch auf normaler Haut häufig angetroffen, besonders Penicillium- und Aspergillusarten[1]. Im übrigen treten die Schimmelpilze ja leider oft genug als Verunreinigungen unserer Kulturen auf. Es sind im nachfolgenden zu nennen die Arten *Penicillium, Aspergillus, Mucor* und *Rhizopus*.

---

[1] Vgl. u. a. FALCHI: Arch. f. Dermat. **152**, 427 f.

Penicillium.

Penicillium glaucum s. crustaceum.

Dieser Schimmelpilz kommt außerordentlich häufig zur Beobachtung. Auf verschimmeltem Brot, auf Käse, Wurst usw. ist es besonders oft dieses Penicillium, das sich ansiedelt. Der Pilzrasen sieht erst weiß aus, nimmt aber nach wenigen Tagen eine intensiv grüne oder grünlich-bläuliche Farbe an. Die Oberfläche der Kolonie ist meist höckerig, von samtiger Beschaffenheit. *Mikroskopisch* (s. Abb. 103) sieht man aus dem verschlungenen flachen Mycel lange septierte Fäden aufsteigen, die schon im Verlauf oft seitliche Fäden absenden, an ihrem Ende sich fingerförmig teilen. Die gegabelten Mycelstücke teilen sich dann gewöhnlich noch ein- oder zweimal, um dann in kettenförmig aufgereihte Sporen zu enden, die in der Richtung des letzten Mycelstückes verlaufen, so daß der ganze Aufbau durchaus einem Pinsel mit langem Stiel gleicht. Die Sporen sind rund und klein, 3—4 Mikren im Durchmesser.

Nach Gedoelst können auch eiförmige und birnförmige Asken sichtbar werden, die in ihrem Innern acht längliche, etwas zugespitzte Sporen enthalten.

Im menschlichen Körper ist das Penicillium glaucum im Mittelohr, in der Tuba Eustachii, in der Lunge unter tuberkulose-

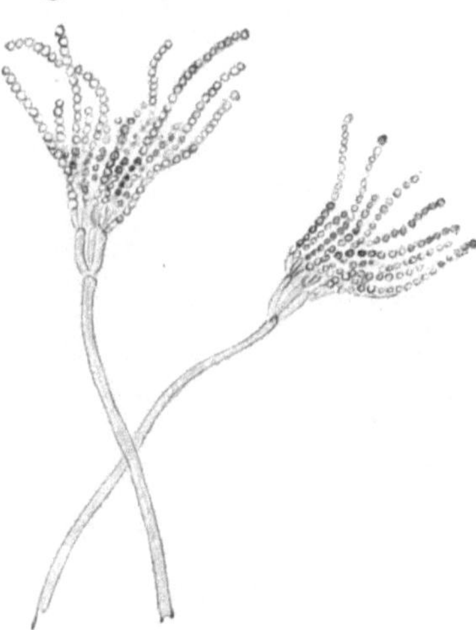

Abb. 103.
Penicillium glaucum (crustaceum).

ähnlichen Erscheinungen, im Magen gefunden, aber auch auf der Haut wurde es in einem infiltrativen Herd beobachtet (Ramazotti). Bei intravenöser Injektion war das Penicillium glaucum pathogen für Kaninchen, Hund und Lamm.

Penicillium brevicaule s. Scopulariopsis brevicaulis var. hom.
(Brumpt und Langeron 1910).

Brumpt entdeckte dieses Penicillium in einer Nagelaffektion bei zwei Menschen (Mutter und Sohn), später wurde der Pilz von Brumpt u. a. noch öfter in erkrankten Nägeln gefunden. Im erkrankten Nagel selbst sieht man ein Netz von Fäden und auch zahlreiche Chlamydosporen. Die Kultur, die außer auf den gewöhnlichen Nährböden auch auf glycerinierter Kartoffel, Karotten usw. wächst, am besten nach Brumpt bei 25⁰, ist kakaobraun. Sie zeigt mikroskopisch charakteristische ziemlich kurze septierte Fruchtträger, auf diesen sitzen in der Richtung der Fäden Ketten von runden Sporen.

Diese Menschenvarietät von Penicillium brevicaule ist identisch mit dem schon früher gefundenen Penicillium brevicaule Saccardo.

Der Pilz wurde von Gosio als Ursache von Lungenerkrankungen beim Kaninchen erkannt, durch Injektion von Pilzmaterial in die Ohrvene wurden die gleichen Erkrankungen erzeugt.

Noch weitere vier dem Penicillium nahestehende Pilzspezies seien angeführt:

Mastigokladium Blochii s. Scopulariopsis Blochii.

Br. Bloch und Ad. Vischer beschrieben 1911 einen neuen Pilz als Veranlasser einer Hauterkrankung, der Pilz wurde von dem französischen Botaniker Matruchot als Mastigokladium bezeichnet, die Hauterkrankung dann von Bloch *Kladiose* benannt. Vuillemin hält den Namen Scopulariopsis für richtiger, nach Plaut und Grütz wäre die Bezeichnung Catenularia oder Penicillium simplex besser. Die Kladiose bildete oberflächliche, wenig infiltrierte, verruköse und papilläre Herde, daneben aber auch tiefgreifende, isolierte, längs verdickter Lymphstränge angeordnete Knoten, die teilweise durchbrachen.

Histologisches Bild. Die Kladiose ist vor allem ausgezeichnet durch eine intensive Wucherung der Epidermis. Wir finden hier Para- und vor allem Hyperkeratose an verschiedenen Stellen lokalisiert oder in diffuser Ausbreitung und von großer Mächtigkeit. Vermehrung und Wucherung der Epidermiszellschichten, vor allem der Stachelzellenschicht mit konsekutiver Verlängerung, Verbreiterung und Verästelung der Reteleisten oder aber Verschmälerung derselben auf Kosten der hypertrophischen Papillen. Diese Veränderungen entsprechen dem klinischen Befund des papillären und verrukösen Aussehens der erkrankten Partien.

In der Cutis sieht man charakteristische Bilder einer chronisch proliferativen Entzündung mit Wucherung der fixen Bindegewebszellen. Man erkennt die Bildung mächtiger in der Pars papillaris mehr diffuser und sehr dichter, in der Pars reticularis mehr herdweiser und strangförmiger Infiltrationen von ausgesprochen tuberkuloidem Bau: Riesen-, Epitheloid- und Rundzellenknötchen, kombiniert mit mehr oder minder ausgedehnten intra- oder extranodulären Ansammlungen polynukleärer Leukocyten, zum Teil auch regressive Veränderungen. Die beschriebene flächenhafte proliferative Mitbeteiligung der Epidermis, die in der erwähnten Acanthose und Hyperkeratose zum Ausdruck kommt, bildet ein sehr charakteristisches Merkmal der Kladiose, und unterscheidet sie von den übrigen Mykosen ähnlicher Natur.

Makroskopisches Bild der Kultur. Nach BLOCHs Darstellung entstehen auf Maltoseagar glatte, glänzende grauweiße Kolonien, nach acht Tagen etwa ist die Kolonie flach erhaben am Rande oft mit Einkerbungen versehen, der größere zentrale Teil der Oberfläche ist dann bedeckt von einer festhaftenden, rein weißen, einem Rauhreif gleichenden Auflagerung, manchmal zieht sich noch eine zweite schmale, konzentrische Reifschicht darum herum. Die Farbe der peripheren Partien ist grau (s. Abb. 104). In älteren Kulturen vertieft sich das Zentrum oft kraterartig und ist unregelmäßig gefaltet, dabei mit dem weißen

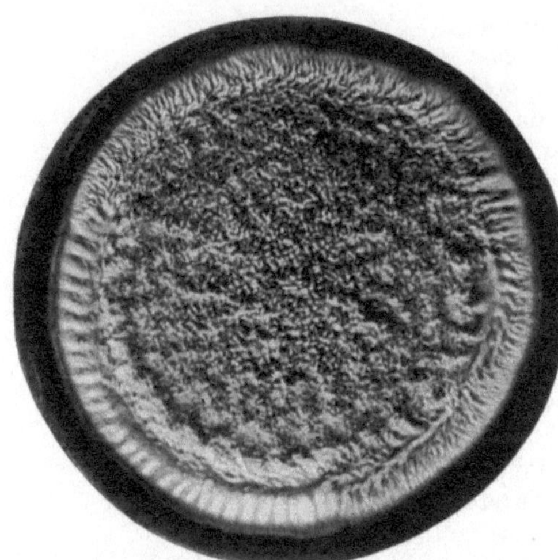

Abb. 104. Mastigokladium. 6 Wochen alte Kultur auf Glucoseagar. (Nach BLOCH: Arch. f. Dermat. 108.)

reifartigem Belag bedeckt, der glatte peripherische Rand zeigt regelmäßige, breite radiäre Falten. Andere Kulturen auf Maltoseagar sind aber auch mehr bräunlich und sind an der Oberfläche besetzt von dicht nebeneinander gedrängten, spitz zulaufenden, einige Millimeter langen filiformen Fortsätzen, so daß das Aussehen an eine sog. Haarzunge erinnert. Auf Glycerinschrägagar wachsen die Kulturen schneller und üppiger und zeigen eine elfenbeinartige Farbe. Aber es fehlen hier Reif- und Papillenbildung, die Oberfläche ist glatt spiegelnd, wie lackiert, der Rand zeigt unregelmäßige, meist radiär angeordnete Falten. An der Glaswand der Röhrchen wachsen die Kolonien wie Eiskrystallbildungen in die Höhe. In Erlenmeyerkolben sieht die Maltosekultur wie eine krystallinische Masse aus dadurch, daß das Relief der zentralen Partie gebildet ist aus dicht nebeneinander stehenden zahllosen, kaum 1—2 mm hohen glänzenden starren Spitzchen und Höckerchen. Die Glycerinkultur im Erlenmeyerkolben ist heller wie die Maltosekultur, fast rein weiß, leicht gelblich. Die Oberfläche wulstig unregelmäßig von etwas pelzigem Aussehen.

Mikroskopisches Bild der Kultur. Der geschilderte, weiße, wie Rauhreif aussehende Belag besteht aus lauter Sporen, die sehr rasch auskeimen. Man sieht in der feuchten Kammer, daß die Sporen 2—4 Tage nach erfolgtem Beginn der Auskeimung undeutlich werden, die gekeimten Zweigfäden sind enorm lang und oft septiert, sie senden seitliche Zweige meist im rechten Winkel ab, so entsteht ein reichliches Geflecht. BLOCH beschreibt weiter, wie ein solcher Ast nach seiner Abzweigung bald etwas anschwillt bis zur 2 bis 4 fachen Dicke des Ausgangsfadens. Dann verjüngt er sich wieder, so daß ein keulenförmiges Gebilde entsteht. Die keulenartige Anschwellung zeigt stärkeren Glanz gegen den Mutterfaden, das Innere ist entweder homogen oder granuliert und hat Vakuolen. An dem spitz zulaufenden Ende der Keule setzen nun die Sporen an, und zwar in Form einer Kette. Die Zahl der Sporen in dieser Kette beträgt anfangs nur 2—5, meist mehr, ja gelegentlich bis zu 50. Die Sporen sind oval, 2—4 Mikren lang und 1—2 Mikren breit. Charakteristisch sind die peitschenförmigen Krümmungen der Sporenketten. Die älteste Spore wird immer von der nächst jüngeren, die sich am Ende des Sporenstieles bildet, nach vorn geschoben, also ist die distalste Spore an der Kette die älteste. Die Sporenketten fallen leicht auseinander. Außer diesen für den Pilz charakteristischen Ketten sieht man aber auch Sporenhäufchen dem von der Mutterhyphe sich abzweigenden Fruchtträger an seinem Ende aufsitzen, 4—6—10 an Zahl, dicht aneinandergedrängt. Schließlich sitzen auch noch solitäre, stark lichtbrechende elliptische oder rundliche Chlamydosporen den Sporenträgern auf.

Der Pilz ist wenig tierpathogen, die Tierversuche ergaben keine verwertbaren Resultate.

Das *Acladium Castellani Pinoy* ist ein von Castellani zuerst 1907 und später 1916 genauer beschriebener Pilz, der mit dem Mastigokladium Blochii nichts zu tun hat. Er wurde aus geschwürigen Hautprozessen gewonnen, in Ceylon, auch in Mazedonien usw. Nach Chiurco bilden sich auf der Kultur zuerst runde Kolonien, die dann zu einer unregelmäßigen weißen, manchmal auch etwas grünlich-gelben Decke mit lockeren Erhebungen konfluieren. Mikroskopisch sieht man ein verzweigtes und septiertes Mycel, das an seinem Ende solitäre oder in kurzen Ketten vereinigte Chlamydosporen mit verdickter doppeltkonturierter Wand trägt und ovale oder birnförmige, auf dem Mycel direkt aufsitzende Sporen von der Größe von 3 : 4 Mikren.

Dem Mastigocladium Blochii steht nahe ein anderer penizilliumähnlicher Pilz, das

Haplographium de Bella-Marengo.

De Bella und Marengo gewannen 1920 aus einem gummösen Geschwür an der Wange eines 20jährigen Mannes (eines Tischlers) einen Pilz, den Pollacci als Haplographium bezeichnete. Falchi fand neuerdings denselben Pilz am Bein eines 36jährigen Mannes.

Wir folgen Pollaccis und Nannizzis Schilderung[1]:

Im Eiterausstrich wurden eiförmige Sporen von 4,5 Mikren im Durchmesser gefunden, teils an Mycelfäden haftend, teils isoliert.

Das makroskopische Bild der Kultur ergab auf Maltose- und Glucoseagar anfangs weiße, dann dunkelgrüne, später schwarze Kulturen.

Mikroskopisches Bild der Kultur. Man sieht runde, schwarze Sporen von 4—5 Mikren im Durchmesser, aus diesen wächst ein segmentiertes Mycel heraus, das erst hell, dann dunkler ist und sich verzweigt, über ihm erheben sich dunkle, nicht verzweigte, septierte 50—80 Mikren lange Conidiophoren, die an der Spitze wenig oder mehr Sterigmen tragen mit zahlreichen Conidien, die oft in Form von verzweigten Ketten angeordnet sind. Diese Pilzform nähert sich sehr dem Penizillium, von dem es sich aber durch die Conidiophoren und die schwarzen Sporen unterscheidet.

Das Tierexperiment zeigte bei intramuskulärer Verimpfung auf die Cruralmuskeln der weißen Ratte Granulome mit Riesenzellen (Bolognesi).

Pollacci fand noch eine Variante des Pilzes bei Pferden, die er als *var. equina* bezeichnet, die Form der Conidien war etwas anders und die Conidiophoren waren weniger lang.

Acaulium (Vignolo-Lutati-Matruchot).

Der ebenfalls den Penizillien nahestehende Pilz wurde von Vignolo-Lutati 1911 aus einer knotenbildenden der Sporotrichose ähnlichen Affektion gezüchtet und von Matruchot bestimmt.

Das pathologisch-anatomische Bild der Acauliose ist folgendes: Man findet bei schwacher Vergrößerung ein dichtes Infiltrat, das fast ausschließlich das mittlere und tiefe Derma einnimmt, mit feinen Fortsätzen nach dem oberflächlichen Derma und seinen lateralen an die gesunden Zonen grenzenden Rändern. Das erwähnte diffuse Infiltrat ist typisch granulomatös. In seiner mehr peripheren Zone sieht es dunkler, stärker gefärbt aus, weil es vorwiegend aus kleinen mononukleären Zellen besteht, die an einigen Stellen eine deutlich fibroblastische Tendenz zeigen; zwischen den kleinen Rundzellen finden sich einige Plasmazellen. Je mehr man nach dem Zentrum der Infiltration vorrückt, desto mehr epitheloide mit einigen Riesenzellen vermischte Zellen trifft man an und dazwischen auch Gruppen von polynukleären und einigen mononukleären Leukocyten. Hier zeigen sich auch zentral gelegene schlecht sich tingierende Partien, die aus Detritus von Kernen und Zellen bestehen, und in ihrem Inneren — bei Färbung mit polychromem Methylenblau — einige von kleinen Sporengruppen umgebene Mycelfäden beherbergen. Das Protoplasma dieser Filamente war von körniger Struktur und diese Körnchen zeigten eine rotviolette Metachromasie, die derjenigen der Mastzellen ähnlich war.

Wir haben hier also wieder die Struktur der infektiösen Granulome mit ihren drei charakteristischen Stadien: dem fibroblastischen, dem neoplastischen und nekrobiotischen.

---

[1] Ausführlicheres s. bei Pollacci und Nannizzi: I miceti patogeni dell'uomo e degli animali. No. 11. (Siena 1922—1930.)

Makroskopisches Aussehen der Kultur: Nach der Beschreibung VIGNOLO-LUTATIs zeigen sich auf SABOURAUDs Glucoseagar zuerst punktförmige, grauweiße Stellen. Es entstehen dann scheibenförmige, zuweilen auch ringförmige Erhebungen mit glatter, glänzender Oberfläche, die dann aber faltig werden und zerebriforme Windungen bekommen, dabei wird die Färbung gelb bis braun, im Zentrum manchmal schwarz, meist bleibt ein schmaler hellgelber Hof bestehen. Im Erlenmeyerkolben war die Kultur nach 5—6 Wochen 4—5 cm im Durchmesser. Das Wachstum ist besser bei Zimmertemperatur als bei 37°. Auf Maltoseagar war die Färbung von vornherein dunkler, etwas weniger zerebriform. Die Oberfläche zeigt nie Flaum, sondern ist immer glänzend und feucht.

Mikroskopischer Befund der Kultur (nach MATRUCHOT): Das Mycel ist fein, 2—3 Mikren breit, verzweigt, septiert. Auf dem Mycel entsteht seitlich ein kurzer Ast, dieser trägt wie Finger mehrere flaschenförmige Fortsätze (Phialide), von deren distalem Ende eine Kette von Sporen ausgeht. Die Sporen entstehen so, daß das vorderste Ende der Phialide sich abschnürt, eine zweite Spore bildet sich durch den gleichen Prozeß unterhalb der ersten und schiebt diese nach vorn, die dritte unter der zweiten und so fort. In jüngeren Kulturen ist die Phialide einfach und kann bis zu 8—10 Sporen entwickeln, in älteren Kulturen kann sie sich an der Basis verzweigen und es entstehen bukettförmige Anordnungen von Phialiden und Sporenketten auf dem kurzen Seitenmycel. So erinnert das Bild an die verzweigten Sterigmaten der Art Sterigmatocystis. Aber das charakteristische für das Acaulium ist, daß die Phialide immer von einem Mycelstück getragen wird. Das Acaulium VIGNOLO-LUTATIs unterscheidet sich von den anderen Acaulien durch Form und Größe der Sporen und Phialiden: Letztere sind 10—15 Mikren lang, und die kugeligen Conidien messen 4 Mikren im Durchmesser, sie sind braun-schwarz gefärbt und die Mutterphialide dient lange Zeit als Erzeugerin von Sporen, ehe sie sich verzweigt.

Tierimpfungen. Der Pilz ist sehr wenig tierpathogen. Durch subcutane Impfungen entstanden manchmal bei jungen Meerschweinchen Knotenbildungen, auch Metastasen davon, in einem Fall in der Leber und Milz, von denen sich wieder Acaulium rückimpfen ließ.

Catenularia fuliginea (SAITO).

A. JOSEPH hat in zwei Fällen, einmal aus schuppenden und krustösen, oberflächlichen Herden an Händen und Ellenbogen, im zweiten Fall von scheibenförmigen, schuppenden Efflorescenzen in der Lendengegend einen Pilz gezüchtet, den er zu den Dematiaceen (jener Gattung der Hyphomyceten, bei der Hyphen und auch meist Conidien dunkel gefärbt sind) rechnen konnte und als Catenularia fuliginea deutet.

In den *Hautschuppen* waren keine Pilze nachweisbar.

Auf der *Kultur* entwickelten sich nach 8 Tagen langsam wachsende, graubräunliche, trockene Kolonien, die allmählich kakaoähnliche Färbung annahmen und locker dem Nährboden anhafteten. Auf den uns überlassenen und weiter gezüchteten Subkulturen fiel nachher die Bildung von favusähnlichen, dunkelgefärbten Näpfchen auf.

Das *mikroskopische Bild der Kultur* zeigt unseptierte, verschieden lange Mycelien, die meist schmutzig-grünlich gefärbt sind, teils mit feinen, lichtbrechenden Einlagerungen; an den Enden und seitlich tragen sie runde oder ovale Sporen von etwa 4 Mikren Größe, auch freiliegende Sporen oder solche in Kettenform sind zu erkennen. Die Züchtung im hängenden Tropfen ergab längere Sporenketten und in Haufen liegende Sporen. Außerdem sah man kugelige Auftreibungen im Verlauf der Mycelfäden, nach 3—4 tägigem Wachstum kam es zur Bildung von bis 40 Mikren großen dunklen Zygosporen[1].

Die *Überimpfung auf die Maus* ergab geringe Tierpathogenität. Bei Inoculation auf den Menschen teilweise leicht schuppende Herde, Retrokultur gelang nach 6 Tagen.

A. JOSEPH schließt noch den Pilzbefund von einer ähnlichen schuppenden, halbkreisförmigen Efflorescenz am Oberarm an, er bezeichnet den Pilz als zugehörig zu der Unterabteilung der Dematiaceen, die als *Chalareae* bezeichnet werden. Der Pilz wuchs auf der Kultur ebenfalls mit graugrünlichen Kolonien, nach Entfernung einer wolligen Oberfläche trat eine tiefschwarze Farbe zutage, ähnlich wie bei der Kultur eines Haplographium (s. oben). In den Subkulturen am Rande weiße strahlige Ausläufer. Mikroskopisch rundliche und eiförmige Sporen, die in der feuchten Kammer in Haufen oder in Form kurzer Ketten lagen. Tierpathogenität gering[2].

Aspergillus.

Die Aspergillusarten zeigen alle den aus dem verzweigten Mycellager steilaufsteigenden Fruchtträger, der sich nach oben zu keulenförmig verdickt, auf

---

[1] Zygosporen sind Zellen, die entstehen durch Aufeinanderzuwachsen von zwei keulenförmig verdickten Mycelenden. Diese treffen zusammen und schnüren dann je eine Zelle vorn ab, durch deren Verschmelzung eine stärker angeschwollene Zelle sich bildet, die Zygospore, von der aus wieder austreibende Mycelfäden sich bilden können (vgl. auch S. 9).

[2] Vgl. A. JOSEPH: Dermat. Wschr. 87, 1396.

dieser breiten Anschwellung trägt er eine Krone von radiärgestellten Phialiden oder Sterigmen, und diese wieder schnüren an ihrem Ende kleine runde Sporen ab, die sich leicht von ihren Stielen ablösen und frei herumliegen.

Aspergillus glaucus.

Dieser Schimmelpilz kommt in der Natur sehr reichlich vor, er wächst auf Brot, Nahrungsmitteln, Getreide usw., oft zusammen mit Penizilliumarten, er ist auch häufig die Verunreinigung unserer Pilzkulturen. Er bildet auf den Kulturen einen dicken, lockeren Rasen von zuerst weißer, sehr bald hellgrüner Farbe, die beim Altern mehr graugrün wird. Das Mycel kann eine hellgelbe, später rostbraune Farbe haben. *Mikroskopisch* sieht man hohe, septierte Conidienträger, die mit Sterigmen besetzt sind, die wiederum Sporen tragen, letztere sind in großer Zahl vorhanden. Sie sind meist rund, 7—10 Mikren groß, die der Penizilliumarten sind meist kleiner.

Beim Aspergillus finden sich nun oft noch Perithezien oder Schlauchfrüchte, das sind große Kapseln von 0,1—0,2 mm Durchmesser, die anfangs gelblich gefärbt sind und dadurch der ganzen Kultur ein gelbliches Aussehen verleihen können, später werden sie bräunlich. Im Inneren der Perithezien liegen in unregelmäßiger Anordnung kleine

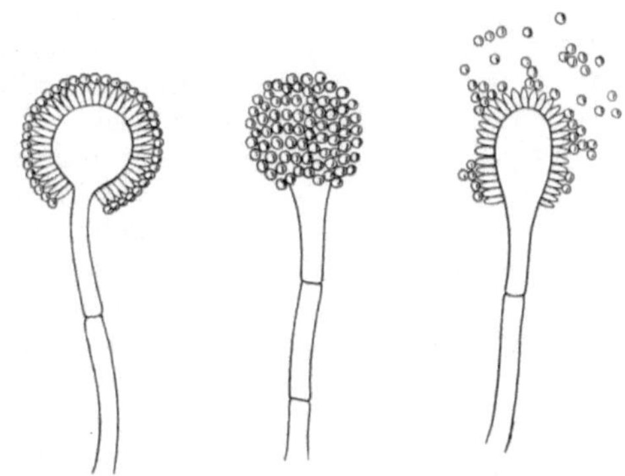

Abb. 105. Aspergillus glaucus.

rundliche Schläuche (Asci) mit je 5—8 farblosen Sporen (Ascosporen). HENNEBERG, dessen Darstellung wir hier zum Teil folgen, beschreibt, daß bei der Teilung sich die Ascosporen mit zwei Klappen öffnen. Man findet die Ascusfrüchte in älteren Kulturen, auch auf Brot usw. in großen Mengen. Im hängenden Tropfen kommt nach HENNEBERG die Ausbildung oft nur bis zu einem gewissen Grad (zarte, dichte Spiralen). Der Pilz wächst am besten bei 37°.

Aspergillus flavus
(= Aspergillus flavescenz = Eurotium flavum).

Dieser Pilz bei Otomykosen (WREDEN, SIEBENMANN u. a.), auch bei Ulcus corneae (ZENTMAYER) und als Erreger einer Tonsillitis (CHIURCO) gefunden, wurde von LESCYNSKI und EPLER von Geschwüren am Hals und von KARRENBERG von oberflächlichen krustösen Efflorescenzen am Hals und Nacken gezüchtet. Die *Kultur* zeigt einen erst weißen schnellwachsenden Rasen, der sehr bald goldgelb wird, manchmal auch ins grünliche spielt, bei älteren Kulturen braune Farbe aufweist. *Mikroskopisch* sieht man die steilen Conidienträger mit der keulenförmigen gelblichen Anschwellung am Ende, auf der Anschwellung sitzen meist am oberen Teil, die ungeteilten Sterigmen, auf diesen die rundlichen Conidien. — Der Aspergillus flavus ist nicht so häufig wie der Aspergillus glaucus [1].

Aspergillus fumigatus.

Er bildet auf sauren Nährböden Kulturen von grüner, auch graugrüner, manchmal ins bläuliche schimmernder Oberfläche, die aber bei Beginn der

---

[1] Näheres s. in der Arbeit von KARRENBERG: Dermat. Wschr. 88, 89.

Entwicklung während einiger Tage erst weiß aussehen. Auf neutralen oder alkalischen Böden entwickelt sich die Kultur mit schwarzbrauner Farbe, die günstigste Temperatur für ihr Wachstum ist 37⁰.

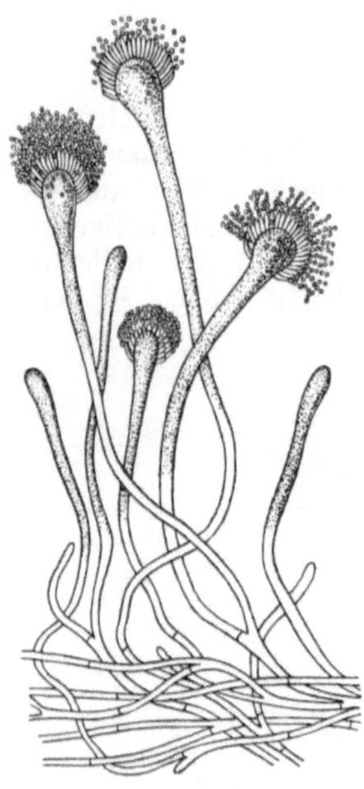

Die Kultur wächst schnell. *Der mikroskopische Befund* entspricht dem oben für den grünen „Aspergillus" dargestellten. Die auf dem krallenförmigen Ende des Fruchtträgers aufsitzenden Sterigmen sind einfach, sie tragen kleine etwa 2 Mikren große Sporen, die sich leicht ablösen (s. Abb. 106). Der Pilz kommt vielfach in der Natur vor, auf Getreide, auf abgestorbenen Blättern, im Boden, im Staub usw. Die Sporen sind sehr widerstandsfähig gegen die Zeit, noch vier Jahre nach ihrem Wachstum können sie auskeimen (BRUMPT). Der Aspergillus fumigatus ist die Ursache für pneumonische Mykosen gewesen, VIRCHOW hat 1856 zuerst darauf hingewiesen. Die Impfung auf Tiere ist auf intravenösem und intraperitonealem Wege versucht, auch durch pulmonale Inokulation, sie erwies sich als pathogen bei Tauben, Meerschweinchen, Kaninchen, auch bei Affen und anderen Tieren, Hunde und Katzen sollen nach GEDOELST refraktär sein.

Abb. 106. Aspergillus fumigatus. (Nach POLLACCI und NANNIZZI: I miceti patogeni.)

Aspergillus niger

(= Sterigmatocystis nigra, auch Eurotium nigrum genannt).

Er bildet einen braunschwarzen dichten Rasen. Mikroskopisch sieht man schlanke lange Fruchtträger, die an ihrem Ende eine kugelige Auftreibung haben. Auf dieser sitzen Sterigmen auf, die an ihrem peripherem Ende wiederum verzweigte Sterigmen tragen, so daß ein doppelter Strahlenkranz sichtbar wird (STEIN), und an das periphere Ende dieser Verzweigungen schließen sich längsaufgereihte Conidien an. Von diesen Conidien liegen viele frei herum. Vielfach sind sie graubraun gefärbt.

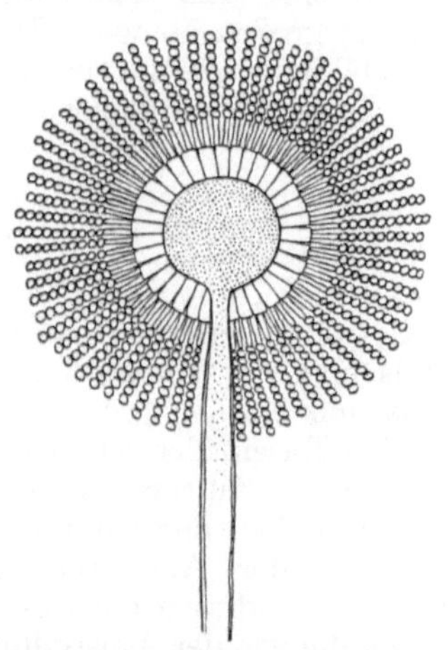

Das Temperaturoptimum des Wachstums ist 37⁰.

Der Aspergillus niger kommt in der Natur viel vor, auf Früchten usw. Er wurde auch in den menschlichen Organen, in der Lunge, im Ohr, bei Pferden ebenfalls im Ohr gefunden, CASTELLANI hat diesen Schimmel sogar in dunkel gefärbtem Harnröhrenausfluß festgestellt.

Sterigmatocystis ochracea s. Aspergillus ochraceus, als pathogener Schimmelpilz wurde zuerst von BELLUCCI in Siena bei einem Fall von eitriger Otitis media gefunden.

Im Ausstrichpräparat sieht man — wir folgen der Beschreibung von POLLACCI und NANNIZZI — ein Netz von verschlungenen Hyphen, das sich gut mit Gentianaviolett färben soll.

Das makroskopische Aussehen der Kultur läßt zuerst zahlreiche kleine weiße kugelige Kolonien erkennen die wollig erscheinen, die später konfluieren und dann sich gelblich färben.

Abb. 107. Sterigmatocystis ochracca. (Nach POLLACCI und NANNIZZI: I miceti patogeni.)

Das mikroskopische Bild der Kultur zeigt nach den obengenannten Autoren sterile, septierte, verzweigte Hyphen, 1,5—3 Mikren im Durchmesser und 2—3 mm lange steil aufstrebende Conidiophoren, die auslaufen in eine sehr große gelbliche runde Blase. Die primären Sterigmen, die 25—50 Mikren messen, tragen feine sekundäre Sterigmen von 2—4 Mikren im Durchmesser und an diese schließen sich wieder die Conidienketten (s. Abb. 107). Diese sind meist rund, seltener oval, haben einen Durchmesser von 3,5—5 Mikren, und besitzen eine etwas rauhe Oberfläche.

Mucor.

Die Mucoreen (Köpfchenschimmel) sind dadurch charakterisiert, daß die Fruchtträger an ihrem Ende kugelförmige oder auch birnenförmige geschlossene Kapseln (Sporangien) tragen, in denen die Sporen sich entwickeln. Durch Platzen dieser Kapseln werden die Sporen frei. Das Ende des Fruchtträgers wölbt sich ein Stück in die Fruchtkapsel hinein, dieses gegen das Innere des Sporangiums abgeschlossene vorgewölbte Stück des Fruchtträgers wird als *Columella* bezeichnet (Abb. 108). Die Mycelien sind meist breiter und auch länger als bei Penizillium und Aspergillus. Um die Fruchtkapseln unzerdrückt unter dem Mikroskop beobachten zu können, empfiehlt W. Henneberg, unter das Deckglas kleine Deckglasstückchen zu bringen.

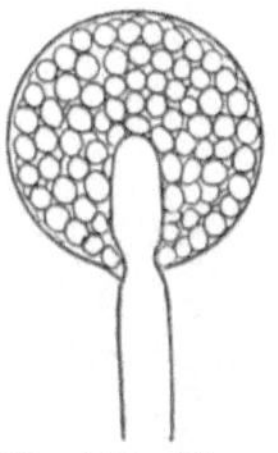

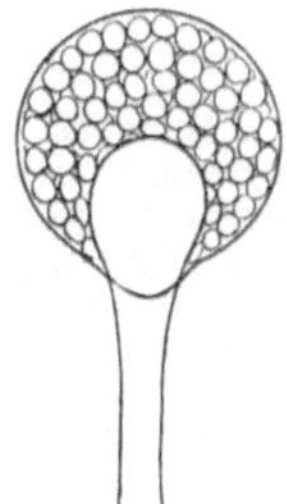

Abb. 108. Mucor. (Nach Lindau.)

Mucor corymbifer (Cohn 1882) s. Lichtheimia corymbifera (Vuillemin).

Dieser Schimmelpilz ist in der Natur sehr verbreitet, wächst auf Brot, Kartoffeln und vielen anderen Gegenständen der Natur. Gelegentlich wird er als pathogener Pilz gefunden, so ist er in Lungenabscessen (Paltauf), in mykotischen Prozessen des Ohres, des Nasopharyngealraumes usw. festgestellt.

Das *makroskopische Aussehen der Kultur* (auf Maltose- oder Glucoseagar) zeigt einen weißen Rasen. *Mikroskopisch* sieht man lange, verzweigte Hyphen, die am Ende birnenförmige Sporangien tragen, die bis zu 70 Mikren Durchmesser groß werden. Das obere Ende des Fruchtträgers ragt mit der charakteristischen halbkugeligen Vorwölbung, die als *Columella* bezeichnet wird, in das Sporangium hinein. Das Sporangium ist angefüllt mit zahlreichen Sporen, die durch Platzen der Umhüllung frei werden (s. Abb. 108).

Das Wachstumsoptimum der Kultur liegt bei etwa 37°.

Die *Tierimpfung* ergab eine starke Pathogenität, besonders für das Kaninchen. Intravenöse Einspritzung führt schneller zum Exitus als intraperitoneale. Namentlich werden durch die intravenöse Einspritzung ergriffen die Nieren, dann die Mesenterialdrüsen, der Darm, quergestreifte Muskeln, Leber, Milz, Lunge (Brumpt). Für die *Färbung des Pilzes im Gewebe* empfiehlt Barthelat (nach Pollacci und Nannicci) die Fixierung des Gewebsstückes in Sublimatessig, dann Vorfärbung mit Eosin oder Orangefarbstoff, Waschung in 60%igem Alkohol, Färbung für 4—5 Minuten in wässeriger Lösung von 2%igem Toluidinblau, Entfärbung in 60er Alkohol, Entwässerung, Balsam.

Rhizopus.

Diese Art, die wie der Mucor, die Sporen in geschlossenen Sporangien, die den Fruchtträgern aufsitzen, produziert, ist noch dadurch charakterisiert, daß an den Ausläufern

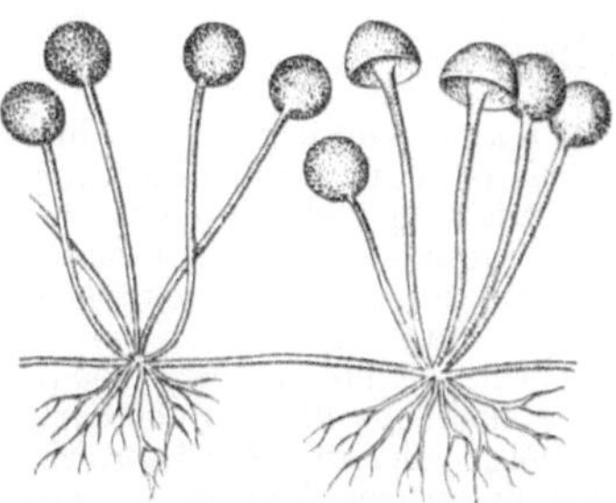

Abb. 109. Rhizopus nigricans. (Nach Pollacci und Nannizzi: I miceti patogeni.)

Abb. 110. Rhizopus.

(Stolomen) wurzelähnliche Gebilde wachsen, die sich in dem Nährsubstrat verankern (s. Abb. 109). W. Henneberg weist darauf hin, wie z. B. der Rhizopus nigricans mit Hilfe seiner Ausläufer an der Glaswandung (in Bechergläsern usw.) emporwachsen kann, was mit bloßem Auge erkennbar ist. Die Columella ist nach unten abgegrenzt (Abb. 110).

Sterigmatocystis nidulans EIDAM (= Aspergillus nidulans).

Dieser Schimmelpilz, 1883 von EIDAM entdeckt, erwies sich für Kaninchen als pathogen. SIEBENMANN sah denselben Pilz im menschlichen Pharynx und Ohr. Ein *Sterigmatocystis versicolor* aus dem Auswurf eines Tuberkulösen soll nach GUÉGUEN und SARTORY eine Form des Sterigmatocystis nidulans sein (nach POLLACCI und NANNIZZI). Aus einem schuppenden und blasenbildenden Hautherd züchtete PH. KELLER in einem Falle diesen Pilz [1].

1907 beschrieben NICOLLE und PINOY in Tunesien bei einem Eingeborenen eine mycetomartige Schwellung des Fußes mit Bildung von weißen Körnern, die bis erbsengroß waren. Aus ihnen wurde ebenfalls der Sterigmatocystis nidulans gewonnen. Es zeigten sich hier Mycelien mit zahlreichen interkalären und terminalen Chlamydosporen (BRUMPT).

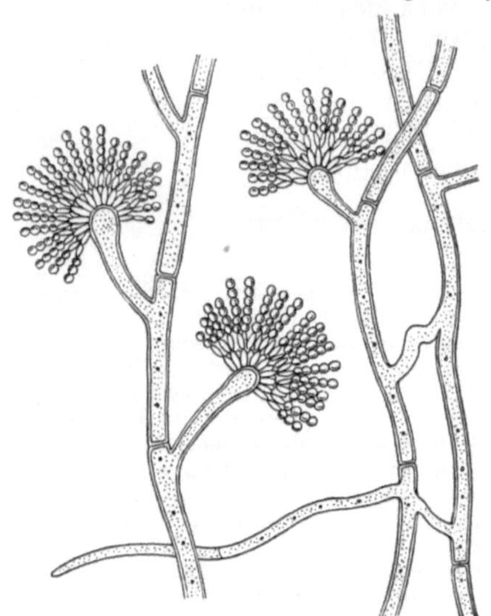

Abb. 111. Sterigmatocystis nidulans.
(Nach POLLACCI und NANNIZZI: I miceti patogeni.)

Bei einem Patienten, der eine sehr auffallende, ziemlich harte Schwellung an der Mandibula hatte, konnte 1923 CHIURCO wieder den Sterigmatocystis nidulans züchten.

Die *Kultur* bildet nach POLLACCI und NANNIZZI zunächst weiße isolierte Rasen, die konfluieren und sich ausbreiten, die Kolonie wird dann gelblich, später ausgesprochen gelb-grünlich.

Das mikroskopische Bild der Kultur (s. Abb. 111) zeigt streifenförmig angeordnete Hyphen, die wenig septiert sind, vielfach untereinander verbunden durch quere Brücken. Von den Hyphen gehen Fruchtträger aus, die erst farblos, dann aber braun gefärbt sind. Sie zeigen am Ende eine knollenförmige Auftreibung, auf der kleine, primäre Sterigmen sitzen, auf diesen aber wieder sitzen ebensolche sekundäre auf. An die sekundären Sterigmen schließen sich Ketten von grünlichgelben Sporen an, die etwa 3 Mikren im Durchmesser haben. Auch terminale Chlamydosporen können sichtbar sein.

In manchen Kulturen entwickeln sich Haufen von Asken, die 10—11 Mikren groß sind, von denen jede 8 Ascosporen in sich birgt. Die Askenhaufen sind umgeben von charakteristisch angeschwollenen Mycelenden.

Tierimpfung. Intravenöse Einspritzungen bei Kaninchen sind pathogen bei Verwendung reichlichen Impfmaterials. Die Impfung in die Pfoten von Ratten ergeben kleine, sich rasch resorbierende Granulationsherde (NICOLLE und PINOY).

Sporotrichose.

Diese relativ häufig in Frankreich, auch in Amerika beobachtete, bei uns in Deutschland und in Österreich und auch in anderen europäischen Ländern seltene Erkrankung kommt nach DE BEURMANN und GOUGEROT in drei Formen, die aber vielfach ineinander übergehen, vor: 1. am häufigsten als subcutane disseminierte, gummöse, auch ulzerierende, syphilis oder tuberkuloseähnliche oder akute absceßartige Bildungen, 2. in lokalisierten Herden in der Haut, besonders an Kopf und Extremitäten, verbunden oft mit sekundären Lymphgefäßerkrankungen, das Aussehen ist ebenfalls tuberkuloseähnlich (verrukös-papillomatös) oder gleicht dem ulzerierenden Gummi, manchmal auch nur kleinen acneartigen Pusteln, und 3. als extracutan lokalisierte Herde an Knochen, Gelenken, Muskeln, Hoden, Augen und inneren Organen mit oder ohne Hautbeteiligung. Der Verlauf ist meist ziemlich chronisch, manchmal aber auch mehr akut.

Pathologische Anatomie (Abb. 117). Bei Sporotrichose findet man ein Nebeneinander von akut und chronisch entzündlichen Vorgängen. Das typische Sporotrichom besteht demnach aus 3 wohl unterscheidbaren Zonen: Einen zentral gelegenen Mikroabsceß, der vorwiegend aus polynukleären Leukocyten, weniger aus anderen Blutzellen (Monocyten) zusammen-

---

[1] Vgl. PH. KELLER, Dermat. Wschr. 87, 1831.

gesetzt ist und thrombosierte und entzündlich erweiterte Capillaren in großer Menge enthält, deren Endothelien und Perithelien geschwollen sind, ferner einer in den früheren Stadien breiteren, in den späteren schmäleren Mittelzone, die ihr Gepräge erhält durch das Vorherrschen der acidophilen Epitheloid- und Riesenzellen sowie der Plasmazellen und Makrophagen — *dem eigentlichen Granulationstumor* — und schließlich einer äußeren, fibroblastischen, von einem lymphocytären Infiltrat und Plasmazellen durchsetzte Zone. Sie hat augenscheinlich die Aufgabe, durch Produktion von Bindegewebe und einer fibrösen Kapsel den Krankheitsherd von der Umgebung abzuschließen und damit dessen Resorption vorzubereiten.

Diese äußere Zone zeigt die Infiltrate rings um die Gefäße am stärksten. Sie umgeben die kleinen Arterien und Venen in Form mantelförmiger Scheiden und setzen sich, wie schon angedeutet, aus jungen Bindegewebszellen, Plasmazellen und spärlichen Mastzellen zusammen. Die Gefäße sind also, wie Robert Stein es nennt, im Zustand der Panvasculitis.

Das Sporotrichom zeigt also drei verschiedene Gesichter. Es ist syphilisähnlich in seiner Peripherie, tuberkuloseähnlich in seiner Mitte, ecthymaähnlich in seinem Zentrum. Alle diese genannten Prozesse, noch vermehrt durch die chronischen Eiterungen, sind zwar ätiologisch vollständig voneinander unterschieden, zeigen aber deutliche Übergänge in ihren histologischen Reaktionsprodukten.

Bei vorgeschrittenen Fällen nimmt der zentrale Mikroabsceß auf Kosten der sich mehr und mehr verschmälernden mittleren Zone zu. Es kommt zur fast völligen Einschmelzung und zum Übrigbleiben der fibrösen Randzone, jedoch ist zu bemerken, daß die Nekrose niemals diffus wird, daß sich vielmehr dicht neben nekrotischen vollständig normal sich färbende Elemente finden. Auch das tiefer gelegene Fettgewebe kann an dem Prozeß teilnehmen und unter Infiltration der Bindegewebssepten zur Wucheratrophie des Fettgewebes mit Riesenzellbildung Anlaß geben.

Mit ein paar Worten sei dann hier bei der Sporotrichose als der praktisch wichtigsten unserer tiefen Mykosen, deren histologische Differentialdiagnose gegenüber anderen in Betracht kommenden Dermatosen erörtert. Da der Nachweis des Sporotrichon im Gewebe im Gegensatz zur experimentellen Sporotrichose sehr schwierig ist, so sind wir hier, falls die Kultur versagt oder nicht möglich ist, auf die mikroskopische Untersuchung angewiesen, so daß es lohnend erscheint, deren Kriterien kurz zusammenzustellen.

Am häufigsten dürfte wohl eine Verwechslung mit dem *Skrophuloderm* in Frage kommen, mit dem die Sporotrichose ja klinisch sehr viele Berührungspunkte hat. Hier schützt vor allem bei der letzteren das völlige Fehlen der massigen zentralen Nekrose des Skrophuloderms, die bei der Sporotrichose durch den aus polymorph-kernigen Leukocyten bestehenden Absceß ersetzt ist, vor einer unrichtigen Beurteilung. Auch ist bei der Sporotrichose die Bildung von Epitheloidzellentuberkeln niemals so ausgesprochen wie bei der Tuberkulose. Auch dem Gummi gegenüber vermissen wir bei der DE BEURMANNschen Krankheit die massige daselbst vorhandene Nekrose. Gefäßerweiterungen finden sich bei beiden Affektionen. Allerdings bei der Sporotrichose mehr solche der Media, bei der Lues mehr der Intima und Adventicia. Jedoch begegnen wir, wie Arndt hervorhebt, auch bei der Sporotrichose Endothelwucherungen an kleinen und mittelgroßen Venen. Was die *Blastomykose* anbetrifft, so sind dort die Riesenzellen sehr viel zahlreicher als bei der Sporotrichose und enthalten in ihrem Innern sehr häufig die charakteristischen runde oder Sproßformen zeigenden Hefen. Auch ist die Wucherung des Epithels bei ersterer sehr viel intensiver als bei letzterer, so zwar, daß oft epitheliomähnliche Bilder entstehen. Eine gewisse Analogie der histologischen Veränderungen, mit denen der Sporotrichose können wir dann ferner noch bei der *Aktinomykose* konstatieren. Doch ist bei dieser die Neigung des Granulationsgewebes, sich in derbes schwieliges, bisweilen tumorartig entwickeltes Narbengewebe umzuwandeln, im Gegensatz zur Sporotrichose, wo diese Tendenz zur Bindegewebsneubildung gering ist, sehr groß. Von gewöhnlichem Granulationsgewebe unterscheidet sich das Sporotrichom durch seinen konstanten Gehalt an Riesenzellen, die regellos im Infiltrat verteilt sind, und durch das Vorkommen von Epitheloidzellenknötchen, die in ihrem Zentrum bisweilen Riesenzellen, aber fast niemals Verkäsung aufweisen, sowie durch das Vorhandensein der Gefäßveränderungen.

Einteilung und Arten der Sporotricha.

Botanisch werden die Sporotrichosepilze zu den Conidiosporeen, einer Unterabteilung der Mucedineen gerechnet (Vuillemin). Nach ihrer Kultur und dem Aussehen der Pilzelemente stehen die Sporotrichosepilze den Fadenpilzen zweifellos nahe. Es gibt in der Natur sehr viele saprophytisch lebende Sporotrichen. Als pathogen haben sich die nachfolgend geschilderten 10 Arten erwiesen (wir folgen hier außer den Originalarbeiten von DE BEURMANN und GOUGEROT, soweit sie uns zugänglich waren, von ARNDT, BLOCH, ROB. STEIN u. a. auch wesentlich der sehr gründlichen Darstellung von O. GRÜTZ in dem Handbuch der Haut- und Geschlechtskrankheiten von JADASSOHN, Bd. XI, 1928).

Das Sporotrichon Beurmanni

ist die am häufigsten vorkommende Art.

Ausstrichpräparat. Der Nachweis der Pilzelemente im Ausstrich gelingt oft gar nicht oder sonst nur in sehr spärlichen Exemplaren, am ehesten

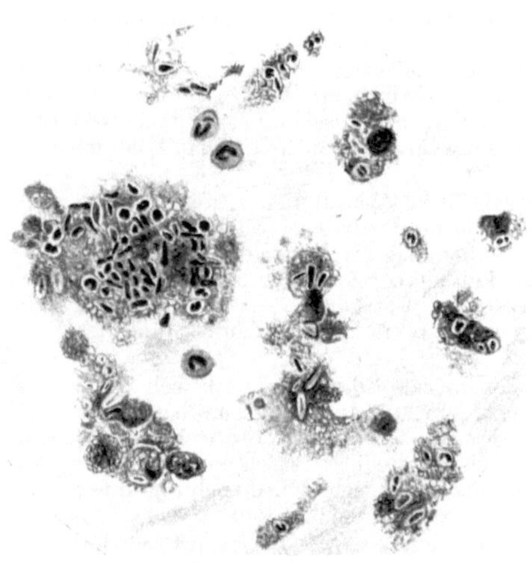

Abb. 112. Sporotrichoseeiter, Ausstrichpräparat. Ausstrich von Hodeneiter von Meerschweinchen. Gramfärbung zeigt alle Übergänge von der grampositiven bis zur gramnegativen „Gewebsform" von Sporotrichon Beurmanni. (Nach GRÜTZ: Handbuch der Haut- und Geschlechtskrankheiten, Bd. XI.)

noch aus der Absonderung der an Sporotrichose erkrankten Schleimhaut, ferner auch von experimentellen Sporotrichonen der Ratte (ROB. STEIN u. a.). Man sieht dann längliche oder ovaläre Körper von 2—6 Mikren Länge und 1—3 Mikren Breite. Besser ist noch, die GRAMsche Färbung vorzunehmen. Die jugendlichen Exemplare färben sich gut nach GRAM und mit basischen Farben, ältere sind empfänglicher für sauere Farben (vgl. die ausführlichen Angaben über Färbung von Sporotrichosepilzen S. 23). Die Pilzelemente liegen teils in Zellen, teils extracellulär. Sie sind von einem doppeltkonturierten, hyalinen Saum umgeben, enthalten Granula und Vakuolen. Zweifellos können aber manchmal auch Mycelfäden vorkommen.

Makroskopisches Bild der Kultur (s. Abb. 113 u. 114). Man verwendet zweckmäßig zuckerhaltige Nährböden, also GRÜTZ-Maltoseagar oder natürlich auch SABOURAUD-Nährboden, die am besten bei Zimmertemperatur gehalten werden. Es wachsen nach 5—10 Tagen weiße, rundliche, glatte und feuchtglänzende Kolonien mit strahligem 2—3 mm breitem Rand, die rasch zunehmen, sich vorwölben, später zahlreiche Falten und zerebriforme Windungen annehmen. Die Farbe der Kolonie wechselt von grauweiß über gelblich-braun, dunkelbraun bis zum ausgesprochen braunschwarz. Das Aussehen der Oberfläche erinnert mit seinen Erhebungen und Vertiefungen an eine Morchel (ARNDT). Das Zentrum sieht namentlich bei älteren Kulturen meist dunkler aus als der Rand, aber auch dieser, erst grauweiß, mit feiner und radiärer Streifung, wird schließlich grauschwarz. Es sind die Sporen, die das Pigment enthalten und zwar vorwiegend die an der Oberfläche (Sauerstoffzutritt?). Es ist aber festzuhalten, daß es auch Stämme gibt, die wenig oder kein Pigment bilden, es muß durchaus nicht jede Sporotrichosekultur schwarz oder braun aussehen.

Die Kulturen sind aërob. Manchmal nehmen sie mit der Zeit ein glattes und glänzendes hefeartiges Aussehen an und zeigen dann hefeartige Sprossung.

In Zuckerbouillon erfolgt auch ein reiches Wachstum. Es bildet sich eine aufliegende dicke Haut, die untersinkt, während oben eine neue Haut entsteht. Zuckergelatine wird allmählich verflüssigt, nach GRÜTZs Erfahrungen variierend nach verschiedenen Stämmen. Auf zuckerfreien Nährböden ist das Wachstum viel geringer, auch auf Peptonnährboden, hier ist auch geringere Faltenbildung sichtbar, sonst ist wieder auf pflanzlichem Nährboden, wie Karotten, Hafer, Stroh, Blättern, auf frischem grünem Gemüse, auf dem der Pilz ja auch in natura saprophytisch lebt, das Wachstum reichlich, auch auf toten und lebenden Insekten, auf Raupen können die Sporotrichosen wachsen, aber doch ist im allgemeinen ihr Fortkommen auf tierischen Organsubstraten, auch auf Serum- und Blutnährböden geringer. Durch Inokulation auf die Ratten können solche bisher saprophytisch lebende Sporotrichosen pathogen werden (DE BEURMANN und GOUGEROT).

Die *pleomorphe Entartung* der Kolonien kommt erst spät und nicht bei allen Kulturen zum Ausdruck.

Für den Fall, daß der gewonnene Eiter noch zahlreiche andere Bakterien enthält (offene Geschwüre), empfehlen DE BEURMANN und GOUGEROT die Impfung auf Glycerin-Kartoffel, die die Begleitbakterien nicht wachsen läßt, wohl aber den Sporotrichosepilz.

Die *glycerinisierte Kartoffel* wird folgendermaßen hergestellt (GRÜTZ): Zu 1000 g Wasser und 40 g Glycerin wird 1—3 g Weinsteinsäure hinzugefügt, die darin gekochten Kartoffeln bilden einen vorzüglichen Nährboden für Sporotrichosepilze.

Mikroskopisches Bild der Kultur. Man erkennt ein etwa 2 Mikren breites, septiertes Mycel, dasselbe ist gradlinig oder leicht gekrümmt verzweigt, an den Teilungsstellen oft spindelig verdickt. Im Innern der Fäden ist ein granuliertes Protoplasma enthalten, das sich mit Methylenblau stark färbt, grampositiv ist. Die Mycelien tragen an Stielen Sporen, teils einzelstehend, teils gruppiert und traubenförmig bis zu 25—30, die Sporen sind eiförmig, $2^1/_2$—4—6 Mikren lang, 2—4 Mikren breit.

Das mikroskopische Bild des Wachstums des Pilzes kann man sich evtl. — besonders zur Herbeiführung der Diagnose — noch schneller dadurch sichtbar machen, daß man mit dem Eiter der fraglichen Hauterkrankung eine PLAUTsche In-Situ-Kultur resp. Kultur im hängenden Tropfen anlegt oder eine Impfung auf den Nährboden nach dem Verfahren von GOUGEROT oder BENEDEK (Beobachtung des Wachstums an der Glaswand des Kulturröhrchens, s. S. 41) vornimmt.

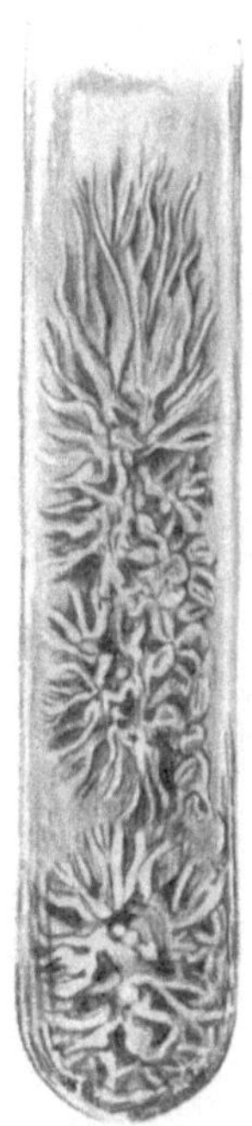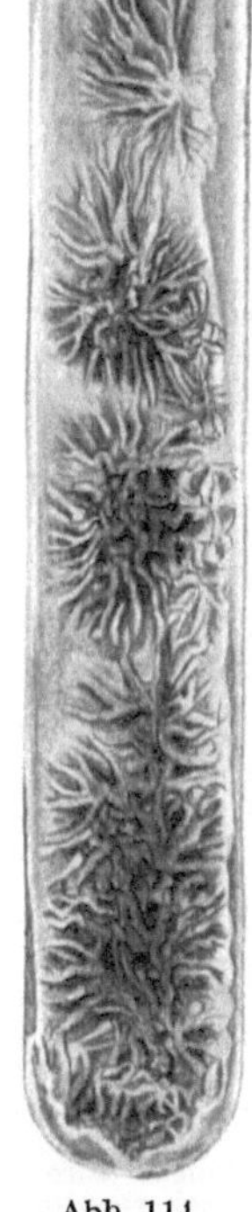

Abb. 113.   Abb. 114.
Abb. 113. Sporotrichon Beurmanni. 6 Wochen alte Kultur, wenig pigmentbildend.
Abb. 114. Sporotrichon Beurmanni. 6 Wochen alte Kultur, ziemlich stark pigmentbildend.
(Nach GRÜTZ, Handbuch der Haut- u. Geschlechtskrankheiten, Bd. XI.)

Sporotrichon Schencki.

Von dem beschriebenen Sporotrichon Beurmanni ist zu trennen das Sporotrichon Schencki (Sporothrix Schencki, HECTOEN und PERKINS), dessen Charakteristika wir nachfolgend nach der Darstellung von GRÜTZ kurz wiedergeben. Dieses Sporotrichon wurde schon 1898 von SCHENCK (in Nordamerika), dann von HECTOEN und PERKINS 1900 gefunden. Das klinische Bild war das einer gummösen lymphangitischen Erkrankung.

Makroskopisches Bild der Kultur. Auf SABOURAUDS Glucoseagar, aber ebenso auf GRÜTZs Maltoseagar wachsen zunächst weiße, feuchtglänzende Kolonien mit strahligen Ausläufern, erst flach oder leicht erhaben, dann mit radiären Furchungen und vielfach gewulstet, fest zusammenhängend. Die ursprünglichen Kolonien waren tiefbraun, (SCHENCK, HECTOEN), die späteren hell oder schwach bräunlich (BEURMANN und GOUGEROT, GRÜTZ). Auf Pepton zeigt sich nur geringes Wachstum, wenig Furchenbildung, noch weniger Pigment. Starkes Wachstum kann erzielt werden auf Kartoffeln, die in $4^0/_0$igem Glycerinwasser gekocht sind (vgl. S. 137). Traubenzuckergelatine wird rasch und intensiv verflüssigt, gewöhnliche Nährgelatine nur leicht und langsam. Pleomorphismus entwickelt sich nur spät und in geringem Grade.

Mikroskopisches Bild der Kultur. Man sieht lange, gekrümmte oft wellenartig verlaufende Mycelfäden, die sich unregelmäßig verzweigen, 1,6—2 Mikren breit sind. Manche Fäden sind steril, auf anderen sitzen gestielt oder direkt Sporen auf, einzeln oder in Büschelform, die Sporen sind 3—5 Mikren groß. In der feuchten Tiefe des Nährbodens sah MATRUCHOT Sporen in Kettenform. Chlamydosporen bilden sich auf nährstoffarmen Medien aus.

Sporotrichon Gougeroti.

Eine dritte Art von Sporotrichon, die etwas abweichend ist, jetzt aber auch wiederholt beobachtet worden ist, ist das Sporotrichon Gougeroti. GRÜTZ war selbst in der Lage, einen Fall zu beobachten und den Pilz zu kultivieren.

Klinisch zeigen die Fälle das Bild, wie wir es auch bei anderer Sporotrichose sehen. In GRÜTZs Beobachtung fiel das Fehlen gummöser Bildungen auf, es waren torpide chronische Ulcera vorhanden, bei MIBELLIs Fall mit Nachweis des Sporotrichon Gougeroti handelte es sich um eine rein oberflächliche erythematössquamöse Hautaffektion in der Axilla.

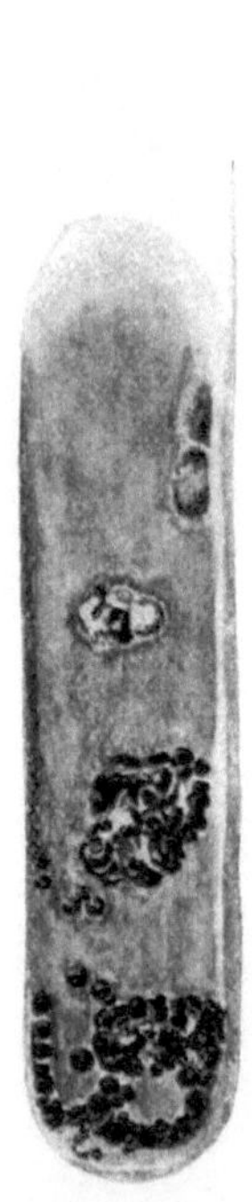
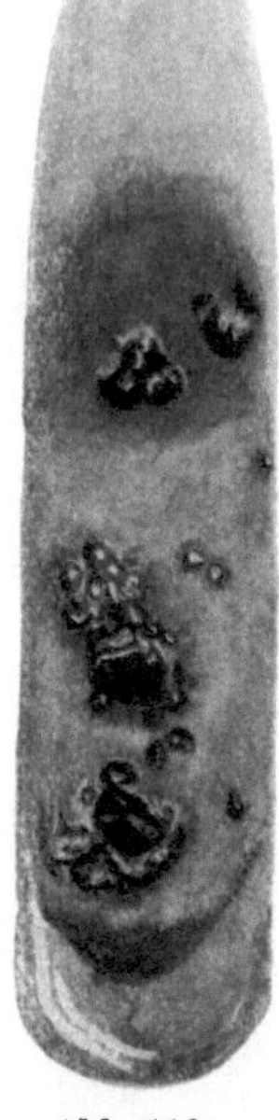

Abb. 115.   Abb. 116.
Abb. 115. Sporotrichon Gougeroti (Stamm GRÜTZ). 3 Wochen alte Kultur auf Traubenzuckerpeptonagar nach PLAUT.
Abb. 116. Sporotrichon Gougeroti (Stamm GRÜTZ). 7 Wochen alte Kultur auf Traubenzuckerpeptonagar nach PLAUT.
(Nach GRÜTZ: Sporotrichose, Handbuch der Haut- und Geschlechtskrankheiten, Bd. XI.)

Makroskopisches Bild der Kultur (Abb. 115, 116). Der Pilz wächst auf verschiedenen Böden als intensiv schwarze, feucht glänzende runde Kolonie mit keiner oder sehr schmaler Randzone. Gegenüber den anderen Sporotrichen bleiben die Kolonien meist klein, konfluieren weniger. Auch sind die Kulturen auf der Oberfläche gewöhnlich leicht zerreißlich. In flüssigen Zuckernährböden wachsen kleine, schwarze kugelige Flocken, selten bildet sich eine Oberflächendecke. Auf zuckerfreiem Agar sind die Kolonien noch kleiner, aber im Gegensatz zu der sonstigen Sporotrichose besonders ausgesprochen schwarz. Auf Glycerin-Kartoffel (s. oben) sieht man sehr gutes Wachstum, die Oberfläche ist feucht, gefurcht, ebenfalls stark pigmentiert. Auch gegenüber der Gelatine zeigt sich hier anderes Verhalten: Auf gewöhnlicher Nährgelatine und auf Traubenzuckergelatine findet üppiges, schwarzes Oberflächenwachstum, kein Tiefenwachstum statt, und auch nach mehreren Wochen wird die Gelatine nicht verflüssigt. Die Neigung zu Pleomorphismus ist nicht groß.

Mikroskopischer Befund der Kultur (Abb. 118). Dieser ist auch etwas anders als sonst bei Sporotrichose: Die Mycelien sind größer und dicker und man findet häufiger Chlamydosporen. Im Mycel erkennt man öfters kurze oidienartige Segmentierung. Die Sporenanordnung ist teilweise büschelförmig, die Sporen sind meist ungestielt und größer als beim Sporotrichon Beurmanni, sie können zu kurzem Sproßmycel auskeimen, ähnlich wie Hefen. Auch perlschnurartige

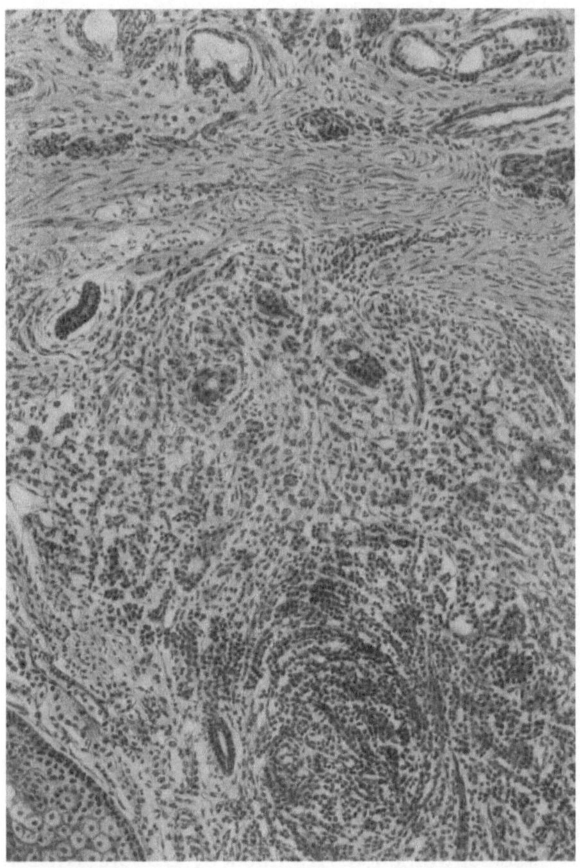

Abb. 117. Menschliche Hautspirotrichose. (Kultur: Sporotrichon Gougeroti.) Hämatoxylin-Eosin-färbung. Oben: fibroblastische Randzone; Mitte: aus Epitheloiden, Histiocyten usw. bestehende Mittelzone; unten: zentrale Abscedierung.
(Nach GRÜTZ: Handbuch der Haut- und Geschlechtskrankheiten, Bd. XI.)

Conidienbildung kommt vor. Nicht nur die Sporen, sondern auch die Mycelien sind stark pigmentiert.

Es gibt nun noch eine Anzahl von Sporotrichen, die jeweilig nur aus einem oder zwei Fällen gezüchtet wurden, und die wir nur dem Namen nach hier aufführen wollen, es sind:

Das *Sporotrichon asteroides* (von SPLENDORE in Brasilien gezüchtet).

Das *Sporotrichon Jeanselmi* (JEANSELME und CHEVALLIER).

Sporotrichon Councilmanni (von WOLBACH, SISSON und MEYER in Amerika gewonnen).

Das *Sporotrichon indicum* (von CASTELLANI auf Ceylon gezüchtet, nicht näher beschrieben).

Das *Sporotrichon Lesnei* (auf Madagaskar gewonnen).

Das *Sporotrichon Carougeaui* (von Fontoynont und Carougeau ebenfalls auf Madagaskar gezüchtet).

Das *Sporotrichon Lipsiense* (von Benedek in neuester Zeit in Leipzig bei einer oberflächlichen Mykose gefunden).

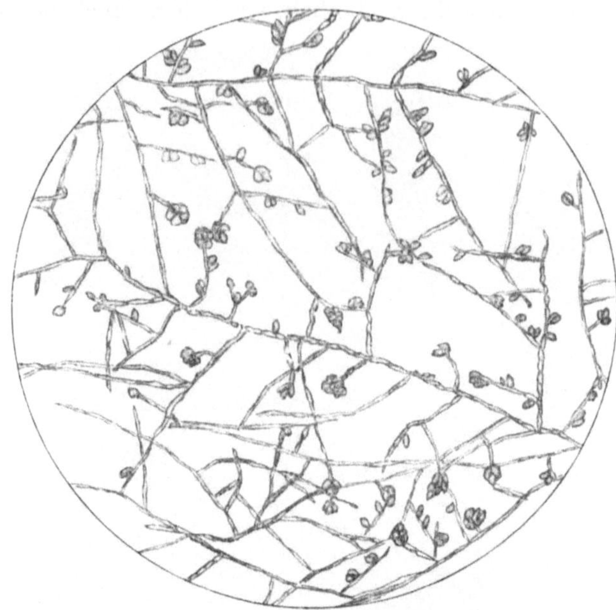

Abb. 118. Sporotrichon Gougeroti (Stamm Grütz) an der Glaswand des Röhrchens einer 4 Wochen alten Kultur auf 4%iger Glycerin-Kartoffel.
(Nach Grütz: Handbuch der Haut- und Geschlechtskrankheiten, Bd. XI.)

Die experimentelle Sporotrichose.

Im wesentlichen haben de Beurmann und Gougerot und seine Schüler, aber natürlich auch andere Autoren (Arndt u. a.) die Sporotrichose experimentell erforscht, hauptsächlich mit dem Sporotrichon Beurmanni. Das Sporotrichon Gougeroti geht viel schwerer an, weil die Kulturen sehr rasch ihre Virulenz verlieren. Das beste Versuchstier für die Sporotrichose ist die Ratte, aber auch Mäuse, Meerschweinchen, Kaninchen, Hunde, Katzen, ferner Affen, auch Frösche und andere Tiere sind zur Impfung verwendet worden. *Die cutane Impfung*, in der Weise angewandt, wie wir sie bei Trichophytie ausführen, erzeugt nicht das Bild der allgemeinen Sporotrichose, wie beim Menschen, es treten aber teilweise doch schuppende oder knötchenförmige, auch trichophytoide Herde auf[1] (Jessner, de Beurmann und Gougerot), die nach Jessner bei Ratten nach 10—11 Tagen entstehen und sich manchmal nach einigen Tagen, aber andere Male nach einer Reihe von Wochen zurückbilden. Kesten und Martenstein sahen bei der cutanen Impfung auch eine Beteiligung der regionären Lymphdrüsen. de Beurmann und Gougerot scarifizierten die Haut erst und konnten bei der Katze und beim Kaninchen auch verruköse und pustulöse Impfeffekte erzielen, auch auf der Schleimhaut.

Bei subcutaner Impfung entstehen gummiartige Infiltrate (de Beurmann und Gougerot), die sich aber auch gewöhnlich ohne eitrigen Durchbruch wieder zurückbilden. Manchmal entstehen näher oder entfernter auch metastatische

---

[1] Vgl. S. 50.

Knoten. Durch Punktion erhält man Eiter mit mikroskopisch und kulturell nachweisbaren Pilzen. Den charakteristischsten Befund gibt aber doch, wenn sie gelingt, *die intraperitoneale Impfung* bei Ratten[1]. Man spritzt 1—2 ccm Eiter oder 0,5—1 ccm aufgeschwemmtes Kulturmaterial ein. Hier entsteht außer etwaiger Peritonitis (serös, eitrig, fibrinös) mit zahlreichen Knötchen, die evtl. auch aufbrechen, vor allem etwa am 15. Tage eine Anschwellung der Hoden resp. namentlich der Nebenhoden. Der Versuch ist der gleiche wie beim Rotz (STRAUSSscher Versuch). Die Nebenhoden werden zu einer derben, von zahlreichen Knoten und nekrotischen Herden durchsetzten Masse, sie können durch die Haut nach außen abszedieren. Das Vas deferens ist von derb infiltrierten Hüllen umgeben. Die Knoten im Nebenhoden bestehen mikroskopisch aus chronischem Granulationsgewebe, man kann auch die 3 Zonen (s. oben!) erkennen. In der Mitte entsteht Abszedierung und Nekrose. Daß hier am ehesten

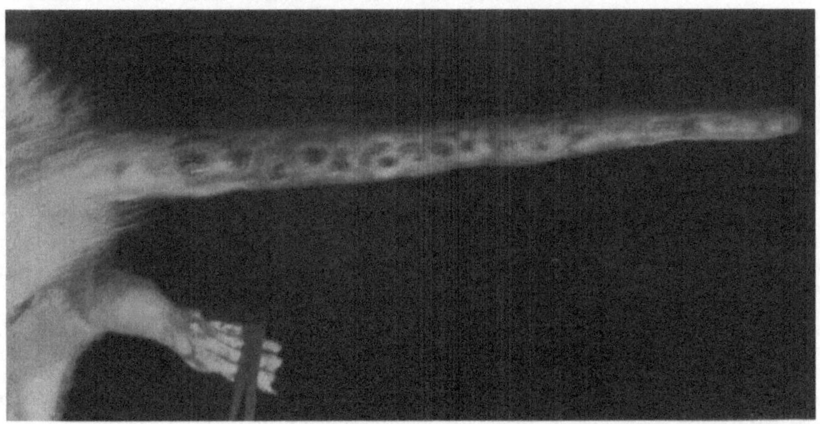

Abb. 119. Sporotrichotische Gummen am Schwanz einer weißen Ratte. Schwellung des Fußes nach intraperitonealer Impfung. (Nach GRÜTZ: Handbuch der Haut- und Geschlechtskrankheiten, Bd. XI.)

die Pilzelemente in Form der länglichen oder ovalen Gebilde gefunden werden, ist bereits erwähnt. Weniger sind sklerotische Prozesse, in denen die Parasiten geringer an Zahl vorhanden sind, zu beobachten.

Nach GRÜTZs Erfahrungen ist schon bei Ratten das Ergebnis der Versuche bei gleicher Versuchsanordnung keineswegs ein einheitliches. Weiße Ratten sind am ehesten empfänglich für die Impfung. Ferner sind die Virulenz des Stammes und die Menge des injizierten Pilzmaterials sehr von Einfluß. Bei reichlichem Material läuft die Infektion viel schneller ab, als bei kleinen Dosen. Die Nebenhodenschwellung kann nach 5—10 Tagen, aber auch erst nach 3 Wochen, manchmal erst nach erheblich längerer Zeit (bis zu 10 Wochen) zustande kommen. Die Hoden werden erst später befallen als die Nebenhoden. Bei anderen Ratten und bei anderen Versuchstieren ist das Angehen einer Infektion viel unsicherer. BONNET sah auch Hodenschwellungen und Abszedierungen beim Meerschweinchen nach intraperitonealer Impfung. GRÜTZ berichtet, daß sich bei einigen seiner geimpften Ratten an die Hodenschwellung im Verlauf der nächsten Wochen eine ödematöse Schwellung der Füße anschloß, aber ohne Gummenbildung, während am Schwanz, der auch ödematös geschwollen war, eine ganze Anzahl von erweichenden und perforierenden Gummen auftraten, im Eiter waren Sporotrichonpilze nachweisbar. Daneben können die Tiere auch Haarausfall zeigen.

---

[1] Vgl. S. 51.

GRÜTZ schildert ferner die Miterkrankung der inneren Organe an seinen Versuchstieren, danach ist die Leber in granulöser oder cirrhotischer Form, auch oft an der allgemeinen Infektion beteiligt, die Milz mit Schwellung, Verdickung der Kapsel und Knötchenbildung und diffusen Infiltraten so gut wie immer. Die Nieren sind auch oft ergriffen mit parenchymatöser oder interstitieller Schwellung und Knotenbildung. Die Lymphdrüsen sehen tuberkulösen Drüsen sehr ähnlich. Die Lungen können auch Veränderungen zeigen in sehr verschiedener Weise und in bronchopneumonischer oder lobärpneumonischer Form mit Knötchenbildung usw. erkranken. Das Herz fanden GRÜTZ und auch LAWLESS nie beteiligt, wohl aber DE BEURMANN und GOUGEROT. Das Gehirn war selten mitergriffen, dagegen können Knochen und Gelenke die Zeichen der Sporotrichoseerkrankung aufweisen.

Durch subcutane resp. intraperitoneale Impfung besonders großer Dosen evtl. bei mehrfacher Wiederholung einer solchen Impfung ließen sich nach DE BEURMANN und GOUGEROT septicämische Zustände bei den Ratten und beim Hunde erzielen, die in einer akuten oder aber subakuten Form verliefen, seltener auch bei anderen Versuchstieren. Dabei fanden sich besonders starke Degenerationen und Nekrosen in den Nieren, auch das Herz wird befallen (degenerative Myocarditis, Endocarditis). Die Knoten bilden sich erst aus, wenn die septicämischen Zustände etwas länger bestehen. Aus dem Blute ließen sich die Pilze züchten. Die akute Infektion führte in 15—30 Tagen, manchmal schneller, zum Tode.

Erwähnt sei noch, daß CATANEI mit einem „wilden", in der Natur (in Brunnenwasser) gefundenen Sporotrichon bei Mäusen, Meerschweinchen, Kaninchen, Affen teils durch subcutane, teils durch intraperitoneale Impfung positive Impfergebnisse erzielte. DE BEURMANN und GOUGEROT dagegen konnten auch durch Rattenpassagen eine allmähliche Virulenzsteigerung eines „wilden" oder „natürlichen" Sporotrichons erreichen.

Erscheinungen, die der menschlichen Form von disseminierter, gummöser Hautsporotrichose ähnlich waren mit zahlreichen gummösen Knoten akuter Natur konnten DE BEURMANN und GOUGEROT nur einige Male bei der Ratte, der Maus, beim Meerschweinchen, beim Kaninchen, beim Hunde und bei der Katze neben der Septicämie beobachten. Die Infektion verlief gelegentlich in mehr chronischer Form und war heilbar.

Die betreffenden Tiere zeigten sehr reichlich auf der ganzen Haut verstreut gummöse, zum Teil perforierende Knoten, die inneren Organe waren dann nicht oder gering befallen, diese Form erwies sich dann also ebenso, wie beim Menschen, als eine verhältnismäßig benigne (DE BEURMANN und GOUGEROT). Aber dieses klinische Bild gelang es nur in einer sehr beschränkten Zahl der zahlreich vorgenommenen Impfungen zu erzeugen.

Impfungen durch *intravenöse Injektion* oder *durch Fütterung* hatten kaum Erfolg.

Erzeugung von Tiersporotrichose *durch Verimpfung von Eiter aus Herden menschlicher Sporotrichose* gelingt in der Regel nicht, weil Pilzmassen und auch die Virulenz zu gering sind. Aber die Übertragung von Sporotrichose von einem Tier auf ein anderes gelingt eher, weil da das Material reicher an Pilzelementen ist.

Durch *intrakardiale Impfung* konnten KESTEN und MARTENSTEIN bei der Ratte Hautherde erzielen, besonders an Stellen, die mechanisch gereizt worden waren.

Es gelang DE BEURMANN, GOUGEROT und VAUCHER auch, eine *kongenitale Sporotrichose* im Tierversuch zu beobachten, indem eine weiße Ratte einige Tage nach der Befruchtung mit Sporotrichose infiziert wurde. Fünf der geworfenen sechs jungen Ratten zeigten Ascites resp. Lebererkrankung, kulturell gelang der Nachweis von Sporotrichose.

Die eine junge Ratte bekam auch Blasenbildung auf der Haut und subcutane Gummen. Der Wurf eines zweiten Rattenpaares, das mit Sporotrichose infiziert war, zeigte ähnliche Erscheinungen in geringerem Grade.

Spontane Sporotrichose bei Tieren kommt auch vor, so bei Ratten, bei jungen Hunden, bei Pferden, bei Mauleseln. (Näheres s. bei GRÜTZ in JADASSOHNS Handbuch Bd. 11, S. 776, 1928.)

Die Züchtung des Pilzes aus dem Blut ist gelungen, wenngleich sie sehr schwer ist.

Wir führen nun noch einige seltene pathogene Pilzarten auf, die aus tiefen Hauteffloreszenzen stammend, in den Kulturen ebenfalls meist Hyphen und Sporen, teils auch Sproßzellen bilden.

Hemipsora stellata.

Die durch diesen Pilz hervorgerufene Krankheit wird als Hemisporose bezeichnet. VUILLEMIN hat den in der Natur saprophytisch vorkommenden Pilz schon 1906 beschrieben. Die erste Beobachtung eines pathologischen Falles stammt von GOUGEROT und CARAVEN 1909, seitdem sind neun weitere Fälle mitgeteilt. Die klinischen Erscheinungen sind verhältnismäßig vielgestaltig, sie betreffen vorwiegend die Haut, sie rufen hier Symptome hervor, die der gummösen Lues oder der Tuberkulose oder auch der Sporotrichose ähnlich sehen können. Der erste beobachtete Fall allerdings trat unter dem Bild einer Ostitis und Periostitis der Tibia mit Einschmelzung auf, der zweite Fall (AUVRAY) als eiternde Geschwulst am Hals, im dritten Fall (DE BEURMANN, CLAIR und GOUGEROT) wurde aus einém gummiähnlichen Knoten unter der Haut des Penis der Pilz gezüchtet. Der Fall SCHRAMEKS und WEIDENFELDS bildete eine blaurote Schwellung der Nasenspitze mit teilweise warziger Oberfläche, teilweisen krustösen Bildungen und seichten Ulcerationen. Neben den Hautulcerationen bei den Kranken von BALZER und LELOIR, GOUGEROT und MONOD und von PORCELLI sei die Nagelerkrankung in dem Falle von FALCHI hervorgehoben. Die glanzlose, unregelmäßige Oberfläche der befallenen Nägel und die schuppige Absplitterung waren wohl die gleichen, wie man es bei der Nageltrichophytie sieht. SARTORY nimmt an, daß eine von ihm beobachtete Bronchopneumonie durch Hemispora verursacht sei.

Histologischer Befund. Nach SCHRAMEK und WEIDENFELD, dessen Ausführungen wir hier folgen, findet sich folgender Befund: Exstirpiert wurde vom Autor eine kleine Pustel der Nasenspitze, die sich auch im histologischen Bilde als zwischen die Hornschicht und das Stratum granulosum eingebettetes umschriebenes Gebilde erweist. Die Epidermisveränderungen sind ohne Belang, dagegen fallen in der Cutis in der ganzen Ausdehnung des Schnittes große knötchenförmige Herde auf, die aus einer dichten Zellanhäufung bestehen. Diese grenzen sich nach unten ziemlich scharf ab und bilden zum Teil perivasculäre Infiltrate um die erweiterten Gefäße (besonders die Venen und Lymphgefäße). Die Infiltrationsherde bestehen größtenteils aus kleinen runden Zellen mit gut färbbarem Kern und schmalem Protoplasmasaum und wenigen Zellen, die einen polymorphen oder spindeligen Kern aufweisen. Epitheloide Zellen fehlen fast gänzlich, dagegen finden sich zahlreiche Riesenzellen, die durch die Anordnung ihrer Kerne den Fremdkörperriesenzellen gleichen. Die Anhäufung derselben sieht man häufig in der Mitte des Infiltrates, hier sind sie von einem dichten Lymphocytenwall umgeben. Aber auch abseits davon liegen sie in Gruppen, nur von spärlichen Lymphocyten begleitet. In den stärksten Zellanhäufungen, so namentlich im Zentrum der Schnitte, bemerkt man auch nekrotische Partien, wohl Reste von zugrunde gegangener Epidermis. Collagenes und elastisches Gewebe fehlt im Bereich des Zellinfiltrates fast völlig. Haare und Talgdrüsen scheinen erhalten. Pilze waren im Gewebe nicht auffindbar, jedoch ist neuerdings, 1922, PORCELLI deren Nachweis gelungen, (Pilzfäden von beträchtlicher Länge), nach denen auch GOUGEROT und CARAVEN früher vergebens gesucht hatten.

Der direkte Pilzbefund im Eiter oder Hautschuppen gelingt nicht.

Makroskopisches Bild der Kultur. Von allen Autoren wird immer darauf aufmerksam gemacht, daß der Pilz saprophytisch in der Natur vorkommt, daß daher für die ätiologische Forschung es nötig ist, das Impfmaterial aus geschlossenen Herden zu gewinnen. Das Wachstum auf dem Nährboden wird von DE BEURMANN und GOUGEROT folgendermaßen beschrieben: Auf Glucoseagar entstehen nach wenig Tagen isolierte schmutzig weiße Pünktchen, die rasch wachsen und halbkugelige schwarz aussehende Erhebungen bilden. Es tritt dann eine ziemlich grobe Fältelung der Kolonien auf, und es bildet sich auf den schwärzlichen Erhebungen ein rostfarbener, staubähnlicher Belag, der aus lauter Sporen besteht; kratzt man ihn mit der Platinöse ab, so tritt wieder die schwarze Oberfläche der Kolonien zutage. Rings herum entsteht ein radiärer weißlicher Strahlenkranz (daher das von VUILLEMIN gewählte Beiwort „stellata"). Im Kondenswasser sieht man kleine schwärzliche Klümpchen, die an der Unterseite schwarzbraun, an der Oberfläche rostfarben sind. SCHRAMEK und WEIDENFELD heben noch hervor, daß die Kultur äußerst fest am Nährboden haftet und letzterer sich schwärzlich verfärbt. Auf anderen üblichen Nährböden wächst der Pilz in gleicher Form. In Zuckerbouillon bilden sich kleine von einem braun- schwarzen Schleier umgebene Kügelchen und an der Oberfläche bedeckt schließlich ein schwarzbrauner Belag die klar bleibende, aber bräunlich verfärbte Bouillon (GRÜTZ). Die Hemispora stellata verflüssigt Gelatine nicht. Das Wachstum des Pilzes ist nur aërob.

Mikroskopisches Bild der Kultur. Nach DE BEURMANN und GOUGEROT zeigt die Kultur ein dichtes, zartes, verzweigtes und septiertes Mycel. Die vom Mycel abgehenden Frucht- träger sind an der Basis verzweigt. Jeder Fruchtträger endet in eine kolbige Auftreibung, die sich ringförmig von ihm abschnürt. Diese Protoconidie, von einer dicken braunen Hülle umgeben, zerfällt dann ganz oder teilweise in eine Anzahl sporenähnlicher Seg- mente (von VUILLEMIN als Deuteroconidien bezeichnet). Die Deuteroconidien, länglich oder

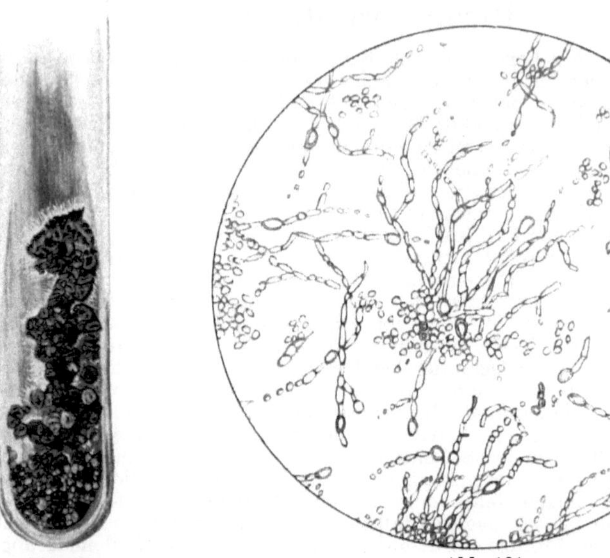

Abb. 120.   Abb. 121.

Abb. 120. Hemispora stellata. 8 Wochen alte Kultur auf Pepton-Maltoseagar nach GRÜTZ.
Abb. 121. Hemispora stellata. 10 Tage alte Kultur auf Objektträger. Zeiß. Obj. D, Okul. 19.
(Nach GRÜTZ: Handbuch der Haut- und Geschlechtskrankheiten, Bd. XI.)

zylindrisch, 2,6—3,5 Mikren im Durchmesser, sind in Ketten angeordnet, es liegen 4—30 und noch mehr hintereinander, sie sind von einer schwärzlichen granulierten Membran eingefaßt.

Die *Tierversuche* zeigten viel negative Ergebnisse, der Pilz erwies sich nicht als sehr pathogen. Aber bei der Ratte gelingt doch manchmal eine Allgemeininfektion bei intra- peritonealer Impfung (Abscesse und Knotenbildungen in den Organen, Knoten auf dem Peritoneum und an den Hodenhüllen, daneben Milzschwellung und cirrhotische, gelegentlich auch knotige Hepatitis [GRÜTZ]). GOUGEROT und CARAVEN erhielten auch bei einem Kanin- chen durch Inokulation einer Reinkultur in die Epiphyse der Tibia eine der Osteoperiostitis des Menschen analoge Veränderung in der Diaphyse.

Die *Hemispora rugosa* (von OTA als Trichosporon rugosum bezeichnet), 1910 von CASTELLANI gewonnen bei mehreren Fällen von Bronchitis und einem Fall von Mandel- erkrankung zeigt eine gelbbräunliche gewulstete Kultur, die aber nicht die sternförmige Anordnung aufweist. Es gibt auch eine *Hemispora pararugosa* CASTELLANI (DOUGLAS und THOMSON 1921), die der Hemispora rugosa sehr nahe verwandt sein soll und von einem Fall von Bronchitis gezüchtet wurde (BRUMPT).

Parendomyces Balzeri.

Dieser Pilz (von OTA als *Trichosporon Balzeri* bezeichnet) wurde von BALZER, GOUGEROT und BURNIER 1910 gezüchtet (1912 bekannt gegeben) aus knotenartigen, teilweise ulzerieren- den und zur Vernarbung gelangenden Herden am Oberschenkel einer 26 jährigen Patientin. Wir schildern ihn nach der Originalarbeit der Verfasser.

Ein direkter mikroskopischer Nachweis von Pilzelementen war nicht möglich.

Makroskopisches Bild der Kultur. Auf Glucose- oder Maltoseagar sieht man in den ersten Tagen kleine, glatte, feuchte Erhebungen, nach etwa 14 Tagen breiten sie sich aus und vergrößern sich, springen stark vor und bilden Herde von 10—12 mm Höhe, die meist „Mühlsteinen" gleichen, die Oberfläche ist runzlig und faltig, trocken, von weiß-gelblicher Farbe. Ein schmaler Hof umgibt diese Kolonien. Einige Kolonien sind auch kleiner und kraterförmig. Der Pilz verflüssigt Zucker-gelatine nur wenig und bleibt oberflächlich.

Mikroskopischer Befund der Kultur. In der ersten Zeit sieht man nur runde oder ovale knospende Hefezellen, einige eiförmige Zellen sind an den Enden reihenförmig aneinander gelagert (Pseudomycelien). Später bilden sich neben den an Zahl immer überwiegenden Hefezellen richtige Mycelien, die zusammengesetzt sind aus größeren durch Septen getrennten rechteckigen Einzelstücken. Manchmal kann man innerhalb der Mycelien Endosporen sehen, Ekto-sporen werden nie gebildet. Auf den älteren Mycelien kommen auch große, runde Chlamydosporen mit dicker Wandung vor, sie sitzen auf einem kurzen, manchmal kaum erkennbaren Stiel.

Tierimpfung ergab bei Einspritzung in die Venen des Kaninchens oder in die Bauchhöhle des Meerschweinchens den Tod des Tieres in 2—14 Stunden an Septicämie. Wenn der Tod des Tieres nicht so schnell eintrat, konnte man bestimmte Lokalisationen der Impfung feststellen, eines der Kaninchen zeigte eine purulente Ophthalmie mit Paraplegie, eines der Meerschweinchen hatte eine sero-purulente Peritonitis. Retrokultur des Pilzes aus dem Blut gelang. Der geschilderte hefeartige Pilz wird von den Ver-fassern zwischen die Gruppe der Saccharomyceten (nur Sproßzellen!) und die der Endomycesarten (Sproßzellen, Mycelien, Endosporen bildend) gestellt und für ihn die Gruppe „Parendomyces" angenommen.

Als *Parendomyces asteroides* (von OTA Trichosporon asteroides genannt) beschrieb RISCHIN 1921 einen Pilz, der aus einer akut entstandenen stark knotigen, nicht ge-schwürigen Geschwulstbildung in der Bartgegend eines

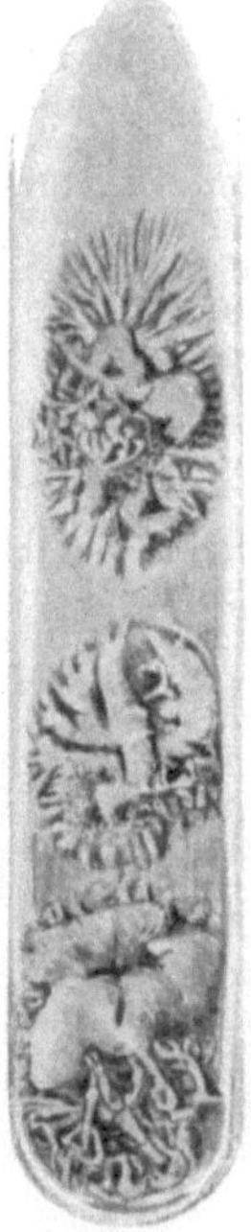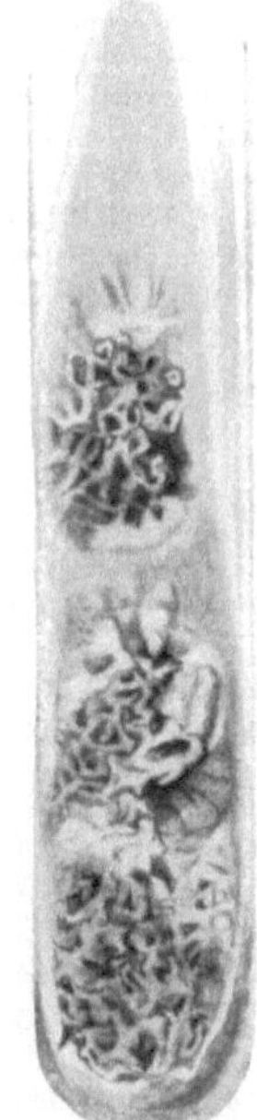

P. Balzeri   P. asteroides
(Bern)   (Bern)
3 Wochen alte   3 Wochen alte
Kultur.   Kultur.

Abb. 122.
Parendomyceskulturen.
(Nach GRÜTZ: Handbuch d. Haut-
und Geschlechtskrankheiten,
Bd. XI.)

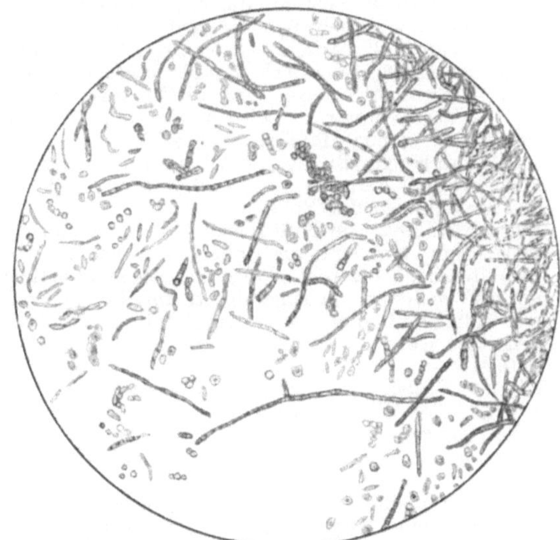

Abb. 123. Parendomyces Balzeri. 6 Tage alte Kultur im hängenden Tropfen (Maltosebouillon). Zeiß Obj. D, Okul. 2. (Nach GRÜTZ: Handbuch der Haut- und Geschlechtskrankheiten, Bd. XI.)

Mannes stammte, einer Krankheitserscheinung, die zuerst als Trichophytia profunda aufgefaßt wurde neben einer oberflächlichen, zunächst als Trichophytia superficialis erscheinenden Dermatose. Die Kultur glich aber der des Parendomyces Balzeri, sie unterschied sich aber dann wiederum von dieser Kultur dadurch, daß sie nicht in den ersten Tagen weiße, warzenförmige Kolonien von schimmerndem Glanz zeigte, sondern kleine mattweiße, nebeneinander sitzende Pünktchen von zäher Konsistenz. Die Kultur ragte auch noch stärker hervor und besaß größere Windungen als die BALZERsche Kultur. Im mikroskopischen Bild fiel bei RISCHINs Kultur auf, daß die Mycelien strahlenartig nach allen Richtungen wuchsen und keine Neigung zu weiterer Verzweigung zeigten. RISCHIN nannte daher seinen Pilz Parendomyces asteroides. Die Tierimpfung erwies nur geringe Pathogenität. Drei Mäuse, subcutan, percutan und intraperitoneal geimpft starben nach 2—3 Tagen, andere Versuchstiere blieben ganz gesund.

Trichosporium Mantegazzae (POLLACCI).

Nach POLLACCIs Beschreibung wurde dieser Pilz gewonnen aus den vom Knochen bis auf die Haut reichenden gummösen Geschwülsten am Sternum eines 13jährigen Mädchens.

Im *Nativpräparat* sieht man breite Hyphen, die in ihrem Verlauf am Ende runde oder eiförmige Sporen von 6—7 Mikren Größe tragen.

Makroskopisches Bild der Kultur. Die Kolonien gedeihen am besten bei 15—20⁰ C. Es entstehen erst kleine isolierte Kulturen, die zunächst weiß bis grauweiß erscheinen, dann aber eine graugrüne Farbe annehmen, sie wachsen im Niveau der Oberfläche, nicht in die Tiefe. Am 20. Tag sind die Kolonien gewöhnlich schwarz und bilden eine gerunzelte Schicht über die ganze Nährbodenfläche hinweg. Es besteht wenig Neigung zu Pleomorphismus.

Mikroskopisches Bild der Kultur. Neben Hyphen und Sporen wie im Nativpräparat sind zahlreiche Chlamydosporen sichtbar. Die älteren vegetativen Hyphen lassen Zerfall und hefeartige Segmentierung (Oidiumzerfall) erkennen.

Die *Tierimpfung* zeigte bei intraperitonealer Inoculation Orchitis, Lymphdrüsenschwellung und Knötchen auf dem Bauchfell und in der Leber. Subcutane Injektion ergab nur lokale Gummen.

Mycoderma pulmoneum (als Hautparasit).

BALZER, GOUGEROT und BURNIER beschrieben 1912 eine Hauterkrankung, bezeichnet als Dermatomycosis vegetans, als deren Erreger sich das Mycoderma pulmoneum, ein sonst im Sputum und Mundinhalt vorkommender schon früher bekannter Pilz erwies. Das Mycoderma pulmoneum findet sich besonders häufig auf pflanzlichen Nahrungsstoffen, z. B. Gemüse. Die Dermatose ist nach der Schilderung der erwähnten Autoren sehr charakteristisch: Sie beginnt mit acneiformen Pusteln, die sich ausbreiten, ulzerieren und mit Krusten bedecken. Der Grund der Geschwüre ist siebförmig mit eitrigen Vertiefungen besetzt, zeigt aber andererseits auch eine Mischung von Geschwürsbildung und Wucherung, und auch auf dem Niveau der Haut finden sich papillomatöse und verruköse Bildungen, teils nässend, teils trocken. Mit zentraler Ausheilung mit Narben, die zum Teil pigmentiert sind, geht Fortschreiten am Rande unter verruköser Knotenbildung einher. GOUGEROT hat 1920 noch einen zweiten ähnlichen Hautfall mitgeteilt.

Im Eiterausstrich findet man regelmäßig ovoide Zellen, die sich manchmal auch mit den Enden fadenartig aneinanderlegen, sie sind 4,5—5 : 7 Mikren groß.

Das histologische Bild gleicht dem der Sporotrichose.

Makroskopisches Bild der Kultur. Die Kultur sieht weiß, netzförmig aus, erhebt sich nur gering. Auf zuckerhaltigem Agar sind die isolierten Kolonien rund. Wenn sie konfluieren, bilden sie einen breiten Schleier, weiß, glänzend, manchmal netzförmig von Fältchen durchzogen. Ein flacher Hof, mehr oder weniger breit, umgibt die Kolonien. Selten tritt pleomorpher Flaum auf. Auf Bouillon und anderen flüssigen Nährböden bildet sich ein Schleier. Nicht zuckerhaltige Gelatine wird nicht verflüssigt, wohl aber zuckerhaltige zum Wachstum geeignete.

Mikroskopisches Bild der Kultur. Man sieht lange verzweigte Mycelien, aus großen, 6—8 Mikren breiten und 30—50 Mikren langen Rechtecken zusammengesetzt. Jüngere Mycelien färben sich eher, zeigen auch stärkere, lichtbrechende Wandung. Die Sporen reihen sich teilweise in Kettenform aneinander, die Ketten enthalten 4—12 Sporen, selten mehr, die kleinen Sporen sind 3—4 : 6—10 Mikren, die umfangreichsten 8 : 24 Mikren groß. Die losgetrennten Sporen sind ganz verschieden groß, sie bilden unregelmäßige Haufen, manchmal kann auch eine längliche einzelne Spore dem Ende des Mycelfadens aufsitzen. Öfters sieht man im Innern der Spore ein einzelnes, seltener zwei gefärbte Kernkörperchen.

Tierimpfung. Meerschweinchen, subcutan oder intraperitoneal geimpft, starben nach 2 Tagen an Septicämie. Man fand keine Knötchen in den Eingeweiden. Ein Kaninchen, intravenös geimpft, starb nach rapider Abmagerung in 8 Tagen an Septicämie. Zwei Ratten, die eine subcutan unter die Haut des Rückens, die andere in die Pfoten geimpft, nach der Methode von Pinoy, starben nach 3 Monaten. Es fanden sich keine Knotenbildungen in den Eingeweiden, aber bei einer der Ratten große anale Ulcerationen.

Das Oidium cutaneum.

Dieser Pilz [auch als Trichosporon cutaneum bezeichnet (Ota), von Vuillemin, Brumpt u. a. Mycoderma cutaneum genannt], von de Beurmann, Gougerot und Vaucher 1909 von gummös-ulzerösen ausgebreiteten Herden einer Patientin gewonnen, zeigte in den ersten Kulturen einen schleimigen, feuchtglänzenden Belag, in den späteren aber eine gelbliche, gefaltete, noch später stark gewulstete und weiß bedeckte Kultur, die einen strahligen Rand hatte. Das mikroskopische Bild der Kultur wies in den frischen Kolonien nur runde oder ovale, manchmal auch schlauchförmige Hefezellen auf, die teilweise Sproßformen zeigten. In den älteren Kulturen waren die Sporen vielfach doppelt konturiert, vor allem aber sah man auch Mycelien, die später immer mehr vorherrschend waren, teils Conidien tragende Äste abzweigten, teils auch in rechteckige oder auch abgerundete Sporensegmente zerfielen. Auch Chlamydosporen am Ende der Mycelien waren vorhanden. In den ganz alten Kulturen sind nur noch Mycelien und Chlamydosporen, keine freiliegenden Hefeformen sichtbar. Die hefeartigen Zellen hatten in den jüngeren Kulturen die Fähigkeit, Glucose in Alkohol und Kohlensäure zu vergären, diese Fähigkeit ging aber in den alten Kulturen verloren.

Die *Tierimpfung* bewirkte bei peritonealer Impfung bei weißen Ratten Tod an Septicämie, aber es waren keine Knotenbildungen in den Organen sichtbar. Kleine Dosen, intraperitoneal geimpft, verursachten doppelseitige Hodenabscesse, Retrokultur gelang aber nicht. Bei subcutaner Inokulation entstand keine Generalisierung, nur die lokale Knotenbildung.

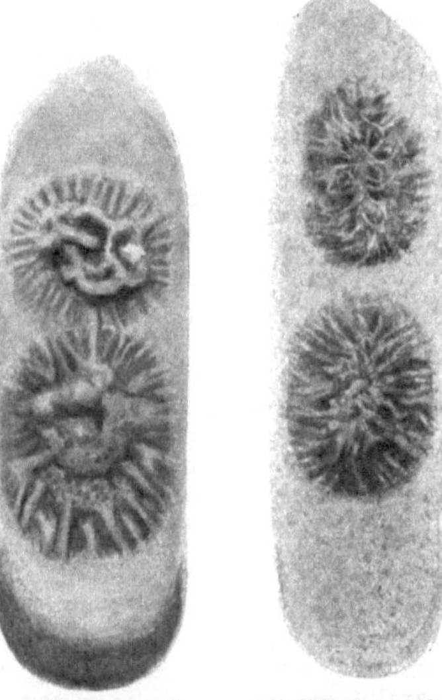

4 Wochen alte Kultur auf Malzagar nach Grütz.   3$^{1}/_{2}$ Wochen alte Kultur auf 4% Glycerin-Kartoffel.
Abb. 124. Cephalosporium acremonium Corda (Acremonium Kiliense). (Nach O. Grütz: Handbuch der Haut- und Geschlechtskrankheiten, Bd. XI. [Dermat. Wschr. 80, Nr 22 (1925)].)

Acremonium Potronii.

Der Pilz wurde 1911 aus einer eitrigen Kniegelenksentzündung (vorausgegangen waren ein Absceß an der Schläfe und multiple Knotenbildungen am Körper) von Vuillemin gezüchtet. Nach weiteren Befunden von Thiry, von Marengo (oberflächlicher Herd), von Boucher sowie Fontoynant und Boucher (Fälle in Madagaskar), von Bellucci in Siena (Tonsillentumor), gewann in Deutschland Grütz in Kiel aus einer harten Schwellung am Unterkiefer und am Hals einen Pilz, den er auch als *Acremonium* auffaßte und als *Acremonium Kiliense* bezeichnete. Später erklärte er ihn für identisch mit *Cephalosporium acremonium Corda*. Einen gleichen Pilz wie Grütz züchtete später Hartmann aus einem trichophytieartigen Herd als Nebenbefund neben Trich. gypseum asteroides. Auch Benedek stellt seinen aus oberflächlicher Dermatose gezüchteten Pilz (Cephalosporium niveolanosum) den beiden letztgenannten an die Seite. Dazu tritt noch ein weiterer Stamm von Cabrini und Radaeli, der aber in der Kultur farblos blieb.

Makroskopisches Bild der Kultur. Die Kulturen wurden von Vuillemin, Pollacci, Grütz folgendermaßen beschrieben: Auf Maltoseagar und auf Karotten bilden sich weiße, an der Oberfläche strahlige, Kolonien, die konfluieren und sich allmählich rosa färben. Bellucci schildert eine weiße, wollige Randzone (auf Sabouraud-Nährboden). Bei älteren Kulturen geht die Rosafärbung in Gelb über (s. Abb. 124). In alkalischem Nährsubstrat entwickelt sich das Acremonium besser als in saurem (Pollacci).

Mikroskopisches Bild der Kultur. Schon nach 2—3 Tagen entstehen Fruktifikationsformen, am reichlichsten bei einer Temperatur von 35—37°, weniger bei 25°, ganz spärlich und langsam bei 8—15°. Vom Hauptmycel zweigen meist rechtwinkelig nach allen Richtungen hin aufgerichtete Conidienträger von 15—20 Mikren Länge ab. Bald über der

Abzweigestelle weisen die Conidienträger eine flaschen- oder spindelförmige Verbreiterung auf, diese Verbreiterung kann breiter sein als das Hauptmycel, auf dem der Conidienträger sitzt. Nach der Spitze hin verjüngt sich der Conidienträger und auf der Spitze trägt er eine ovale, 4—5 Mikren lange und 2—2,2 Mikren breite, glatte, rosafarbene und feingekörnte Conidie, die nach der Reifung abfällt und von einer neuen Conidie immer wieder ersetzt wird. Man sieht also auch freiliegende Conidien. Manchmal bleiben auch mehrere zusammenhängende Conidien an der Spitze eines Fruchtträgers zunächst haften und bilden dann ein größeres Köpfchen auf dem Stiel. Das Mycel bildet häufig Koremien [1].

GRÜTZ beschreibt die Kultur seines beobachteten Acremonium, das er auf GRÜTZs Maltoseagar, SABOURAUDs Glucoseagar und auf glycerinierter Kartoffel züchtete, als anfangs grauweiße vielfach gefältete, allmählich rötlich-haselnußfarben werdende Kolonie. Das mikroskopische Bild war ganz ähnlich in Mycel und Fruchtträger wie das Acremonium Potronii. Die Fruktifikation ist sehr lebhaft, so daß in mehrere Wochen alten Kulturen die Hauptmasse derselben aus Sporen besteht. Die Sporen waren grampositiv, das Mycel gramnegativ. Die Mycelien waren im Durchmesser 2—2,5 Mikren, die Conidienträger 5—10—25 Mikren lang, 1,25 bis 2,5 Mikren breit, die Conidien an der Spitze der Conidienträger 2,5—6,5 Mikren, und sie können auf günstigem Nährboden bis 16 Mikren groß werden. Die Köpfchen an der Spitze der Fruchtträger bestehen auch öfters aus mehreren Sporen, die durch eine Schleimhülle zusammengehalten werden. Der Pilz wuchs strenge aërob, anfangs bei 37° am besten, nachher aber besser bei Zimmertemperatur. Nährgelatine wurde verflüssigt, Traubenzuckergelatine nicht.

Tierimpfungen. Das Acremonium ist wenig oder gar nicht virulent für Tiere, auch GRÜTZ fand für seinen Pilz nur bei Ratten eine sehr geringe Virulenz.

Ein dem Acremonium Potronii verwandter Pilz ist das *Acremonium niveum,* das aus gummösen Knoten am Fuß resp. Handgelenk stammte. Es wächst mit weißer oder rosa Kultur (SARTORY).

Enantiothamnus Braultii.

Durch BRAULT und MASSELOT wurde der Pilz von den auf der linken Gesäßhälfte bei einem Eingeborenen in Algier lokalisierten knotigen Hautherden, die aussahen wie dicke Mollusca contagiosa (SARTORY), gewonnen. In gefärbten Schnitten fand BRAULT 1 Mikron breite septierte Mycelien mit Anschwellungen bis zu doppelter Breite in ihrem Verlauf.

Die *Kulturen* auf Glucoseagar werden als mattweiße, radiär gestreifte im Zentrum erhabene, gelblich gefärbte Kolonien beschrieben.

Mikroskopischer Befund der Kulturen (von PINOY geschildert): Das Mycel ist 2—4 Mikren breit, ziemlich regelmäßig septiert und verzweigt. Die Sporen sind länglich, 2—2,5 Mikren lang und 1—1,5 Mikren breit. Das Charakteristische ist, daß die Sporen in büschelförmiger Anordnung am oberen Ende eines jeden Mycelabschnittes sitzen, dort, wo die Septierung die Fäden in Abschnitte trennt. Daher die von PINOY gewählte Bezeichnung Enantiothamuns (ἐνάντιος = gegenüberstehend und ϑαμνός = Büschel).

Der Pilz ist sehr wenig tierpathogen, große Impfdosen bewirkten bei Meerschweinchen innerhalb 14 Tagen manchmal Tod der Tiere durch Peritonitis (GRÜTZ).

Pathologisch-anatomisches Bild. Bei der *Enantiothamnose* findet sich die Epidermis normal, die Papillen ausgezogen, die Cutis reich vascularisiert und infiltriert von kleinsten Abscessen durchsetzt. In diesen sieht man das Mycelium eines Pilzes von zahlreichen stark gefärbten runden Körperchen besetzt. Diese nehmen dort, wo der Pilz in das Gewebe eindringt, an Zahl überhand.

Monosporium apiospermum
(= Scedosporium apiospermum = Scedosporium sclerotiale).

Aus einer Fußerkrankung eines 63jährigen Müllers, die einem „Madurafuß" sehr ähnlich sah und aus teils fibrösen, teils fluktuierenden Knoten bestand mit Fisteln, die körnchenhaltigen gelben Eiter entleerten, und aus Knochenverdickungen der Mittelfußknochen, züchtete RADAELI 1910/11 einen Pilz, den SACCARDO als eine neue Art, als Monosporium apiospermium klassifizierte. Ferner haben 1909 TAROZZI, 1914 PEPERE, 1917 LINHAERES und im gleichen Jahre MAGELHAES weitere 4 Fälle und in neuester Zeit GAY und BIGELOW, JONES und ALDEN, sowie GELLMAN je 1 Fall identifiziert und es ist sehr wohl möglich, daß noch mehr derartige Krankheitsfälle unter dem sehr ähnlichen Bilde der Aktinomykose sich verborgen haben und nicht erkannt wurden (POLLACCI).

---

[1] Unter „Koremien" versteht man die Vereinigung mehrerer Stengel zu einem dichten Strang, wobei auch zahlreiche Verschmelzungen der Zellwände zu finden sind (W. HENNEBERG).

Histologisch zeigten die knötchenförmigen Infiltrate im wesentlichen den schon erwähnten Dreizonenaufbau der mykotischen Granulome und zahlreiche Gefäßveränderungen.

Bei *direktem Ausstrich* ließen sich nach GRAM färbbare Hyphen und Conidien nachweisen.

Makroskopisches Bild der Kultur. Der Pilz wächst ziemlich schnell. Erst zeigt die Kultur eine weiße, resp. schmutzig weiße Farbe und wird, wenn sie älter wird, dunkler. POLLACCI hebt eine leicht Rosafärbung und das wollige Aussehen hervor. Gelatine wird langsam verflüssigt.

Mikroskopisches Bild der Kultur. Die Mycelfäden sind verschlungen, von verschiedener Dicke, bis 4—5 Mikren breit (SARTORY), bei Färbung grampositiv. Die Sporenträger sind wenig verzweigt und septiert, 2,8—3 Mikren breit und tragen eine einzige Spore (daher der Name des Pilzes). Die Sporen sind birnenförmig oder rund, granuliert, 11—14 Mikren zu 5,6—5,7 Mikren in den Maßen (POLLACCI). Sie färben sich weniger intensiv nach GRAM als die Mycelien.

Tierimpfung. RADAELI erzielte bei Impfung in das Kaninchengelenk eitrige Arthritis (Retrokultur) und Knötchen auf Cornea und Iris bei Impfung in die vordere Augenkammer. Auch auf anderen Tieren haftete die Impfung, besonders bei Kaninchen und Meerschweinchen traten oft wiederholt positive Impfeffekte, die denen der Aktinomykose glichen, auf (TAROZZI und BARBANTI). Bei weißen Ratten rief BOLOGNESI Arthrosynovitiden hervor bei Einspritzung in die Gelenke und chronische, interstitielle und hyperplastische Myositiden bei intramuskulärer Einspritzung.

Chalara (ROGER, SARTORY und MENARD).

Die genannten Autoren sahen bei einer 25jährigen Patientin gummöse, teils durchgebrochene und fistelbildende Knoten, die vorwiegend an den Beinen und am Gesäß lokalisiert waren. Bei einer zweiten Beobachtung bestanden bei einem Mann gummöse Tumoren am Unterschenkel. Das Bild glich klinisch einer Sporotrichose. Die Autoren gewannen einen Pilz, der nach der Beschreibung von SARTORY sich nur bei ungefähr 20⁰ entwickelt, schwer auf zuckerhaltigem Nährboden wächst, gut gedeiht aber auf Martinbouillon in flüssiger oder fester Form. Es entwickeln sich kleine Kolonien, die erst rosafarben, dann braun aussehen. Bei direktem Ausstrich erscheint die Kultur in Form von Bacillen. Bei Wachstum im hängenden Tropfen sieht man verzweigte Mycelien, die Sporen erscheinen teils in Form von zylindrischen Sporenketten, teils in Büschelform, teils auch in Form kurzer Stäbchen mit abgestumpften Enden, andere Male aber auch in Form runder Sporen. Die Tierpathogenität ist sehr gering, subcutane Injektionen am Kaninchenohr bewirkten lokale Knotenbildungen.

Die Autoren rechnen den Pilz, der sich durch die mikroskopischen Eigenschaften von der Sporotrichose unterscheidet, zur Klasse Chalara Corda.

Trichosporon.

Erreger der Piedra.

Bei der Piedra erkennt man am Haar eine Anzahl hintereinander gereihter harter, kleiner, länglicher Knoten von grauer bis brauner Farbe.

Diese Veränderung wurde zunächst BEIGELsche Krankheit genannt, weil BEIGEL sie 1869 beschrieben und von ihr einen Pilz gewonnen hatte. Es sind nun nacheinander in den verschiedensten Ländern mannigfaltige Arten von Trichospora gezüchtet und beschrieben:

Trichosporon giganteum [Trichosporie, die 1876 von OSARIO in Columbien beschrieben wurde (Piedra Colombina)].

Trichosporon ovoides (von BEHREND 1890 in Berlin auf verschiedenen Nährböden gezüchtet).

Trichosporon ovale (von UNNA 1896 gewonnen). UNNA bezeichnete die Erkrankung als Piedra nostras.

Trichosporon Beigelii VUILLEMIN mit kleinen Sporen, von VUILLEMIN 1901 in Nancy gezüchtet.

Dazu kommen 1908 zwei Arten von CASTELLANI: das *Trichosporon foxi* und *Trichosporon Krusi,* die er in Ceylon fand.

Endlich wurde noch eine neue Art von DU BOIS 1910 beobachtet, in Frankreich, die der Autor *Trichosporon glycophile* nannte (von den Crines pubis stammend).

Im übrigen wurde die Trichosporie in Italien, in Japan, in Brasilien und anderen europäischen und außereuropäischen Ländern beobachtet.

Mikroskopischer Befund der Knoten am Haar: Die Knoten entstehen nach der Schilderung von POLLACCI und NANNIZZI aus einer großen Zahl von mosaikartig zusammengesetzten Sporen. Diese sind 2,5—4,5 Mikren groß, rund oder abgeplattet. Zwischen den Sporen bindet eine gelatinöse Masse die Pilzelemente. Von den Knoten gehen die septierten Mycelfäden aus, die in die gesunden Teile des Haares eindringen. Sie bohren sich in die Cuticula ein, ziehen sich unter diese hin und befestigen so die Knoten am Haar. Dieses selbst wird in seiner Oberfläche arrodiert von den aufsitzenden Knoten und es kann sich dabei spalten und brechen (PAOLI und SARTORY).

Die Kulturen der einzelnen Trichosporonarten sind sich untereinander sehr ähnlich. POLLACCI und NANNIZZI beschreiben sie (auf POLLACCI-Nährböden) als Kolonien von gelbblasser Farbe, kuppelförmig, mit körniger Oberfläche und feinen Ausläufern am Rande.

Der mikroskopische Befund der Kultur des Trichosporon Beigelii VUILLEMIN zeigt nach POLLACCI und NANNIZZI Sporen von der Größe von 4—5 Mikren. Von ihnen treiben kurze septierte Fäden (1,5—2 Mikren breit) aus, die teilweise verzweigt sind, runde oder ovale Conidien tragen, in alten Kulturen entstehen auch Hyphen, die anschwellen und sich teilweise in interkaläre und terminale Chlamydosporen umwandeln.

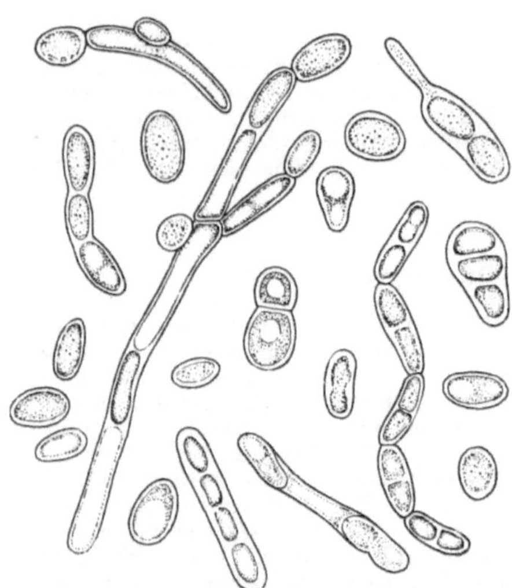

Abb. 125. Trichosporon Beigelii.
(Nach POLLACCI und NANNIZZI: I miceti patogeni.)

SARTORY[1] gibt noch einige Einzelheiten von den verschiedenen Arten:

Das *Trichosporon Beigelii RABENHORST* (Pleurococcus Beigelii, Chlamydotomus Beigelii genannt), von VUILLEMIN 1901 studiert, zeigt am Haar Sporen von 2,4—4,5 Mikren Größe.

Die Kulturen auf Gelatine oder Agar sind weiß, von zerebriformer Oberfläche, später bedecken sie sich mit weißem Flaum, die Kolonien sind eingefaßt von einer durchscheinenden feinen radiären Zone.

Bei dem *Trichosporon ovoides BEHREND* sind die Sporen am Haar 3,5—5 Mikren lang und 1,5—2,5 Mikren breit, schwanken aber sehr in der Größe. Im hängenden Tropfen wachsen 2—4 Mikren breite Hyphen, die an einem Ende zylindrische oder ovale Sporen bilden, welche dem Oidium lactis gleichen, sie maßen 2,5—4,5 Mikren an Länge. Manchmal knospen diese Sporen wie Hefen.

Die Kulturen zeigen erst feuchte Kolonien mit randständigen Ausläufern, sie wurden später weiß und pulverig.

Die Sporen des *Trichosporon ovale UNNA* maßen am Haar 4,5—5 Mikren in der Länge gegen 2,5—3 Mikren in der Breite. Man sieht auch gewundene Mycelfäden.

---

[1] SARTORY: Champignons parasites de l'homme et des animaux. Paris 1921.

Die Kulturen auf Agar sind trocken wie die des Trichosporon ovoides.

Die Sporen des *Trichosporon giganteum* messen 12—14 Mikren. Die Kulturen sind auf Agar erst gelblich, dann weiß und pudrig, auf Gelatine gleichen sie weißer Chenille, in Bouillon bildet sich auf der Oberfläche ein dichter gerunzelter, bald puderiger Belag.

Mikroskopisch sind in den Kulturen die 10—60 Mikren langen Fäden vielfach aus zylindrischen Segmenten zusammengesetzt, teilweise zeigen sie Anschwellung. Die Sporen liegen einzeln oder in Haufen, sie sind eiförmig oder rund oder vieleckig, 4,5—5,6 Mikren groß.

Bei dem *Trichosporon glycophile* sind die Sporen am Haar 2—4 Mikren groß.

In der Kultur wächst das Trichosporon unter zwei verschiedenen Formen. Die eine sind Mycelfäden, die besonders auf zuckerhaltigem Nährboden gedeihen, die andere Form gleicht einer Hefe. Außerdem soll noch ein kleiner Coccus zu finden sein, der besonders die Farbe der Knotenketten im Haar bedingt.

Man sieht, daß außer der Größe der Sporen am Haar (bei der columbischen Form 12—14 Mikren, bei den anderen Formen 2—4 oder etwas darüber) die Eigenschaften nicht allzu sehr abweichen, so daß es wohl anzunehmen ist, daß die einzelnen Arten im Grunde verwandt sind.

Ein abweichendes Bild fand Horta in Brasilien an 2 Fällen [1].

Die Überimpfung von Trichosporonpilzen auf Tiere ist oft versucht worden, aber immer negativ ausgefallen.

Die Unterscheidung von Trichomycosis palmellina ist dadurch gegeben, daß die Piedra nie in der Axilla vorkommt, und daß die Pilzelemente der Trichomycosis palmellina mikroskopisch viel feiner und die Sporen ganz klein sind.

Bolognesi und Chiurco [2] faßten unter die genannten Trichospora noch folgende Arten zusammen, die aber von anderen Autoren anders benannt werden:

Trichosporon asteroides (Rischin, Ota). Andere Bezeichnung: Parendomyces asteroides Rischin.

Trichosporon Balzeri (Balzer, Gougerot und Burnier) Ota. Andere Bezeichnung: Parendomyces Balzer.

Trichosporon rugosum (Castellani) Ota. Andere Bezeichnung: Hemispora rugosa Castellani.

Trichosporon cutaneum (de Beurmann, Gougerot und Vaucher) Ota. Andere Bezeichnung: Mycoderma cutaneum (Brumpt) oder Oidium cutaneum (de Beurmann, Gougerot und Vaucher).

In neuster Zeit hat Pereira für Südbrasilien, wo die verbreitetste Art als *Piedraia hortai* bezeichnet wird, eine neue Form gezüchtet, die er *Piedraia sarmentoi* nennt. Sie wächst auf Sabouraudschen Glucosenährboden schnell in weiß- oder kremfarbenen Kolonien, färbt sich aber allmählich schwarz. Auf Kartoffel gedeiht sie im Gegensatz zu der Piedraia hortai sehr schlecht und bildet erst spät Pigment.

Nocardia tenuis Castellani (1911).

[s. Cohnistreptothrix tenuis Castellani s. Trichosporum minutissimum Ducrey (1912), s. Trichomyces axillae Le Blaye et Fage (1913).]

(Die Erreger der Trichomycosis palmellina s. nodosa s. Lepothrix.)

Pick hatte 1873 (vorwiegend an den Achsel- und Schamhaaren) Knotenbildungen von dunkelbrauner oder auch rötlicher Farbe beschrieben, die namentlich bei Schweißentwicklung entstehen und die Haare in kürzeren oder längeren Klümpchen einscheiden. Während man früher annahm, daß es sich um Haufen von Bakterien in einer klebrigen, schleimigen Masse handele, haben besonders Castellani und Ducrey die Pilznatur eines Teiles der Erreger erkannt.

---

[1] Näheres s. bei Sartory: l. c. S. 743, 744.
[2] Bolognesi, G. u. G. A. Chiurco: Le micosi chirugiche. Siena 1927.

Nach CASTELLANI tritt diese Mykose klinisch in drei verschiedenen Variationen auf, als Trichomycosis axillaris flava, rubra und nigra. Alle drei bilden den Haaren fest anhaftende etwas klebrige, knotige Massen, die dem Namen entsprechend gefärbt, je nach der Art, mit der wir es zu tun haben, zusammengesetzt sind. CASTELLANI fand bei der gelben Varietät in enormen Mengen einen feinen Pilz, die Nocardia tenuis CASTELLANI 1911 (auch Streptothrix, Discomyces, Cohni-Streptothrix tenuis CASTELLANI genannt, nach BRUMPT auch identisch mit Trichosporum minutissimum DUCREY (1912) und Trichomyces axillae LE BLAYE et FAGE 1913). Bei der schwarzen Art fand er die gleichen Erreger plus einen schwarzes Pigment produzierenden Coccus, den Micrococcus nigrescens CASTELLANI 1911, der in Symbiose mit ersterem lebt. In der roten Varietät schließlich konstatierte er wiederum den gleichen Mikroorganismus plus einen rotes Pigment erzeugenden Coccus, der ebenfalls in Symbiose mit ihm vegetierte und später als Micrococcus (Rhodococcus) CASTELLANI von CHALMER und O'FARREL signiert wurde. Mikroskopisch handelt es sich bei der gelben Trichomycosis um enorme das Haar einscheidende Massen von Nocardia tenuis, eingebettet in eine amorphe homogene Rindensubstanz, während bei den beiden anderen Arten zu diesen genannten mycelialen Bestandteilen sich noch große Mengen· von den oben erwähnten Kokken gesellen, die die nokardialen knotenförmigen Massen umsäumen.

Es gibt, wie noch in Parenthese bemerkt sei, außerdem zwei andere sehr seltene Varietäten: Eine schwarze, die verursacht ist durch den Cryptococcus metaniger und eine rote, die ihre Entstehung dem Cryptococcus ruber rugosus verdankt.

Im einzelnen haben wir es bei den gelben, durch Nocardia tenuis bedingten Knoten mit einer enormen Anzahl von stäbchenartigen Gebilden, den bacilliformen Hyphen von Nokardia zu tun, welche grampositiv, aber nicht säurefest sind. Werden die Knötchen längere Zeit in Alkohol oder Formalin konserviert, so verlieren die Pilze ihre Grambeständigkeit. Die stäbchenartigen Hyphen variieren in der Länge von 2—8 Mikren und mehr. Die Durchschnittsbreite ist 0,14—0,3 Mikren. Sie verlaufen gerade und leicht gebogen, zeigen selten Abzweigungen, liegen fest aneinander gedrängt und sind eingebettet in eine offenbar von den Myceten produzierte Kittsubstanz. Letztere ist fixiert an die Rinde des Haares und liegt zum Teil unter der Cuticula und den oberflächlichen Lagen der Wurzelscheide.

Die *Kultur* in Form kleiner Kolonien gelang (nach BRUMPT) zuerst PORCELLI 1917, nachdem vorher bei den Züchtungsversuchen immer nur die begleitenden Kokken gewachsen waren. PORCELLI verwendete Spezialnährböden, Blutagar, Zuckeragar, Urinagar.

Actinomyces bovis.

(Synonyma: Discomyces bovis, Streptothrix Actinomyces, Nocardia Actinomyces, Nocardia bovis, Kladothrix Actinomyces u. a.)

Die Aktinomykose der Haut bildet harte, phlegmoneartige Tumoren, die erweichen, und aus denen sich dann reichlicher gelber Eiter, der die charakteristischen gelben Körnchen enthält, entleert. Außer der Haut an den verschiedenen Körperstellen, der Schleimhaut und den Knochen und Gelenken können auch die inneren Organe, so besonders Lungen und Peritoneum, ferner der Darm, aber auch die Meningen an Aktinomykose erkranken. Die Erkrankung breitet sich nach der Fläche, aber auch in die Tiefe aus, und kann bei dem bekannten Sitz am Unterkiefer bis tief in den Knochen hineinreichen. Die Erkrankung bleibt entweder lokalisiert an gewissen Körperregionen, oder verbreitet sich weiter und kann sogar unter pyämischen Erscheinungen zum Tode führen.

Der Erreger der Aktinomykose kann im menschlichen Körper auch saprophytisch leben, er kommt im übrigen vor in der Erde, im Wasser, in Pflanzenteilen (z. B. Getreide), in Nahrungsmitteln usw. Er steht zwischen Bakterien und Pilzen, aber steht den Bakterien näher. Die botanische Stellung des Actinomyces wird aber noch sehr verschieden aufgefaßt.

Zunächst hatten 1875 RIVOLTA und PERRONCITO in Italien einen Pilz als Erreger der Aktinomykose gefunden, den sie erst Discomyces, dann aber nach HARZ Actinomyces nannten. In Deutschland hatten mittlerweile BOLLINGER (1877) und der Botaniker HARZ aus einem Actinomycestumor beim Rind einen Pilz gewonnen und ihn wegen des strahligen Aufbaues der Drusen mit dem Namen Actinomyces bovis bezeichnet. Kurz darauf fand J. ISRAEL beim Menschen einen gleichen Pilz und nannte ihn Actinomyces hominis. PONFICK bewies dann, daß Actinomyces bovis und hominis identisch seien. Eine größere Verwirrung ergab sich dann dadurch, daß nach dem Vorgang von COHN, der 1875 den Streptothrix Foersteri beschrieben hatte, von verschiedenen Autoren wahllos· bei· der gleichen Erkrankungsform die Bezeichnungen Actinomyces und Streptothrix für den Erreger gebraucht wurden. Dann ist wieder angenommen worden, daß eine aërob wachsende Form (Boström) von einer anaërob wachsenden (Wolff und Israel) abzutrennen sei, in der Weise, daß die durch den anaëroben Pilz verursachten Krankheitsformen Aktinomykosen seien, die durch den aëroben Pilz bewirkten aber aktinomykoseähnliche Formen seien, die eigentlich als Streptothrichose zu bezeichnen wären. Dem ist aber Lieske auch jetzt noch scharf entgegen getreten unter dem Hinweis, daß es doch zuviel Übergänge gäbe zwischen der aëroben, im Mikroskop langfädigen Form, zu der nicht aëroben, kurzfädigen, so daß diese Trennung nicht berechtigt sei. Länge der Mycelfäden und Sauerstoffbedürfnis seien bei Strahlenpilzen kein unveränderliches Merkmal, und man sollte für die Erkrankung durch beide Pilzformen nur den Namen Aktinomykose gebrauchen.

In neuer Zeit (1925) macht aber Dresel wieder die Trennung einer anaëroben Form (als Erreger aller Drusen bildenden echten Aktinomykosen) geltend gegenüber einer aëroben Pilzform (die als Streptothrix die Streptotrichose erzeugt, d. h. Krankheitserscheinungen ohne wirkliche Drusenbildung, höchstens mit Pilzknäueln, die makroskopisch Drusen vortäuschen können).

Heute werden auch die Anwesenheit von Drusen und Knäuelbildung und selbst die Körnchen im Eiter nicht mehr als durchaus notwendig für die Annahme der Diagnose der Aktinomykose in allen Stadien der Erkrankung angesehen. Andererseits wurde auch bei Rindern, in Krankheitsformen, die klinisch als typische Aktinomykosen mit Körnchen im Eiter und charakteristischen Knäuelformen erscheinen, statt der grampositiven Fäden nur kleine gram-

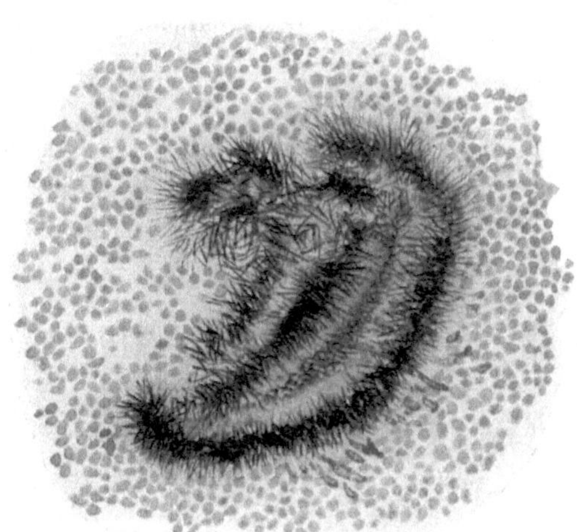

Abb. 126. Aktinomykosedruse.
(Nach Gans: Histopathologie der Haut.)

negative Bacillen gefunden (Lignières und Spitz), die die Verfasser als Actinobacillus bezeichnen. Sie nehmen an, daß der klinische Begriff „Aktinomykose" und das Symptom der Drusenbildung wohl durch eine Mehrheit von Erregern hervorgerufen werden könnte. Auch Langeron, Cauchemez und Alleaux vertreten ähnliche Anschauungen.

Puetoni äußert sich dahin, daß, wenn man heute in der Hauptsache die 3 Erreger: Cohnistreptothrix Israeli Pinoy (1911), Actinobacillus Lignieresi Brumpt (1910) und Actinomyces bovis Harz (1877) unterscheide, der als Actinobacillus bovis bezeichnete Mikroorganismus jedenfalls in eine ganze Reihe verschiedener Arten zerfalle (Actinomyces sulfureus, Actinomyces albus, Actinomyces chromogenes, Actinomyces albero-flavus, Actinomyces carneus, Actinomyces luteo-roseus). Auch Gasperini hatte schon gesagt, daß die Bezeichnung Actinobacillus bovis Harz nur ein Sammelbegriff sei.

Nun scheinen auch noch gewisse begleitende Bakterien einen Einfluß auf das Entstehen der Aktinomykoseherde zu haben. Lieske hebt hervor, daß die in den Krankheitsprodukten der Aktinomykose fast immer mit gefundenen zwei Bakterienarten, das Bacterium fusiforme und ein Coccus, der als Bacterium comitans bezeichnet wird, wohl sicherlich im Zusammenhang mit dem Actinomycespilz stehen. Chiurco u. a. weisen auf die Symbiose mit gewöhnlichen, pyogenen Bakterien, die die Virulenz des Actinomycespilzes erhöhen, hin.

Pathologische Anatomie. Auch bei der Aktinomykose entsteht um den in Drusen im Gewebe liegenden Pilz ein zell- und gefäßreiches Granulationsgewebe, durch dessen intensive Ausbildung die brettharte Schwellung bedingt ist. In manchen Fällen kommt es nun nach einiger Zeit zu einer Einschmelzung um die Pilze herum, wobei sich das Substrat des Tumors schleimig umwandelt und von allen Seiten Eiterzellen einwandern (Frieboes).

Um diesen Absceß entwickelt sich derbes Granulationsgewebe. Das die Pilzdruse umgebende kleinzellige Infiltrat enthält keine Plasmazellen im Gegensatz zu den in weiterer Umgebung gelegenen Infiltraten, wo Plasmazellen reichlich sind. Vielfach finden sich mehrkernige riesenzellartige Gebilde in den Randpartien des Infiltratsbereichs in großer Anzahl, die mit Fett beladen sind (wohl Fettgewebsriesenzellen resp. Vorstufen solcher infolge begleitender Wucheratrophie des Fettgewebes).

Die vorhin erwähnten polynukleären um die Drusenzone angeordneten Leukocyten zeigen oft degenerative Veränderungen; um sie herum findet sich eine Schicht, in der die Zellen mehr oder weniger mit Fett beladen sind oder phagocytierte Leukocytentrümmer enthalten. An der Peripherie sieht man dann die erwähnten Riesenzellen. Das histologische Bild ist also, wie FISCHER betont, verschieden, je nach dem Stadium, in dem die Affektion zur Untersuchung gelangt und der Reaktionsfähigkeit des einzelnen Individuums dem Pilz gegenüber. Es überwiegt dann einmal mehr das proliferative, einmal mehr das degenerative Stadium. Das histologische Bild ist demnach nicht ganz so typisch wie bei der Sporotrichose. Die Kämpfe zwischen Parasiten und Gewebe spielen sich hier offenbar unmittelbarer und intensiver ab, als bei der letzteren.

Die genannten Drusenzonen sind, wenn man einen aktinomykotischen Herd durchschneidet und mit dem Messer den Gewebsaft abstreift, als kleine bis hirsekorngroße Partikelchen zu erhalten, die je nach ihrem Alter grau durchscheinend, bis gelblich-grün tingiert sind. Sie bestehen aus einem zentral gelegenen Mycelknäuel und einer peripheren aus zahlreichen langgestreckten keulenförmigen stark glänzenden Zellen zusammengesetzten Randzone. Letztgenannte Gebilde sind nach BOSTRÖM nicht als Fruktifikationsprodukte aufzufassen, sondern als Degenerations- resp. Involutionsformen des Pilzrasens, welche durch Vergallertung der Pilzscheide an den Enden der Pilzfäden entstehen. Im Innern der Mycelknäuel kann man zweierlei Arten von Fäden erkennen: feine und grobe. Die groben enthalten kleine, runde, als Sporen zu deutende Kügelchen und sind die Träger der vorhin erwähnten Kolben.

Befund im Ausstrich des Eiters. Makroskopisch sieht man im Eiter die bekannten weißlich-gelblichen Körnchen, 0,5—0,75 mm groß (besser sichtbar zu machen bei Ausbreitung auf Glas in dünner Schicht auf dunkler Unterlage). Diese Körnchen sind die Actinomycesdrusen, die im jüngeren Zustand mehr grau-gallertig erscheinen (BOSTRÖM), im älteren mehr gelb-bräunliche oder grünliche Farbe annehmen. Man bringt die Körnchen mit der Nadel auf den Objektträger, bringt 40%ige Kalilauge dazu und untersucht mit starkem Trockensystem. Bei älteren verkalkten Drusen erweicht man diese durch Zusatz von Essig- oder Salzsäure. Oder man färbt das Ausstrichpräparat nach den auf S. 22 angegebenen Verfahren.

Die Drusen zeigen nun im Zentrum eine enge Verflechtung von Pilzfäden, die sich von hier radiär nach der Peripherie hinziehen und an ihrem Ende keulenförmige, oft glänzend erscheinende Anschwellungen tragen. Diese Keulen oder Kolben sind nicht vegetative Fäden, sondern degenerierte Fadenenden (SCHLEGEL u. a.), sie sind nicht grampositiv, färben sich überhaupt schwer. So ist das charakteristische Bild. Aber die Keulen brauchen nicht immer ausgebildet vorhanden zu sein, und es scheint, daß im Anfang des Krankheits-

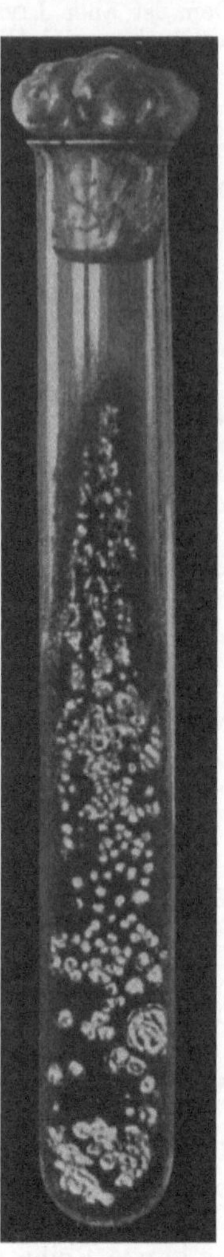

Abb.127. Actinomyceskultur, 7 Wochen alt, aus menschlicher Aktinomykose. Strichkultur auf Glycerin. Leberagar, hellgelb erhabene Knötchen, Nährboden dunkel rostbraun verfärbt. (Nach M.SCHLEGEL in KOLLE-WASSERMANN: Handbuch der pathogenen Mikroorganismen.)

prozesses auch die Körnchen nicht immer dazusein brauchen (GARTEN und HESSE). Ferner sind zwischen dem Fadengeflecht oft kleine Körnchen sichtbar, ähnlich wie Kokken, das sind die Sporen der Actinomycespilze.

Kulturen, makroskopisches Bild. Die Entwicklung erfolgt am besten (nach LIESKE) auf Fleischextrakt-Peptonbouillon, Traubenzuckerbouillon, Milch usw. oder auch auf gewöhnlichem Agar, ferner sind Malzextrakt und Bierwürze für das Wachstum des Actinomyces (mit Ausnahme der anaëroben Formen) sehr günstig. Die Kultur wächst nicht leicht, man muß recht zahlreiche Einzel-röhrchen beimpfen, auch schon deshalb, weil die Verunreinigungen sehr leicht überwuchern. Auch auf Gelatine, Glycerinagar, 1%iger Traubenzuckerbouillon (mit Zusatz von 10 Tropfen 1%iger Lösung von Schwefelnatriumlösung pro Röhrchen [TRENKMANN, SILBERSCHMIDT]), Blutserum, Kartoffel, in Hühner- und Taubeneiern (anaërob nach WOLFF und ISRAEL) ist die Züchtung ver-sucht und teilweise gelungen. Nach LIESKE werden flüssige Nährsubstrate nie getrübt. Das Wachstum erfolgt in feinen Flocken oder Körnern, die auf dem Boden liegen oder an den Wänden haften, zuweilen bildet sich auf der Oberfläche eine Decke. Für die aëroben langfädigen Strahlenpilze ist charak-teristisch, daß ihre Kolonien auf festen Nährböden, besonders auf Agar, harte, knorpelige Massen bilden, die der Unterlage sehr fest anhaften.

Nach SCHLEGELs Schilderung soll das zur Abimpfung benutzte Material mög-lichst frisch und keimfrei entnommen werden, die Actinomyceskörner werden am besten zwischen zwei sterilen Glasplatten oder in einem sterilen Mörser zerdrückt und dabei mit etwas verflüssigter Gelatine oder mit Bouillon benetzt, dann verimpft. Man sieht nach demselben Autor auf der Gelatineplatte, wenn die Kultur gelingt, ein graues Pünktchen, das dann ein mehr gelblich-trübes Aussehen annimmt. Über der Oberfläche wächst die Kolonie grauweiß. Sie wird allmählich, wie oben erwähnt, hart und knorpelartig und bekommt dann mehr eine gelblich-rötliche bis ziegelrote Farbe. An isolierten Kolonien sieht man um die erst grauen, dann mehr rötlichen Punkte einen grauweißen, schleierartigen Saum, in dem man mit der Lupe Strahlenbüschel erkennt. Der nicht aërobe Teil der Kultur und das Kondenswasser sollen klar bleiben, eine Trübung deutet auf eine Verunreinigung hin.

Gelatine wird nach vielen Wochen verflüssigt. Auf Kartoffel geht das Wachstum viel langsamer vor sich, auch hier ist die Kultur erst grauweiß, dann rötlich und runzlig in ihrer Oberfläche.

SCHLEGEL führt auch an, daß der Pilz in sterilem Wasser wächst und hier auch seine charakteristische Rotfärbung zeigt.

Mikroskopisches Bild der Kultur. Man kann das mikroskopische Aussehen des Actinomyces schlecht in einem direkten Ausstrich der Kultur sehen, sondern verfolgt es am besten im hängenden Tropfen. Man erkennt darin solide, längere Fäden mit reichlicher echter Verzweigung, auch längere und kürzere Stäbchen, die schließlich in nur mit Sporen erfüllte, oft gewundene Fäden übergehen (SCHLEGEL). Außerdem sind auch isolierte oder in Ketten und Haufen an-geordnete lichtbrechende Sporen vorhanden, die sich mit Anilingentianaviolett gut färben. Im künstlichen Nährboden sieht man die charakteristischen großen Keulen selten, nur in den tiefsten Schichten, aber Endanschwellungen der Fäden sind häufig.

Übertragungsmöglichkeit von Actinomyces auf Tiere. Übertragungen sind von verschie-densten Autoren auf allerlei Tierarten versucht worden, und zwar auf Rinder, Kälber, Hunde, Katzen, Schafe, Ziegen, Schweine, Kaninchen, Meerschweinchen. Dabei wurden die Tiere in mannigfachster Weise geimpft, so am Unterkiefer, ferner in die Muskulatur, subcutan, intravenös, intraperitoneal, in die vordere Augenkammer. Durchaus die Mehr-zahl der Autoren haben bei sehr zahlreichen Untersuchungen keine Erfolge erzielt resp. sehr zweifelhafte. Hervorzuheben ist, daß WOLFF und ISRAEL durch intraperitoneale

Impfung bei Kaninchen und Meerschweinchen positive Ergebnisse gesehen zu haben
glauben[1]. Sie konstatierten die Ausbildung von erbsen- bis pflaumengroßen Aktino-
mykomen und fanden darin typische Drusen mit verzweigten Fäden und Knoten. Diese
Drusen konnten auch weiter geimpft werden, aber die Impffälle verliefen gutartig, nicht
progredient. WOLFF will aber bei einer späteren Untersuchung eine Ausdehnung auf die
Leber bemerkt haben. Auch NAGO und ROTTER geben ein positives Ergebnis an. NAESLUND
konnte in neuester Zeit bei drei Rindern durch subcutane Infektion progressive Aktinomykose erzeugen (und zwar durch Impfung mit dem aus normaler Mundhöhle entnommenen

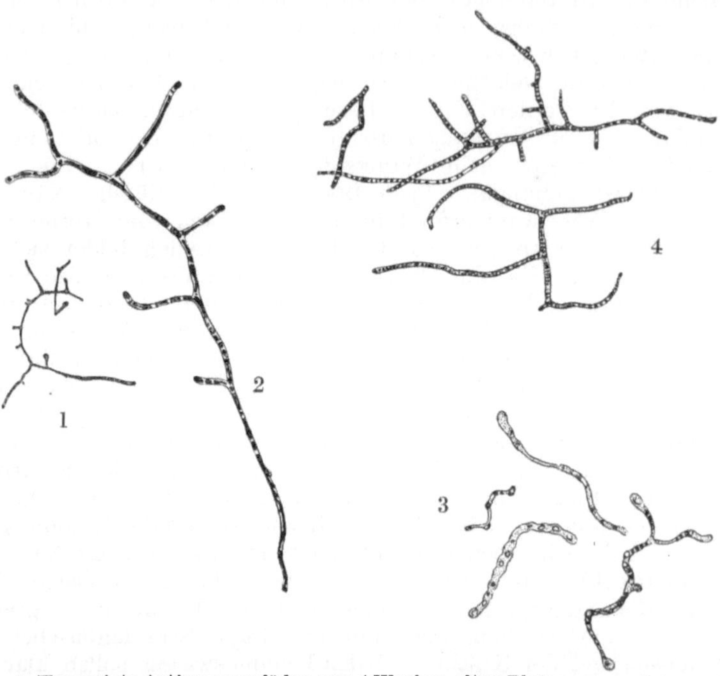

Abb. 128, 1—4. Verzweigte Actinomycesfäden aus 4 Wochen alten Blutserum- und Agarreinkulturen.
Deckglaspräparate. Färbung nach GRAM mit Anilin-Methylviolett. Zeiß, Okul. 4, homog. Imm.
$^1/_{12} = ^1/_{940}$. — 1 Verzweigter intensiv gefärbter Pilzfaden mit kleinen Endauftreibungen. 2 Langer
verästelter Faden, in verschieden lange durch die Pilzscheide zusammengehaltene Stäbchen geteilt
und mit knopfartigen Endanschwellungen und stellenweisen Auftreibungen im Verlaufe des Fadens.
3 Mannigfach verzweigte Fäden, deren Stäbchen durch weitere Teilungen in kleine sattgefärbte
mikrokokkenähnliche Formen übergegangen sind. 4 Breitere blaßgefärbte Fäden mit reichlichen
blaßgefärbten Sporen und mit birnförmigen Auftreibungen infolge Vergallertung der Pilzscheide.
(Nach M. SCHLEGEL in KOLLE-WASSERMANN: Handbuch der pathogenen Mikroorganismen 1913.)

Material, Zahnbelag usw.)[2]. SCHLEGEL weist wohl mit Recht auf die verschiedene Natur
der Actinomycesstämme hin, betont aber auch die Notwendigkeit weiterer Versuche
betreffs der Übertragungsfähigkeit des Actinomycespilzes.

Erreger des Mycetoma pedis (Madurafuß).

Das Mycetom ist vorwiegend eine Erkrankung der tropischen Länder, doch
werden ausnahmsweise einzelne Fälle in europäischen Ländern beobachtet
(MIESCHER in der Schweiz, BERON in Bulgarien), es sei deshalb auch hier kurz
darauf eingegangen.

Die Erkrankung betrifft fast immer den Fuß, ganz selten andre Körpergegenden (Hals,
Abdomen usw.). Bei dem sehr chronisch verlaufenden Prozeß bilden sich erst schmerzlose
Knoten in der Tiefe der Sohle, die verschmelzen und erweichen, durch Fistelgänge entleert

---

[1] Näheres s. bei SCHLEGEL in KOLLE, KRAUS UHLENHUTHs Handbuch, Bd. 5, S. 54/55.
[2] NAESLUND: Experimentelle Studien über die Ätiologie und Pathogenese der Aktinomykose. Kopenhagen 1931.

sich der käsige Inhalt nach außen. Unter Vernarbung befallener Stellen entstehen gleichzeitig in der Umgebung neue Knoten, in späterer Zeit wird auch der Fußrücken befallen, der Fuß schwillt unförmlich an, Knochenhaut und auch der Knochen, letztere aber weniger als bei der Aktinomykose, werden zerstört und es bilden sich im Innern der Geschwulst große Fisteln und Höhlen in dem zerstörten Gewebe. Aus den durchgebrochenen Gängen entleert sich eine eitrige, öfters auch hämorrhagische Masse, die krümelige und körnige Gebilde von gelber, rötlicher oder schwärzlicher Farbe enthält, in weit vorgeschrittenen Fällen sind diese Körner und Krümel ungemein reichlich vorhanden.

Pathologische Anatomie. Wir folgen besonders GAMMELS [1] trefflichen Ausführungen. Trotz der verwirrenden Verschiedenheit der gefundenen Erreger zeigt doch der Charakter der Gewebsveränderungen weitgehende Übereinstimmung. Es besteht bei dem Mycetom eine ziemlich weitgehende Indolenz des Gewebes der Pilzinvasion gegenüber, so daß das Pilzwachstum kaum durch Abwehrvorgänge gehemmt wird. Um den Erreger herum entsteht eine lymphocytäre Infiltration und später Granulationsgewebe, das zur Bildung fibrösen Bindegewebes und zu endarteriitischen und endophlebitischen Prozessen führt. Im Kampfe mit den Leukocyten erliegt ein Teil der Pilze. Ein anderer bleibt nach BRUMPT Sieger und vernichtet die Wanderzellen. So steht dann der Weiterverbreitung der Pilze kein Hindernis mehr entgegen. Im Verlauf des Kampfes gegen die allerdings geringe Abwehrreaktion verdichtet sich das Mycel zu den bekannten Mycetomkörnern. Sie sind im Anfange von Leukocyten, Riesenzellen vom LANGHANSschen Typus und Epitheloidzellen umschlossen. Allmählich nimmt die Zahl der Leukocyten zu, so daß Eiterhöhlen entstehen, die untereinander durch Fistelgänge verbunden sind. Diese Leukocytenzonen sind umgeben von entzündlichem Bindegewebe mit reichlichen Lymphocyten, gelappt-kernigen Leukocyten und Plasmazellen. Elastin fehlt gänzlich. Dagegen finden sich endarteriitische und endophlebitische Veränderungen und hyaline Entartung der Plasmazellen sowie daneben erweiterte Blutgefäße, Hämorrhagien, eosinophile und fuchsinophile Körperchen.

Die oben erwähnten, im Gewebe sichtbaren Körner sind entweder einheitlich oder aus mehreren kleinen Einzelkörnern zusammengesetzt. Ihr Durchmesser beträgt nach GAMMEL $1/2$—4 mm. OPPENHEIM wies schon 1904 darauf hin, daß sich schwarze Mycetomkörner bei Zusatz von Salz- und Salpetersäure rot färben. Zur mikroskopischen Untersuchung soll man die Körner erst 1—7 Tage in $40^0/_0$iger Natronlauge aufbewahren, weil sich erst dann das Bild in dem zerquetschten Präparat erkennen läßt. GAMMEL erreichte dasselbe durch einstündiges Kochen in Kalilauge im Wasserbad. Man untersucht mit starker Vergrößerung und sieht Mycelfäden bzw. bei Maduromykosen auch die Chlamydosporen.

Die Erreger dieser Krankheit sind nicht einheitlich, sondern sehr reichliche verschiedene Spezies. Die Untersuchungen von UNNA und DELBANCO, OPPENHEIM u. v. a. haben gezeigt, daß die sog. gelbe Varietät, d. h. das Mycetom, in dessen eitrigen Sekret die gelben Körnchen sich finden, der bei uns vorkommenden Aktinomykose sehr nahe steht. Nun zeigt sich aber, daß die verschiedenen Varietäten nicht nur jede durch *einen* anderen Erreger verursacht werden, sondern daß auch wieder jede Varietät einer großen Anzahl von differenten Pilzen ihren Ursprung verdankt. Allerdings sind diese einzelnen Erreger öfters nur einmal beobachtet und keineswegs schon hinreichend bekannt.

Nach CHALMERS und ARCHIBALD und mit GAMMEL, dessen Darstellung wir jetzt zum Teil wieder folgen, *werden die Mycetome eingeteilt in Aktinomykosen und Maduromykosen.* Ein Teil der Mycetome sind demnach nichts anderes als echte Aktinomykosen. Beide werden folgendermaßen definiert:

Aktinomykosen sind Formen des Mycetoms, dessen Körner bestehen aus dünnen, unsegmentierten Fäden, bei denen gewöhnlich der Zellinhalt nicht deutlich von den Wänden unterschieden werden kann. Chlamydosporen sind nicht vorhanden.

Maduromykosen sind Formen des Mycetoms, dessen Körner bestehen aus dicken, segmentierten Mycelfäden, mit deutlichen Zellwänden. Hier sind gewöhnlich Chlamydosporen vorhanden.

---

[1] GAMMEL: Zbl. Hautkrkh. **29**, 393 (1929).

Das Wesen der Aktinomykose ist oben (S. 152 f.) geschildert. Hier seien nur die Namen der bei Mycetom gefundenen Actinomycesarten genannt, wie sie GAMMEL zusammengestellt hat. Betreffs der zum Teil sehr spärlich vorhandenen Charakteristika der einzelnen Arten sei auf das GAMMELsche Referat [1] hingewiesen. Unter den der Aktinomykose zuzuzählenden Fällen von Mycetom wurden folgende 16 Arten als Erreger aufgestellt: 1. Actinomyces bovis HARZ (Erreger unserer gewöhnlichen Aktinomykose, s. S. 152), 2. Actinomyces mexicanus BOYD und CRUTCHFIELD, 3. Actinomyces asteroides EPPINGER, 4. Actinomyces bahiensis, 5. Actinomyces convolutus CHALMERS und CHRISTOPHERSON, 6. Actinomyces indicus KANTHAK, 7. Actinomyces madurae VINCENT (= Streptothrix madurae VINCENT, = Nocardia madurae BLANCHARD, = Nocardia mycetomae DURANTE, 8. Actinomyces somaliensis BRUMPT (= Indiella somaliensis BRUMPT), 9. Actinomyces sp. YAZBEK, 10. Actinomyces sp. YAZBEK (zweite Art des Namens), 11. Actinomyces Pelletieri LAVERAN, 12. Actinomyces verrucosus MIESCHER (= Streptothrix verrucosus MIESCHER), 13. Actinomyces ponceti VERDUN, 14. Actinomyces transvaliensis PIJPER und PUL-LINGER, 15. Actinomyces africanus PIJPER und PULLINGER, 16. Actinomyces Nicollei DELANOE.

Für die Maduromykosen wurden nach GAMMEL folgende Erreger aus den drei Klassen der Eumyceten, den Fungi imperfecti, den Ascomyceten und den Phykomyceten gefunden:

a) Unter den Fungi imperfecti: 1. Das Genus Madurella BRUMPT mit acht und wahrscheinlich mehr, aber nicht zu definierenden Arten. Es sind Erreger von gewissen schwarzkörnigen Mycetomen, welche auf bestimmten zuckerhaltigen Nährböden ein charakteristisches braunes Pigment bilden, das in den Nährboden allmählich diffundiert. Es wurden auch unter gewissen Bedingungen in der Kultur schwarze Körner festgestellt, die aus Mycelien und Chlamydosporen bestanden und den im Mycetom vorhandenen ähnlich sahen. 2. Genus Indiella BRUMPT. Nicht züchtbare Erreger von Maduromykosen mit weißen Körnern. Darin drei Unterabteilungen. 3. Das Genus Torula PERSOON. Hierher gehört die Torula Jeanselmi-LANGERON von einem Madurafuß mit schwarzen Körnern. 4. Das Genus Glenospora BERKELEY und CURTIS mit drei Unterarten. 5. Das Genus Scedosporium SACCARDO mit zwei Unterarten, die nach POLLACCI vielleicht identisch miteinander sind.

b) Unter den Ascomyceten: 1. Genus Allescheria SACCARDO, 2. Genus Aspergillus MICHELI mit zwei Unterarten, 3. Genus Sterigmatocystis CRAMER. Hierher gehört der Befund eines Sterigmatocystis nidulans EIDAM, var. Nicollei, 4. Genus Penicillium LINK.

c) Unter den Phykomyceten das Genus Mucor MICHELI mit Mucor mycetomi GELONESI.

Man sieht, wie viele ganz verschiedene Pilzarten das gleiche Bild des Mycetoms verursachen können. MIESCHER weist mit Recht darauf hin, daß die Gewebsreaktionen auf Pilzinvasionen aller Art mehr oder weniger gleichmäßig seien.

Die experimentelle Erzeugung mycetomähnlicher Prozesse beim Tier gelingt kaum, GAMMEL und seine Mitarbeiter hatten trotz ausgedehntester Versuche niemals Erfolg bei ihren Impfexperimenten.

Streptothrix verrucosa (MIESCHER).

Wir geben hier noch den Befund eines in Europa (in Basel bei einem Italiener) beobachteten Falles von Mycetoma pedis wieder, der für uns von besonderem Interesse ist. MIESCHER schildert seine Befunde folgendermaßen:

Die seit etwas länger als einem halben Jahre bestehende Erkrankung hatte klinisch Ähnlichkeit mit „Madurafuß". Aus den im Eiter enthaltenen Drusen wurde eine neopathogene Streptothrixart, die als Streptothrix verrucosa bezeichnet wurde, isoliert. Die Drusen bestanden aus dicht verfilzten fragmentierten Fäden ohne regelmäßige Anordnung und ohne Zellenbildung. Der Pilz wuchs auf kohlehydrathaltigen Nährböden und Bouillon in Form von krümeligen, verrukösen leicht brüchigen, unschwer von der Unterlage abhebbaren Massen, die lachsrot bis ziegelrot gefärbt waren. Lufthyphen waren nicht konstant und bildeten sich nur teilweise.

Der mikroskopische Befund der Pilze zeigte eine sehr früh die Fäden befallende Fragmentation, dadurch wurden die Mycelien sehr brüchig. Die Fragmentation, die ganz regellos vor sich ging, bestand in einem Zerfall in bacilliforme bis kokkoide Elemente von unregelmäßiger Größe und Gestalt, zwischen denen kürzere oder längere nur aus der leeren Fadenhülle bestehende Fadenteile liegen blieben. Die Kontinuität des Fadens blieb zunächst erhalten, konnte aber sehr leicht zerstört werden.

Der Pilz war grampositiv und bedingt Ziehl-fest.

Auf Kaninchen, Meerschweinchen (?) und Katzen ließ sich der Pilz subcutan übertragen unter Bildung von rasch eitrig erweichenden Tumoren, die auch teilweise auf die Muskulatur

---

[1] l. c. (s. S. 157 Anm.).

übergriffen, in den Tumoren wurden Pilzdrusen, zuweilen mit eigenartigen grampositiven Keulenbildungen gefunden. Aus den Herden konnte der Pilz wieder rein gezüchtet werden.

Discomyces (THIBIERGE, RAVAUT und PINOY).

Im Jahr 1909 teilten RAVAUT und PINOY die Züchtung eines neuen Pilzes aus der Klasse der Discomycespilze mit, der dem Discomyces Israeli nahesteht. Wir geben nachstehend die Schilderung der Autoren wieder.

Der Pilz wurde gewonnen aus der Hauterkrankung eines Mannes, der zuerst die Bildung schmerzhafter subcutan und intramuskulär gelegener Knoten am linken Bein und rechten Oberarm bemerkt hatte, neue an verschiedenen Körperstellen traten hinzu, teilweise brachen sie nach außen auf. In der Umgebung der Fistelöffnungen bildeten sich blaurote, verdickte Herde, mit weißen miliären Körnchen und kleinen Höckern, in deren Zentrum feine Fisteln blutige seröse Flüssigkeit entleerten. Dann trat Vernarbung mit bräunlicher Verfärbung ein. Später kamen noch große intramuskuläre und subcutane Abscesse, ferner eiternde Periostitis am Unterschenkel und Gelenkentzündung des Fußgelenkes hinzu. Unter teilweiser Operation allmähliche Heilung.

Befund im Eiter. Nach längerer Dauer zeigten sich im Eiter eines Abscesses am Bein sehr kleine weiße Körnchen, die mikroskopisch aus sehr feinen, kleinen Stäbchen bestanden. Diese ließen sich auch durch Versilberung nach LEVADITI (wie bei Spirochaetenfärbung) nachweisen, und die Körnchen konnten in Hautschnitten dargestellt werden. Die leicht gekrümmten Stäbchen, 2 Mikren lang, 0,2 Mikren breit, färbten sich mit Borrelblau, auch nach GRAM an den beiden Enden, die zentrale Stelle blieb ungefärbt. Sie lagen nie in Ketten, oft isoliert oder auch in Gruppen angeordnet, in „Rosetten" von 18 Mikren Durchmesser, manchmal sieht man sie im Innern von Leukocyten. Einige verzweigen sich, die Enden der Verzweigungen sind ein wenig angeschwollen.

Der Befund im Schnitt war nicht charakteristisch: Man findet eine relativ große Ähnlichkeit mit der Aktinomykose, nämlich die bereits beschriebenen, aus diphtheriebacillenähnlichen Gebilden zusammengesetzten Grains, die zirkulär von polynukleären Leukocyten umgeben sind. Diese Grains, die durch Imprägnation mit Argentum nitricum nach LEVADITI sichtbar gemacht werden können, sind etwa 2—3mal kleiner als die entsprechenden bei Aktinomykose. Ihr Durchmesser zählte nicht mehr als 80 Mikren. Der Erreger unterscheidet sich demnach vom Actinomycespilz durch seine Kleinheit, hat aber doch eine gewisse Ähnlichkeit mit ihm, und wurde deshalb von THIBIERGE als Discomyces (der alte Name für Actinomyces) bezeichnet.

Makroskopisches Bild der Kultur. Anaërobe Züchtung auf Bouillonröhrchen ergab Wachstum erst nach 10 Tagen bei 37⁰, es bildeten sich sehr kleine, weiße erst durchscheinende, dann unregelmäßig geformte opake Kolonien, meist in der mittleren Zone des Röhrchens, wenige nur bildeten eine Decke auf der Oberfläche. Bei aërober Züchtung auf gewöhnlichem Agar zeigten sich nach der gleichen Zeit feine tautropfenartige Kolonien, die sich vergrößerten, opak wurden, im Zentrum sich vorwölbten und Fortsätze in den Nährboden hineingehen ließen. Bei Überimpfung ergaben sich derbere, faltige Kulturen mit wurzelartigen, in den Nährboden hineinreichenden Fortsätzen. Auf Kartoffelkultur bilden sich sagoartige Körner aus, die aus agglutinierten Stäbchen bestehen.

Mikroskopisches Bild der Kulturen. Die anaëroben Kulturen ließen die Stäbchen in gleicher Weise wie im Eiter erkennen, gefärbt an den Enden, ungefärbt im Zentrum. Manchmal sah man in der Mitte eine Anschwellung, und der helle Raum war dann durch metachromatische Körnchen ausgefüllt, die aber nicht als Sporen anzusehen waren. Gelegentlich kamen sehr kurze Fadenbildungen vor. Die Kulturen auf gewöhnlichem Agar ergaben verzweigte, fädige Formen, die sich bei älteren Kulturen wieder fragmentierten, so daß das gleiche Bild erkennbar war wie bei anaëroben Kulturen. In alten Kulturen sind nur mehr einige wenige fragmentierte Fäden und mikrokokkenartige Gebilde zu finden, letztere sind keine Sporen.

Die *Tierimpfungen* auf die verschiedensten Tiere, auch auf Affen blieben sämtlich ergebnislos.

Pathogene Sproßpilze und Hefen.

Einleitung.

Sproßpilze sind Pilze, die sich nicht, wie die Dermatophyten durch Bildung von Sporen, die ihrerseits wieder von Hyphen getragen werden, vermehren, sondern vielmehr durch Sprossung, d. h. in der Weise, daß an einer Zelle durch Vorwölbung eines Teils derselben und allmähliches Auswachsen sich eine neue

Zelle bildet (s. Abb. 132 auf S. 165). Wenn, wie es oft der Fall ist, immer weiter eine Zelle aus der neuentstandenen entsteht und diese vorläufig aneinander haften bleiben, spricht man von Sproßketten oder Sproßverbänden.

In der *Bezeichnung der Sproßpilze* herrscht leider noch eine große Unstimmigkeit und Verwirrung.

Zunächst sei erwähnt, daß der Ausdruck „*Hefen*" für die uns hier beschäftigenden Sproßpilze in gewöhnlichem Sprachgebrauch sehr viel, aber auch oft ohne Auswahl angewendet wird. In der Gattung „Hefen" sind in Wahrheit nicht alle durch Sproßbildung sich fortpflanzenden Pilze einbegriffen (z. B. Monilia nicht), und mit OTA sollten wir daher lieber die allgemeine Bezeichnung „*Sproßpilze*" gebrauchen. Aber bis jetzt ist der Allgemeinname „Hefen" doch noch außerordentlich verbreitet.

Ähnlich verhält es sich mit dem Namen „*Saccharomyces*", der oft von den älteren Autoren gebraucht wurde. Da aber die Botaniker unter Saccharomyces nur die Gattung einer bestimmten Zahl sporenbildender Sproßpilze verstanden wissen wollen, so soll man auch diesen Namen nicht, wie OTA betont, für die Sproßpilze im allgemeinen gebrauchen.

Dann haben BUSCHKE und FRANK in Anlehnung an NAEGELI den Namen „*Blastomyces*" für den Erreger der Hefeerkrankung vorgeschlagen. Dieser Ausdruck ist viel gebraucht. BUSCHKE faßte unter Blastomykose alle diejenigen Krankheiten zusammen, die durch Pilze hervorgerufen werden, welche im Gewebe nur oder vorwiegend in *Sproßform* sich finden, wenn sie auch außerhalb des Körpers in *Fadenform* anzutreffen sind. Da aber der Ausdruck „Blastomyces" auch zur Verwechslung Veranlassung geben kann, weil in der Botanik wiederum andere Pilzarten darunter verstanden werden, sollte auch er fallen gelassen werden. BUSCHKE und JOSEPH haben daher neuerdings den Ausdruck Askomykose statt Blastomykose gewählt.

Diese Erwägungen dürfen aber nicht übersehen lassen, daß wir uns nun doch einmal gewöhnt haben, als *klinische* Bezeichnung die Hefekrankheiten mit dem Namen „*Blastomykose*" zu belegen, und dieser Name hat sich sehr eingebürgert. Darunter ist nicht nur die Krankheit vom BUSSE-BUSCHKEschen Typus zu verstehen, sondern die durch verschiedene Erreger verursachten Sproßpilzerkrankungen, sofern sie die Charakteristika zeigen, daß die Sproß-pilze im Gewebe nur oder vorwiegend in Sproßform (BUSCHKE) auftreten. Statt der Bezeichnung Blastomykose brauchen jedoch CHIURCO u. a. gleichbedeutend auch den alten Namen „Saccharomykosen".

Klinisch wird übrigens auch der Ausdruck „*Oidiomykose*" angewendet für allerlei Hefeerkrankungen. Aber diese Bezeichnung sollte man möglichst für Affektionen, die wirklich durch Oidium (s. unten) hervorgerufen sind, reservieren.

Endlich werden die pathogenen Hefen manchmal einfach „*Soorpilze*" genannt. Diese allgemeine Bezeichnung ist aber durchaus unzutreffend, da die klinische Soorerkrankung ein umschriebener Begriff ist; der Soorerkrankung liegen bestimmte Erreger zugrunde.

Mit dieser Unstimmigkeit der Namengebung müssen wir also beim Studium der Arbeiten in der Literatur rechnen.

In der Klassifizierung hat in neuester Zeit OTA versucht, die vielfach noch recht unklaren Begriffe zu ordnen und zu systematisieren. Seine Einteilung erscheint klar und verständlich, wir wollen sie hier wiedergeben und folgen zunächst seiner Darstellung.

Für die Wiedergabe der OTAschen *Einteilung* muß zunächst daran erinnert werden, daß VUILLEMIN die Hyphomyceten in die 4 Gruppen *Mikrosiphoneen, Thallosporeen, Hemisporeen und Conidiosporeen* gliedert (vgl. S. 6). Während nun die früher geschilderten Dermatophyten zu den Conidiosporeen gezählt werden, gehören die pathogenen Sproßpilze zu der zweiten Gattung, den Thallosporeen. *Die Thallosporeen zerfallen wieder in zwei Untergruppen, die Arthrosporeen,* die sich durch Abschnürung von Sporen von den Hyphen weiterentwickeln (vgl. S. 6), *und die Blastosporeen,* die sich durch Sprossung fortpflanzen. In diese Gruppe also gehören unsere Sproßpilze (aber die Sproßpilze umfassen außerdem noch sporenbildende Hefengattungen, jedoch sind die meisten *pathogenen* Sproßpilze nicht sporenbildend).

Diese zu den Blastosporeen gehörigen asporogenen Sproßpilze lassen sich scheiden in solche, die *kein* Mycel haben, das ist die Gattung *Cryptococcus,* und in solche, die neben der Zelle auch Mycel bilden, diese bezeichnet OTA als *Myceloblastanon*[1], welche Gattung dann wieder in drei Unterarten zerfällt (s. unten). Neben Cryptococcus und Myceloblastanon müssen dann noch zwei Arten gestellt werden, die Gattungen *Parendomyces* und die Gattung *Mykoderma = Oidium,* die Übergänge bilden von den Blastosporeen zu den Arthrosporeen. Das auf Grund der Erreger aufgestellte System der pathogenen Sproßpilze nach OTA zeigt also folgende Gruppen:

1. Cryptococcus, das sind runde, ovale oder elliptische Zellen ohne Mycelbildung. Beispiel: Cryptococcus BUSSE-BUSCHKE, Cryptococcus dermatitidis GILCHRIST usw.

2. Myceloblastanon. Neben den runden und ovalen Zellen sind Mycelien vorhanden Untergruppen:

a) Blastodendrion. Die runden oder ovalen Zellen sind oft zu lockeren Sproßbäumen zusammengefügt, die leicht auseinanderfallen. Beispiel: CLAUSsche Pferdehefe.

b) Mycelorrhizodes (von VUILLEMIN als Parasaccharomyces bezeichnet). Nur durch Sprossung sich fortpflanzend, dabei Mycel mit weit voneinander abstehenden Septen bildend. Beispiel: FABRYsche Hefe.

c) Monilia. Gut ausgebildete Sproßbäume und Sproßketten, im Substrat des Nährbodens Mycelien. Beispiel: KAUFMANN-WOLFsche Hefe.

3. Parendomyces (GOUGEROT u. a.). Pflanzt sich teils durch Sprossung, teils durch Arthrosporen fort, bildet also eine Übergangsgruppe zwischen Blastosporeen und Arthrosporeen.

4. Mycoderma = Oidium. Fortpflanzung vorwiegend in Form von Arthrosporen, aber zu gewissen Zeiten, meist am Anfang der Auskeimung auch die Fortpflanzung durch Sprossung. (Diese Gattung wird aber, da die Arthrosporenbildung die überwiegende ist, doch von manchen (z. B. BRUMPT) zu den Arthrosporeen gerechnet).

Wenn wir in diese Gruppenaufstellung den Soorpilz einfügen wollen, so müssen wir nach der Vielheit der Erreger (vgl. S. 173) den Soor zum größten Teil zum Cryptococcus, teils auch zum Myceloblastanon, hier besonders zur Untergruppe Monilia, zum geringeren Teil zu Parendomyces und Mykoderma einordnen (vgl. später unter „Soor").

Für die *klinische Einteilung* der Erkrankungen am Menschen durch die verschiedenen Arten von Hefen geben wir zur Orientierung das von BUSCHKE und JOSEPH angeführte Schema etwas zusammengezogen wieder, eine Einteilung, die sich wieder auf BUSCHKEs frühere Untersuchungen sowie solche von ROCHA DA LIMA und CASTELLANI stützt.

Darnach werden unterschieden:

I. Eigentliche Hefeerkrankungen (Saccharoromykosen, europäische Blastomykose).

1. Blastomykose der Haut:

a) tiefe Form: Blastomycosis purulenta profunda (Typus BUSSE-BUSCHKE) primär, sekundär,

b) oberflächliche Form: Blastomycosis epidermica.

2. Blastomykose anderer Organe.

II. Durch hefeartige Mikroorganismen hervorgerufene Erkrankungen:

1. GILCHRISTsche Krankheit: Blastomycosis verrucosa (amerikanische Blastomykose). Erreger: Cryptococcus s. Blastomyces dermatitidis.

2. Granuloma coccidioides: Blastomycosis ulcerativa profunda s. mutilans. Erreger: Coccidioides immitis (Blastomyces coccidioides).

3. Dermatitis verrucosa (Chromoblastomykose). Erreger: Phialophora verrucosa, Acrotheca pedrosoi.

---

[1] Andere Autoren bezeichnen diese Pilze als „hefeähnliche" Pilze und trennen sie von den eigentlichen Hefen, die nur die Zellen mit Sprossungsvermögen bilden ohne Mycel (oder doch als ganz vorwiegende Form nur die Zellen bilden).

4. Lymphangitis epizootica (und Histoplasmosis vom Panamakanal [?]). Erreger: Cryptococcus farcinimosus (bzw. Histoplasma capsulatum s. Cryptococcus capsulatus). III. Endomykosen (Soormykosen). Erreger Oidium s. Endomyces albicans, Moniliaarten.

Es sei nun gleich hier erwähnt, daß verschiedene Autoren (auch wir selbst) die Form I, 1 b, die oberflächlichen Blastomykosen der Haut, nicht trennen von Gruppe III, der der Soorgruppe, sondern annehmen, daß beides identisch sei.

Neben den pathogenen Hefen gibt es in der Natur noch außerordentlich viele Hefen, die keinerlei Krankheitszustände erzeugen. Auch auf der menschlichen Haut kommen oft allerlei Hefen, speziell auch der Soorpilz, saprophytisch vor (s. S. 173).

Wir gehen nun ein auf die

Erreger der wichtigsten Sproßpilzerkrankungen.

I. Europäische Blastomykose (auch Saccharomykose genannt, vgl. S. 160).

Es gibt tiefe und oberflächliche Blastomykosen der Haut, ferner Blastomykosen auch der inneren Organe. Wir gehen hier vorwiegend ein auf die Erkrankungen der Haut.

Die *tiefen Blastomykosen* der Haut, Knochen und inneren Organe sind seltene Erkrankungen. Wir verdanken ihre Kenntnis in erster Linie Busse und Buschke, die 1894 durch die Untersuchung des in Greifswald zur Beobachtung gekommenen Falles das Krankheitsbild klärten. Es gibt allgemein ausgebreitete und mehr herdförmige Erkrankungen.

Nach Buschkes Beschreibung zeigte die von Busse und Buschke beschriebene Kranke an der Tibia im Knochen eine große erweichte Höhle mit reichlicher rötlich-glasiger Flüssigkeit und mehrere kleinere Hautulcera im Gesicht und am Nacken. Bei dem teils chronisch, teils subakut sich entwickelnden Prozeß traten neue Ulcera auf, die erste Manifestation bildeten zum Teil acneartige Infiltrate, aus denen sich kraterförmige Ulcera entwickelten. Die Patientin starb und es wurden analoge Veränderungen in inneren Organen festgestellt. Im Sekret der Geschwüre fanden sich eigentümlich glänzende Körperchen, die als Hefen erkannt wurden.

Buschke schildert sie folgendermaßen: Es waren scharf hervortretende, genau begrenzte, rundlich und mehr oblong gestaltete Gebilde, die sich durch ihren Glanz von den Körperelementen unterschieden. Die allerkleinsten glichen feinsten Fettröpfchen, während die größten 30 Mikren groß waren. In den ersteren war von einer Struktur nichts wahrzunehmen. Die mittelgroßen zeigten einen zarten, etwas dunklen Saum mit klarem glänzendem Inhalt, welcher oft feinste fettröpfchenähnliche Gebilde enthielt, wie sie oben auch als freiliegende beschrieben wurden. Bei einer weiteren Gruppe größerer Gebilde war der Saum doppelt konturiert und imponierte als Membran gegenüber dem protoplasmatischen Inhalt. In dem letzteren fanden sich neben den kleinsten Gebilden auch oft größere fetttropfenähnliche Einschlüsse. Die allergrößten, bis 30 Mikren und darüber, zeichneten sich durch eine sehr dicke Membran aus. Um einen großen Teil dieser Gebilde fand sich im Ausstrichpräparat und im Gewebe außer der geschilderten Membran noch eine zweite schwächer lichtbrechende, welche sich, wenn auch nicht immer kreisförmig regelmäßig, so doch scharf von der umgebenden Flüssigkeit resp. von dem Zellprotoplasma, wenn die Hefe in einer Zelle lag, abhob. An dieser Membran schien im ungefärbten Präparat eine feine konzentrische Riffelung erkennbar zu sein. Bei einer großen Zahl der Hefen erkennt man deutlich, daß ein Wachstum durch Sprossung stattfindet. Man sieht am Zellkörper knopfartige Ansätze, die an anderen Individuen groß und deutlich sich als neuer Zellorganismus absetzen und abschnüren. Mitunter wachsen sie zu kurzen Fäden aus.

Die Hefen ließen sich züchten und mit Erfolg auf die gesunde Haut der Patientin — es entstanden kleine acneartige Knötchen mit nekrotisierender Kuppe — und auf Tiere verimpfen. Auch aus dem strömenden Blute ließen sich kulturell die gleichen Hefen gewinnen. Die Obduktion zeigte außer weiteren Knochenherden auch noch Granulome in Lunge, Niere, Milz mit gleichem Pilzbefund.

Es sind dann von Curtis und verschiedenen anderen Autoren ähnliche Fälle beschrieben, die hier nicht im einzelnen genannt werden können[1].

Von vier in Wien beobachteten Fällen von Hautblastomykose (von Oppenheim und Löwenbach, Brandweiner, Finger) hebt Stein die gemeinsamen Symptome der

---

[1] Vgl. darüber Buschke u. Rosenbaum: Zbl. Hautkrkh. **13**, 305 f.

Lokalisation an der Nase, der hellroten Farbe, der acneartigen Knötchen, der warzigen Wucherungen, der Geschwürsbildung, des Auftretens im höheren Alter und des chronischen Verlaufs hervor. CHIURCO beschrieb bei einem vierjährigen Kinde eine geschwürige, gangränöse Stomatitis, die vom Zahn ausging, mit Nekrose des Oberkiefers, verursacht durch Cryptococcus hominis in Gemeinschaft mit Bakterien. Neue bemerkenswerte Beobachtungen verdanken wir auch ARZT, RAMEL, W. RICHTER u. a. Meist waren die Krankheitserscheinungen mehr lokalisiert und herdförmig. Jüngst haben E. URBACH und F. ZACH einen generalisierten Fall beschrieben, der wohl seinen Primärherd in der Gingiva hatte oder doch von derselben ausging. In diesem Fall, wie auch bei dem von ARZT mitgeteilten, wurde die Hefe als zur Gattung der Torulae [1] gehörig nachgewiesen. W. BOEHM beschrieb einen Fall von Blastomykose des Gesichtes. Ebenfalls im Gesicht lokalisiert war der von J. J. ZOON beobachtete Fall, den der Verfasser als Blastomycosis cutis bezeichnet; als Erreger wurde jedoch nicht der Cryptococcus BUSSE-BUSCHKE, sondern die Monilia FIOCCOI (beschrieben von POLLACCI und NANNIZZI in „I miceti patogeni") gefunden. Auch an den

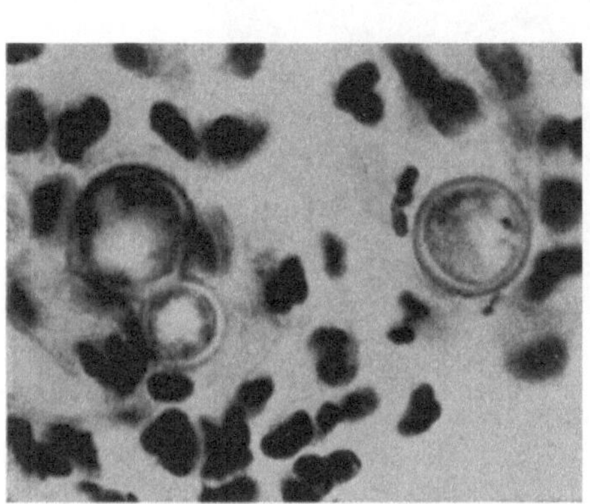

Abb. 129. Kryptokokken im Gewebe.
(Vergr. 1200 fach.)

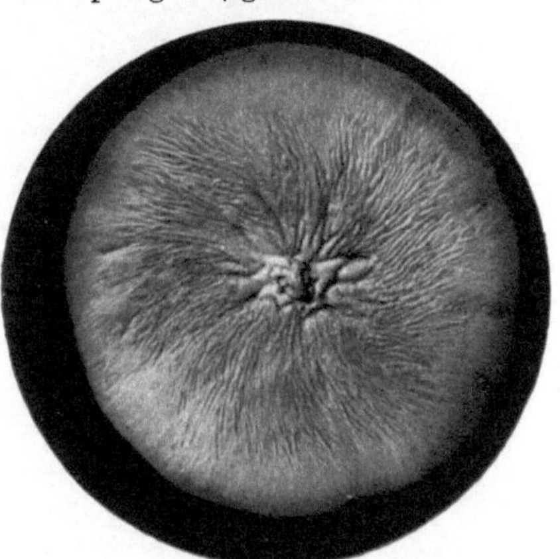

Abb. 130. Hefe BUSSE-BUSCHKE.
Riesenkultur. (¹/₂ natürl. Größe.)

(Nach BUSCHKE und JOSEPH: Handbuch der Haut- und Geschlechtskrankheiten, Bd. XI.)

Nägeln sind mykotische Erkrankungen durch Hefe beobachtet, in zwei neuerlich von BUSCHKE untersuchten Fällen ließ sich einmal in Reinkultur eine Hefe züchten, die der BUSSE-BUSCHKEschen Art ähnelte. Ferner wurde an verschiedenen inneren Organen, auch im Zentralnervensystem die Lokalisation der Hefe bemerkt. Gelegentlich kam diese tiefe, sog. europäische Blastomykose auch außerhalb Europas vor.

Der Erreger wurde zuerst von BUSSE als Saccharomyces hominis bezeichnet, DE BEURMANN und GOUGEROT nannten ihn Atelosaccharomyces BUSSE-BUSCHKE. Wir bezeichnen ihn jetzt mit OTA, BRUMPT und anderen Autoren am besten als Cryptococcus hominis BUSSE-BUSCHKE.

Die histologische Untersuchung des BUSSE-BUSCHKEschen Falls ergab drei Zonen: Eine zentrale, in der das Gewebe fast völlig zerstört war und sich zahlreiche Hefen fanden, eine mittlere Zone mit epitheloiden, Fremdkörperriesenzellen und polynukleären Leukocyten, wobei sich neben und durcheinander Einschmelzungs- und Wucherungsprozesse erkennen ließen, und eine dritte äußere, welche den Übergang zur normalen Haut bildet und ebenfalls aus gruppenweise angeordneten epitheloiden und Riesenzellen zusammengesetzt ist. Das Epithel ist stark verbreitert und gewuchert, eine Folge der in der Tiefe lokalisierten Entzündungsvorgänge. Es enthält ebenso wie die in der Cutis liegenden Riesenzellen und epitheloiden Zellen zahlreiche Hefen im Innern.

Ausstrich des Sekretes der Geschwüre. Es finden sich neben poly- und mononucleären Leukocyten, Epithelien, Riesenzellen, Kerntrümmern und vereinzelten roten Blutkörperchen zahlreiche Sproßpilze, teils freiliegend, teils im Innern von Riesen- und Epithelzellen. Die Hefen sind verschieden groß, rund mit einem sehr ausgesprochenen Hof, im Innern enthalten sie fettropfenartige Gebilde

---

[1] Toruleae sind eine besondere Gruppe der Hefen. Die Torula ist gewöhnlich kleinzellig, es entstehen meist durch Mycelzerfall Conidienketten, die wiederum leicht in Einzelconidien zerfallen (LINDAU).

und einen nicht immer deutlichen Kern. Es sei hier gleich darauf hingewiesen,
daß es für die Annahme, daß die Hefen als primäre Ursache eines Geschwüres
anzusehen sind, notwendig ist, die Hefen auch in den *tieferen* Schichten nachzuweisen, da oft genug diese Pilze als sekundäre Verunreinigung in Geschwüren
sich ansiedeln können. Das gilt besonders auch von der ätiologischen Verwertung
des *histologischen* Bildes, dessen Heranziehung bei der Unsicherheit der klinischen
Symptome immer notwendig für die Diagnose ist.

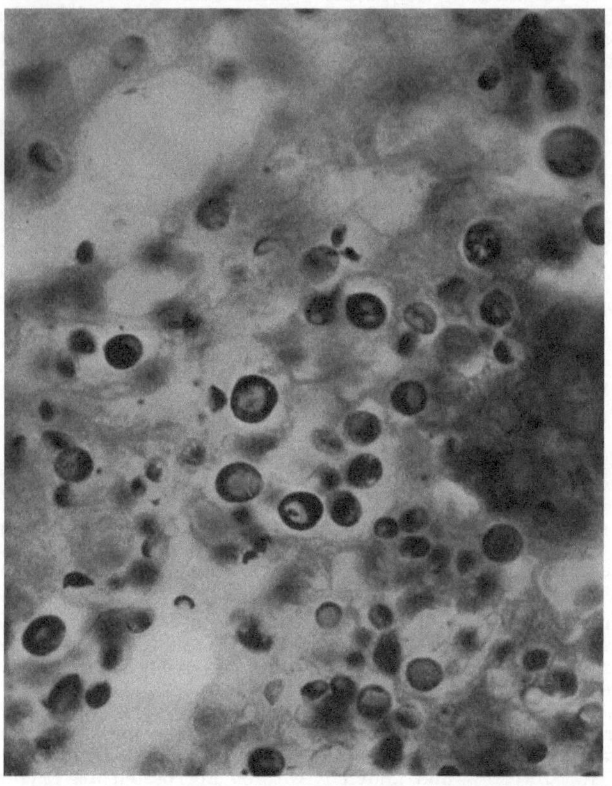

Abb. 131. Abstrich von einem Lymphknoten mit Sproßpilzen. Fall ABERASTURY.
(Nach BUSCHKE und JOSEPH: Handbuch der Haut- und Geschlechtskrankheiten, Bd. XI.)

Makroskopisches Bild der Kultur (Abb. 130). Auf Gelatine und Traubenzuckeragar entstehen weißliche, einzelne und auch größere zusammenhängende Kolonien.
Auf Bierwürze wächst ein graugelber, ziemlich dicker, auf Kartoffel ebenfalls
ein dicker, zäher, weißlicher, später sich bräunender Belag, in Bouillon bildet
sich ein feinkörniger Bodensatz. Auf POLLACCI-Nährboden sieht man rundliche, erst weißliche, später gelbliche Kolonien mit glatter feuchter Oberfläche,
erst isoliert, dann fließen sie zu großen kremefarbenen Plaques zusammen.
Mikroskopisches Bild der Kultur (s. Abb. 132, 133). Die Hefezellen sind teils
rund, teils oval, ihre Wandung ist erst feiner, dann fester, oft hell gefärbt, das
Innere zeigt feine Körnelung. Entsprechend der Cryptokokkennatur bildet
sich kein Mycel, die Fortpflanzung geht nur durch Knospung vor sich. Asken
sind noch nicht beobachtet worden (POLLACCI und NANNIZZI).
Die Impfung auf Tiere. Als Versuchstiere kommen die verschiedensten
Tierarten in Betracht, Meerschweinchen, Kaninchen, Ratten, Mäuse, Hunde,

Hühner usw., es zeigt sich aber dabei, daß verschiedene Hefestämme ganz unterschiedliche Wirkung auf einzelne Tierarten entfalten, ein beim Menschen saprophytärer Stamm kann z. B. auf eine einzelne Tierspezies pathogen wirken, und man kann deshalb oft aus der Tierimpfung allein nicht auf die Pathogenität eines Stammes für den Menschen Rückschlüsse ziehen. BUSSE-BUSCHKE hatten zunächst den von ihnen beobachteten Fall sehr tierpathogen gefunden. Wir folgen nun für die Ergebnisse des Tierexperimentes den auf sehr zahlreiche Versuche gestützten Erfahrungen BUSCHKES. Er weist darauf hin, daß sich die oft nicht große Virulenz im Tierkörper durch Passagen steigern läßt. Bei Mäusen verlief die experimentelle Erkrankung meist unter dem

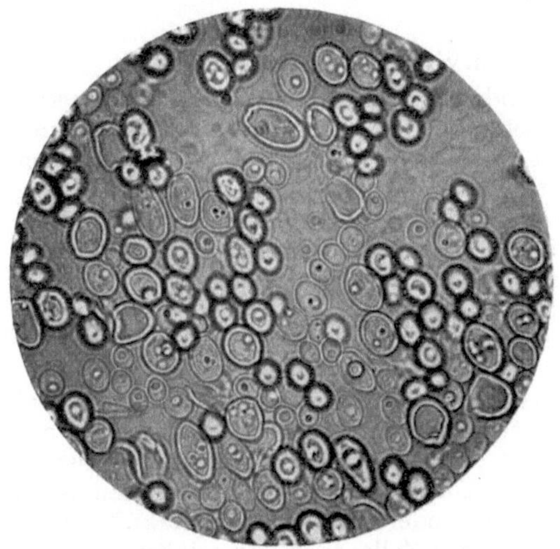

Abb. 132. Saccharomyces in der Kultur.

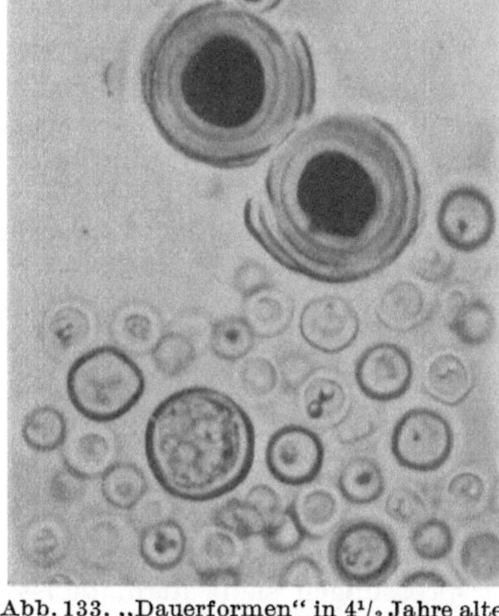

Abb. 133. „Dauerformen" in 4¹/₂ Jahre alter Blastomykosekultur. (Vergr. 1000 fach.)

(Nach BUSCHKE und JOSEPH: Handbuch der Haut- und Geschlechtskrankheiten, Bd. XI.)

Bilde einer blastomykotischen Septicämie, die durch Intoxikation oder mechanische Verlegung der Lungencapillaren innerhalb von Tagen oder Wochen zum Tode des Versuchstieres führte. Bei Mäusen, Ratten, Meerschweinchen und Hunden entwickelten sich nach intraperitonealer Impfung Herde, die fast ausschließlich aus Hefen bestanden, in Lungen und Pleuren, Perikard, Leber, Milz, Nieren, die zelligen Elemente waren zerstört. Bei Meerschweinchen fanden sich meist in den inneren Organen Hämorrhagien, Bindegewebswucherungen und gelegentlich Nekrosen. Vor allem befällt aber der blastomycetische Prozeß das Lymphgefäßsystem, die Lymphdrüsen werden ganz zerstört. Aus dem Blut und den Organen konnten die Hefen wieder gezüchtet werden; diese Züchtung gelang öfters nicht bei chronisch verlaufender, auf die Lymphdrüsen beschränkter Infektion. Seltener waren befallen Geschlechtsorgane, Gelenke, Knochen der Versuchstiere. Durch direkte Impfungen an den Sinnesorganen (Auge) ließen sich lokale Herde erzielen, an Auge und Ohr auch auf dem Blutwege. Besonders auffallend war, daß einzelne Hefenstämme neurotrop waren, so daß hier durch blastomykotische Herde im Zentralnervensystem, namentlich an den Meningen Lähmungen und Ataxien entstanden.

Die Veränderungen in den Organen zeigten sich entweder als tuberkelartige Knötchen oder als diffuse bis tumorähnliche Durchwachsung des Organs von sulzig-myxomatöser oder von derbsolider Natur. Histologisch konnten je nach dem mehr akuten oder chronischeren Verlauf Massen fast reiner Hefen, die teils Sproß-, teils Degenerationsformen erkennen ließen, oder ein Riesen- und epitheloide Zellen enthaltendes Granulationsgewebe festgestellt werden.

Von besonderem Interesse ist, daß BUSCHKE durch Einreiben von Kulturmaterial in die scarifizierte Haut von Meerschweinchen und Hunden, ferner durch cutane und subcutane Impfung Infiltrate und Ulcerationen erzeugen konnte, teils mit Ausbreitung in das Lymphsystem und die inneren Organe. Auch konnte derselbe Autor durch Infektion von innen her an der Haut, besonders an den Augenlidern, tumorähnliche Infiltrate hervorrufen.

Im kreisenden Blut sind die Hefepilze außer von BUSCHKE auch von späteren Untersuchern wiederholt nachgewiesen. (Über die Immunitätsreaktionen s. im Kapitel Biologie.)

Oberflächliche Blastomykose der Haut.

Wir erwähnen hier die von FABRY und von BERENDSEN, STICKEL, MECKEL beschriebene Erosio interdigitalis blastomycetica, die auch BUSCHKE und JOSEPH zu den echten Blastomykosen rechnen und sie von den interdigitalen Soormykosen (s. S. 173) abtrennen. STICKEL (D. W. Bd. 72, S. 257) schildert sie als hochrote Erosion mit scharfem, weißem, unterminiertem Rande vorwiegend zwischen den Fingern, und zwar in erster Linie zwischen dem 3. und 4. Finger, aber auch zwischen den anderen Fingern, nie im ersten Interdigitalraum. Auch zwischen den Zehen kann der Prozeß lokalisiert sein. Jedenfalls ist er ganz oberflächlich. Besonders häufig beobachtet man die Erkrankung bei weiblichen Personen, die viel waschen.

Befund in den Schuppen. Bei Eingehen mit der Platinöse unter den Rand der Erosion oder Entnahme von Hautstückchen und Abstreichen derselben auf den Objektträger sieht man nach STICKEL die Hefen als rundliche bis elliptische, stark lichtbrechende, scharf konturierte Körperchen mit einem großen Kern und je nach dem Alter mit einer einfachen oder doppelten Membran[1]. Auch Aussprossungen sieht man, meist am Pol der Zelle oder nahe dabei.

Makroskopisches Bild der Kultur. Die Kulturen gehen nicht so leicht an wie die der europäischen tiefen Blastomykose (STEIN); sie zeigen grauweiß-gelblichen Belag, mattes wachsartiges Aussehen, die Konsistenz ist schleimig oder wie dicker Rahm. Als Nährböden werden verwendet am besten Bierwürze, Traubenzuckeragar, natürlich auch Glycerinagar und Maltoseagar nach GRÜTZ. Aber auch auf gewöhnlichem Agar, ferner auf Gelatine, auf Kartoffel und auch in Bouillon wächst die Hefe. In dem flüssigen Medium bildet wachsende Hefe entweder eine diffuse Trübung oder einen krümeligen Bodensatz.

Mikroskopisches Bild der Kultur. Runde und elliptische oder ovale Zellen, größer und kleiner, daneben findet man Schlauchformen, kurze, wurstartige Gebilde. BERENDSEN sagt, daß er auch vereinzelt längere Schläuche sah, ohne jemals deutliche Verzweigungen wahrnehmen zu können.

Impfungen. An Mäusen konnte durch Injektion von Aufschwemmung von Hefereinkultur (0,5 ccm einer Aufschwemmung von 1 Öse Hefereinkultur in 2 ccm Bouillon) unter die Schwanzwurzel subcutane Absceßbildung bewirkt, bei Impfung auf den Menschen (auf angeritzte Haut) konnte in 7 unter 8 Fällen Haftung und teilweise Rückimpfung erzielt werden.

Ist nun diese oberflächliche Blastomykose nicht mit der Soormykose zu identifizieren? STICKEL sagt anläßlich der von ihm bei der FABRYsche Hefe beobachteten Schlauchbildung: Bilder, wie man sie beim Soor zu sehen pflegt,

---

[1] Wir selbst haben bei zahlreichen untersuchten Fällen die beschriebenen Gebilde nicht finden können, sondern sahen nur Mycelfäden und Haufen von Sporen (vgl. unten „Soor“).

konnten wir in keinem Fall feststellen. Ebenso werden gewisse biologische Unterschiede, z. B. anderes Verhalten des Gärungsvermögens (Engelhardt u. a.) hervorgehoben. Allerdings muß auch wieder zugegeben werden, daß noch keineswegs unsere Kenntnisse von dem großen Sammelbegriff „Soor" ausgeschöpft sind. Schließlich muß ja festgehalten werden, daß das von Fabry und seinen Mitarbeitern geschilderte klinische Bild, die Erosionen zwischen den Phalangen besonders der Finger, und das klinische Bild bei den Fällen, in denen ganz typischer Soor gefunden wird, absolut identisch aussehen, und *daß es schwer ist zu denken, diese so gleichartigen Krankheitssymptome würden das eine Mal durch die besondere Hefe, das andere Mal durch den Soorpilz hervorgerufen, und verdankten nicht dem gleichen Pilz ihre Entstehung.*

II. Amerikanische Blastomykose.

Fast gleichzeitig (1894) wie die europäische Blastomykose durch Busse und Buschke wurde die amerikanische Blastomykose von Gilchrist festgestellt. Die Sproßpilze (erst allerdings als Protozoen angesehen) wurden im Gewebe histologisch nachgewiesen. Zwei Jahre später gelang bei einem zweiten Fall die Kultur. Seitdem sind viele Fälle in Amerika, aber gelegentlich auch in anderen Ländern, auch in Europa, festgestellt. Wir folgen jetzt neben anderen Autoren auch wieder der Beschreibung Buschkes, der Gelegenheit hatte, an amerikanischer Hefe selbst Untersuchungen anzustellen.

Die Krankheit tritt vorzugsweise an Händen und Gesicht, aber auch an anderen Hautstellen auf, beginnt meist mit einem Knötchen oder Bläschen, das bald in ein Geschwür mit gewuchertem, papillomatösem Grund übergeht. Auch kleine durchbrechende Abscesse bilden sich. Entweder resorbiert sich der gewucherte Grund bald wieder und der Prozeß vernarbt, oder es bleibt eine ausgedehnte nässende Fläche viele Monate lang bestehen (Ähnlichkeit mit Tuberculosis verrucosa, aber ohne Hyperkeratose), um dann allmählich doch auch zu vernarben. Auch auf der Schleimhaut können Knötchen entstehen, die dann ebenfalls wieder vernarben. Auf Blut- und Lymphweg ist Ausbreitung auf innere Organe möglich. In selteneren Fällen stehen Erkrankungen der Lungen, Verdauungsorgane usw. im Vordergrund und die Haut wird sekundär befallen. Knochen und Gelenke sind auch häufig, sowohl von primären Herden in der Haut, wie von solchen in inneren Organen ergriffen.

Pathologische Anatomie. Die amerikanische Blastomykose (Gilchristsche Krankheit) hat ebenfalls einen sehr charakteristischen Befund. Man konstatiert eine ausgedehnte Hyperplasie des Epithels, das sich vom Carcinom aber durch die Regelmäßigkeit seines Abschlusses gegen das Corium unterscheidet. Ferner sind kleinste intraepitheliale Abscesse, namentlich im Rete, vorhanden, außerdem Plasmazellenanhäufungen, tuberkuloide Knötchen mit Riesenzellen und schließlich rundliche, gekapselte Mikroorganismen von 10 Mikren Größe, hauptsächlich in den epidermoidalen und subepidermoidalen Abscessen, aber auch gelegentlich und in geringerer Menge in Epithelien, Riesenzellen und Granulationsgewebe. Die tuberkuloiden Knoten, die man hier und da antrifft, zeigen selten, wie bei der Tuberkulose, Verkäsung, sind gefäßreich und von Leukocyten durchsetzt. Zu bemerken ist noch besonders, daß im Gegensatz zu der europäischen Blastomykose, wo sich massenhaft Hefezellen teils einzeln liegend, teils in Sproßform im erkrankten Gewebe nachweisen lassen, *die Parasiten bei der Gilchristschen Hefeerkrankung meist viel spärlicher zu treffen sind.* Sie liegen innerhalb der intraepithelialen Abscesse, ferner im Granulationsgewebe frei oder in Riesenzellen eingeschlossen. Sie sind runde, doppelt konturierte, ovale oder elliptische Gebilde, mitunter noch in Sproßform zusammenhängend. Ihre Größe schwankt zwischen 4 und 30 Mikren im Durchmesser. Sie sind meist größer als die einheimischen Hefearten. Sie besitzen eine Membran, ein granuliertes Protoplasma und vielleicht Bestandteile eines Zellkernes.

R. O. Stein, der in der Wiener Klinik einen Fall von echter Gilchristscher Blastomykose sehr genau beobachten und durchuntersuchen konnte, betont hauptsächlich die Acanthose des Epithels bei Fehlen von Hyperkeratose und den abnormen Reichtum des oben geschilderten Granulationsgewebes an Riesenzellen. Letztere entsprachen allenthalben dem Langhansschen Typus. Ihre Größe und Kernzahl variierte bis zu 40 randständigen Kernen in einer Zelle. Sehr charakteristisch waren auch in diesem Falle die in das Granulationsgewebe eingestreuten Häufchen polynukleärer Leukocyten nach Art von sog. Mikroabscessen. Dieselben enthielten außer den roten Blutkörperchen nur Fibrinfäden, Verkäsung

oder diffuse Nekrose fehlten vollständig, nur stellenweise lagen einzelne leichter färbbare
Zellen neben normal tingiblen Elementen.

   Befund in Schuppen und Geschwürssekret. Die Sproßpilze der GILCHRISTschen
Blastomykose sind runde oder ovale resp. elliptische Zellen, vielfach von einer
doppeltkonturierten helleren Membran umgeben, und zwischen dieser Rand-
membran und dem zentralen Protoplasma sieht man noch eine hellere Zone
von verschiedener Breite. Neben den frischeren Formen liegen ältere in ihrer
Kontur eingekerbt oder anderweitig deformiert. Im Protoplasma sind feinere
und gröbere Körnchen und Vakuolen erkennbar. Diese Zellen finden sich im
Gewebe freiliegend oder in Riesenzellen eingeschlossen. Die Größe wird zwischen
8 und 23 Mikren angegeben. Sie sind
im ganzen größer als die Zellen der
europäischen Blastomykose.

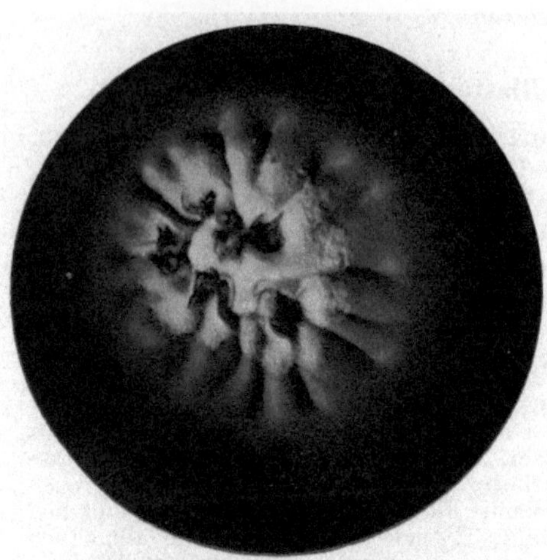

Abb. 134. Cryptococcus GILCHRIST.
Riesenkolonie, 6 Wochen alt.
(Nach BUSCHKE und JOSEPH: Handbuch der Haut-
und Geschlechtskrankheiten, Bd. XI.)

   Makroskopisches Bild der Kultur
(s. Abb. 134). Der GILCHRISTsche
Cryptococcus wächst auch wieder am
besten auf Glycerinagar, Bierwürze,
Glucoseagar, POLLACCI-Agar usw. Es
sind nun nach den Untersuchungen
von RIKETTS drei Typen festzustellen,
die BUSCHKE bestätigt und folgendermaßen beschreibt: Bei dem am häufigsten vorkommenden Typus bilden
sich auf festem Nährboden nach 1—2
Wochen pergamentartige, trockene
Kolonien, dann entsteht ein weißes,
lanugoartiges Luftmycel, das aber
wieder verschwindet. STEIN hebt das
knötchenförmige Zentrum und zwei
konzentrische Ringe an der Peripherie
hervor. Die ursprüngliche weiße Kultur
färbt sich, wenn sie älter wird, öfter gelb. In flüssigem Nährboden (Bierwürze)
entsteht Flockenbildung am Boden, keine Kahmhaut auf der Oberfläche.

   Der zweite Typus entwickelt sich schon nach 3—4 Tagen und zeigt haut-
artige, feuchte Kolonien mit ganz geringem Luftmycel. Wenn die Kultur alt
wird, sieht die Oberfläche netzartig und schmutziggrau aus. In flüssigem
Nährboden findet nur Flockenbildung statt.

   Der dritte Typus endlich soll nur selten sein (OTA identifiziert ihn mit dem
Coccidioides immitis, s. unten). Die Kolonien wachsen schon nach 2—3 Tagen
mit schmutzigbräunlicher Farbe, die anfangs feuchtglänzende Oberfläche
wird spröde und brüchig. In flüssigem Nährboden bilden sich dicke braune
Massen auf der Oberfläche.

   Mikroskopischer Befund der Kultur (s. Abb. 135). Der erste der Typen zeigt
ein gut entwickeltes Mycel mit langen, verzweigten Fäden, die seitlich und
am Ende Conidien tragen nach Art des Oidium lactis, sie bilden aber größere,
runde, selten eiförmige Entwicklungsformen. Sprossung ist sehr selten, niemals endogene Sporenbildung.

   Der zweite Typus bildet ovale und runde, durch Sprossung sich vermehrende
Zellen, mit einem wenig ausgeprägten Mycelnetz.

   Und der dritte Typus ähnelt dem zweiten, aber es zeigen sich auch Lufthyphen mit seitenständigen Conidien.

   In dem zweiten Typus fand MELLON auch außer Chlamydosporen und Dauer-
zellen dickwandige deutliche Asken mit 4 Sporen darin.

Impfung auf Tiere. Nach GILCHRIST u. a., speziell BUSCHKEs eigenen Erfahrungen und dessen Schilderung sind die Versuchstiere, Mäuse, Ratten,
Meerschweinchen, Kaninchen, Hunde, verschieden empfänglich. Bei intravenöser und intraperitonealer Inokulation entstehen meist entzündliche Veränderungen in den inneren Organen, besonders in den Lungen in Form von
Pseudotuberkeln mit Verkäsung, gelegentlich auch Geschwüre und Abscesse,
die den Cryptococcus in Reinkultur nachweisen lassen. Bei subcutaner Impfung
und bei Einreibung von Kultur oder von Gewebsmaterial in die scarifizierte
Haut bilden sich Abscesse mit fadenziehendem, Hefe enthaltendem Eiter.

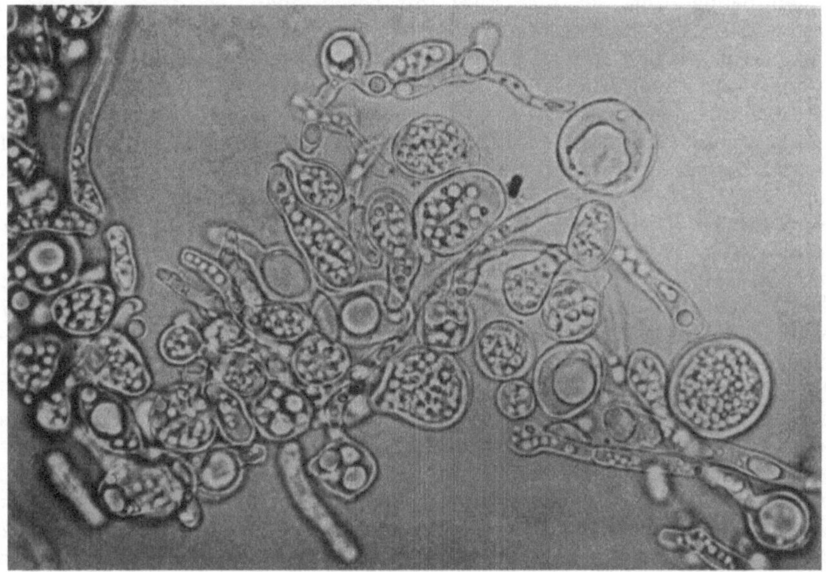

Abb. 135. Cryptococcus GILCHRIST. Ausstrich aus Kultur. (Vergr. 1200 fach.)
(Nach HYDE und MONTGOMERY.)
(Nach BUSCHKE und JOSEPH: Handbuch der Haut- und Geschlechtskrankheiten, Bd. XI.)

Bei Impfung in die vordere Augenkammer tritt Hypopyon auf. Aber die
Infektion kann auch ausbleiben, und sie kann auch, wenn vorhanden, spontan
abheilen (MONTGOMMERY und ORMSBY).

Einige Besonderheiten des Impfverfahrens werden noch von STEIN betont:
Man soll nur die Dermatophyten (im engeren Sinne) durch Übertragung von
Reinkulturen inokulieren, andere Hautpilze aber in der Weise, daß man Eiter
aus geschlossenen, erweichten Granulomen ansaugt und ihn überträgt oder
geschlossene Knoten excidiert, zerkleinert und den Brei dann verimpft. Das
allgemein übliche Verfahren, Pilzrasen von der Agarfläche abzustreifen, in
Kochsalz aufzuschwemmen und intravenös oder intraperitoneal zu übertragen,
hält STEIN für unzuverlässig, die entstehenden Knötchen auf dem Bauchfell,
in der Lunge, Leber, Milz usw. könnten nur als Fremdkörperwirkung mit
Riesenzellen, eine Art Pseudotuberkel aufgefaßt werden. STEIN verwendete
als Impfmaterial einen Brei aus excidierten Lymphdrüsen, die in Kochsalz
verrieben wurden. Er arbeitete mit Rhesusaffen, Kaninchen und Meerschweinchen; es wurde nun teilweise bei den Affen an den Augenbrauen mit der
Lanzette scarifiziert und der Brei eingerieben, wobei Knotenbildung eintrat,
der Nachweis von Hefen gelang auch, die regionären Lymphdrüsen schwollen;

teilweise wurde der Brei bei Kaninchen intraperitoneal eingespritzt (kein Angehen!), teilweise wurde Lymphdrüsenbrei (je $^1/_2$ ccm) in die Hoden eingespritzt. Hierbei entstand eine starke Orchitis blastomycetica mit sehr reichlichen GILCHRISTschen Hefen. Intraperitoneale und subcutane Einspritzung bei Meerschweinchen erzielte keine Haftung.

Phialophora verrucosa.

Erreger des Dermatitis verrucosa (zur Chromoblastomykose gehörig).

Diese sehr seltene Form, in Brasilien, Guayana, Nordamerika, auch in Rhodesien beobachtet, sei hier kurz mit beschrieben, seitdem auch ein Fall in Leningrad (PODWYSSOTZKAJA) vorkam, dessen Kulturen auch von BUSCHKE mit untersucht wurden, der gleiche Autor konnte auch noch das Material eines Falles aus Cuba züchten.

Die Dermatitis verrucosa ist nach ROCHA DA LIMA eine chronische, parasitäre, dabei aber nicht ansteckende Hautkrankheit, die vorwiegend bei barfußgehenden Landleuten beobachtet wurde, meist wohl durch eine Verletzung am Fuß entsteht und nur die Haut betrifft, nicht die tieferliegenden Organe. Sie beginnt als weißes, festes Knötchen, daraus entwickelt sich ein blumenkohlartiges Gewächs.

Pathologisch-anatomisch zeigt sich Hyperkeratose und Acanthose der Epidermis und als besonders charakteristischer Befund scharf begrenzte Nester von Epitheloidzellen, in deren Mitte frei neben eosinophilen Leukocyten die in Riesenzellen eingeschlossenen Parasiten liegen. Das Corium ist mit Plasmazellen und neugebildeten Capillaren durchsetzt.

Der *mikroskopische Befund im Ausstrich* (bzw. auch im Gewebe) zeigt nach dem Befund von THAXTAR (zit. nach BRUMPT) Sklerotien (unter dieser Bezeichnung verstehen die amerikanischen Autoren meist Chlamydosporen, wir verstehen darunter Fruchtkörper) und knospende Formen. Die Sklerotien, deren Wandung braun-schwarz gefärbt sind, sind erst einzellig und messen 8—15 Mikren, dann teilen sie sich und bilden mehrzellige Sklerotien oder Conidien von 2 bis 6 Mikren Größe, die in Form falscher Sporangien zu 4—20 Elementen zusammenliegen.

Auf der Kultur bildet der Erreger die *Phialophora verrucosa*, dunkle blaugraue oder graugrüne, schimmelpilzähnliche Kolonien.

Der *mikroskopische Befund der Kultur* ist ähnlich wie der im Gewebe geschilderte, die Lufthyphen endigen nach BRUMPT in sporentragende Zellen, in Form hohler kugelförmiger Gebilde, die Conidien, 4—20 an Zahl, produzieren, erst sind sie gelblich, dann braun. Auf Ascitesagar und Serumnährboden (BRUMPT), aber auch auf unseren zuckerhaltigen Pilznährböden (BUSCHKE) entstehen analoge Sklerotien wie im Gewebe[1].

Coccidioides immitis.

(Erreger des Granuloma coccidioides, auch Mykose von POSADAS genannt.)

Diese Erkrankung, die der amerikanischen Blastomykose wohl angegliedert werden kann (BUSCHKE), kommt an der pazifischen Küste Südamerikas, auch in Kalifornien vor, betrifft vorwiegend das männliche Geschlecht. Der Erreger wurde 1892 von WERNICKE entdeckt. von POSADAS näher beschrieben. Es entwickeln sich Knoten unter der Haut und Geschwüre oder Abscesse, die der Tuberkulose sehr ähnlich sehen, auch mit Leishmaniose verwechselt werden können. Sie beginnen oft an der Schleimhaut des Mundes und der Nase; Lymphdrüsen, auch Knochen und Gelenke, innere Organe, Lungen usw. werden ergriffen, meningitische Erscheinungen können auch vorhanden sein, dabei besteht unregelmäßiges Fieber. Die Krankheit verläuft fast immer tödlich. Da die Erscheinungen manchmal nicht sehr

---

[1] Vgl. BUSCHKE und JOSEPH: Dermat. Wschr. 87, 1047 1928).

ausgeprägt, oder auf den Schleimhäuten verborgen sind, kann die Krankheit ein malignes Lymphogranulom vortäuschen.

Histologisch findet man an den Knoten in den inneren Organen Veränderungen, die der Tuberkulose sehr ähnlich sehen. In der Regel überwiegt nach ROCHA DA LIMA in den Knötchen der fibröse Charakter mit Beimengungen von Plasma-, Epitheloid-, Riesenzellen. Keine Verkäsung. Die Parasiten liegen teils intra-, teils extracellulär. Bei Färbung mit Hämatoxylin und Eosin, sowie bei Gramfärbung zeigen die Erreger keine gleichmäßige Tinktion.

Ausstrich des Eiters: Man sieht runde, doppelt konturierte Zellen von wechselnder Größe (5—50 Mikren oder größer, ROCHA DA LIMA, SARTORY u. a.), die die Zellen umgebende Kapsel hat eine Dicke von 1—6 Mikren. Das Innere der Zelle ist granuliert, enthält auch Fetttröpfchen, aber vor allem zahlreiche, verschieden große, oft doppelt konturierte runde Sporen. Die großen kugeligen Zellen platzen dann und entleeren die Sporen. Die blaß gefärbte Mutterzelle bleibt inmitten der Tochterzellen sichtbar. So erfolgt eine endogene Vermehrung, aber während BRUMPT mit anderen Autoren noch die äußere echte Knospung in Abrede stellt, gibt ROCHA DA LIMA an, doch bei seinen Züchtungsversuchen knospende Formen gesehen zu haben, und nimmt an, daß gerade eine mehrfache Sprossung die typische Vermehrungsweise dieser Parasiten bilde. Derselbe Autor hat auch im Eiter, entgegen den anderen Untersuchern, Mycelien gesehen.

Makroskopisches Bild der Kultur. Die Kolonien sind erst leicht erhaben, rund durchscheinend, grau, es entsteht dann ein weißer Flaum, dann werden sie dunkler und bräunlich. Sie dringen tief in den Nährboden ein, Züchtung erfolgt hauptsächlich auf Maltosenährboden. Auf flüssigem Nährboden bildet sich auf der Oberfläche eine dicke Haut (BUSCHKE). Auch auf Kartoffeln läßt sich der Pilz gut züchten.

Mikroskopisches Bild der Kultur. Neben den oben beschriebenen Zellen mit Sporen, die auch mit Chlamydosporen verglichen werden, sieht man in der Kultur (nicht im Gewebe) auch Mycelien, die septiert sind und auch oft keulenförmige Anschwellungen sowie auch Arthrosporenbildung zeigen.

Tierimpfungen. Die Inokulationen gehen an bei der Maus, bei Meerschweinchen, beim Kaninchen und Affen. Durch Einimpfung von mycelhaltigen Kulturen entstehen Eiterherde, in denen die Mehrzahl der Fäden nicht mehr sichtbar ist, während die übrigbleibenden in Zellen zerfallen, die die sporenhaltigen Kugeln (wie sie oben im Eiter und Gewebe beschrieben wurden) enthalten (MACNEAL und TAYLOR). Die Größe dieser Mutterzellen wird mit 5—34 Mikren angegeben, die Größe der endogenen Sporen mit 5 Mikren (BRUMPT). Intravenöse Einspritzungen von Kulturmaterial führten bei Kaninchen und Meerschweinchen nach 20—30 Tagen zum Tode, wobei in den Eingeweiden, besonders in Lunge und Leber, entzündliche Knoten mit den Erregern feststellbar waren (BUSCHKE). Bei Kaninchen und Meerschweinchen soll die Infektion auch erreicht werden können durch Einreibung von Kulturmaterial in die Haut, Nasen- und Mundschleimhaut, ferner durch Einspritzung in die Luftröhre, durch Einatmung und durch Verfütterung (AHLFELDT).

Schizosaccharomyces hominis BENEDEK (1927).

Dieser Pilz, der von BENEDEK entdeckt und von ihm auf Grund der morphologischen Merkmale in die von LINDNER geschaffene Gattung des Schizosaccharomyces, der Spalthefe eingeordnet wurde, sieht BENEDEK als Erreger des seborrhoischen Ekzems und gewisser bläschenbildender Hauterscheinungen (Cheiropompholyx, teilweise auch Sycosis non parasitaria usw.) an. Die Pityriasis rosea sei analog den Trichophytiden und Epidermophytiden als Schizosaccharomykid aufzufassen. BENEDEK nimmt heute an, daß der Schizosaccharomyces hominis kein Oberflächenparasit sei, sondern ein ständiger Tiefenparasit des Menschen, und daß er Organerkrankungen (Leber!) hervorrufen könne. Der Schizosaccaromyces läßt sich gewöhnlich nicht im Nativpräparat in den Schuppen nachweisen, sondern nur in der Kultur, aber doch gibt BENEDEK an, daß es ihm jetzt gelungen sei, in den Bläschendecken des Cheiropompholyx (oder des pompholyciformen Schizosaccharomykides nach BENEDEK) und auch im Inhalt von künstlich gesetzten Cantharidenblasen (nach URBACHs Vorgang) den Schizosaccharomyces direkt mikroskopisch zu finden.

Für die Züchtung empfiehlt BENEDEK einen 8%igen Glucoseagar, die Kultur soll bei 27° gehalten werden und es sollen immer eine größere Zahl von Röhrchen beimpft werden. Der Glucosenährboden ist im einzelnen zusammengesetzt aus: Aq. dest. 1000, Pepton MERCK 10, rohe Glucose MERCK 80, Agar 20. Außer Glucosenährboden nennt BENEDEK von festen Nährböden noch für seine Spalthefe die GRÜTZschen Nährböden, den Boden von GORODKOWA, 15%igen Gelatinenährboden, Kartoffel usw. Aber er erklärt doch den 8%igen Glucosenährboden als den Nährboden der Wahl. Die Kolonien zeigen sich schon nach 24 Stunden als vorgewölbte, fast halbkugelige, grauweiße, scharf begrenzte glänzende Beläge, die in jüngerem Zustand typisch fadenziehend sind, letztere Eigenschaft geht aber mit zunehmendem Alter verloren. Charakteristisch ist das „Abfließen" der Kolonie bei der stehenden Reagensglaskultur. Wenn die Kultur älter wird und die Versporung einsetzt, dann wird die Kultur flacher, das Fadenziehende geht verloren und die Farbe wandelt sich von Grauweiß in Grau oder Graubraun und sieht später bei totaler Versporung dunkel- bis schokoladenbraun aus.

Das mikroskopische Bild der Kultur ist charakteristisch. Man sieht den Ausstrich der Kultur am besten vitalgefärbt an. BENEDEK empfiehlt folgendes Verfahren: Ein Tröpfchen physiologischer Kochsalzlösung kommt auf einen Objektträger, in diesen Tropfen wird mit der Platinöse eine Spur des Untersuchungsmateriales verteilt. Dann wird der Tropfen mit einem Deckglas bedeckt. Zur Vitalfärbung wird nun mit einem Glasstab eine Spur des Farbstoffes, am besten von Toluidinblau am Rand des Deckgläschens deponiert, der Farbstoff diffundiert und färbt die Pilzelemente. Zur Besichtigung braucht man Immersion und starke Okulare.

Man sieht im Gesichtsfeld Zellformen, die annähernd gleich groß sind, und die man am meisten mit einem Nähmaschinenschiffchen vergleichen kann. Die länglichen Zellen sind meist an einem Ende rund, am anderen Ende laufen sie spitz zu. Oder sie sind an beiden Enden abgerundet und haben dann das Aussehen eines Riesenbacillus. Die Zellwand ist einfach, nie doppelt konturiert. Die Fortpflanzung geschieht stets durch Querteilung, der Zelleib zerfällt in zwei gleiche, manchmal auch ungleiche Hälften. Neben den Zellen sieht man vielfach winzige, runde oder längliche stark lichtbrechende Körperchen, die die bereits freigewordenen Askosporen darstellen [1].

Die Subkulturen können nach BENEDEK auch auf den gebräuchlichen mykologischen Nährböden (GRÜTZ, SABOURAUD) angelegt werden. BENEDEK berichtet nun auch über die Züchtung des Schizosaccharomyces hominis aus dem strömenden Blut, die Züchtung gelingt aber nicht mit den gewöhnlichen Methoden (Blutplattengießen, Blut auf Schrägagar). Vielmehr gelang die „Anzüchtung" nur in flüssigen Medien. Als solche verwendete BENEDEK: 1. eine 5%ige Glucosebouillon (pH 6,9—7,2) und 2. die 2%igen Traubenzuckervenülen (pH 7,2) der Behringwerke. Bei 27° C wurden die Blutkulturen zwischen 24 Stunden und 4 Wochen positiv. Andere Mikroorganismen wuchsen niemals auf den Kulturen. Die primären spalthefepositiven Blutkulturen sind aus den flüssigen Nährmedien stets auf den 8%igen Glucoseagar umgezüchtet worden, um sie zu verifizieren, aber die primären, positiven Blutkulturen ließen sich aus den flüssigen Nährmedien auf den festen Nährboden sehr häufig erst übertragen, nachdem sie zunächst durch 3—5—8 Bouillonpassagen geführt worden waren. Die Blutspalthefen unterscheiden sich kulturell und mikroskopisch von den Hautspalthefen. Die Blutspalthefen bilden kleine, bucklige, lehmige, trockene, leicht abbröckelnde, gelblich-bräunliche, stecknadelkopf- bis linsengroße Kolonien in der ersten Agargeneration, in den späteren Agargenerationen sind die Blutspalthefen oft bacilliform. (Kultur der Hautspalthefe s. oben.) Man solle also einen Hauttyp und einen Bluttyp des Schizosaccharomyces hominis unterscheiden.

Der Schizosaccharomyces hominis soll nach BENEDEK ein ständiger humaner Endoparasit sein, und wenn Hautsymptome beobachtet würden, müsse man sich die Entstehung ausschließlich von innen nach außen denken, der Schizosaccharomyces hominis werde von seinem ständigen endogenen Herde durch das strömende Blut an die Hautdecke herangetragen.

BENEDEK hat zweifellos das Verdienst, diese Spalthefe neu entdeckt und ausgiebig studiert zu haben. Über die ätiologische Rolle des Schizosaccharomyces hominis sind die Ansichten sehr geteilt. Viele sehen in ihm nur einen Saprophyten, die Zeit muß die Klärung bringen.

Nur kurz erwähnt sei hier das *Pityrosporon Malassezii* s. *Cryptococcus Malassezii* (nach BENEDEK), eine Hefe, die wir heute auf Grund der exakten Untersuchungen BENEDEKs sicherlich als Saprophyten ansehen dürfen, die aber von hervorragenden Forschern lange

---

[1] Näheres über kulturelles Verhalten, biochemische Eigenschaften usw. s. bei BENEDEK, Schizosaccharomyces hominis n. sp., die erste menschenpathogene Spalthefe. Zbl. Bakter. Orig., **104**, 291 (1927), und in BENEDEKs weiteren Arbeiten (Neuere gute Übersicht auch in Acta dermato-vener. **12** (April 1931).

Zeit für den Erreger der Seborrhoea s. Pityriasis capitis gehalten wurde. MALASSEZ schilderte zunächst (1874) nur auf Grund histologischer Untersuchung in den Schuppen der Kopfhaut eigenartige, wiederkehrende Gebilde von polymorphem Aussehen, die er als Sporen eines nicht bekannten Kryptogamen und als Ursache der Kopfhautschuppen deutete. Dann beschrieb bekanntlich UNNA die gleichen Pilze (Morokokken, Flaschenbacillen) in den Kopfschuppen und sah in ihnen die Ursache der Seborrhoe resp. des seborrhoischen Ekzems. Und schließlich war es SABOURAUD, der sagte, die Pityriasis capitis werde durch das Pityrosporon Malassezii hervorgerufen. Weder UNNA noch SABOURAUD war die Kultur geglückt. Spätere Züchtungen anderer Autoren haben sich nicht bestätigt. BENEDEK ist nun auf Grund seiner über die Tröpfchenkultur gewonnenen Züchtungen zu dem Ergebnis gekommen, daß das Pityrosporon resp. der Cryptococcus Malassezii nur ein in den obersten Zellagen des Stratum corneum vegetierender Saprophyt ist, und zwar einer von vielen sonst noch in den Detritusmassen der Hornschicht vegetierenden Hefen. Der Pilz gehört also nicht zu den pathogenen Hefen [1].

Soor.

Synonyma: Oidium albicans (ROBIN 1853), Monilia candida (PLAUT 1886), Monilia albicans (BRUMPT), Endomyces albicans. Diese letztere Benennung stammt von VUILLEMIN, der 1899 beim Soorpilz viersporige Asken nachwies und deshalb den Pilz den Askomyceten einordnete). BUSCHKE reiht mit OTA den Soor bei der Klasse ,,Debaromyces" (KLÖCKER) ein, die zu den Askomyceten gehört.

Wir wissen zuerst durch die Untersuchungen von BECK und IBRAHIM (1910), daß der Soorpilz, der als Erreger des Zungenbelages der Säuglinge, auch sonst auf Schleimhäuten (Vagina) [2] und auch als Ursache von Veränderungen an inneren Organen schon lange bekannt ist, auch auf der äußeren Haut klinische Erscheinungen hervorrufen kann, die der oberflächlichen Trichophytie resp. Epidermophytie sehr ähnlich sehen. Es kommen besonders die Erosionen zwischen den Fingern und den Zehen, die Schuppung und Rötung unter den Mammae und an den Inguines und ad anum, seltener in den Axillae, gelegentlich auch an anderen Stellen der Haut, an den Mundwinkeln (Perlèche!) teilweise in Form von bläschenförmigen Ausschlägen, in Betracht. Bei Säuglingen und kleinen Kindern verursacht der Soor manchmal eine oberflächliche, vielfach in Scheibenform auftretende Dermatose, die sich von der Analgegend aus in die Umgebung ausdehnt, wobei längst nicht immer gleichzeitiger Mundsoor besteht.

Wir wissen aber auch, daß der Soorpilz als Saprophyt in der Natur auf Pflanzen und auf den verschiedensten leblosen Gegenständen vorkommt. Auch bei Vögeln und anderen Tieren (Kälbern, Fohlen), ferner bei gesunden Kindern auf der Mundschleimhaut, auch beim Menschen auf der Haut, zwischen den Zehen, unter den Nägeln (JESSNER und KLEINER), bei graviden Frauen an den Genitalien ist Soor nachgewiesen worden, der dort vegetierte, ohne irgendwelche klinische Erscheinungen zu bewirken. Wahrscheinlich kann der saprophytisch wachsende Soor unter gewissen uns im einzelnen nicht bekannten Bedingungen pathogen werden.

BREBECK und FISCHER haben zuerst darauf hingewiesen, daß wenigstens zwei Arten von Soor, eine großsporige und kleinsporige zu unterscheiden wären. Man soll übrigens lieber von groß- und kleinzelliger Art sprechen, da es sich ja nicht um eigentliche Sporen handelt (ASKANAZY). Die großzellige verflüssigt Bierwürzegelatine, die kleinzellige nicht. Wir wissen aber heute, daß wir *viel mehr Arten* von Soor unterscheiden müssen und daß nicht nur die Differenzierung nach dem Aussehen und der Form genügt, sondern daß man bei Heranziehung biologischer Untersuchungsmethoden noch viel weitergehende Unterscheidungen zu treffen vermag (s. unten). Es sind daher von CASTELLANI über 40 Arten unterschieden worden. Die Verschiedenheit der Stämme mag aber auch teilweise wohl zusammenhängen mit der ganz ungleichartigen Provenienz der Züchtungen, die aus dem Munde, aus inneren Organen, von der Haut usw. stammten (OKABE).

---

[1] Ausführlicheres s. bei BENEDEK, Zbl. Bakter. Orig. **116** (1930).
[2] W. RICHTER teilte neuerdings einen der seltenen Fälle von Urethritis, durch großsporigen Soor veranlaßt, mit.

Der Soorpilz bildet teils nur hefeartige Zellen, teils auch Mycelfäden. Einerseits neigen sicher manche Soorstämme, und das sind die Mehrzahl, mehr zur alleinigen Zellenbildung, andere auch zur gleichzeitigen Mycelentwicklung. Andererseits hat aber auf das Zustandekommen der Mycelfäden zweifellos auch die Beschaffenheit des Nährbodens gewissen Einfluß.

Manche fassen die Fadenform als Folge einer Schädigung im Leben des Soorpilzes auf (ROUX und LINOSSIER). So beobachtet man die Fäden beispielsweise da, wo weniger Sauerstoff Zutritt hat (HICKEL u. a.), und ebenso sieht man sie oft erst auf älteren Subkulturen entstehen (nach Zuckerverbrauch in den zuckerhaltigen Nährböden?), während die Ausgangskulturen keine Mycelien zeigten.

Nach den neuen Untersuchungen KRAUSPEs ist aber die Formbildung des gewöhnlichen Soorpilzes besonders abhängig von der physikalisch-chemischen Beschaffenheit des Nährbodens, besonders von seinem pH-Gehalt und der relativen Oberflächenspannung des Nährbodens. Bei pH-Gehalt nahe dem Neutralpunkt und bei niedriger statischer Oberflächenspannung des umgebenden Mediums bilden sich reichlich Hyphen aus, stark sauere oder stark alkalische Reaktion und hohe Oberflächenspannung bewirken mehr Zellwachstum. Dagegen legt KRAUSPE dem Sauerstoffgehalt und dem Zucker- oder sonstigem Gehalt an Nährmaterialien weniger Gewicht bei. Da nun die Körperflüssigkeiten wie Blut, Serum und Galle gute physikalisch-chemische Bedingungen darstellen für das Wachstum von Fäden, so bildet der Pilz im Organismus meist Hyphen.

Als Bezeichnung gebraucht OTA zweckmäßig für die Form ohne Hyphen den Ausdruck „Cryptokokkensoor", für die Form mit Hyphen den Ausdruck „Myceloblastanon". STICKEL sprach von „Hyphensoor" und „Conidiensoor".

Die großzellige Form wird — auch nach unseren eigenen Erfahrungen am Hautsoor — wesentlich häufiger beobachtet als die kleinzellige.

Pathologische Anatomie. Über die *anatomisch-pathologischen* Verhältnisse der Soorerkrankung mit dem vorwiegend oberflächlichen Sitz der Läsionen ist verhältnismäßig nicht viel bekannt geworden. Erst ganz neuerdings beschäftigt sich HANS BIBERSTEIN mit diesem Thema, und zwar berichtet er über die Histologie der interdigitalen Soormykose. Entsprechend dem Zentrum des affizierten Herdes der erodierten Partie fehlt die Hornschicht, der Übergang zum Gesunden vollzieht sich allmählich oder auch mehr plötzlich. Der Erosionsbezirk selbst ist durch Acanthose und Ödem charakterisiert. Manchmal sind die lang ausgezogen erscheinenden Papillen nur von wenigen Epithellagen überdeckt. Immer findet sich eine Durchwanderung des Rete mit Leukocyten, die am Rande nach dem Gesunden zu plötzlich aufhört. Innerhalb der erodierten Partie ist die Leukocytenansammlung sehr verschieden, manchmal ist sie dichter, manchmal lockerer, nirgends aber zu pustelartigen Ansammlungen zusammengedrängt. Wo die Leukocyten in den tieferen Schichten dichter beieinander liegen, hängt das Infiltrat des Papillarkörpers mit dem des Epithels anscheinend unmittelbar zusammen. Das Infiltrat zeigt im Herdbezirk eine deutliche lymphocytäre resp. leukocytäre, manchmal auch aus Plasmazellen bestehende Zusammensetzung. Die Pilze liegen nur in dem auch sonst histologisch veränderten Bezirk, besonders reichlich finden sie sich im Randkragen der Erosion. Man sieht häufchenartige Herde von in der Hornhaut liegenden bis in die Retezellen hinab wuchernden Sproßformen. Von ihnen aus ziehen unregelmäßig septierte Fäden meist nahezu senkrecht zur Richtung der Hornschicht in diese hinein, mag sie kernhaltig sein oder nicht. Dabei ist, besonders in der Tiefe, der Weg des Fadens mitunter zwischen den einzelnen Zellen zu verfolgen. Sind die oberflächlichen Sproßformenherde groß und zahlreich, so entsteht ein Bild, als ob die von ihnen ausgehenden Pilzfäden die Hornschicht durchregneten, und zwar, wie noch besonders betont sei, manchmal bis in die obersten Schichten des Rete Malpighi. Es liegt hier also eine doch nicht so ganz oberflächlich verlaufende Mykose vor.

Befund in den Schuppen resp. in den Decken der Eiterpusteln oder in dem Inhalt der letzteren, auch in den Haarbälgen infizierter Follikel: Man sieht in diesem durch Kalilauge aufgehellten Material runde oder ovale, etwa 4 bis 6 Mikren große, manchmal kleinere Zellen, die gewöhnlich, wenigstens im Kalilaugenpräparat, in Haufen zusammenliegen, nicht in Ketten, wie das bei den Mycelsporen der Dermatophyten öfters der Fall ist. Im gefärbten Präparat ist das Bild allerdings anders: Hier sehen wir auch längere und kürzere Sporenketten, die, wie es scheint, im Nativpräparat sich dem Nachweis entziehen, in Erscheinung treten. In den Haaren selbst sieht man keine Pilzelemente. Wenn Soorfäden da sind, was im Schuppenpräparat meist der Fall ist, auch wenn dann in der Kultur die Fäden fehlen, so sind es gewöhnlich lange, dünne Mycelien, häufiger unseptiert als septiert. In den Fäden sieht man Kerne und Körnelungen, auch Vakuolen, wie in den Mycelien der Fadenpilze.

Die Kultur (s. Abb. 136). Als Nährböden verwenden wir in erster Linie Glycerinagar oder Maltoseagar, auch gern Bierwürzeagar. Außerdem sind aber auch zahlreiche andere Böden, wie Traubenzuckeragar, ferner Mohrrüben, Kartoffel usw. gebraucht und lassen gutes Wachstum erkennen. OKABE hält 10%igen Rohrzucker-peptonagar mit 0,2% Weinsteinsäure für den zweckmäßigsten. Leicht angesäuerte Nährböden (Salzsäure, Milchsäure) sind für das Wachstum günstiger, ebenso fördert Zuführung von Glykogen im Organismus (in Epithelien, Leukocyten, Blut) das gute Gedeihen (ASKANAZY).

MILOCHEVITCH hat eine Reihe von Untersuchungen über den Wert verschiedener Nährböden, besonders auch solcher, die mit Extrakten aus Körperorganen hergestellt wurden, vorgenommen. Es wurden feste und flüssige Nährböden aus Organbouillon bereitet. Ferner wurde Peptonagar, Hammelserum, Urin, Rindergalle, Peptonwasser, sowie synthetische Böden nach RAULIN und SANTON untersucht. Das beste Wachstum zeigte sich auf Leberagar und Leberbouillon. Es folgen dann der Güte nach Blut-, Nieren-, Milzagar, gewöhnliche Bouillon, Nieren- und Lungenbouillon. Schlechter wuchs der Pilz auf Pepton, Gehirn- und Schilddrüsenagar, auf Urin, Schilddrüsenbouillon, Peptonwasser, Rindergalle und auf den synthetischen Böden. Lungen-, Schilddrüsen-, Hoden-, Gehirn- und gewöhnliche Bouillon wirkten mycelfördernd. Die Mycelbildung ist abhängig von der Oberflächenaktivität, was auch v. HAHN und JUNKER hervorhoben.

Die Kultur entwickelt sich nach Überimpfung ziemlich schnell, nach 3—5 Tagen sieht man schon die kleinen, jetzt 1—2 mm großen,

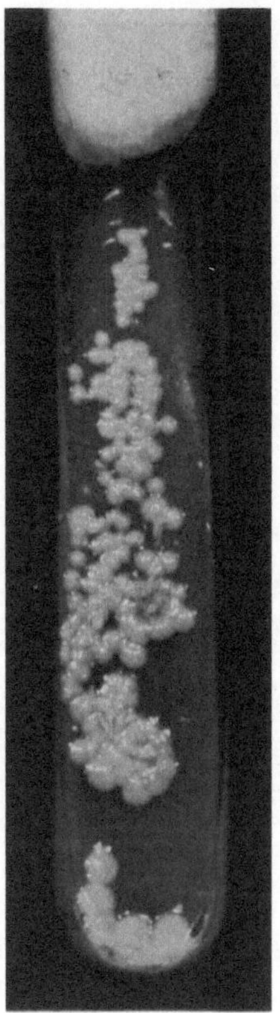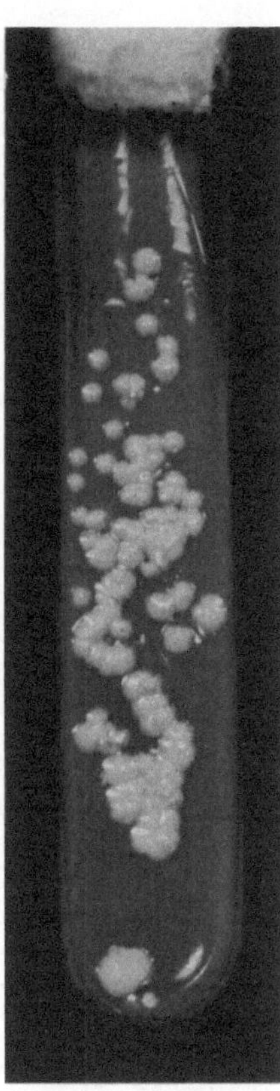

Abb. 136. Soorkultur (auf Bierwürzeagar).

manchmal mehr gelblichen, manchmal mehr weißlichen, auch ins Rötliche spielenden Kolonien (die Farbe ist auch abhängig von der Art des verwendeten Nährbodens) mit ganz glatter, schleimiger, porzellanartig glänzender, gelegentlich auch etwas körniger Oberfläche entstehen, sie wölben sich deutlich halbkugelig vor[1]. Vom Rande aus sieht man manchmal feine radiäre Ausläufer in den Nährboden hinein sich erstrecken. Die einzelnen etwa linsengroß gewordenen Kolonien behalten dann oft lange Zeit ihre Größe, ohne miteinander zu verschmelzen. Der Geruch der Kultur ist schwach säuerlich oder hefeartig.

Bei der Prüfung der angegangenen Kulturen wird man manchmal erkennen können, daß bei der Aussaat der kleinen Hautpartikelchen auf mehrere Röhrchen aus allen oder wenigstens dem größten Teil der Hautteilchen sich ganz gleich-

---

[1] Nur ASKANAZY berichtet über eine auf allen Nährböden schwarz werdende Art (Monilia nigricans), die er zweimal auffand.

mäßig Kolonien entwickelt haben. Andere Male aber sieht man zwischen allerlei Verunreinigungen, die gewachsen sind, nur hier und da vereinzelte Soorkolonien. *Nur im ersten Falle können wir mit großer Wahrscheinlichkeit annehmen, daß für die vorliegende Hautkrankheit der Soor der Erreger ist. Wenn aber nur vereinzelte Soorkolonien neben vielem anderem aufgegangen sind, muß bei dem ubiquitären Vorkommen des Soors, der auf der Haut, den Nägeln usw. ja als Schmarotzer lebt, mehr an die zufällige Übertragung dieses saprophytären Soors gedacht werden.*

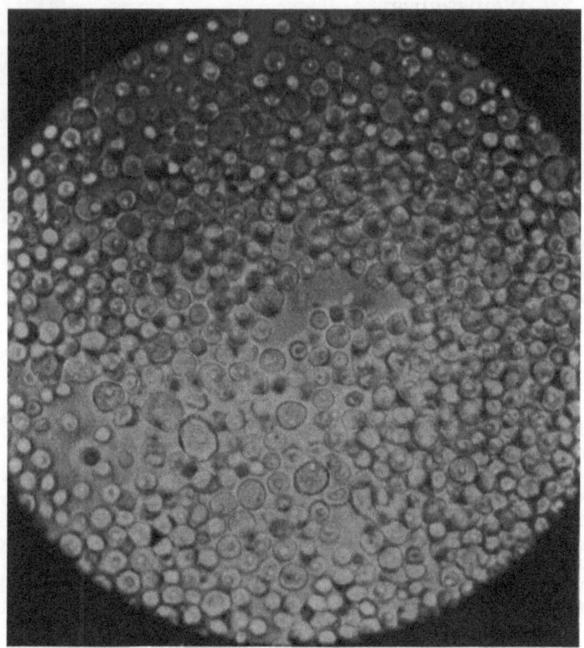

Abb. 137. Soor (nur Sporen).

Mikroskopisches Bild der Kultur (s. Abb. 137 u. 138). Man erkennt rundliche oder ovale Zellen, an denen man oft genug, besonders im hängenden Tropfen oder in der In-situ-Kultur den Sproßvorgang resp. eine kleine Ausbuchtung als beginnende Sprossung bemerkt. Die Größe der Zellen beträgt bei der großsporigen Form 4—6 Mikren, aber es gibt auch kleinere Zellen. B. EPSTEIN erwähnt als Ausnahme Conidien von ausgesprochen zylindrischer Form, das ist aber sicher ein relativ seltener Befund. In manchen Zellen sieht man einen Kern, der bei Giemsafärbung gut erkennbar ist. Die Zellmembran wird oft doppelt konturiert, wenn die Kultur einige Tage alt ist. Im Plasma findet man Fetttropfen und Vakuolen. In alten Kulturen, häufiger aber beim Hyphensoor als beim Cryptokokkensoor, kommen ganz große Zellen von 15—20 Mikren vor, die sog. *Dauersporen* mit dicker, oft doppelter Membran und vielfach körnigem Inhalt.

Schon BREBECK und FISCHER haben hervorgehoben, daß man beim Soor echte Asken finden könne, die 1—4 Sporen enthalten. Der Nachweis ist aber auf unseren gewöhnlichen Nährböden sehr selten zu führen, auch PLAUT hat nie Asken gesehen, wohl aber in einem Fall VUILLEMIN. Dann aber gibt OKABE an, daß auf seinem Kojiagar (Koji ist die Sakepilzkultur auf gekochtem Reis) regelmäßig Asken vorhanden wären, die meist einsporig, selten 2—4sporig seien. Auf anderen Nährböden aber gelinge der Askennachweis nicht.

Wenn Mycelien vorhanden sind, was öfters in älteren Subkulturen der Fall ist oder auf bestimmten Nährsubstraten, wie Kartoffeln (MIESCHER) oder auf 10%igem Rohrzuckerpeptonagar (OKABE) und auf Nährböden von bestimmter chemischer Zusammensetzung (vgl. oben), so sind sie gewöhnlich lang und dünn, 3—4 Mikren breit, septiert oder nicht septiert, und verzweigen sich reichlich. Sie entwickeln sich aus Sproßmycel. In älteren Kulturen sieht man auch Chlamydosporen, die meist aus Mycelien hervorgehen (PLAUT, ENGELHARDT), und die auch wieder auskeimen können. Sie färben sich gut, z. B. durch Vitalfärbung mit 0,2%iger Neutralrotlösung (OKABE). Sie enthalten auch Granula, die sich tröpfchenförmig um eine Zentralkugel gruppieren.

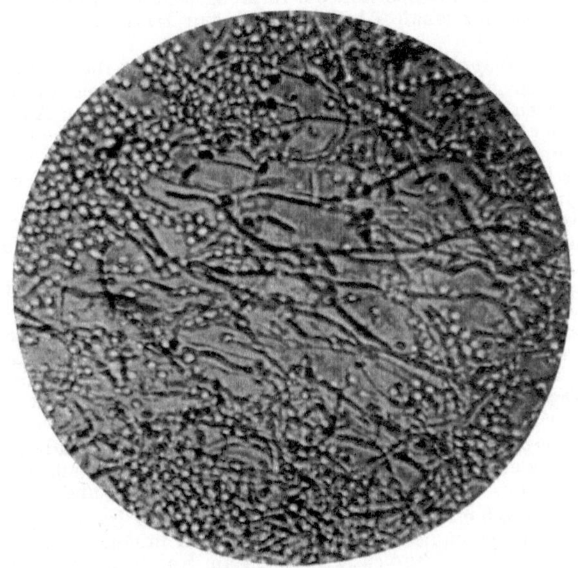

Abb. 138. Soor (ältere Kultur mit Sporen und viel Mycelfäden).

Impfversuche a) bei Tieren. Durch verschiedenste Art der Impfung ist versucht worden, mit Soorkulturen Tiere soorkrank zu machen. Es gelingt nicht, wie bei unseren Trichophytiepilzen, durch Einreibung einer Soorkultur auf die Haut eines Versuchstieres bei diesem einen Hautherd zu erzeugen. Im allgemeinen ist es schwer, bei Tieren Soorkrankheit zu erzeugen, deshalb sind die Methoden der Impfung auch so mannigfaltige gewesen. Und da die Ergebnisse der einzelnen Autoren so vielfach abweichend waren, und es keine Regeln gibt, ist es notwendig, eine kurze Übersicht der wichtigsten Versuche hier zu geben. Zunächst zeigte sich, daß bei geschwächtem Tiere der Soor leichter haftet als bei gesundem.

Davon ausgehend hat PLAUT bei Hühnern und Tauben, die durch Hunger und Durst geschwächt wurden, durch einen Schnitt in den Kropf Soor eingeführt und auf der Schleimhaut zum Haften gebracht. Aber diese Versuche werden von BREBECK und FISCHER und später auch von PLAUT selbst, trotz der gesund gebliebenen Kontrolltiere, nicht als ganz einwandfrei angesehen, weil diese Tiere sich auch spontan mit Soor infizieren können und dabei sehr verschieden empfänglich dafür sind.

Subcutane Einspritzungen von Soorkulturen, früher von verschiedenen Autoren (DOEDERLEIN, GRASSET, STOSS) vorgenommen, hat in neuer Zeit wieder ASKANAZY geprüft: Er spritzte bei einem Meerschweinchen subcutan durch einen kleinen Hautschnitt in die linke Leistengegend 2 Ösen eines Soorstammes mit 1 ccm einer 2%igen Glykogenlösung zusammen ein, in die rechte Leistengegend 2 Ösen desselben Soorstammes ohne Glykogen. In der rechten Leistengegend bildete sich eine kleine subcutane Höhle aus, die nach 3 Tagen von einer grauen Membran ausgekleidet war, in der auch Soorzellen

nachweisbar waren. In der linken Leistengegend aber (mit Glykogeneinspritzung!) entwickelte sich schon nach 24 Stunden eine auf die untere Bauchwand und bis zur
Mamma sich ausdehnende entzündliche Schwellung und es entstand in wenigen Tagen
ein großer mit dickem Eiter ausgefüllter Absceß. Zwischen den Leukocyten fanden
sich viel Soorzellen und Soormycelien. Im Schnitt zeigte sich üppigste Soorpilzwucherung
in der Höhle und der Wand des frischen Abscesses. Bemerkenswert ist einmal, daß die
Glykogenzufuhr so fördernd wirkt auf die Ansiedelung des Soors, und ferner war auffallend,
daß links (bei der Mitwirkung des Glykogens) gar keine Bakterien im Eiter und im Gewebs-
schnitt gefunden wurden, während in der kleinen Höhle rechts Bakterien nachweisbar
waren. Auf der Kultur bringen Bakterien den Soorpilz zum Unterliegen (GRÜTZ-PLAUT).

Wie Glykogen soll nach ASKANAZY auch die gleichzeitige Injektion von Salzsäure (1 ccm
einer 3⁰/₀₀igen HCl-Lösung) die Ansiedelung und Lebensfähigkeit des Soorpilzes fördern.

Auch bei Mäusen, die für intraperitoneale Impfung sehr empfindlich sind, bewirkt die
subcutane Impfung meist nur lokale Absceßbildung, nur HEIDSIECK sah allgemeine Soormykose.

Durch *intravenöse Einspritzung* von Soorkultur erzielten die Autoren verschiedene
Wirkung. Manche sahen gar keine Schädigung, andere fanden bei Kaninchen allgemeine
Soormykose mit Herden in den inneren Organen in verschiedener Ausdehnung. Dabei
treten nach OSTROWSKY erst Temperaturerhöhung, dann starke Senkung und Untertempera-
turen auf, dann Albuminurie, Diarrhöen, Somnolenz, Anurie und nach 6 Tagen oder noch
erheblich später der Exitus. Und man findet Soor nachher in Urin, Blut, Galle, Gehirn,
Knochenmark und an anderen Orten. B. EPSTEIN weist mit Recht darauf hin, daß die ganz
differenten Ergebnisse wohl auf sehr verschieden virulente Stämme hindeuten. Von den
inneren Organen sind besonders die Nieren befallen und von Knötchen durchsetzt, nach
B. EPSTEIN die Rinde in stärkerem, die Marksubstanz in geringerem Maßstabe. Auch das
Leberparenchym fand B. EPSTEIN von kleinen unscharf begrenzten Herden reichlich ergriffen, die nekrotische Vorgänge zeigten, dazwischen lagen Massen von Soorconidien mit
Sprossen und Fäden. Ebenso wurden bei den Versuchen OKABEs die Nieren am stärksten
befallen, außerdem aber Herz, Gehirn, Leber, Milz, am schwächsten die Lungen. Derselbe
Autor betont, daß die intravenös injizierten Kaninchen je nach der applizierten Pilzmenge
innerhalb einiger Tage bzw. Wochen starben, daß zur Ausbildung der Knötchen in den
inneren Organen aber mindestens 3—5 Tage erforderlich waren.

Intraperitoneale Impfung vertragen Kaninchen meist ohne Schädigung. Bei Mäusen
aber rufen schon ganz kleine Mengen den Tod herbei und bewirken allgemeine Soormykose.
Knötchen auf Peritoneum, Netz, auf dem Überzug von Magen und Darm sind sichtbar.

Außerdem sind in einzelnen Versuchen *Impfungen in die Pleura, auf die Cornea, in die
Trachea und subdural* vorgenommen worden, dabei sollen immer die Nieren am stärksten
befallen sein (RADAËLI). *Bei subduralen Infektionen* am Kaninchen wurden zweimal (unter
4 Tieren) bei Tötung nach 40 Tagen in der weißen und grauen Gehirnsubstanz Knötchen
nachgewiesen, in denen Mycelien und Sproßformen vorhanden waren, letztere besonders
reichlich in den Plexus chorioidei (URECCHIA und ZUGRAVU, zit. nach PLAUT-GRÜTZ).

Nun sind dann *an der Vagina von Meerschweinchen verschiedentlich Impfversuche,* besonders
von B. EPSTEIN vorgenommen worden. Dieser letztere Autor sah bei 9 Versuchstieren
stets ein positives Ergebnis. Die Scheidenschleimhaut wurde erst leicht verletzt (z. B. mit
der Curette), dann etwa 1 Öse von einer Soorreinkultur eingebracht. Es entstanden Geschwüre, die in 8—10 Tagen abheilten, Säurebespülung, namentlich wiederholte Berieselung
mit 0,5⁰/₀₀iger HCl oder ebenso starker Milchsäure und auch eine gleichzeitige örtliche
Glykogenzufuhr verlängerten die Dauer des Geschwürs und die Nachweisbarkeit des Soorpilzes sehr erheblich.

Ferner gelang es OKABE, auch in zwei Fällen neugeborene Kaninchenjunge, aber nur
unter besonderen Umständen (zunächst Haltung der Tiere unter sehr schlechten hygienischen
Verhältnissen, dann unter sehr günstigen) *durch Inhalation von Soorkulturaufschwemmung,*
die durch den Spray zerstreut wurde, zu infizieren. Dagegen konnte keine Erkrankung
bei säugenden Kaninchenjungen herbeigeführt werden, wenn die Zitzen des Muttertieres
mit der Kultur bestrichen wurden.

In neuester Zeit sind nun die Impfversuche bei *Zuführung des Materiales per os* erneut
aufgenommen worden. ASKANAZY vermochte durch Einführung von Soor in den Magen
teils durch Fütterung, teils durch Magenschleimhautimpfung Soorgeschwüre auf der Magen-
schleimhaut zu erzeugen. Dann hat zunächst KRAUSPE an säugenden weißen Ratten und
Mäusen bei der größeren Mehrzahl der Tiere Soor der Speiseröhre, hier bis zum Verschluß
des Oesophagus, des Plattenepithelmagens und der Übergangsfalte zwischen beiden Magen-
abschnitten erzeugt, selten wurde der Drüsenmagen mit infiziert. Die Tiere starben zum
Teil an ihrer Infektion. Bei Fleischfressern (Hunden) haftete die Infektion nach Verfütterung von Soorconidien kaum, bei Katzen nur schwer, aber letztere starben doch
schließlich an der Infektion.

Okabe ging so vor, daß er bei jungen säugenden Kaninchen vom 2. Lebenstage an täglich 1—2 Tropfen einer Pilzkulturaufschwemmung in die Mundhöhle einträufelte. Vom 4. Versuchstage an zeigten sich grauweiße, stecknadelkopfgroße, etwas prominente Flecken auf der vorderen Zungenhälfte, die Pilzzellen und Mycelien enthielten, auch auf der Oesophaguswand zeigten sich einige Haftstellen in Form etwas erhabener Erosionen. Die Erscheinungen gingen bald spontan zurück. Die Versuchstiere wuchsen gut heran (im Gegensatz zu den Versuchstieren Krauspes, die schwer infiziert waren und zum Teil starben). Bei etwas älteren gut genährten Kaninchen gelang die Infektion nicht. An anderer Stelle spricht Okabe davon, daß man junge Kaninchen von 300—500 g Körpergewicht nehmen solle und in der Weise unterernähren, daß sie als Tagesmenge von einer auf $10^0/_0$ verdünnten kondensierten Milch 10 ccm pro 100 g Körpergewicht erhalten vermengt mit $^1/_2$ bis $^1/_3$ Agarröhrchen von 5—7 Tage alter Kultur. Falls das Versuchstier über 6 Tage am Leben bleibe, könne man mit Sicherheit auf spezifischen Soor der Zungenwurzel und des Oesophagus rechnen. Meerschweinchen und weiße Ratten sind nach Okabe nicht geeignet zur Infektion.

Offenbar braucht auch die Pathogenität für Mensch und Tier nicht die gleiche zu sein. Durch intravenöse Impfung einiger für die menschliche Haut pathogener Soorstämme bei Kaninchen, die Kumer ausführte, trat fast regelmäßig der Tod der Tiere ein. Als er die gleiche Tierart mit einem Kontrollstamm, der ein von ganz gesunden Nägeln gezüchteter saprophytischer Soorstamm war, impfte, traten bei den Versuchstieren die gleichen schweren Erscheinungen ein, wie nach der Impfung der anderen für die menschliche Haut pathogenen Stämme.

Es ist ferner wohl möglich, daß durch Tierpassagen die Virulenz eines an sich schwach wirkenden Stammes gesteigert wird.

b) Impfergebnisse beim Menschen. Auch beim Menschen sind die natürlich viel weniger reichlich angestellten Inokulationsversuche sehr verschieden ausgefallen. Von manchen Autoren konnten typische interdigitale Erosionen künstlich erzeugt werden (Kaufmann - Wolf, Berendsen, Jessner und Kleiner u. a.), von anderen wurden nur traumatische oder ekzematöse Veränderungen bewirkt. Alexander gelang bei einer Diabetikerin mit Soormykose in der Genitalgegend eine Autoinokulation auf den Arm der Patientin. Mit manchen Stämmen konnten auch ausgesprochene pustulöse Herde auf der Haut des Gesunden hervorgerufen werden, von denen die Retrokultur gelang (Miescher, Stäheli u. a.).

Dritter Teil.

Biologie der Pilze.

Die Einsichtnahme in den innersten Kern der Biologie unserer Dermatophyten und der Fadenpilze überhaupt hat zur Voraussetzung die Kenntnis der Entwicklung und Abstammung der Myceten, ein Gebiet, über das uns zwar *Vermutungen,* aber keine *gesicherten Tatsachen* zur Verfügung stehen.

Bekanntlich zerfällt die Pflanzenwelt in zwei große und voneinander biologisch völlig verschiedene Teile, nämlich diejenigen Gewächse, die eine grüne Farbe besitzen und solche, die letzterer entbehren, dafür allerdings zum Teil andere Farbstoffe besitzen können. Die Grünfärbung stammt von dem in den Pflanzen vorhandenen Chlorophyll. Der grüne Zweig des Pflanzenreiches umfaßt, soweit er für uns von Interesse ist, vor allem die Algen (Phykomyceten) während zum farblosen die Myxomyceten, Schizomyceten und die uns besonders angehenden *Fadenpilze* gehören. Beide Gruppen unterscheiden sich diametral durch die Art ihrer Ernährung; während die erstgenannte befähigt ist, vermittels des Chlorophylls Kohlensäure aus der Luft aufzunehmen und daraus die zu ihrem Aufbau notwendigen Substanzen zu bilden, müssen die der letzteren Gruppe angehörigen Pilze ihre Bausteine aus bereits fertiger in den Wirten vorhandener organischer Substanz nehmen. Wir nennen die Ernährungsart der chlorophyllhaltigen Pflanzen autotroph, die der chlorophyllosen metatroph oder saprophytisch. Von Parasitismus sprechen wir, wenn die Schmarotzer nicht tote, sondern lebende organische Substanz angreifen und zu ihrer Ernährung verwenden. Es ist nun aus allgemeinen Erwägungen heraus die Annahme berechtigt, daß die chlorophyllhaltigen Pflanzen *vor* den des Chlorophylls entbehrenden auftraten und daß unsere Pilze von im Wasser lebenden Algenformen abstammen oder zum mindesten von Wasserformen, welche zuerst irgendwelche algenähnliche Konstitution besessen haben. Natürlich sind das nur Vermutungen: Der Mangel an fossilen Formen wird uns, wie LINDAU betont, wohl schwerlich jemals einen genauen Einblick in die Phylogenie der Thallophyten gestatten.

Nehmen wir nun die Existenz der Thallophyten als gegeben an, so ergeben sich eine Reihe wichtiger Fragen über ihr biologisches Verhalten. Im folgenden sei auf die wesentlichsten Punkte kurz eingegangen.

1. Wo befinden sich in der Natur die Pilze und wo leben sie, die wir als Erreger der verschiedensten Dermatosen kennen gelernt haben, außerhalb des menschlichen Körpers?

Wir wissen, daß viele unserer Dermatophyten auf den Menschen von den Tieren aus übertragen werden und es knüpft sich an diese Tatsache naturgemäß sofort die weitere Frage: Wie kommen die Parasiten auf die Tiere? Die Beantwortung erscheint leicht: Aus der umgebenden Natur, mit der ja die Tiere in weit innigerem Konnex stehen als wir Menschen. Aber das ist nur eine Annahme, allerdings eine solche, die durch einige, wenn auch nicht absolut überzeugende, aber doch immerhin recht bemerkenswerte Tatsachen gestützt wird. Wir wissen durch die Untersuchungen von POLLACCI und NANNIZZI, CATANEI, BROCQ-ROUSSEU, URBAIN und BAROTTE, daß die Pilze auf pflanzlichen Substraten, auf Getreide, Stroh usw. gedeihen und sich lange am Leben halten können.

Durch eigene an unserer Abteilung von KADISCH angestellte Versuche konnte in Bestätigung dieser Angaben weiterhin nachgewiesen werden, daß sich eine große Zahl von Pilzen (Trichophyton- und Achorionarten) auf pflanzlichen Substanzen, wie trockenes Stroh, Mist, Holzstückchen, ferner auf Seide, Wolle, Leder, Leinen, Kehricht, Federn, Pferdehaaren, Schutt, Erde, Torf viele Monate lang am Leben halten können und teilweise sogar sich vermehren[1]. So liegt nun nichts näher als die Vermutung, daß die Parasiten auch in der freien Natur an Orten, wo ihnen solche Ernährungsmöglichkeiten zur Verfügung stehen, existieren und vegetieren können, und daß die Tiere sich aus dem sie umgebenden Milieu durch direkten Kontakt mit den Wirtssubstanzen, auf denen die Pilze schmarotzen, infizieren.

An einen derartigen Infektionsmodus mußte in einer uns überlassenen Beobachtung des indischen Arztes MAHDIHASSAN gedacht werden. Wir konnten selbst eine Pilzkultur, die von einer in Berlin gefangenen Zikade gewonnen und rein gezüchtet war, als Favus (Achorion Schönleini) rekognoszieren. Es liegt hier doch der Gedanke nahe, daß die Zikaden, die ja im allgemeinen mit dem Menschen nicht in Berührung kommen, den erwähnten Myceten als Wiesenschmarotzer aus der umgebenden Natur bezogen haben, und es ist somit wohl möglich, daß hier ein Pilz, den wir als humanen Parasiten anzusehen gewohnt sind, ursprünglich doch ein Naturbewohner war und sich erst allmählich dem Menschen adaptiert hat.

Hierher gehört auch eine 1929 von DU BOIS publizierte Beobachtung, der mitteilt, daß bei einem Wurf von grauen Mäusen durch das Käfigheu eine Infektion der Tiere mit Trichophyton gypseum granulosum erfolgte, und schließlich verdienen auch in diesem Zusammenhang die regelmäßig im Frühjahr in Holstein stattfindenden Weideinfektionen des Jungviehs Erwähnung, die auch nicht anders als durch Übertragung von Gras und Kräutern zu erklären sind[2].

Eine weitere rein *klinische* Beobachtung scheint auch für die erwähnte Annahme zu sprechen, daß unsere pathogenen Pilze irgendwo in der Natur ein saprophytäres Dasein führen: Das ist das jetzt so häufige Vorkommen von Epidermophytien der *Hände* und besonders der *Zehenzwischenräume*. Bei diesen Affektionen, die nicht nur bei uns sehr verbreitet sind, sondern auch in Amerika infolge ihres sehr starken Umsichgreifens, bei den Dermatologen zur Zeit die größte Aufmerksamkeit genießen, ist der Gedanke naheliegend, daß der Pilz irgendwie durch die Badeanstalten, d. h. durch die bretternen Fußböden, Strohmatten, durch den feuchten Sand des Bodens, durch Sandalen usw. Verbreitung findet, und daß der sie verursachende Schmarotzer, das Epidermophyton interdigitale, primär irgendwo in der freien Natur vorkommt und von hier aus die genannten Orte beschmutzt und infiziert. Jedenfalls konnten wir auch, als in einem Sommer diese Fälle von Mykosen am Fuß sich besonders häuften, bei einer ganzen Reihe von Patienten den wiederholten Besuch einer besonderen Badeanstalt feststellen. Der Pilz, das Epidermophyton interdigitale, der auch kulturell mykologisch eine so große Wachstumsvitalität besitzt, daß er verunreinigenden Schimmelpilzen gegenüber sich in den Kulturröhrchen zu halten, ja sie zu überwuchern vermag, hat offenbar eine starke Möglichkeit auch außerhalb des Körpers zu vegetieren und sich zu vermehren. Indische Autoren (ACTON und MAGUIRE aus Kalkutta) nehmen es als selbstverständlich an, daß der Erreger des Eczema marginatum (Epidermophyton inguinale) in feuchtem Schmutz gedeihe und auf diese Weise auf die Zehenzwischenräume der barfußlaufenden Eingeborenen übergreife. Daß durch unvollständig gekochte Wäsche Übertragungen von Pilzen stattfinden können, wurde ja ebenfalls schon längst aus klinischen Beobachtungen geschlossen, die neueren Versuche über die Lebensdauer der Pilze auf Seide, Wolle, Leder usw. (S. 183 bis 184) beweisen das heute mit Sicherheit.

---

[1] Die Frage, inwieweit auf diesen natürlichen Nährsubstraten die Fruktifikationsorgane, Asken usw. besser zur Entwicklung kommen können (NANNIZZI u. a.), ist noch nicht geklärt.

[2] Weitere Beispiele s. bei BRUHNS und ALEXANDER, Allgemeine Mykologie in JADASSOHNs Handbuch der Hautkrankheiten Bd. 11, S. 245.

Von der *Sporotrichose* ist es ja bekannt, daß es zahlreiche saprophytär in der Natur vorkommende Arten dieses Parasiten gibt, und von der *Aktinomykose* wissen wir mit Bestimmtheit, daß sie vom Getreide aus auf den Menschen übertragen wird. Auch die *Blastomykose* beziehen die daran Erkrankten höchstwahrscheinlich durch Vermittlung von infiziertem Getreidestaub resp. von verschiedenen Feldfrüchten. Besonders auf Zückerrüben gedeihen die Blastomyceten anscheinend sehr gut und werden durch diese günstigen Lebensbedingungen vielleicht erhöht pathogen (PROCHAZKA). Beim *Madurafuß* wird aus klinischer Beobachtung der Patienten heraus die Infektion häufig auf durch Trauma bedingte Ansteckungen zurückgeführt, bei denen die ursprünglich vorhandene Wunde beim Ausbruch der Krankheit dann aber schon längst geheilt ist.

Zu den genannten klinischen und experimentellen Beweisen gesellt sich aber auch noch als weitere Tatsache, daß bekanntlich unsere Dermatophyten in kultureller und mykologischer Hinsicht eine auffallend große Ähnlichkeit mit den Schimmelpilzen haben, von denen wir ja mit Sicherheit wissen, daß sie in der freien Natur weit verbreitet sind. Je mehr man sich mit der Mykologie auch der Schimmelpilze beschäftigt, und je zahlreichere Formen derselben man mikroskopisch untersucht, desto mehr sieht man, daß enge Beziehungen zwischen beiden in klinischer Hinsicht scheinbar fern voneinander stehenden Klassen aufgedeckt werden. Und wenn man gewisse Formen, vor allem die Spindeln, auch bisher, wie es scheint, den pathogenen Dermatophyten reservieren zu müssen glaubte, so sehen wir doch Andeutungen davon auch bei den Schimmelpilzen. So weist das zu den Fungi imperfecti gehörige Fusarium LINK zwei- und mehrkammerige Spindeln auf, die denen von Trichophyton gypseum sehr ähneln. Das gleiche treffen wir bei dem zu den Gymnoasken gehörenden Ctenomyces serratus, der außer Spindeln auch Chlamydosporen zeigt und beim Trichophyton Currii, das CHALMERS und MARSHALL 1914 bei einer epidemischen Kopftrichophytie in Chartum auffanden, und das, dem Trichophyton violaceum ähnelnd (jedoch weiß wachsend), unvollkommene Perithezien erzeugt (von OTA Ateleothylax genannt). Auch Andeutungen von Vrilles haben wir des öfteren beim Studium von Schimmelpilzen auftauchen sehen, und Organes nodulaires-ähnliche Gebilde sind kein gar zu seltener Befund.

Alles zusammengenommen, was wir über das saprophytäre Verhalten unserer Pilze wissen, spricht doch dafür, daß sie in der Natur vorkommen, vegetieren, sich vermehren und von da aus gelegentlich zu Parasiten der Tiere und des Menschen werden.

2. Finden sich unsere pathogenen Hautpilze auch auf der gesunden Haut?

Vom Soorpilz dürfen wir dies als ganz sicher annehmen; JESSNER und KLEINER haben neuerdings unter normalen Nägeln in 50% der untersuchten Fälle Soor nachweisen können, ein Befund, den *wir* in unserer Abteilung bestätigen konnten. Es geht dies ja auch aus der Häufigkeit hervor, mit der wir auf unseren Pilzaussaaten Soorkolonien neben den Trichophytonpilzen als saprophytären Nebenbefund konstatieren können. Ganz anders liegen die Verhältnisse auf der Haut bei den eigentlichen Dermatophyten. Hier will SCHRAMEK Mycelien an gesunden Stellen bei Epidermophytie der Zehen in der Umgebung der kranken Partien gefunden haben. Ebenso konnten amerikanische Autoren (CORNBLEET und WILLIAMS) von anscheinend gesunden Füßen Epidermophyton inguinale, Mikrosporon Audouini und Trichophyton lacticolor züchten. Man soll aber hierbei nicht vergessen, daß SCHRAMEKs Befunde sich doch nicht auf ganz gesunde Füße bezogen, und daß in den Vereinigten Staaten, aus denen CORNBLEETs und WILLIAMs Daten stammen, die Fußzehenmykosen so verbreitet sind, daß stellenweise 80% aller Menschen daran leiden. So werden wir, wie es auch KARRENBERG mit Recht betont hat, den Befunden der genannten amerikanischen Forscher um so weniger Beweiskraft zuerkennen können, als wir, wie aus den Untersuchungen von KAUFMANN-WOLF, GIOVANNINI und WIRZ hervorgeht, bei der Epidermophytie *größere Latenzperioden ohne klinische Erscheinungen,* in denen die Pilze auf der Haut schlummernd liegen, um plötzlich wieder virulent zu werden, als feststehende Tatsache betrachten müssen, und wir daher gut tun werden, die oben erwähnten Fälle nicht als gesunde, sondern als latent kranke Personen aufzufassen. Wir müssen daher nach den bisherigen sonstigen negativen Befunden (auch den unseren) daran festhalten, *daß die pathogenen Fadenpilze normalerweise nicht auf der Haut vorkommen.*

3. Wie lange halten sich unsere Dermatophyten außerhalb des Körpers, also in Schuppen, Krusten und Haaren, aber auch in Wäsche und anderen Gegenständen, lebendig und für die Umgebung infektionsfähig?

Im Schrifttum existieren über diesen auch praktisch sehr wichtigen Punkt sehr verschiedene Angaben. Von den älteren Daten seien hier nur die Erfahrungen SABOURAUDs genannt, der hervorhob, daß die Mycelien nach 1 bis 3 Monaten abstarben, daß die Sporen sich noch nach 15—18 Monaten erfolgreich auf Kulturen züchten ließen (bei Favus nach SABRAZÈS noch nach 2 Jahren). Aber längst nicht jede Impfung muß dann ein positives Resultat ergeben. Im übrigen findet man bei Schuppenmaterial weitere Zahlen angegeben, die bis zu 2 Jahren gehen. In aufbewahrten Haaren will DIBBON-CHARLES sogar nach 8 Jahren Reinkulturen von Endothrixformen erzielt haben. Nun stammen neuere eingehende Untersuchungen über dieses Thema von W. FISCHER (aus der BUSCHKEschen Abteilung). Er fand, daß speziell aus Haaren ein Auskeimen nach 3—4 Monaten noch regelmäßig erfolgte, von da ab nahm der Prozentsatz erst langsam, dann schneller ab, und auch das Zeitintervall zwischen Aussaat und Auskeimung verlängerte sich. Nur selten gelang Auskeimung bei über 12 Monate altem Material. Später erweiterte MICHAEL an der gleichen Klinik die Versuche, indem er Haare direkt auf Maltoseagar brachte, während FISCHER seine Versuche mit Auskeimung in der feuchten Kammer angestellt hatte. MICHAEL konnte nach 3 Monaten noch von sämtlichen Haaren positive Kulturen erzielen, nach 6 Monaten in etwa 50% der untersuchten Fälle, von da ab in abnehmendem Maße. Die Untersuchung nach $1—1^1/_2$ Jahren zeigte in etwa 20% der Fälle ein positives Kulturergebnis. Und die Kulturen erwiesen sich auch durch die Verimpfung im Tierexperiment als lebensfähig. Untersuchung von Haaren, die länger als 2 Jahre aufbewahrt waren, ergab durchweg ein negatives Resultat. Hauptsächlich erwiesen sich Cerebriforme- und Rosaceumhaare beim Kulturversuch als keimfähig, während Haare von Trichophyton gypseum und violaceum in allen allerdings wenig zahlreichen Fällen ein negatives Ergebnis gaben.

W. FISCHER dagegen fand, daß Pilzsporen gerade des Trichophyton gypseum granulosum an toten Gegenständen doch recht lange infektionsfähig bleiben.

Ferner sind entsprechende Untersuchungen in neuer Zeit vornehmlich bei der Epidermophytie an Schuppenmaterial von verschiedenen Autoren (DOLD, MITCHELL, FARLEY, WEIDMAN) besonders sorgfältig ausgeführt worden. Wir finden hier ebenfalls lange dauernde Infektionsfähigkeit, im allgemeinen bis zu 5 Monaten, angegeben. MITCHELL sah noch nach 180—300 Tagen Kolonien von Epidermophyton inguinale, nach 300 Tagen solche von Epidermophyton interdigitale wachsen. Aber 2—5 Jahre aufbewahrtes Material ergab negative Resultate. MICHAEL verimpfte Schuppenmaterial von Eczema marginatum nach 4 Monaten bis $2^1/_2$ Jahren und erhielt immer negative Ergebnisse. Sicherlich spielen hier zufällige Verschiedenheiten sehr mit, und es sind wohl auch die Arten der Pilze untereinander verschieden. BRUHNS sah von Kulturbröckelchen von Achorion gypseum, die auf Hühnerfedern gebracht waren und mit diesen in trockener Luft aufgehoben waren, nach $4^1/_2$ Monaten die Spindeln in der feuchten Kammer auskeimen. URBAIN sah Trichophyton gypseum auf Getreidespreu sich 2 Jahre lebensfähig erhalten. Er prüfte ferner die Lebensdauer des genannten Pilzes in alter Streu von Meerschweinchenkäfigen. Es zeigte sich, daß der Pilz nicht nur nach 5—9 Monaten noch kulturell nachweisbar war, sondern daß Meerschweinchen sich an der Streu mit Trichophytie infizierten. Kulturen kann man noch nach Monaten, evtl. nach Jahresfrist oder länger überimpfen, oft gelingt das auch nicht mehr, die Dauer der Überimpfbarkeit wird immer von der langsameren oder schnelleren Austrocknung des Nährbodens und evtl. von dem Flaumigwerden der Kultur und dergleichen mit abhängen.

Das sind Tatsachen, die die Annahme von der Vermittlungstätigkeit aller möglichen Gegenstände des täglichen Lebens für die Pilzübertragung auf Gesunde (z. B. Übertragung durch schlecht gewaschene und unvollkommen gebrühte Wäsche usw.) durchaus glaubhaft gestalten.

Hefen können sich zweifellos noch viel länger als die eigentlichen Dermatophyten am Leben erhalten. Nach BUSCHKE und ROSENBAUM vertragen sie Austrocknung gut und können noch nach Jahren weitergezüchtet und auch verimpft werden. In Maltose und Bierwürzelösungen sollen sie 20 und 30 Jahre lang am Leben bleiben (zit. nach BUSCHKE und JOSEPH).

4. Resistenz der Pilze gegenüber Temperatureinwirkung und Desinfektionsmitteln sowie gegen sonstige abtötende Prozeduren.

Früher glaubte man, daß Schimmelpilzsporen und die Sporen unserer pathogenen Fadenpilze sehr zähe gegenüber derartigen Einwirkungen seien. Das entspricht aber nicht den tatsächlichen Verhältnissen.

a) Widerstand gegen Hitze und Kälte. Daß die Pilzsporen ebenso wie die Mehrzahl der Bakterien, wenn sie 30 Min. in strömendem Dampf gehalten werden, zum Absterben kommen, war bekannt. VERIJSK und TRUFFI hatten gefunden, daß die Trichophytonpilze im trockenen Zustand bei 75^0, im feuchten bei 52^0 abstarben, aber es ist hier nicht besonders spezifiziert worden hinsichtlich der verschiedenen Arten der Pilze. Über die Hitze- und Kälteresistenz existieren neuere Untersuchungen von KADISCH. Diese ergaben folgendes:

Hitzewirkung: Material von Fadenpilzen (Trichophyton und Achorion) in Kochsalzlösung vertrug Hitzeeinwirkung von 56^0 durch 40 Min. lang (für praktische Zwecke sei 1 Stunde angenommen). 60^0 wurden nur 7 Min. vertragen. Kulturmaterial von Hefen vertrug etwa 1 Stunde lang eine Temperatur von 56^0, eine Temperatur von 60^0 aber nur 20 Min. lang.

Demgegenüber ist bemerkenswert, daß WEIDMAN bei Epidermophytonkulturen fand, daß die meisten getötet wurden durch Einwirkung von 48^0 während 10 oder sogar 5 Min.

Kältewirkung: Hier ergab sich die bemerkenswerte Tatsache, daß Fadenpilze wie auch Hefen (und zum Vergleich auch Tuberkelbacillen) alle eine Senkung der Temperatur auf $-268{,}8^0$ C (im Kälteapparat) $= -4{,}2^0$ absolute Temperatur mehrere Stunden lang vertrugen, daß bei $1{,}2^0$ absolute Temperatur $= -273^0$ C noch eine gewisse Anzahl besonders resistenter Einzelindividuen der Fadenpilze und Hefen (auch der Tuberkelbacillenkulturen) überlebten.

b) Widerstand gegen chemische Mittel. Die Angaben der Autoren über diese Frage lauten nicht gleichmäßig und sind noch ziemlich unvollkommen. Es seien hier nur folgende angeführt: K. v. BERDE machte Versuche mit Mikrosporon Audouini. Er kam zu dem Ergebnis, daß die auf den Haaren lebenden Pilze am raschesten durch Jodtinktur getötet würden. Dem Wirkungsgrad entsprechend folgten der Reihe nach 10%iger Pyrogallusalkohol, 2%iges Cignolin-Chloroform, 10%iges Formalin, 1%iger Sublimatalkohol, 30%iges Wasserstoffsuperoxyd und 10%iger Salicylalkohol. Wurden pilzhaltige Haare 8—20 Min. in den Desinfizientien liegen gelassen, so wurden die Pilze vollkommen vernichtet. Das Aufgehen einer Pilzkultur wurde schon nach einer Einwirkung von 2—3 Min. gehindert. SCHAMBERG und KOLMER fanden, daß die Quecksilberverbindungen stark fungizid wirkten, Jod mehr wachstumshemmend sei. WALTER ROSENSTEIN, der mit dem Achorion Quinckeanum arbeitete, sah nun wieder die sicherste Wirkung durch 3%iges Formalin, das in 1 Min. schon die Kulturen abtötete. Ähnlich, aber etwas langsamer, wirkten Phobol und Grotan; Sublimat, Alkohol, Wasserstoffsuperoxyd erwiesen sich als ungeeignet. WEIDMAN konnte bei Versuchen mit Krystallviolett, Methyl- und Gentianaviolett gegenüber zahlreichen Hefen feststellen, daß besonders der erstere Farbstoff stark schädigend wirkt. KADISCH, der in neuester Zeit diese Desinfektionsversuche aufnahm, aber aus praktischen Rücksichten absichtlich nur Mittel heranzog, die seidene und wollene Gewebe nicht schädigten, fand beim Arbeiten mit Achorion gypseum, Achorion Quinckeanum, Epidermophyton KAUFMANN-WOLF usw. unter verschiedenen verwendeten Desinfizientien eine Lösung von 1%igem Thymol in Brennspiritus wirksam, Stoffstückchen, die mit Kulturteilchen der angegebenen Fadenpilze beschickt wurden, zeigten Abtötung der Pilze nach 1 Stunde, Material, das mit verschiedenen Hefen und mehreren Soorstämmen bestrichen war, brauchte mindestens 4 Stunden zur Abtötung. Als nicht wirksam erwiesen sich Naphthalin, Menthol, Eulan.

c) Untersuchungen G. MIESCHERs über die Wirkung *kleiner Strahlenmengen von Radium* auf Achorion gypseum ergaben keinerlei wachstumsfördernde Wirkung. NEIDHARDT sah von *hohen* angewendeten Dosen von *Röntgenstrahlen* eine schädigende Wirkung auf Pilzkulturen, aber erst eine 72—216fache Erythemdose von Röntgenstrahlen bewirkte Abtötung. Nach K. BERDE sind die Pilze gegen Röntgenstrahlen nicht empfindlich, und auch TAKAHASHI und TAKEMURA, sowie CHAVARIA und CLARK beobachteten hohe Resistenz gegen Strahlenwirkung. Es sei auch noch erwähnt, daß bisher nicht veröffentlichte Versuche von KADISCH ergaben, daß Bestreichen der Agaroberfläche und Betropfen der Aussaatbrocken mit Thorium X das Wachstum der Kulturen nicht hemmten. Sonnenlicht soll nach K. BERDE auf Fadenpilzkulturen wachstumshemmend wirken, Dunkelheit fördernd.

Erwähnenswert sind dann ferner noch andere Untersuchungen von K. v. BERDE, die sich mit der *Fluorescenz* von Pilzen und deren Kulturen *im Woodschen Quarzlampenlicht* beschäftigen. Beim Favus glänzen die Herde der behaarten Kopfhaut äußerst intensiv, ebenso wie bei Mikrosporie und Trichophytie. Die Prüfung pathogener Pilzkulturen ergab bei den einzelnen Myceten verschiedene Resultate: Einige fluorescierten, andere nicht. Verschiedenheiten zeigten sich auch, je nachdem kohlehydratfreie oder -haltige Nährböden (Glucose, Maltose, Honig usw.) benutzt wurden. Bei Trychophyton gypseum erwies sich die Fluorescenz an die Zone gebunden, die die jungen noch nicht voll entwickelten Sporen enthielt. Man darf hieraus folgern, daß die Luminescenz eine Folgeerscheinung der biologischen Entwicklungsvorgänge ist, die sich in den Fruktifikationsorganen abspielen. Bei niederen Temperaturen und dadurch bedingter Verlangsamung der Stoffwechselvorgänge erlischt die Luminescenz, um bei Zimmer- oder Brutschranktemperatur zurückzukehren.

5. *Optimum der Reaktion der Nährböden und der Temperatur für das Wachstum der Kulturen.*

Früher nahm man an, daß eine leicht saure Reaktion das Optimum für das Pilzwachstum darstelle und daß die Zimmertemperatur die am meisten geeignete für ihre Entwicklung sei. Neuerdings erst ist exakter die für das Wachstum günstigste *Alkalescenz* untersucht worden (TAKENOUKI, KADISCH, TALICA, BODIN, RIVALIER u. a.). Die von KADISCH an unserer Abteilung ausgeführten Versuche ergaben, daß ein durchschnittlicher Alkalescenzgrad von 7,2—7,4 p_H die geeignetsten Wachstumsbedingungen gewährleistet (für die verschiedenen Pilzarten ist das Alkalescenzoptimum nicht immer das gleiche). BODIN fand $p_H = 6$ als Optimum, PH. KELLER für den KAUFMANN-WOLF-Pilz $p_H = 6,8$—7. Als günstigste *Temperatur* für das Wachstum der Kulturen muß nicht mehr die Zimmertemperatur angenommen werden. sondern es muß nach neueren Versuchen geschlossen werden, daß das Temperaturoptimum höher liegt. Bei etwa 27 Grad wachsen nach KADISCH die Pilze am üppigsten und scheinen am häufigsten anzugehen. SZULMAJSTER fand etwa 26^0 als Optimum. Am Tier konnte W. JADASSOHN und STÄHELIN die Auffassung von KADISCH betreffs des Temperaturoptimums der Pilze bei etwa 27^0 im Kerne bestätigen. Diese Autoren konnten bei warm gehaltenen Meerschweinchen (im Brutofen bei 37^0) eine beträchtliche Verlängerung der Inkubationszeit konstatieren und gewannen fernerhin den Eindruck, daß die Pilzelemente im mikroskopischen Präparate bei den wärmer gehaltenen Tieren spärlicher sind. Daß außer den angeführten Faktoren, *Alkalescenz* und *Temperaturoptimum*, übrigens das *Sauerstoffangebot* noch eine nicht unerhebliche Rolle für das Wachstum spielt, darüber wird unten noch berichtet. Nun sind unsere differentialdiagnostischen makroskopischen Kulturbilder, wie sie SABOURAUD ursprünglich geschaffen hat, natürlich nicht unter diesen speziellen Bedingungen angelegt, aber es ist nach den bisherigen Ergebnissen nicht gerade wahrscheinlich, daß sich sehr erhebliche resp. grundlegende Abweichungen, abgesehen von dem besseren und leichteren Wachsum, ergeben, immerhin muß weiterhin darauf geachtet werden, sowohl bei den Primär-, wie bei den Subkulturen. Manche Autoren, z. B. BILTRIS, glauben doch, daß die verschiedenen p_H-Verhältnisse des Nährbodens erhebliche Variabilität der Kulturen bedingen könne.

BILTRIS geht so weit, daß er sogar die Lehre von der Pluralität der Pilze für hinfällig erklärt; man könne erwarten, die zahlreichen einzelnen Arten auf einfachere Formen zu reduzieren, wenn dem p_H-Gehalt mehr Rechnung getragen würde als bisher.

Bemerkenswert ist in diesem Zusammenhang auch, daß nicht nur der p_H-Gehalt maßgebend für das Pilzwachstum ist, sondern daß auch die Myceten bei ihrer Keimung die Alkalität des Nährbodens verändern. Im Beginn des Wachstums haben sie das Bestreben, die Anfangsreaktion von der sauren oder alkalischen Seite in das entgegengesetzte auszugleichen. Später stellen sich verschiedene Ergebnisse ein. Wie A.v. MALLINCKROTH-HAUPT, der wir die einschlägigen Untersuchungen verdanken, berichtet, bildeten zwei Trichophytonstämme (Achorion Quickeanum und Trichophyton gypseum) Alkali, Penizillium, Sporotrichon und Rosa-Lufthefe dagegen Säure als Ausgang ihrer kulturellen Entwicklung.

6. *Dermatotropismus der Dermatophyten.*

Betont werden muß noch an dieser Stelle die *dermatotrope Neigung* unserer Hautpilze, von der wir bisher annahmen, daß sie eine konstante Eigenheit der Parasiten sei, ohne daß man eine begründete Annahme für die Ursache dieser Tatsache hatte. KOGOJ hatte zuerst festgestellt, daß intravenös eingespritzte

Pilzsporen sich bei entsprechenden Reizen der Haut nur in dieser, nicht aber in den inneren Organen vermehren. TRUFFI bestätigte und erweiterte diese Versuche. Dann fand WERNER JADASSOHN, daß die Pilze nicht nur auf steril entnommenen Hautstückchen, sondern auch auf inneren Organen nach dem Tode wachsen können. Er schloß daraus, daß es sich also nicht darum handeln kann, daß das Keratin der Haut etwa die Haftung und das Wachstum der Pilze begünstige, sondern es müßten da andere Faktoren mitsprechen. Nach KADISCH, der sich mit diesen Fragen eingehend experimentell beschäftigt hat, kann man wohl nach unseren bisherigen Kenntnissen folgende drei Hauptfaktoren als Ursache für den Dermatotropismus der Pilze anführen:

a) Die Dermatophyten haben ein Temperaturoptimum, das der *Hauttemperatur* viel besser entspricht als der Innentemperatur des Menschen. So gedeihen sie bei 37 ⁰ in vivo und in vitro im allgemeinen schlechter oder gar nicht.

b) Die Pilze brauchen, wenn sie gut wachsen wollen, reichlich *Sauerstoff*, dessen maximales Angebot ihnen grade auf der Hautoberfläche zur Verfügung steht.

c) Es sind wohl noch hemmende Faktoren der *lebenden* Zelle wirksam, die bei den *toten* Epidermiszellen nicht in Erscheinung treten.

Zur Erläuterung sei den einzelnen Punkten noch folgendes hinzugefügt: Daß das Temperaturoptimum für das Wachstum der Pilze bei etwa 27 ⁰ liegt, wurde, wie oben ausgeführt, durch die entsprechenden Versuche festgestellt. Die Hauttemperatur, die nicht überall gleichmäßig ist, liegt zum Teil erheblich unter 37⁰, beträgt etwa 21—34⁰. Von der Favuskultur wissen wir aus der früheren praktischen Erfahrung, daß die Kultur manchmal eher zum Angehen kommt, wenn wir sie von der Zimmertemperatur in den Brutofen bei 37⁰ stellen, vielleicht wird eine Temperatur von etwa 27⁰ noch günstiger sein. Allerdings bezieht sich diese praktische Erfahrung noch auf das Arbeiten mit Nährböden, die nicht genau auf das Optimum der Alkalescenz eingestellt waren.

Daß die Pilze zum besseren Wachstum auch reichlicheren Sauerstoff zur Verfügung haben müssen, ergibt sich aus Kulturversuchen, damit steht nicht im Widerspruch, daß bei Vorhandensein nur sehr geringer Sauerstoffmengen die Pilze ganz lange Zeit sich am Leben erhalten können, wenn sie dabei auch mitunter geschädigt werden. So konnte auch KADISCH beim intrakardial infizierten Tier noch am 18. Tage (beim Frosch noch länger) Pilze in den Organen nachweisen, während es im Blute ihm nur bis zu 24 Stunden glückte (SULZBERGER aber bis zum 11., TRUFFI bis zum 12. Tage, MORIYAMA dagegen nur 2 Tage). Entsprechend dem Grundsatz, daß die Pilze bei stärkstem Sauerstoffangebot am besten gedeihen, konnten KADISCH und LOEWY feststellen, daß die Infektion mit Achorium gypseum im Höhenklima bei Meerschweinchen abgeschwächt verlief.

Für den Umstand, daß in der lebenden Zelle hemmende Faktoren für das Pilzwachstum sein müssen, die bei der toten Epidermiszelle in Wegfall kommen, sprechen die gelungenen Züchtungsversuche von W. JADASSOHN und REHSTEINER in der Linse des Kaninchenauges, sowie die Züchtung von Pilzen auf erhitzten Scheiben von Kakteen (KADISCH)[1]. Dieser Dermatotropismus hat also zur Folge, daß die Dermatophyten so relativ selten und nur, wenn sie eine besonders starke eigene Vitalität und Wachstumsenergie besitzen, in die Tiefe wuchern, wo eben die Bedingungen für sie offenbar nicht so optimal günstig sind. Die klinischen Erscheinungen der tiefgreifenden Affektionen des Kerion Celsi, der

---

[1] Auch TRUFFI nimmt auf Grund seiner neuen Versuche gewisse das Pilzwachstum hemmende Eigenschaften der lebenden Organe an. Solche hemmende Faktoren der Haarzellen verhindern nach FALCHI auch die Infektion Erwachsener mit Mikrosporie und Favus.

knotigen Barttrichophytien, des Granuloma trichophyticum Majocchi sind uns längst bekannt, hier sind es die Follikel, die die Eintrittspforte für das Virus bilden, und durch deren Entzündung und Vereiterung die Infiltrate entstehen, die unter den genannten Namen in der Literatur bekannt sind. Diese Fälle bilden ja den Übergang zu den tiefen oder gummösen Mykosen (Sporotrichose, Hefeerkrankungen), bei denen dieser Zustand des in die Tiefe Wucherns nicht wie bei den eigentlichen Dermatophyten die Ausnahme, sondern die Regel bildet. Es liegt nahe, daran zu denken, daß diese Parasiten, d. h. die Sporotricha, die Aktinomyces und ihre Verwandten mindestens ein anderes Temperaturoptimum besitzen, als die eigentlichen Hautmyceten.

Von den Dermatophyten sind nun aber doch, abgesehen von den vorhin genannten Beobachtungen (tiefe Trichophytien, Kerion Celsi, Granuloma Majocchi), die, wie wir gesehen haben, follikulären Ursprungs sind, in der Literatur *eine Reihe von Ausnahmefällen bekannt geworden, bei denen es spontan zu einem tiefen Wachstum der Pilze und zu einer Ansiedlung und Vermehrung in den subdermalen Schichten und weiterhin im Organismus gekommen ist.* Wir wissen ja, daß öfters die Pilze in die Blutbahn übertreten und zur Entstehung von Trichophytiden, Mikrosporiden, Epidermophytiden usw. Veranlassung geben können (vgl. S. 3—4). In den hier angeführten Fällen aber handelt es sich nicht um diese Lokalisationen auf der Haut, sondern um ein Übergreifen auf innere Organe resp. Schleimhäute.

Solche Beobachtungen sind von DARIER und HALLÉ sowie von COVISA (Madrid) beim Favus als Granuloma favicum beschrieben worden. Ferner von KARL PROCHATZKA als oberflächliche atrophisierende Hauttrichophytie (Trichophyton gypseum asteroides), ferner von J. H. SEQUEIRA als Granulom (Trichophyton plicatile) sowie — ein ganz exzeptioneller Fall — von TSCHERNOGUBOW und PELEVINA in Rußland als eine seit vielen Jahren bestehende auf Schleimhäute, Knochen, Lymphdrüsen übergreifende mit Allgemeinerscheinungen einhergehende, die tiefen Hautschichten einnehmende Pilzflechte (Trichophyton violaceum). Hierher gehört auch das Übergreifen des Favus auf die inneren Organe, von dem Fälle von KUNDRAT, NOBL, BROWITZ und GLYCHOWZOW beobachtet worden sind (Nachweis von Favus im Knochen, Gastroenteritis favosa) und das *Befallensein der Schleimhäute durch unsere Dermatophyten.* Weitere sehr charakteristische Beobachtungen stammen von C. ILIESEV und S. LONGHIN, die geschwürigen Favus der Mundschleimhaut sahen, und von PANAGIOTIS und PHOTINOS, bei deren Beobachtung eines Favus ein langgestrecktes Ulcus der Zungenspitze vorlag. Eines derartigen Falles wurde auch soeben bereits oben (PELEVINA und TSCHERNOGUBOW) gedacht, bei dem es sich bei den 3 Geschwistern, die erkrankt waren, um eine ganz einzig dastehende Vernachlässigung des äußeren Menschen handelte, auch RILLE sah bei einem Manne mit disseminierter Trichophytie oberflächliche Erosionen und bläulichweiße Epithelverdickungen am harten Gaumen, sowie dichtgedrängte Knötchen am Zungenrücken, in denen sich Pilze in reichlicher Anzahl fanden, während LESCHINSKI einen Fall von Conjunctivitis trichophytica und STERN zweimal Übergreifen von Gesichtsherden auf die Mundschleimhaut sah. Es sind im Schrifttum noch einige weitere Fälle bekannt geworden, die wir jedoch, da sie nicht ganz sicher sind, an dieser Stelle übergehen möchten.

Sicher ist dagegen der Übergang des Soorpilzes von der Mundschleimhaut aus auf die inneren Organe beobachtet worden. Wenn auch die Allgemeinerkrankungen durch Soor sehr selten sein mögen, so ist doch nach den Mitteilungen von ZENKER, SCHMORL, PINEAU, HEUBNER u. a. an ihrer Existenz nicht zu zweifeln.

7. Zusammensetzung und feinerer physiologischer Bau der Pilze[1].

Wie bei den Zellen aller anderen Organismen finden wir auch bei den Pilzzellen eine Membran, ferner Plasma (Cytoplasma) und Zellkerne, welch letztere allerdings klein und schwer nachweisbar sind. Die Membran besteht aus Cellulose oder dem keine Cellulosereaktion gebenden Fungin, oder aus Cellulose und einem chitinähnlichen Körper (zit. nach LAFAR). Die Zellkerne, die übrigens nach Untersuchungen von GUILLIERMOND auch bei den Hefen konstatierbar sind, sind ziemlich zahlreich vorhanden und besitzen stark

---

[1] Bemerkt sei von vornherein, daß sich die in der Literatur gemachten Angaben, die in folgendem kurz wiedergegeben sind, meist auf die Schimmelpilze beziehen; über unsere Dermatophyten existieren nur relativ wenige Untersuchungen.

sich färbende Kernkörperchen, das Protoplasma enthält ein System vacuolärer Einlagerungen, in deren Inneren man mit Hilfe der für flüssige Farbstoffe permeablen Membran vermittelst vitaler Färbung eine große Anzahl metachromatischer Corpuscula nachweisen kann. Im Plasma finden sich auch, besonders in den Fortpflanzungsorganen, Glykogeneinlagerungen, die durch Jodzusatz nachweisbar sind. Erstere, die corpusculären Elemente, werden von den Autoren sehr verschieden beurteilt.

MEIROWSKY hält die von ihm mit Borax-Methylenblau nach NAKANISHI-CZAPLEWSKI *vital* gefärbten Körnchen für Zellgranula, während PLATO und GUTH die ihrigen, die sie mit Neutralrot tingierten, für Stoffwechselprodukte erklären. Nach GUILLIERMOND sind die Gebilde, die er als metachromatische Körperchen betitelt, Reservestoffe, eine Meinung, der sich zahlreiche Autoren angeschlossen haben (MAIRE, PÉNAN u. a.). Betreffs der Vitalfärbung der Myceten sei noch erwähnt, daß HAMMERSCHMIDT glaubt, nach ihrem Verhalten dem Neutralrot gegenüber zwei Arten von solchen unterscheiden zu können. Er fand, daß die eine Sorte von Pilzen, die er als Gruppe A oder fädige Gruppe bezeichnet, und zu der hauptsächlich die Gypseumvertreter gehören, die ihr zugeführten Farbstoffe speichert und den Nährboden unverändert läßt, während eine andere Klasse von Pilzen, die B- oder pulverige Gruppe, die hauptsächlich das Trichophyton cerebriforme und dessen Verwandte umfaßt, keine Speicherung des Farbstoffes, sondern Aufhellung des Nährbodens und Entfärbung desselben zunächst im Bereiche der Kolonie, dann des ganzen Röhrchens zeigt. Bemerkenswert sind auch Versuche von HAMMERSCHMIDT, der fand, daß Trichophytonpilze den Farbstoff von gleichzeitig mit ihnen in demselben Röhrchen gezüchteten Prodigiosuskolonien aufnahmen, Befunde, die in gleichem Sinne auch von MARZINOWSKI bestätigt wurden.

Auch ISAM MIYAKE stellte ähnliche Versuche an: Kulturen verschiedener Trichophytonpilze auf Maltoseagar, denen verschiedene Farbstoffe in Konzentration von $0,2—1^0/_0$ beigemengt waren, ergaben, daß u. a. Eosin und Phloxin die Pilze vital färbten, ohne das Wachstum wesentlich zu beeinflussen. Bei Methylenblau, Neutralrot, Nilblau trat zwar ebenfalls Färbung ein, allein es zeigte sich deutliche Wachstumsstörung. Der Vorgang der vitalen Färbung scheint mit dem der postmortalen nicht identisch zu sein und auf einem bloßen Hineindiffundieren des Farbstoffes, nicht aber auf fester Bindung zu beruhen, doch ist die Intensität der Haftung des Farbstoffes relativ groß.

HAMMERSCHMIDTs Versuche wurden übrigens einige Jahre später von v. MALLINCKROTH-HAUPT insofern bestätigt, als nach dieser Forscherin tatsächlich einige Unterschiede in der Permeabilität der Pilzwand für Farbstoffe bestehen, Unterschiede, die aber nach v. MALLINCKROTH-HAUPT nicht, wie HAMMERSCHMIDT wollte, im Wesen der betreffenden Art begründet sind, sondern von äußeren Umständen, wie Stickstoffgehalt und Kohlehydratreichtum und Vorhandensein von Sauerstoff abhängig sind.

Bei den Hefepilzen spielt noch als Zellbestandteil, wie wir GRÜTZs Ausführungen entnehmen, das von HENNEBERG studierte Volutin eine besondere Rolle: Eine Nucleinsäureverbindung, die ebenfalls in Form der metachromatischen Körperchen in wechselnder Größe und Gestalt in der Zelle zu finden ist. Dieser Stoff ist nach HENNEBERG von besonderer Bedeutung für das Gärungsvermögen der Hefepilze, da er im Ruhe- und im Arbeitszustande der Zellen eine ganz verschiedene Verteilung aufweist. Lebenskräftige Zellen, in denen im Ruhezustand das Volutin in einem großen runden Tropfen vorhanden war, verteilen nach Einbringung in eine Zuckerlösung den großen Volutintropfen fast augenblicklich in viele kleinere, wahrscheinlich ist das Gärungsenzym an das Volutin gebunden. Diese Ansicht wird übrigens von VAN HERWERDEN bestritten; dieser Forscher will gefunden haben, daß wenn man die Hefen der metachromatischen Körperchen beraubt, ihre fermentative Fähigkeit ungeschwächt bleibt. Außer dem Volutin enthält die Hefezelle noch in ihrem Zellkern eine wahrscheinlich an Eiweiß gebundene Säure aus der Lipoidreihe (Kargoninsäure) und metallophile basophile Körnchen.

Eine besondere Art der Zusammensetzung haben nach SCHUMACHERs Ausführungen die Hefezellen. Sie enthalten außer der Nucleinsäure, Lipoidsäure, Kargoninsäure und Phosphatiden noch eine weitere Gruppe von Lipoideiweißverbindungen, die Plastoproteide. Letztere unterscheiden sich durch ihre Hydrolysierbarkeit mittels heißer Salzsäure und Lösung ihrer sauren Komponente, der Plastinsäure, in heißem Alkohol von den Kargo- und Lipoproteiden. Das Plastinsäuremolekül zu fassen ist SCHUMACHER bisher nicht gelungen, sondern nur dessen sekundär hydrolytisch abgespaltenen Bruchstücke, von denen bis jetzt nur die Fettsäurekomponente auch mikrochemisch nachgewiesen werden konnte. Speziell die Membran der Hefezelle ist zusammengesetzt aus einem schwefel-, eisen- und glucosaminhaltigen Phosphorglucoproteid. Sie enthält im Gegensatz zu der Zellmembran der Hefesporen keine Lipoide oder Lipoideiweißverbindungen.

Außer den vacuolären Einlagerungen, die in Wahrheit keine solchen, sondern Ansammlungen wässeriger Bestandteile sind, finden wir im Cytoplasma noch Krystalle von eiweißartiger Natur, Cellulinkörner, Fibrosinkörper, Fette, Farbstoffe und Harze, sowie Krystalle aus anorganischen Substanzen.

*Wenn wir nun zur eigentlichen Biologie unserer Myceten nämlich zur Frage der Lebens-
und Nahrungsbedürfnisse übergehen, so bestehen letztere, genau wie bei allen übrigen Lebewesen, aus organischen und anorganischen Bestandteilen.*

Von anorganischen Stoffen kommen nach PLAUT in Betracht: Phosphor, Kali, Chlor,
Schwefel, Silicium, Natrium, Calcium, Magnesium, Eisen, Mangan, Aluminium, Zink,
Lithium.

Von organischen Verbindungen führt ZOPF folgende an:

1. Kohlehydrate (Zuckerarten, Traubenzucker, Cellulose, Hemicellulose, Glykogen,
Gummiarten, Mannit, Inonit usw.); 2. Pflanzensäuren (Oxalsäure, Citronensäure, Essig-
säure, Weinsäure, Ameisensäure, Sklerotinsäure, Sphacelinsäure usw.); 3. Aromatische
Säuren; 4. Fette; 5. Ätherische Öle; 6. Harze; 7. Farbstoffe; 8. Glykoside; 9. Emulsin;
10. Alkaloide (Ergotin, Trimethylamin, Muscarin usw.); 11. Gallenstoffe; 12. Eiweißstoffe
(Pepton, Eiweiß).

Was die *anorganischen* Stoffe betrifft, so sind besonders Kali und Phosphor sehr wichtige
Nahrungsmittel für Pilze, da bis zur Hälfte und mehr ihrer Asche aus Kali- bzw. Phosphor-
säure besteht. Kali kann durch Natrium nicht ersetzt werden. Magnesium ist entgegen
früheren Anschauungen ein notwendiges und unentbehrliches Nahrungsmittel. Es kommt
in sehr verschiedenen Mengen in den Pilzen vor, nach ZOPF durchschnittlich zu $2^0/_0$. Eine
Vertretung des Magnesium durch Calcium, Barium, Strontium, Beryllium, Zink und
Cadmium ist nicht möglich. Eisen scheint gleichfalls unentbehrlich, der exakte Beweis
steht aber noch dahin, da es mit großen Schwierigkeiten verbunden ist, völlig eisenfreie
Nährböden herzustellen Zink und Lithium gelten als Reizmittel, nicht als Nahrung.
Schwefel ist wohl unentbehrlich, weil er beim Aufbau der Eiweißstoffe eine sehr wichtige
Rolle spielt. Er kann nicht durch Selen ersetzt werden. Mangan spielt eine wichtige Rolle
in den Oxydationsvorgängen mancher Myceten und kann gleichfalls nicht ersetzt werden.

Von den genannten *organischen* Verbindungen sind als Nahrung für die Pilze natürlich
sowohl die natrium- als die calciumhaltigen notwendig. Nach der Ernährungstüchtigkeit
hat NAEGELI die Kohlenstoffverbindungen empirisch folgendermaßen geordnet: 1. Zuckerarten, 2. Glycerin, 3. Weinsäure, 4. Essigsäure, 5. Benzoesäure, 6. Phenole.

Der N-Bedarf unserer Pilze ist, wie es scheint, fakultativ. Eiweißstoffe und Pepton,
sowie Ammoniak und salpetersaure Salze — letztere beiden jedoch nach BLUMENTHAL
und von v. MALLINCKROTH-HAUPT nicht — bilden die hauptsächlichste Stickstoffquelle,
jedoch wachsen, wie die Erfahrung lehrt, die Parasiten auch auf stickstofffreien rein zuckerhaltigen Medien ganz gut (N-Entnahme aus der umgebenden Luft?).

Außerdem bedürfen sie natürlich noch, wie alle Lebewesen, des Sauerstoffs und des
Wassers, welch letzteres ja — sie enthalten bis $92^0/_0$ davon — ihr Hauptbestandteil ist.

Beim Sauerstoff liegen die Verhältnisse ähnlich wie beim Stickstoff: es ist auffallend,
mit wie wenig Sauerstoff unsere Pilze auskommen können, obschon, wie oben ausgeführt
wurde, die reichlichere Anwesenheit von Sauerstoff ihr Wachstum sehr begünstigt. Das,
was sie brauchen, nehmen sie, so gut es geht, aus ihrer Umgebung und ihre Genügsamkeit
in dieser Hinsicht geht so weit, daß Trichophytie und Favuspilze auch unter einer Ölschicht
noch gut wachsen können, wie sich denn auch in den O-armen Organen des tierischen
Körpers die intravenös eingespritzten Parasiten wenigstens am Leben erhalten und auch
beim in-Situ-Präparat, unter dem Deckglas, durch einen Paraffinring einigermaßen von der
Außenwelt abgeschlossen, wachsen und sogar Conidien produzieren können. Doch spielen
hier vielleicht mitübertragene Kulturmediumbröckel den Sauerstoffspender.

Eine wichtige Rolle bilden im Leben der Pilze noch die *Fermente,* welche notwendig
sind, um die den Parasiten zugeführten Stoffe zu verarbeiten und assimilationsfähig zu
gestalten. Solche Zucker (Maltose, Lävulose, Glucose) zerlegende Fermente sind bei den
Pilzen schon längst bekannt. HOPKINS und IMAMOTO haben in neuester Zeit diese Fähigkeit
sogar dazu benutzen wollen, die Saprophyten von den pathogenen Schmarotzern zu
differenzieren, indem sie feststellten, daß in einem Nährboden, der Lactose, Saccharose
anorganische Salze und einen Säureindikator enthält, die Pilze der Ringwormgruppe nicht
zur Entwicklung gelangen, während die Saprophyten die genannten Zuckerarten vergären
und Säure produzieren. Übrigens haben die erwähnten Autoren noch gezeigt, daß auch
innerhalb der Trichophytongruppe fermentative Differenzen in bezug auf die Schnelligkeit
des Vergärens verschiedener zuckerartiger Substanzen bestehen.

Außer den zuckerzersetzenden Fermenten, die auch KAMBAYASHI bei 12 Fadenpilzen
nachweisen konnte, besitzen, wie neuere Forschungen beweisen, unsere Hautpilze auch
proteolytische Fähigkeiten, so daß ROBERTS und TRUFFI sogar daran dachten, die Pilze,
je nach ihrer keratolytischen resp. proteolytischen Fähigkeit zu klassifizieren. Ihre Untersuchungen, die zu dem Ergebnis kamen, daß Achorion Gelatine stärker verflüssigt als die
Trichophyton- und Mikrosporiepilze, wurden in neuester Zeit von ASTA v. MALLINCKROTH-
HAUPT bestätigt. Diese Autorin fand bei Trichophyton gypseum ein stark-wirkendes eiweiß-
verdauendes Ferment und untersuchte auch andere Pilze nach dieser Richtung hin. Sie

konnte konstatieren, daß, wenn man als relative Einheit diejenige Fermentsmenge ansetzt, die in 2 Stunden 0,002 g Casein vollständig abbaut, dann Rosaceum 1, Gipseum 10, Violaceum und Achorion Quinckeanum 2 Einheiten produzieren. Daß die übrigen hier nicht genannten Pilze sich gleichsinnig verhalten ist durchaus anzunehmen, neuerdings bestätigt es auch TATE. Er fand proteolytische Fermente besonders reichlich bei Sabouraudites radiolatus. Dieses Enzym ist wirksam in einem alkalischen Medium und hydrolysiert Proteine unter Bildung freier Aminosäure. Dadurch ergibt sich eine große Ähnlichkeit mit Trypsin. Pepsin fand TATE nicht, ebensowenig Keratinase.

Auch über den Fettstoffwechsel existieren interessante Untersuchungen von A. v. MALLINCKROTH-HAUPT, interessant insofern, als gerade die menschliche Haut, der Hauptangriffspunkt der Parasiten, zahlreiche fetthaltige Substanzen enthält. Es geht daraus hervor, daß unsere pathogenen Hautpilze imstande sind, tierische und pflanzliche Fette, sowie Glycerinäther aufzuspalten und von den Spaltprodukten nicht nur das Glycerin sondern auch die verschiedenen Fettsäuren mehr oder minder leicht zu assimilieren. Demnach bietet der Fettüberzug der menschlichen Haut keinen wirksamen Schutz gegen das Eindringen der Pilze. Zu ähnlichen Ergebnissen wie die vorgenannten Autoren kommt in bezug auf das Vorhandensein einer Lipase bei unseren Myceten in letzter Zeit (1928) auch wiederum TATE.

Neben den eigentlichen Dermatophyten im engeren Sinne sind dann auch in bezug auf ihr biologisches Verhalten noch besonders die Soorerreger von zahlreichen Autoren in den Bereich ihrer Untersuchung gezogen worden. Und es sind interessante und wichtige Ergebnisse ans Licht gekommen, Ergebnisse, die sich allerdings auf die verschiedensten Arten der Soorerreger beziehen und daher bei der Unzahl von Soorarten, die es wahrscheinlich gibt, je nach der Art, mit der der betreffende Experimentator gearbeitet hat, ganz verschieden ausfielen. So fand ENGELHARDT unter seinen 16 von Hautsoor gewonnenen Stämmen solche, die bei Zimmertemperatur Saccharose unter Gasbildung vergärten, Dextrin dagegen nicht, während andere Sorten wiederum letztere Substanz unter Gasbildung fermentierten, aber nicht Saccharose. EPSTEIN sah Maltose und Dextrin vergären, Saccharose nicht. Nach BREBECK und FISCHER vergärt der Soorpilz nicht Lactose und Saccharose, wohl aber Dextrose, Lävulose und Maltose. Nach ROUX und LINOSSIER vermag er dagegen den Rohrzucker durch die gebildete Säure zu invertieren und dann erst zu vergären. Nach PALTAUF besitzt Soor überhaupt nicht die Fähigkeit, zu vergären, während OKABE ganz neuerdings bei seinem Soorstamm, den er bei 49 Kranken mit Mundsoor konstatierte, eine starke Vergärung von Glucose, Lävulose, Mannose, Maltose, eine schwache von Dextrin und Galactose fand. Man ersieht daraus, daß die verschiedenen Autoren es mit ganz differenten Pilzen zu tun gehabt haben müssen. CASTELLANI geht noch etwas weiter, indem er das Fermentierungsvermögen gegenüber den verschiedenen Zuckerarten direkt zur biologischen Unterscheidung der hierher gehörigen Hefeorganismen in verschiedene Gruppen benutzt. Verwendung fanden hauptsächlich 1% wässerige Peptonzuckerlösungen, die Glucose, Lävulose, Maltose, Lactose, Galactose, Saccharose, Inulin, Dextrin und noch einige andere Zuckerarten enthielten. Er teilt die von ihm untersuchten Stämme demgemäß nach ihren Fermentierungsvermögen in neun verschiedene Klassen und kommt auf Grund seiner Differenzierungsmethoden zur Unterscheidung von einigen 40 verschiedenen Moniliaarten, die für die menschliche Pathologie von Interesse sind. Doch will GRÜTZ diese Einteilung noch nicht als definitiv ansehen. Er bezweifelt die Konstanz der biologischen Erscheinungen und damit auch die Folgerungen, die daraus gezogen werden. In jüngster Zeit tritt auch F. REISS auf Grund seiner Untersuchungen an verschiedenen Moniliaarten dafür ein, daß die CASTELLANIsche biochemische Differenzierung der Monilien nach ihrer Säure- bzw. Gasbildung in verschiedenen Zuckerlösungen sich tatsächlich zu ihrer Artunterscheidung gut eigne.

Bemerkt sei ferner noch, daß man nach v. HAHN und JUNKER die Bedingungen, die den Soor einerseits zur Mycel-, andererseits zur Conidienbildung befähigen, künstlich variieren kann: In allen Lösungen von oberflächenaktiven Stoffen aus den verschiedensten Gebieten der organischen Chemie, die als Zusätze zum Nährboden zur Verwendung kamen (Äthylalkohol, Amylalkohol, Oktylalkohol, Nonylsäure, Desoxylcholsäure, Atropin, Coffein usw.), wurde Mycelbildung konstatiert, während es in den Nährlösungen ohne Zusätze stets nur zur Conidien- und rudimentären Mycelbildung kam. Im Anschluß an andere Untersuchungen des einen der Verfasser (v. HAHN), die Verbindungen zwischen Oberflächenaktivität und Vitaminhaltigkeit ergaben, kommen v. HAHN und JUNKER zu dem Schluß, daß die Mycelbildung des Soors als Vitaminwirkung aufzufassen sei. In ähnlicher Weise äußert sich auch bezüglich der Bedingungen der Infektion von Tieren mit Hyphomyceten überhaupt SAKAE FUKUMOTO: Vitaminmangel, Hunger und Anstrengungen erhöhen die Disposition zur Pilzinfektion.

Neben der Zuckerverarbeitung kommt auch hier wieder wie bei den anderen Dermatophyten die *eiweißverdauende* Kraft der Soorpilze in Betracht. Die meisten der letzteren verflüssigen auf Bierwürzegelatine gezüchtet diese in mäßigem Grade, während die nicht verflüssigenden Arten, wie es scheint, sehr selten vorkommen. Neben der Erzeugung von Fermenten haben die von uns besprochenen Mikroorganismen noch die Fähigkeit, *Toxine* hervorzubringen. Sogar unsere Schimmelpilze vermögen, wie Lucet, sowie auch Ceni und Besta nachwiesen, fiebererregende resp. toxische hitzebeständige Substanzen zu produzieren. Besonders die italienischen Arten scheinen diese Fähigkeiten in weit höherem Grade zu besitzen, als unsere deutschen.

Nach Engelhardt erhält man, wenn man die Pilze auf flüssigen Nährböden züchtet, und diesen ohne Kultur verwendet, die Stoffwechselprodukte — Ektotoxine — besonders bei Verwendung junger Kulturen fast rein, wenn auch die durch Zerfall der Pilzleiber frei werdenden Toxine (Endotoxine) nicht völlig ausgeschaltet werden können.

Erwähnt sei schließlich noch, daß das Verhalten des Sporotrichon Beurmanni hinsichtlich der Fermentbildung und Vergärungsfähigkeit von Gougerot und Blanchetierre gegenüber zahlreichen Substanzen insbesondere Kohlehydraten eingehend studiert wurde, doch soll es, wie Nachprüfungen von amerikanischer Seite (K. F. Meyer und I. A. Aird) ergaben, außerordentlich inkonstant und vorläufig zur Charakterisierung der verschiedenen Spezies nicht zu verwenden sein. Sehr genau in dieser Hinsicht untersucht worden ist von Benedek dessen Sporotrichon lipsiense. Fast sämtliche geprüften Substanzen wurden unter Gasbildung und Entstehung von Milchsäure als Endprodukt vergärt und die Resultate waren, wie Benedek gegenüber den letztgenannten Autoren hervorhebt, immer konstant. Von Interesse ist ferner, daß Benedeks Sporotrichose die Saccharose wie die Lactose und das Mannit angreift. Charakteristisch soll dagegen nach de Beurmann und Gougerot sein, daß das Sporotrichon Schenkii wohl die Lactose, aber nicht die Saccharose, das Sporotrichon Beurmanni aber eben umgekehrt vergären soll. Die beiden letztgenannten Arten können weder das Mannit noch das Dulzit angreifen, dagegen das Inulin, demgegenüber versagt Benedeks Sporotrichon gerade bei dem letzteren.

8. Immunbiologische Vorgänge.

Zunächst sei hier auf die sehr bemerkenswerte Vorgänge hingewiesen, die sich während und nach einer Impfung mit einer Fadenpilzkultur bei dem infizierten Tier abspielen. Durch eine Impfung erleiden die Tiere, vorausgesetzt, daß es sich um einen vollvirulenten Stamm, also z. B. ein frisches Achorion Quinckeanum oder Trichophyton gypseum asteroides handelt, eine spezifisch allergische Umstimmung in dem Sinne, daß bei der cutanen Wiederimpfung der Ablauf ein völlig anderer ist als beim normalen Tier. Diese Modifikation äußert sich in verschiedener Weise, je nach dem Grade der durch diese Vorbehandlung erworbenen Allergie, und zwar entweder als Entzündungserscheinungen, die früher als normal einsetzen und viel milder verlaufen, oder als abortiv verlaufende meist pilzarme Mykose oder ganz ohne Inflammationserscheinungen, indem überhaupt nichts erfolgt (anergische Immunität). Kommt es zu klinischen Äußerungen der Entzündung, dann tritt diese schon sehr früh, also schon zu einer Zeit auf, in der erstgeimpfte Tiere noch keine Zeichen pathologischen Geschehens erkennen lassen. Aus dem Gesagten folgt ohne weiteres, daß derartig einmal infizierte Tiere zu weiteren diagnostischen Prüfungen nicht mehr herangezogen werden dürfen, da letztere in jedem Fall, ganz gleich, ob die Allergie klein oder so groß ist, daß sie zur anergischen Immunität geführt hat, ganz andere Ergebnisse zeitigen würden als die Impfung bei einem gesunden, noch nicht geimpften Tier.

Diese Veränderung der Empfänglichkeit tritt auch dann ein, wenn man an einer vom ursprünglichen Krankheitsherde entfernten Stelle der Hautoberfläche neu impft. Es kommt also vom Krankheitsherd aus eine allgemeine Umstimmung der ganzen Haut zustande, sie tritt etwa am 7. bis 9. Tage post infectionem ein. Die Trichophytieimmunität ist spezifisch für die Trichophytie als ganzes, sie schützt im allgemeinen, *wenigstens wenn die benutzten Stämme für die Tiere voll virulent waren*, auch vor Neuimpfungen mit einem anderen Stamme. Die Erkenntnis, daß nicht alle Hyphomyceten dasselbe Immunisierungsvermögen besitzen, wie das von Bloch bei seinen Versuchen benutzte sehr tierpathogene Achorion Quinckeanum, daß wir alle Unterschiede und Übergänge antreffen, bis zu den Pilzen, die bei den Tieren nur eine leichte

Allergie hinterlassen, die sich höchstens in einer kleinen Abschwächung der zweiten Infektion kund gibt, verdanken wir den Arbeiten, die sich an BLOCHS Mitteilungen anschließen (BRUHNS-ALEXANDER, PRYTEK, BRUCK-KUSUNOKI u. a. Die histologischen Verhältnisse der erkrankten Meerschweinchenhaut haben besonders LOMBARDO und HANAVA zum Gegenstand ihrer Forschungen gemacht.

Im einzelnen verläuft der Prozeß einer Wiederimpfung bei einem durch frühere Impfung allergisch gewordenen Meerschweinchen so, daß, wie gesagt, die entzündlichen Erscheinungen in Cutis und Epidermis zunächst relativ unbedeutend sind. Es fehlt jede Andeutung von Granulationsgewebe, es fehlt eine eigentliche Eiterung und die vorhandenen, auch die das Epithel durchwandernden Eiterkörperchen sind relativ gut erhalten. Sehr plötzlich setzt dann die Eiterung ein, sowohl in die infizierten Haarbälge hinein als auch an die Oberfläche. Die Eiterkörperchen sind anscheinend sofort stark zerstört; der Entzündung gesellen sich Blutungen und thrombotische Prozesse bei und es erfolgt eine starke Abstoßung in Form einer dicken Kruste. Dann tritt sehr schnell die Reparation des Epithels ein. In der Kruste sind noch gut färbbare Pilzelemente vorhanden. Es wird also, wie HANAWA betont, eine bis dahin „insuffiziente" relativ unbedeutende Entzündung zu einer nekrobiotischen, d. h. die Pilze eliminierenden gewissermaßen „suffizienten" Inflammation.

Wie sind nun diese geschilderten Immunisierungsvorgänge zu erklären?

Hier hat MARTENSTEIN aufklärend gewirkt, indem er im Serum und der Haut allergischer Tiere einen spezifischen auf Trichophytonpilze eingestellten Körper fand, der bei normalen Tieren nicht vorhanden ist und der, von MARTENSTEIN rein dargestellt und Meerschweinchen intradermal eingespritzt, diese ebenso immunisierte wie eine cutane Impfung. Die Tiere reagierten jetzt auf Trichophytineinspritzungen positiv. JESSNER und HOFFMANN vermißten diesen toxinbildenden Antikörper beim Trichophytiekranken und allergisch gewordenen *Menschen,* fanden dagegen bei letzterem einen anderen *thermostabilen Reaktionskörper,* der, wie BLOCH ausdrücklich hervorhebt, mit dem MARTENSTEINschen sicherlich nicht identisch ist. Daneben beschrieben die genannten Autoren noch einen wachstumshemmenden Antikörper (wachstumshemmend gegen Pilzsporen) im Blute trichophytiekranker Menschen, der vielleicht die Ursache ist, daß die Pilzzüchtung aus dem Blute so häufig mißlingt.

BLOCHS Untersuchungen, die großes Aufsehen erregten, und auch für die Kenntnis der menschlichen Trichophytie wertvolle Fingerzeige gegeben haben — denn auch hier tritt vielfach nach Überstehen tiefer Trichophytie Immunität gegen Neuinfektionen ein (JADASSOHN u. a.) —, sind gerade in neuester Zeit nach verschiedenen Richtungen hin ergänzt und erweitert worden. Es hat sich nämlich herausgestellt, daß nicht nur die cutane Impfung Immunität verleiht, sondern SAEVES und später KOGOJ haben bei *intrakardialer* Injektion von Pilzsporen Hautherde bewirkt, und zwar an den Stellen, an denen die Haut durch künstliche Insulte gereizt wurde, und diese so behandelten Tiere zeigten dann auch allergische Erscheinungen. Auch bei den schon erwähnten *subcutanen* Infektionen von Meerschweinchen mit Sporenaufschwemmung von virulentem Gypseummaterial ist es 1925 JESSNER und HOFFMANN in Breslau gelungen, in einem Teil der Fälle den Ablauf der cutanen Reinfektionen abortiv zu gestalten. In anderen Fällen ging die Reinfektion überhaupt nicht an. Diese Versuche wurden ganz neuerdings durch KADISCH an unserer Abteilung insofern erweitert, als auch er durch Einbringung von mit Achorion gypseum gefüllten Glascapillaren in das subcutane Gewebe und späterer Zerstrümmerung derselben unterhalb der Haut ein absolutes Versagen einer Reinfektion bei einem, ein abgeschwächtes Angehen derselben bei drei anderen Tieren erzielen konnte. RIVALIER allerdings sah nach subcutaner und auch nach intraperitonealer sowie intramuskulärer Impfung lebender Pilze keine Immunität eintreten. Mithin können wir heute sagen, daß entgegen der ursprünglichen Annahme von BLOCH es doch möglich ist, unter Umgehung der Haut auf diesem Wege, d. h. durch intrakardiale oder subcutane Infektion von Pilzmaterial eine Umstimmung bzw. Immunität der Haut zu erreichen.

Von den Verhältnissen bei *Sporotrichose* seien hier nur die Versuche von KESTEN und MARTENSTEIN erwähnt: Sie fanden, daß bei Ratten, die sie cutan mit Sporotrichose infiziert hatten, durch nachfolgende intrakardiale Impfung eine Abkürzung der Dauer der Blutinfektion mit Pilzmaterial bewirkt wurde. Bei diesen Tieren waren im Durchschnitt schon 11 Tage nach der Impfung die Blutkulturen negativ, bei intrakardialer Impfung ohne vorhergegangene Hautimpfung war die Blutkultur erst etwa nach 25 Tagen negativ.

Außer der eben besprochenen Immunität und Allergie, die BLOCH sogar in einem Falle durch Transplantierung eines Hautlappens von einem allergischen auf einen normalen Menschen übertragen konnte, gibt es nun im Blute pilzkranker Tiere und Menschen noch *präzipitierende, agglutinierende* und *komplementbindende* Substanzen, deren Nachweis bisher allerdings praktisch nur in einigen Fällen eine Rolle spielt.

Am unsichersten stehen die *Präzipitine* da, deren Vorhandensein SUTTER in einigen Fällen von tiefer Trichophytie beim Menschen konstatieren konnte.

Die *Agglutinine* dagegen sind von erheblicherer Bedeutung und haben insbesondere bei den Affektionen, bei denen die Diagnose nicht so klar wie bei den Trichophytien durch den Pilznachweis und die Kultur zu sichern ist, also bei den gummösen Mykosen entschiedenen Wert für die klinische Diagnostik gewonnen.

Von WIDAL und ABRAMI wurde im Jahre 1908 nachgewiesen, daß im Serum sporotrichotischer Menschen Stoffe auftreten, die eine positive Agglutinationsreaktion mit Sporenemulsionen geben. Zur Bereitung der letzteren benutzt man am zweckmäßigsten 6—8 Wochen alte Kulturen, aus denen man sich eine Kochsalzmischung herstellt, die dann entsprechend so verdünnt wird, daß im Gesichtsfeld gerade die für die Anstellung der Reaktion geeignete Sporenzahl — nicht zu viel und nicht zu wenig — sich vorfindet. Man stellt sich dann die notwendigen Verdünnungen bis zu 1 auf 500 her und läßt 2 Stunden bei Zimmertemperatur stehen.

Im Durchschnitt ergeben Sporotrichotikersera nach WIDAL und ABRAMI positive Agglutination bis zu etwa 1 auf 400, auch niedrigere Titer bis zu 1 auf 200. Kontrollsera von Gesunden reagieren entweder ganz negativ oder agglutinieren höchstens 1 auf 50. Leider ist hier keine vollständige Spezifizität bei der Reaktion zu erzielen, denn Patienten, die an anderen Mykosen leiden (Aktinomykose, Hemisporose) können ebenfalls mit Sporotrichoseemulsion positive Reaktion geben, die allerdings meist nicht so hoch hinauf geht (1 zu 400) wie die echten Sporotrichosen. Erwähnt muß hier noch besonders die bisher erst selten gefundene Mykose, die Hemisporose werden. Auch sie gibt mit Sporen des eigenen Stammes häufig eine positive Agglutininreaktion, reagiert jedoch auch — und dadurch wird deren Wert wesentlich herabgesetzt — mit Sporotrichosestämmen, und zwar manchmal im Gegensatz zu den oben gestreiften Beispielen, die niedriger agglutinieren, sogar höher als mit dem eigenen Stamm. Ebenso erzielte PORCELLI bei einem Falle von ausgesprochener Hemisporose eine positive Intradermoreaktion mit Sporotrichin. Wir haben es hier also vielfach mit Gruppenreaktionen für Hemisporose, Sporotrichose und wohl auch Aktinomykose zu tun, und wir sind noch nicht so weit, spezifische Resultate, die nur für *einen* der Stämme eindeutig sind, aufweisen zu können. *Nur das eine können wir wohl sagen, daß negative Ausfälle dafür sprechen, daß keine gummöse Pilzaffektion vorliegt, und daß wir hierin also,* falls auch die Kultur und das Ausstrich- resp. Nativpräparat negativ ausgefallen sind, in zweifelhaften Einzelfällen einen weiteren gewissen Anhaltspunkt nach der negativen Seite hin haben.

Das gleiche gilt mutatis mutandis für das *Komplementbindungsverfahren.* Allerdings ist es für die Trichophytie einigermaßen zuverlässig, da hier BLUMENTHAL und HAUPT sowohl wie NATHAN positive Resultate bei tiefer Trichophytie in einem größeren Prozentsatz gefunden haben, die bei oberflächlichen Formen regelmäßig ausgeblieben sind [1].

---

[1] Über die Technik und die Resultate im einzelnen siehe die Arbeiten der genannten Autoren.

Aber schon bei der Sporotrichose liegt die Sachlage, obwohl positive Ergebnisse beobachtet sind, doch wieder so, daß keine Spezifität besteht, sondern nur wieder eine Gruppenreaktion vorliegt, insofern, als das Serum von Hemisporose, Soor, Aktinomykose, Diskomykose oft ebenso starke Komplementbindungen mit Sporotrichoseantigen ergibt wie das Serum von Sporotrichosekranken. *Also auch hier sind die Verhältnisse so, daß nur negative Resultate in dem Sinne einigermaßen zu verwerten sind, daß keine mykotische Affektion vorhanden ist,* positive nur in der allgemeinen Richtung des Vorliegens einer tiefen mykotischen Dermatose überhaupt.

Im einzelnen sind noch folgende Daten bemerkenswert: Für die *Aktinomykose* sind, wie FISCHER hervorhebt, von WALKER mit Pilzmaterial *Cutanreaktionen* und *Komplementbindungen* gemacht worden. Mit ersterem wurde Papelbildung erzielt, nebst Temperatursteigerung, die Komplementbindung war in $90^0/_0$ mit Antigen von pathogenen und nicht pathogenen Actinomyceten positiv. Doch sind diese Reaktionen praktisch bisher noch nicht zur Verwendung gelangt, sind auch deswegen nicht so sehr wichtig und notwendig, weil die Diagnose der Aktinomykose meist auf anderem *klinischen* Wege weit einfacher zu stellen ist. Daß das Serum von Aktinomykose Aufschwemmungen von Sporotrichon Beurmanni agglutiniert, wurde bereits erwähnt. Auch diese Reaktion ist also ebensowenig wie die Komplementbindung für Aktinomykose spezifisch.

Sehr wenig bekannt ist bisher über die serologischen Verhältnisse beim *Madurafuß*. Die Methode der Agglutination ist für die Untersuchung der bei Mycetomen gefundenen Organismen kaum brauchbar, da es nicht möglich ist, homogene Aufschwemmungen herzustellen. Einigermaßen brauchbare Ergebnisse wurden bei gewissen Actinomyceten mit der *Komplementbindungsmethode* erzielt. Berichte über solche bei Maduromykosen stehen nach GAMMEL noch aus.

Einige Worte seien nun noch gesagt über *die immunbiologischen Verhältnisse beim Soor und bei der Blastomykose und verwandten Affektionen.* EPSTEIN konnte mit dem Serum von Kaninchen durch deren Vorbehandlung mit Sooreinspritzungen regelmäßig *Komplementbindung* gegen den betreffenden Stamm, in schwächerem Grade gegen andere Stämme erzielen. NOISETTE erreichte durch oft wiederholte intravenöse Einführung schwacher Dosen einer Soorkultur Stärkung der Widerstandskraft des Organismus gegen sonst tödliche Dosen. Zugleich mit dieser relativen *Immunisierung,* die auch ENGELHARDT und BRACKERTZ konstatieren, erhält das Serum der Tiere keimtödende Kraft, und wirkt *agglutinierend* auf diejenige Art, mit der die Immunität hervorgerufen wurde. BIBERSTEIN erhielt bei Meerschweinchen nach mehrmaliger Einreibung oder Injektion von lebenden, menschenpathogenen Oidien in einem Teil der Fälle positive Komplementbindungsreaktion, jedoch nicht nach Einspritzung von Vaccine oder Bouillonkulturfiltrat.

Beim Menschen sind die berichteten Resultate nicht ganz eindeutig. Was die *Agglutination* anbetrifft, so hatten WIDAL, ABRAMI, JOLTRAIN, BRISSAUD und WEILL bei Gelegenheit ihrer Untersuchungen über die Agglutination des Sporotrichoseserums festgestellt, daß das Serum von Patienten, die an Soor leiden, Soorconidien nur in sehr geringem Maße agglutinierte, daß dagegen dasselbe Serum Sporotrichonsporen sehr stark zusammenballte, und zwar in Verdünnungen von 1 : 50 bis 1 : 150. EPSTEIN bekam dieselben Resultate. GRÜTZ beklagt ganz allgemein die technischen Schwierigkeiten, die sich wegen der Spontanflockung der Soorkulturen für Agglutinationsuntersuchungen ergeben, auch EPSTEIN betont das gleiche. Das Serum von Soorkranken gibt nach WIDAL und seinen Mitarbeitern auch *Komplementablenkung* mit Sporotrichon und Soorconidien als Antigen, desgleichen die Aktinomykose. Diese Reaktionen sind nicht nur theoretisch interessant, sondern auch insoweit praktisch verwertbar, als man mit ihnen nachweisen kann, ob ein Patient einen bisher verborgenen Soorherd hat oder nicht. Ein derartiges Beispiel erwähnt PLAUT. Auch ENGELHARDT und BRACKERTZ fanden bei einer mit mäßig starken Entzündungserscheinungen einhergehenden Soorinfektion der Haut und der Nägel Abwehrvorgänge humoraler Natur. Neben allergischen Reaktionen konnten *komplementbindende Antikörper* und die Fähigkeit des Serums, Soorpilze zu *agglutinieren,* nachgewiesen werden. Zu gleichen Ergebnissen gelangte LOMBARDO, der ebenfalls daneben noch positive Hautreaktionen mit Soorextrakt erzielen konnte, sowie GRÜTZ, der bei einem schweren Allgemeinsoor eine allerdings nur schwache und vorübergehende Komplementbindung konstatierte. BIBERSTEIN und EPSTEIN fanden bei 21 von 59 untersuchten Mykosen mit typischem klinischen Befund und zum größten Teil positivem Oidiennachweis Komplementbindung. Letztere ist insbesondere bei schon längere Zeit bestehenden bzw. besonders ausgedehnten Erkrankungen nachzuweisen. Von anderer Seite wird der Wert der Komplementbindungsreaktionen keineswegs optimistisch beurteilt: so konnte EPSTEIN von 20 geprüften Soorkranken nur in einem Falle positive Ablenkung finden. Und dieser eine Fall betraf eine Diabetica.

13*

Auch bei der *Blastomykose* sind die Resultate bisher nicht vielversprechend. RAMEL konnte in einem Falle positive *Komplementbindung* erzielen, die jedoch von BUSCHKE und JOSEPH angezweifelt wird. Dagegen halten die genannten Autoren das Vorkommen *allergischer Veränderungen* im Verlaufe der blastomykotischen Erkrankungen für nicht zweifelhaft, ohne daß damit die Annahme von Immunkörpern eine Stütze erfahre. *Gegen die Ausbildung einer Immunisierung* sprächen die fast stets positiven Superinfektionen und die Mißerfolge einer Vaccinationsbehandlung. Ziemlich übereinstimmende Veränderungen dagegen finden wir nach BUSCHKE und JOSEPH bei der *amerikanischen Form der Blastomykose*. Bei Tieren liegen hier von verschiedenen Autoren (HYDE, HECTOEN und BEVAN, E. R. LONG, HERSCH und D'ANDREA, FONSECA und LEAO u. a.) positive Befunde vor, die das Vorhandensein einer *Allergie* nach künstlichen Impfungen beweisen, auch bei Infektion mit Coccidioides immitis. Beim Menschen berichten einige Autoren (REBAUDI, NEUBER, RÖHLICH, DULANEY) über positiven Ausfall von *Komplementbindungsversuchen* (Antigen alkoholischer Extrakt von zerriebenen und getrockneten Pilzrasen). TARCHINI fand in seinem Fall positive *Agglutination* bis 1 auf 100 und geringe Hämolyseverzögerung. FREEMAN und WEIDMAN beobachteten dagegen negative Seroreaktion.

Beim *Granuloma coccidioides* stellte DAVES positiven Ausfall von *Cutan- und Komplementbindungsreaktion* fest.

Was den *Pseudorotz* anbetrifft, so war das Vorkommen einer *Immunität* in Nordafrika seit langem bekannt, was nach BUSCHKE und JOSEPH daraus hervorgeht, daß Pferde, die die charakteristischen Narben der überstandenen Krankheit aufweisen, von den Arabern höher bewertet werden. Diese Verhältnisse konnten auch experimentell bestätigt werden (BOUQUET und NÈGRE, EBERBACH, RADAËLI).

Was schließlich die *Agglutinationsprüfungen* und die *Komplementfixation* bei der *Spalthefemykose* anbetrifft, so hatte BENEDEK gefunden, daß das Serum eines an Spalthefemykose Leidenden eine positive Komplementfixation und Agglutination sowohl mit dem homologen als auch mit den verschiedenen heterologen Spalthefeantigenen gibt. Dabei sei es im allgemeinen gleichgültig, ob es sich um die lokalisierte Form oder um generalisierte Formen handele. Im einzelnen waren die Resultate so, daß die Komplementfixation nur in 4% aller Fälle negativ ausfiel. Die Agglutination war *stets* positiv. Im strikten Gegensatz dazu stehen jedoch Resultate, die ENGELHARDT und GEISLER soeben bei der Nachprüfung der BENEDEKschen Untersuchung erhielten, und die sowohl in bezug auf die Komplementfixation wie die Agglutinationsprüfung absolut negativ waren. Es konnte in keinem einzigen Falle eine *stark positive* Komplementfixation erzielt werden, während die *schwach positiven* nach Ansicht der genannten Autoren insofern jedweder Spezifität entbehren, da sie in größeren Prozentsätzen auch mit jedem der geprüften Kontrollantigene beobachtet wurden. Dasselbe gelte für die Agglutination. Außer der geringen agglutinierenden Kraft der Sera für Spalthefe spreche das Auftreten der zahlreich beobachteten unspezifischen Agglutinationen mit in einigen Fällen sogar höherem Titer gegen die Spezifität etwaiger Agglutinine. — Bei diesen ganz gegensätzlichen Anschauungen ist also eine entscheidende Beantwortung der Frage noch nicht möglich. Es scheint sich aber doch, wenn man alles zusammennimmt, und die zahlreichen negativen Befunde der verschiedenen Autoren berücksichtigt, daß sich die Waage jetzt etwas zuungunsten der Spezifität der Spalthefemykose gesenkt hat.

9. Allergiereaktionen auf der Haut durch Trichophytin und andere Pilzextrakte.

Neben der Tierimpfung und den erwähnten immunbiologischen Verfahren ist zwecks Erleichterung der Diagnose und zur Entscheidung der Frage, ob überhaupt eine Pilzaffektion auf der Haut vorliegt, noch die diagnostische Methode der Prüfung mit Pilzextrakten versucht worden; am meisten angewendet wurde das Trichophytin bei Annahme einer vorhandenen Trichophytieerkrankung. Hatte die Tierimpfung uns belehrt, wie sich der lebende Organismus zur Zufuhr *virulenten trichophytischen Pilzmaterials* verhält, so zeigt uns das Trichophytin, wie der pilzkranke Organismus auf die Zufuhr *abgetöteter* Pilze resp. deren Toxine reagiert. Es ist bereits im geschichtlichen Teil darauf hingewiesen worden, daß PLATO und NEISSER sowie TRUFFI bei *subcutaner* Injektion von Trichophytin bei pilzkranken Individuen lokale und allgemeine Reaktionen auslösen konnten, die beim normalen Menschen fehlten. Bei Tieren aber erzielten die genannten Untersucher keine Resultate, und erst BLOCH sowie seinem Schüler THARDHIMANJANZ gelang es, durch die *Cutanimpfung* (beim Menschen) nach v. PIRQUET resp. die *Intradermalimpfung* beim Meerschweinchen die Trichophytinallergie nachzuweisen; diese Ergebnisse sind dann von verschiedenen Untersuchern nachgeprüft und erweitert worden.

Was die Methoden des Allergienachweises anbetrifft, so ist am zweckmäßigsten bei Mensch und Tier das *Intradermalverfahren*, da es das empfindlichste und noch am meisten zuverlässig ist, allerdings beim Menschen auch öfters unspezifisch ausschlägt. Ist die Reaktion positiv, so entsteht am Orte der Applikation des Trichophytins eine lokalisierte Papelbildung. In hochgradigen Fällen kann es bis zur Blasenbildung und Nekrose, sowie zur regionären Lymphdrüsenschwellung kommen. Auch Allgemeinerscheinungen (Fieber, Schüttelfrost, Blutveränderungen) sind beobachtet worden. Außerdem kann manchmal eine Herdreaktion am Krankheitsherd auftreten.

Unter welchen Umständen erhalten wir nun eine positive Reaktion? Die Trichophytinallergie zeigt sich nur bei tiefer Trichophytie mit einiger Regelmäßigkeit und kann die Abheilung dieser Pilzerkrankung Jahre lang überdauern. Bei oberflächlicher Trichophytie, Epidermophytie und bei Mikrosporie sowie beim Favus fehlt die Reaktion im allgemeinen, wenn auch durchaus nicht immer, doch findet sie sich charakteristischerweise bei den atypischen, d. h. bei den in die Tiefe gehenden Mikrosporien. Sehr bemerkenswert ist auch der öftere positive Ausfall bei den Trichophytiden und Epidermophytiden, und zwar auch dann, wenn z. B. der primäre Herd ein ganz oberflächliches Epidermophyton ist. Das ist begreiflich, denn hier besteht ja eine hochgradige Allergie des Hautorgans, die ja eben zur Eruption des Trichophytides oder Epidermophytides geführt hat. Auffallend ist das von manchen Seiten berichtete Vorkommen positiver Reaktionen bei Patienten mit Tuberkulose, speziell mit Lupus (TORANTELLI, ARZT-FUHS, SCHULTZ, PEYNER, FALCHI), doch werden diese unspezifischen Reaktionen neuerdings von MARKERT energisch bestritten und die Spezifität der Trichophytinreaktion betont, was aber *nach unseren eigenen Erfahrungen* doch keineswegs zutrifft. Provoziert werden kann die Reaktion durch sehr verschiedene Pilzextrakte; es ist keine artspezifische, sondern eine Gruppenreaktion. Dabei ist die Art und Herkunft des zur Trichophytindarstellung verwendeten Stammes für die Stärke der Reaktion sehr maßgebend. Im allgemeinen geben Trichophytonarten ein wirksameres Trichophytin als es das aus Favuspilzen hergestellte Favin und das aus Mikrosporiepilzen gewonnene Mikrosporin ist und besonders erzeugen die aus tiefen vollvirulenten Kopf- oder Bartherden animaler Herkunft gezüchteten Pilze ein kräftiger allergisch wirkendes Präparat als die Mikrosporie- oder Achorionarten. Von Wichtigkeit bei all den genannten Untersuchungen ist — soweit käufliche Trichophytinpräparate in Betracht kommen — auch die Herkunft der betreffenden Marken. Es gibt bekanntlich sehr viele und sicher auch gut wirksame Trichophytine (Trichophytin HÖCHST, SCHERING, Trichosykon KALLE), jedoch kann man bei Benutzung derartiger Präparate vorher nie genau wissen, wie alt dieselben und ob sie noch in gleicher Weise wie im frischen Zustand wirksam sind, daher resultiert wohl auch mit ein großer Teil der verschiedenen Ansichten in der Bewertung der Trichophytinallergien. Am zweckmäßigsten erscheint es uns, daß man sich ein brauchbares Trichophytin selbst herstellt, und zwar möglichst aus einer Kultur von einem klinisch beobachteten tiefen Trichophytiefall, falls ein solcher zu erlangen möglich ist. BLOCH benutzte mit gutem Ergebnis eine nicht zu lange fortgezüchtete Kultur von Achorion Quinckeanum.

An unserer Klinik hat sich ein Toxin von Achorion gypseum gut bewährt, vielleicht spielt bei der Herstellung betreffs der späteren Wirksamkeit auch die Berücksichtigung der Züchtungstemperatur und des Sauerstoffangebotes eine Rolle (KADISCH). Das Verfahren und die Herstellung ist im übrigen das von BLOCH, LABOUCHERE, SCHAAF angegebene:

3—4 Monate alte Kulturen zerreibt man mit CO_2-Schnee und Kieselgur, zentrifugiert und filtriert, trocknet dann das Filtrat ein, nimmt den Rückstand in Wasser wieder auf. dann erfolgt mehrmaliges Umfällen mit Methylalhokol. So gewinnt man ein relativ reines Trockentrichophytin (Ausbeute 1,5—3%).

Das auf diese Weise erhaltene Präparat erweist sich, wie BLOCH betont, doch als ein sehr beständiger Körper. Es ist in getrocknetem Zustand Jahre lang mit unverminderter Wirksamkeit haltbar. PLATO stellte seiner Zeit das Trichophytin so her, daß er eine auf 4%iger Maltosebouillon gewachsene Kultur zerkleinerte, zerrieb und durch Papier filtrierte. $^{1}/_{4}$% Carbol wurde zugesetzt. Andere Autoren (BLUMENTHAL und HAUPT) verwandten ein Misch-trichophytin aus Toxin (= Kulturflüssigkeit 4—6 Wochen alter Kulturen durch Berkefeldfilter filtriert) plus Endotoxin (zerriebene Pilzmasse), desgleichen ENGELHARDT.

Was die Technik der Impfung anlangt, so ist schon gesagt, daß am empfindlichsten das *Intradermalverfahren* ist, bei dem einfach eine oberflächliche Quaddel gesetzt wird. Die positive Reaktion zeigt sich nach 18—24 Stunden in Form einer entzündlich geröteten Papel, die allmählich im Verlauf einiger Tage wieder verschwindet; zuweilen treten auch lokale Reaktionen in Form eines von der Injektionsstelle ausgehenden Lymphstranges auf, auch Schwellung der Lymphdrüsen, sowie blasige Abhebung der Papel können zur Erscheinung kommen. Die Reaktion ist besonders stark bei Trichophytiden. Bei der *subcutanen* Injektion können als Reaktionserscheinungen Temperaturerhöhungen, Erbrechen, Prostration usw. auftreten, besonders natürlich bei tiefen Trichophytien, außerdem Rötung und Schwellung an der Einstichstelle und bisweilen auch eine entzündliche Reaktion am Krankheitsherde.

Erwähnung verdient neben der erwähnten Intradermoreaktion auch noch die Reaktion mit *Sporotrichin*, die nach Analogie mit der eben genannten ebenfalls am besten intradermal angestellt wird. Als Reagens dient eine Kulturemulsion, die im Mörser mit physiologischer Kochsalzlösung bereitet und filtriert wird, um die gröberen Partikel abzufangen. Darnach wird im Autoklav bei 105° 10 Minuten sterilisiert und dieses Verfahren noch ein- bis zweimal wiederholt. Von dieser Emulsion sollen 1—2 Tropfen bei einem Gesunden intradermal injiziert, keine Reaktion ergeben. Evtl. ist die Konzentration so weit zu verdünnen, daß Gesunde keine Reaktion mehr auf die injizierte Menge geben. Als positiv ist eine intradermale Reaktion nach Injektion von 1—2 Tropfen der Emulsion dann anzusehen, wenn nach 2—3 Tagen ein derbes, mindestens 1 cm breites Infiltrat mit entzündlichem Ödem und rotvioletter Verfärbung der Umgebung entsteht. Die Reaktion kann sich noch bis zum 5. Tage verstärken, nimmt aber gewöhnlich schon früher ab. Sporotrichotiker reagieren so gut wie immer positiv, doch ist diesem Ausfall insofern auch wieder nur bedingter Wert beizumessen, als auch Patienten mit anderen Mykosen oder auch bakteriellen Hautinfektionen gelegentlich positiv reagieren. Negative Reaktionen gestatten im allgemeinen mit ziemlich großer Sicherheit den Ausschluß der Sporotrichose. Nach BLOCH bleibt die Reaktionsfähigkeit der Haut noch einige Zeit nach der Heilung bestehen.

Auch über die Hautimpfung bei Blastomykose mit einem „*Blastomycin*" liegen positive Angaben von RAMEL vor. Allerdings bestreiten BUSCHKE und JOSEPH den Wert der Methode, weil Cutanimpfungen an Gesunden fehlten und es sich bei dem Kranken von RAMEL um einen tuberkulösen Organismus gehandelt habe, bei dem veränderte cellulär-humorale Immunitätsverhältnisse angenommen werden könnten. In neuester Zeit haben jedoch URBACH und ZACH nach negativen Kontrollimpfungen am Gesunden die Zuverlässigkeit des Verfahrens erneut betont.

Anhangsweise sei dann auch noch der Allergieprüfung bei der BENEDEKschen *Spalthefe-mykose* gedacht, die BENEDEK mit 2 Formen dem a) Schizosaccharomycin (Vollvaccine) und b) Schizosaccharotoxin (Kulturfiltrat) angestellt hat. Ersteres ist eine Kochsalz-aufschwemmung einer $8^0/_0$ Glucosekultur, die dann eingedampft und deren Rückstand mit Alkohol aufgenommen und mehrere Tage bei 37^0 digeriert wurde. Nach totaler Ein-trocknung ist der Rest mit physiologischer Kochsalzlösung auf 5 ccm aufgeschwemmt worden; b) stellt ein keimfreies Filtrat einer Kultur der Spalthefe auf einem flüssigen Nährmedium dar. Als Methode bediente sich BENEDEK ausschließlich der Intracutan-probe (Streckseite des Oberarms). Injiziert wurde die Stammvaccine bzw. das Stamm-filtrat oder Verdünnungen von demselben. Bewertet wurde nur die Spätreaktion. Den Ausfall der Lokalreaktion (Papelbildung mit einem schmerzhaften heißroten Hof) fand BENEDEK bei allen Formen, die er als Spalthefemykose auffaßte, stets positiv. Viel seltener erhielt BENEDEK eine Herd- bzw. Allgemeinreaktion. Im Gegensatz dazu kommen allerdings bei der Nachprüfung der BENEDEKschen Untersuchungen W. ENGELHARDT und GEISLER zu *abweichenden* Resultaten, zumal da die Stärke der Reaktion in der Hauptsache Ab-hängigkeit zeigt von der Disposition des Individuums und der Konzentration des Impf-stoffes, für den wegen Mangels an Kontrollpersonen die Prüfungsmöglichkeit auf Spezifität nicht besteht. Im Sinne BENEDEKs konnten positive Ergebnisse mit Spalthefeallergen nur in etwa $5^0/_0$ beobachtet werden. Im gleichen Prozentsatz wurden sie beobachtet bei der Prüfung auf Abwehrstoffe mit Kryptokokken- bzw. Soorallergen. Die Prüfung mit Pityrosporon Malassezii-Allergenen ergab sogar in $7^0/_0$ positive Reaktionen.

Eine Zwischenstellung nimmt KADISCH ein. In den beobachteten positiven Reaktionen mit lebenden Spalthefemischkulturen vermutet er allergische Reak-tionen. Er sieht jedoch in dieser allergischen Reaktion nicht notwendigerweise eine spezifische Reaktion. Die Kopfschuppen der STORMschen Probe mit dem Extrakt aus Menschenhautschuppen, die unspezifisch ist, enthalten nach BENEDEK die Spalthefe.

Zum Schluß sei noch einmal kurz die Frage herausgehoben, welcher *praktische* Wert der Trichophytinreaktion und den verwandten Reaktionen zukommt und ob diese *wissenschaftlich und theoretisch* ja sehr interessante Methode *klinisch* von erheblicher Bedeutung ist. Fest steht, daß man im all-gemeinen die Diagnose, ob eine Trichophytiepilzaffektion vorliegt, mit den bisher schon geschilderten Verfahren (mikroskopischer und kultureller Pilz-nachweis) leichter und bequemer wird stellen können als mit der Prüfungsart durch Trichophytin, umsomehr, als sie ja längst nicht immer positiv ausfällt, sondern nur bei den tiefen Formen und bei denjenigen oberflächlichen Erkran-kungen, bei denen es aus irgend einem Grunde ausnahmsweise zur Allergie-bildung gekommen ist. So wird der Trichophytinreaktion praktisch und dia-gnostisch eine große Bedeutung kaum zukommen und nur in dem Fall, in denen der klinische Aspekt versagt (so z. B. bei alten pilznegativen Kerionherden, bei Granuloma trichophyticum Majocchi, bei unklaren Trichophytiden mit zweifel-haftem Primärherd) und auf andere Weise der Pilznachweis aus irgendeinem äußeren Grunde nicht möglich ist, wird man zur Trichophytinprobe greifen. Aber nur ein positives Ergebnis wird bis zu einem gewissen Grad, auch keines-wegs restlos (nach unseren eigenen Beobachtungen) verwertbar sein, eine negative Impfung wird man nur dann bis zu einem gewissen Grade verwerten dürfen, wenn man überzeugt ist, ein hochwertiges und vollreagierendes Trichophytin zu haben, das an anderen Fällen schon seine Zuverlässigkeit bewiesen hat.

Auch die Sporotrichinreaktion ist, wie wir gesehen haben, nicht zuver-lässig, da sie eine Gruppenreaktion ist. Hier berechtigt, wie gesagt, nur der negative Ausfall zu brauchbaren Schlußfolgerungen. Der Wert der Blastomycin-reaktion bedarf wohl noch weiterer Klärung.

Übrigens sei nicht übersehen, daß von manchen Seiten alle Angaben über den Nachweis humoraler Antikörper beim Menschen sehr kritisch bewertet und beurteilt werden. So hält es vor allem BLOCH für durchaus möglich und wahrscheinlich, daß die positive Reaktion mit der eigentlichen spezifischen für die Allergie verantwortlichen und sie erzeugenden Reaktion (des spezifisch wirksamen Prinzips des Trichophytins) gar nichts zu tun hat, sondern Reaktionen der Begleitstoffe der mit eingespritzten Substanzen, die sich ja in jedem

Trichophytin befinden (Eiweiß, Lipoide, Kohlehydrat), darstellen. Diese humoralen Antikörper und Reaktionen würden dann mit der eigentlichen spezifischen Trichophytinallergie und Immunität direkt garnicht im Zusammenhange stehen und die Tatsache, daß sich trotz ihres Vorhandenseins im Serum die spezifische Allergie nicht passiv übertragen läßt, wäre durchaus verständlich. Hierher gehören dann vielleicht auch noch die sehr zahlreichen positiven Agglutinations- und Komplementfixationsresultate von BENEDEK bei der Spalthefeerkrankung, denen, wenn die ablehnende Kritik zu Recht besteht, ebenfalls mit Zweifel zu begegnen sein würde.

10. Symbiose mehrerer Pilze oder von Pilzen und Bakterien.

Gelegentlich, wenn auch nicht häufig, sind auch Fälle mitgeteilt, in denen gleichzeitig mehrere Pilzarten den vorhandenen klinischen Erscheinungen zugrunde lagen. BODIN, LOMBARDO u. a. berichten über Nebeneinandervorkommen von Favus und Trichophytie, verschiedene Autoren, z. B. neuerdings KARRENBERG, über gleichzeitiges Vorhandensein mehrerer Trichophytiepilze, E. HARTMANN über das Vorkommen von Trich. gypseum und Cephalosporium, CHIURCO über den Nachweis von Cryptococcus hominis mit Bakterien usw. Bemerkenswert sind die Untersuchungen über die Wirkung, die Symbiose von Pilzen und Bakterien teils auf den klinischen Ablauf, teils auf das kulturelle Wachstum der Pilze auf künstlichem Nährboden ausüben. CHIURCO hebt hervor, daß in der Natur lebende Actinomycespilze durch die Mitwirkung von pyogenen, den Nährboden vorbereitenden Bakterien erst pathogen würden und erzielte bei Versuchen an Tieren entsprechende Ergebnisse. CATANEI sah bei Anlegen von Mischkulturen eines Favuspilzes und eines Staphylococcus — die beide aus derselben Quelle stammten — auf SABOURAUD-Agar, daß der Staphylococcus das Wachstum des Pilzes beschleunigte, bei höherer Temperatur gedieh der Pilz immer schlechter, der Coccus besser; der aktivierende Einfluß des Coccus war nur in den ersten Wochen zu beobachten, aber auch abgetötete Kokkenkulturen vermochten ein beschleunigtes Pilzwachstum zu erzielen. BIDAULT sah dagegen gerade eine hemmende Wirkung eines Hautcolibacillus auf eine Kultur von Epidermophyton interdigitale PRIESTLEY.

Soor tritt sehr häufig vergesellschaftet mit Bakterien (Staphylo- und Streptokokken, Diphtheriebacillen, Bacterium coli) im Körper auf. Die Symbiose des Soor mit Spaltpilzen soll virulenzsteigernd wirken, jedoch gehen die Ansichten hierüber noch auseinander.

Sachverzeichnis.